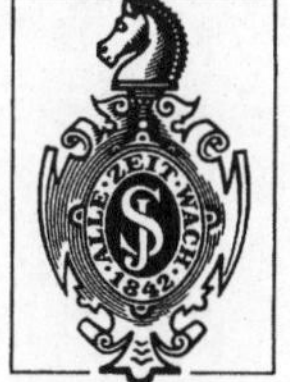

M. Stöhr · B. Riffel
K. Pfadenhauer

Neurophysiologische Untersuchungsmethoden in der Intensivmedizin

Mit Beiträgen von
A.-M. Beltinger · D. Heuß · H. Kroiss · R. Pfister
B. Sommer-Edlinger · H.-U. Voelter

Mit 162 Abbildungen und 30 Tabellen

Springer-Verlag
Berlin Heidelberg New York
London Paris Tokyo
Hong Kong Barcelona
Budapest

Prof. Dr. MANFRED STÖHR
Dr. BERNHARD RIFFEL
Dr. KARL PFADENHAUER

Dr. ANNA-MARIA BELTINGER
Dr. DIETER HEUSS
Dr. HILDEGARD KROISS
Dr. ROBERT PFISTER
Dr. BIRGIT SOMMER-EDLINGER
Dr. HANS-ULRICH VOELTER

Neurologische Klinik, Zentralklinikum Augsburg,
Stenglinstr. 2, D-8900 Augsburg

Mit Unterstützung der DFG (Sto 117/5-4)

ISBN-13:978-3-642-76676-3   e-ISBN-13:978-3-642-76675-6
DOI: 10.1007/978-3-642-76675-6

Die Deutsche Bibliothek – CIP-Einheitsaufnahme
Neurophysiologische Untersuchungsmethoden in der Intensivmedizin /
M. Stöhr... Mit Beitr. von A. Beltinger... –
Berlin ; Heidelberg ; New York ; London ; Paris ;
Tokyo ; Hong Kong ; Barcelona ; Budapest : Springer, 1991
ISBN-13:978-3-642-76676-3
NE: Stöhr, Manfred

Vorwort

Neurophysiologische Untersuchungsmethoden (EEG, akustisch, visuell, somato-sensibel und motorisch evozierte Potentiale, Ultraschalldiagnostik der intra- und extrakraniellen Gefäße, Elektromyographie und Neurographie) sind ein unverzichtbarer Bestandteil der modernen Intensivmedizin. Sie liefern *diagnostische Informationen*, die mit anderen Mitteln nicht zu erhalten sind und stellen wertvolle Ergänzungen zu klinischen, laborchemischen und radiologischen Befunden sowie zur Messung des intrakraniellen Drucks dar. Von besonderer Bedeutung ist dies, wenn Sedierung und Relaxation die klinische Beurteilbarkeit erschweren.

Außer der diagnostischen Bedeutung bei zahlreichen intensiv-medizinisch behandelten Krankheitsbildern sind neurophysiologische Verfahren eine wertvolle Hilfe bei der *Überwachung*, um sowohl Besserungen als auch Verschlechterungen im Verlauf frühzeitig zu erfassen und um den Effekt therapeutischer Maßnahmen zu objektivieren. Bei komatösen Zustandsbildern unterschiedlicher Genese sind diese Verfahren darüber hinaus geeignet, frühzeitig eine zuverlässige *Prognose* abzugeben, so daß das Ausmaß der intensiv-medizinischen Bemühungen mit davon abhängig gemacht werden kann. Schließlich erlauben Ableitungen von EEG und evozierten Potentialen – evtl. ergänzt durch die transkranielle Dopplersonographie – eine frühzeitige Dianose des *Hirntodes* auf nicht-invasive Weise und dadurch Organexplantationen zu einem Zeitpunkt, zu dem noch keine irreversiblen Organschäden eingetreten sind. Da alle Messungen am Krankenbett durchgeführt werden können, entfallen zeitaufwendige und den Patienten potentiell gefährdende Transporte.

Da die meisten Intensivstationen von Anästhesisten und Internisten betreut werden, die aufgrund ihrer Ausbildung keine oder wenig Erfahrung in der klinischen Neurophysiologie besitzen, werden neurophysiologische Verfahren bislang in vielen Kliniken entweder stiefmütterlich behandelt oder insuffizient durchgeführt und ausgewertet. Da zudem eine die besonderen Bedürfnisse der Intensivmedizin berücksichtigende Einführung in diesen Teil der klinischen Neurophysiologie bislang im internationalen Schrifttum fehlt, entschlossen wir uns zur Abfassung dieser Monographie, die für Intensivmediziner aller Fachrichtungen konzipiert ist.

Grundlage für die Darstellung ist eine achtjährige umfangreiche Erfahrung mit den einschlägigen Methoden in ihrer Anwendung auf internistischen, anästhesiologischen, neurochirurgischen und neurologischen Intensivstationen. Durch diesen speziellen Einsatz bedingte methodische Besonderheiten werden dabei ebenso berücksichtigt wie spezifische Fehlerquellen und pharmakologische Einflüsse. Um eine optimale Anschaulichkeit zu gewährleisten, sind alle Kapitel mit zahlreichen Abbildungen versehen, so daß alle diagnostisch oder prognostisch relevanten Befunde nicht nur im Text beschrieben, sondern auch durch eine oder mehrere Abbildungen illustriert sind. Jeder der Autoren verfügt über umfangreiche Erfahrungen mit der jeweiligen Untersuchungsmethode, so daß die Praxisrelevanz der Darstellung gewährleistet ist.

Die dem vorliegenden Buch zugrundeliegenden umfassenden Erfahrungen wurden einerseits ermöglicht durch Sachbeihilfen der DFG, andererseits durch die Unterstützung zahlreicher Kollegen des Zentralklinikums Augsburg, wobei Prof. Eckart, Dr. Wengert, Prof. Grumme, Prof. Bolte, Prof. Renner und Prof. Wienbeck bevorzugt zu nennen wären. Von früheren Mitarbeitern der Neurologischen Klinik haben Frau Dr. Trost und Dr. Ullrich durch mehrjährige engagierte Mitarbeit zu den hier zusammengefaßten Ergebnissen beigetragen, außerdem die Doktoranden W. Graser, R. Harslem, C. Diehl, J. Schwarz, R. Engelbrecht und die neurophysiologischen Assistentinnen R. Bahl, E. Schmieder, M. Puchner, M. Steinhart, C. Haunz, C. Hartmuth, S. Wollenhaupt. Die sehr instruktiven Zeichnungen wurden von Herrn Gattung zu unserer vollen Zufriedenheit angefertigt. Das Manuskript schrieben Frau Ulrich und Frau Pfiffner in bewährter Weise. Ihnen allen sei an dieser Stelle herzlich gedankt, ebenso Herrn Dr. Thiekötter, Herrn Oehm, Frau Graiff und Frau Hilpert vom Springer-Verlag für tatkräftige Unterstützung von den ersten Planungen an. Nicht zuletzt danken wir Frau Gründler und Herrn Gösling für die sorgfältige Bearbeitung der Originalabbildungen und des Manuskripts.

Augsburg, August 1991   M. STÖHR, B. RIFFEL, K. PFADENHAUER

Inhaltsverzeichnis

Kapitel 1
Elektroenzephalographie (EEG)

A.-M. Beltinger

1.1 Einleitung

Das Elektroenzephalogramm ist die Darstellung des zeitlichen Ablaufs der von der Schädeloberfläche abgeleiteten bioelektrischen Aktivität des Gehirns. Es besteht aus der Summe volumengeleiteter postsynaptischer Potentiale, welche von Dendriten der Pyramidenzellen in der 5. Schicht des Neokortex, der Lamina pyramidalis interna, ausgehen. Verantwortlich für die im EEG nachweisbare normale rhythmische Tätigkeit dieser kortikalen Neuronengruppen sind synchronisierende subkortikale Schrittmacher. Das EEG als diagnostische Hilfsmethode ermöglicht somit Aussagen zum Funktionszustand des Gehirns in seiner räumlichen und zeitlichen Dynamik.

Als objektive, von der Mitarbeit des Patienten weitgehend unabhängige Methode gewinnt es besonderen Stellenwert, wenn die differenzierte klinische Beurteilung zerebraler Funktionen erschwert ist. Dies ist bei den bewußtseinsgetrübten oder komatösen Patienten einer Intensivstation infolge der eingeschränkten oder gar aufgehobenen verbalen und nonverbalen Kommunikation häufig der Fall.

Bei welchen konkreten *Fragestellungen* kann das EEG nun in der Intensivmedizin sinnvoll eingesetzt werden? Eine Übersicht über die wichtigsten Indikationen gibt Abb. 1.1. Detailliertere Darstellungen finden sich in den Kapiteln 1.7 bis 1.10.

Da das EEG herdförmige und diffuse Störungen der zerebralen Funktion nachweist, ist es prinzipiell nicht durch die immer sensitiver werdenden radiologischen Untersuchungsmethoden des Gehirns zu ersetzen, die nur Läsionen der zerebralen Struktur nachweisen können. Das EEG ermöglicht, ergänzend zur klinisch-neurologischen Untersuchung, außerdem eine *Abschätzung des Schweregrades zerebraler Funktionsstörungen* bis hin zum Nachweis des vollständigen Erlöschens hirnelektrischer Aktivität im Hirntod.

Als nichtinvasive, nebenwirkungsfreie Untersuchungsmethode, die beliebig oft unmittelbar am Bett auf der Intensivstation wiederholbar ist, ermöglicht das EEG die *Beurteilung und Dokumentation des Verlaufs* zerebraler Krankheitsprozesse im Längsschnitt.

Die Kenntnis des Schweregrades von EEG-Veränderungen und dessen Entwicklung im Verlauf ist in vielen Fällen neben klinischen und anamnestischen Daten entscheidend für die *Beurteilung der Prognose* einer zerebralen Funktionsstörung. Sie ermöglicht darüber hinaus die *Beurteilung der Effizienz von* deren *Therapie*, beispiels-

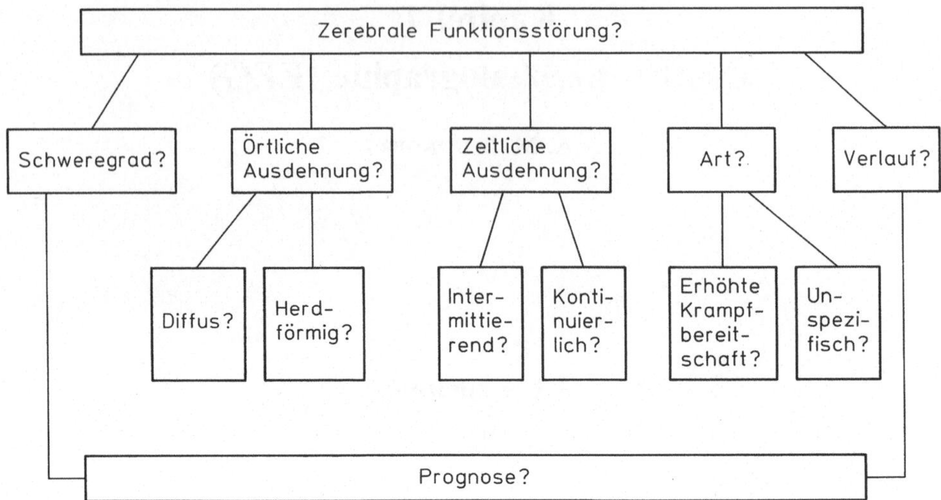

Abb. 1.1. Fragestellungen an das EEG

weise beim Status epilepticus oder bei der Barbituratbehandlung des posttraumatischen Hirnödems.

Das EEG erlaubt Aussagen über die *Art eines pathologischen zerebralen Prozesses* insofern, als aufgrund der Hirnstromkurve zwischen umschriebenen *herdförmigen* und das Gehirn *diffus* erfassenden Funktionsstörungen unterschieden werden kann. Umschriebene Prozesse können in der jeweils betroffenen Hirnregion einer Hemisphäre annähernd lokalisiert werden.

Das EEG zeigt, ob eine *erhöhte zerebrale Krampfbereitschaft* vorliegt. Auch hier kann wiederum unterschieden werden, ob die erhöhte Krampfbereitschaft auf umschriebene Hirnregionen im Sinne eines epileptogenen Fokus beschränkt oder aber generalisiert ist. Bestimmte Muster von epileptogenen Potentialen sind spezifisch für bestimmte Anfallstypen (vgl. 1.7.4).

Wichtigste Voraussetzung zur Vermeidung von Fehlbeurteilungen von EEG-Kurven ist die Kenntnis der klinischen Symptomatik und der laufenden Medikation, was bei schriftlicher Anforderung eines EEGs durch den Kliniker häufig zu wenig beachtet wird. So ist beispielsweise ein Alpha-EEG beim wachen, allseits orientierten Patienten ein Normalbefund, impliziert aber beim komatösen Patienten mit hypoxischem Hirnschaden eine infauste Prognose. Verabreichte Sedativa können alle Schweregrade einer das Gehirn diffus erfassenden Erkrankung vortäuschen.

Pathologische EEG-Befunde sind grundsätzlich ätiologisch unspezifisch, da verschiedenste auf das Gehirn einwirkende Noxen und Erkrankungen über die gemeinsame Endstrecke einer primären oder sekundären Störung des Metabolismus kortikaler Neurone gleichartige Reaktionen auslösen. Da dem Gehirn auf unterschiedliche Noxen nur eine sehr begrenzte Anzahl elektrobiologischer Reaktionsmuster zur Verfügung steht, ist in der Regel eine Diagnosestellung aus dem EEG nicht möglich. Nur in Einzelfällen kann aus pathognomonischen EEG-Veränderungen eine zerebrale Erkrankung unmittelbar diagnostiziert werden (vgl. z. B. 1.9.4.1, 1.9.5.1).

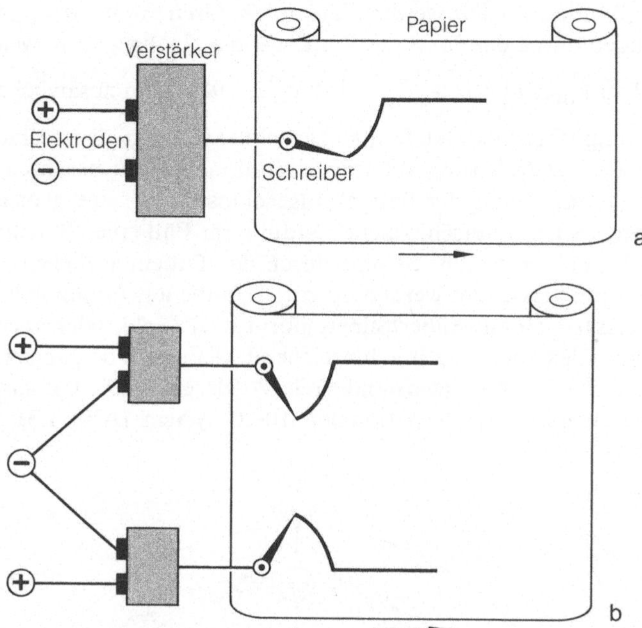

Abb. 1.2 a, b. Polaritätskonvention beim EEG. **a** Registrierung eines Potentials an einem EEG-Kanal: Negativer Ausschlag bei Positivität der Elektrode am 1. Verstärkereingang gegenüber der Elektrode am 2. Verstärkereingang. **b** Registrierung eines Potentials bei Schaltung von Kanälen in Reihe

1.2 Apparative Voraussetzungen

Die EEG-Signale liegen im Spannungsbereich von 10–300 mcV und müssen daher 20000fach verstärkt werden. Dies erfolgt mit Hilfe von Differentialverstärkern, für welche folgende Polaritätskonvention besteht: Ist die erste Eingangselektrode gegenüber der zweiten positiv, wird ein negativer Ausschlag registriert, im umgekehrten Fall ein positiver Ausschlag (Abb. 1.2).

Die Eichung wird in der Regel so gewählt, daß 7 mm einer Amplitude von 50 mcV entsprechen. Die korrekte Eichung aller Kanäle muß zu Beginn der Ableitung durch Eichzacken dokumentiert werden. Die Registrierung erfolgt mit einer Papiergeschwindigkeit von 30 mm/s. Zur ausreichenden Beurteilung aller Hirnregionen ist die Registrierung mit einer Mindestanzahl von 8 Kanälen erforderlich. Bei höherer Anzahl von Kanälen (12/16) wird die Lokalisation pathologischer Veränderungen erleichtert, es leidet jedoch die Übersichtlichkeit.

Die Begrenzung der Darstellung auf Signale im interessierenden Frequenzband, in welchem sich die hirneigene Tätigkeit abspielt, erfolgt durch Hoch- und Tiefpaßfilter, die Signale außerhalb des unteren bzw. oberen Endes der interessierenden Bandbreite abschwächen. Üblicherweise wird als obere Grenzfrequenz 70 Hz, als untere 0,5 Hz gewählt. Wird für einen Filter die Grenzfrequenz von 70 Hz angegeben, so bedeutet dies definitionsgemäß, daß Signale von 70 Hz auf minus 3 dB (entsprechend 71 %) der

Ausgangsamplitude reduziert werden. Die untere Grenzfrequenz F_{GU} wird aus historischen Gründen durch den Wert der Zeitkonstante T angegeben, welche umgekehrt proportional zu F_{GU} ist $\left(T = \dfrac{1}{2\pi \cdot F_{GU}}\right)$ (Kugler 1981). Ein zusätzlicher Notch-Filter zur Ausblendung störender Netzfrequenzartefakte hat sich als zweckmäßig erwiesen.

Insbesondere bei Ableitung auf Intensivstationen ist zu beachten, daß alle elektrischen Geräte, an welche der Patient angeschlossen ist, eine gemeinsame Erdung haben müssen, da bei unterschiedlicher Erdung im Fall einer Potentialdifferenz die Gefahr besteht, daß erhebliche Ströme durch den Patienten fließen.

Zur Ableitung verwendet werden an einer Haube aus Gummibändern befestigte Oberflächenelektroden aus Silber/Silberchlorid oder Gold, oder aber Nadelelektroden. Ein fester Elektrodensitz mit hinreichend kleinem Übergangswiderstand (10–20 kΩ) ist unabdingbar für eine artefaktfreie Wiedergabe. Die Lokalisation der Elektroden erfolgt nach dem internationalen 10-20-System (Abb. 1.3). Die Ableitung

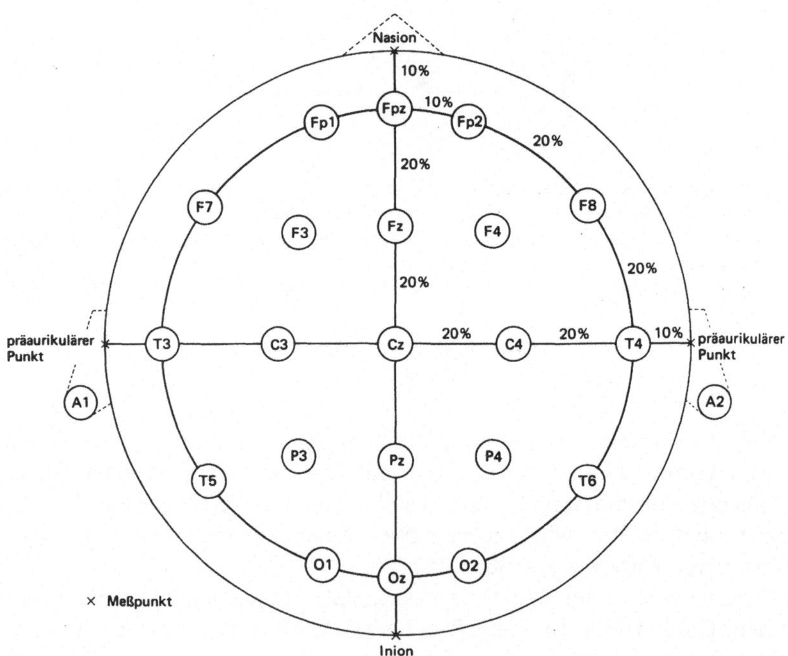

Abb. 1.3. Elektrodenposition im internationalen ten-twenty-System. (Nach Schliack u. Hopf 1988)
1. Auf der Verbindung Nasion zu Inion bei 10, 30, 50, 70 und 90% der Gesamtstrecke Plazierung der sagittalen Elektroden F_{pz}, F_z, C_z, P_z und O_z.
2. Auf der Verbindung der präaurikulären Punkte über C_z bei 10, 30, 70 und 90% der Gesamtstrecke Plazierung der Elektroden T_3, C_3, C_4 und T_4.
3. Auf der Verbindung von F_{pz} über T_3 bzw. T_4 nach O_z bei 10, 30, 70 und 90% der Gesamtstrecke Plazierung der Elektroden F_{p1}, F_7, T_5 und O_1 (*links*) bzw. F_{p2}, F_8, T_6 und O_2 (*rechts*).
4. Auf halber Strecke zwischen F_7 und F_z sowie F_{p1} und C_3 Plazierung von F_3. (Analog für F_4, P_3 und P_4.)
5. Plazierung der Elektroden A_1 und A_2 am linken bzw. rechten Ohrläppchen

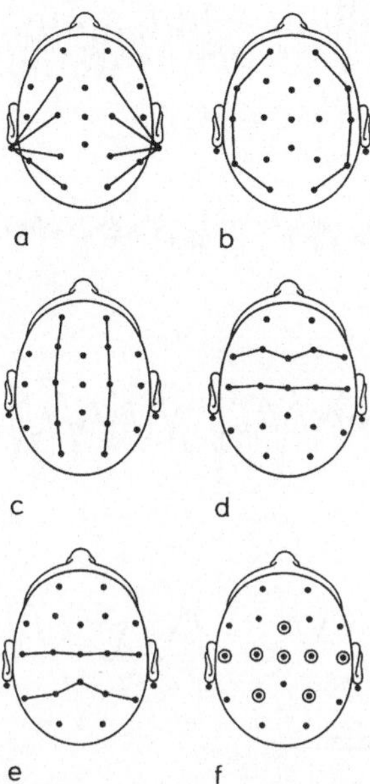

Abb. 1.4 a–f. Beispiele für gebräuchliche Ableitprogramme: **a** monopolare Bezugsableitung zum Ohr, **b** äußere bipolare Längsreihe, **c** innere bipolare Längsreihe, **d** vordere bipolare Querreihe, **e** hintere bipolare Querreihe, **f** Quellenableitung

erfolgt nacheinander in verschiedenen Programmen, d. h. unterschiedlichen Schaltungen der Elektroden zueinander. Die gängigsten Schaltungen sind monopolare Bezugsableitungen und bipolare Ableitungen in Längs- und Querreihen, zusätzlich werden sog. toposelektive oder Quellen-Ableitungen verwendet (Abb. 1.4). Bei Bezugsableitungen wird die Potentialdifferenz zwischen einer aktiven Elektrode über einer bestimmten Hirnregion und einer inaktiven, d. h. möglichst keine hirneigene Aktivität registrierenden Bezugselektrode aufgezeichnet. Die Bezugselektrode wird in der Regel am ipsilateralen Ohrläppchen plaziert. Bei bipolarer Ableitung wird die Potentialdifferenz zwischen zwei aktiven, hirneigene Tätigkeit aufnehmenden Elektroden registriert. Bei der Quellenableitung werden die Potentiale von drei oder vier der aktiven Elektrode benachbarten Elektroden durch Zusammenschaltung über Widerstände zu einem gemeinsamen Bezugspotential vereint.

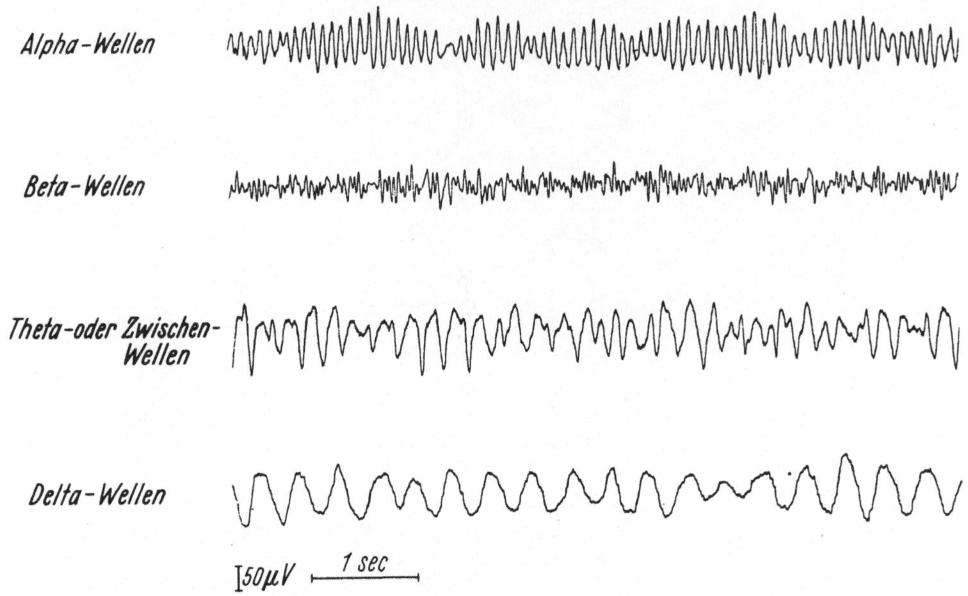

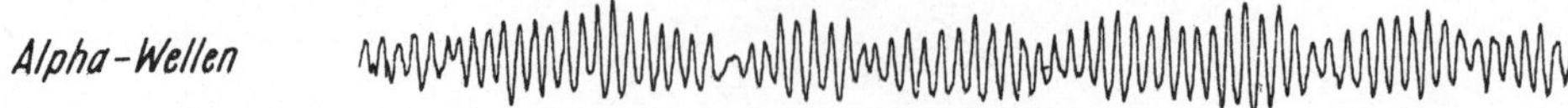

Abb. 1.5. Die verschiedenen Frequenzbereiche des EEG. (Nach Christian 1982)

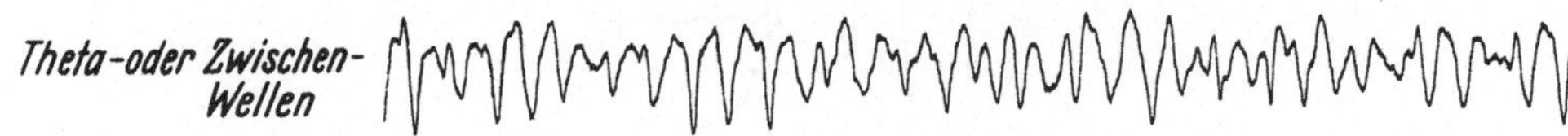

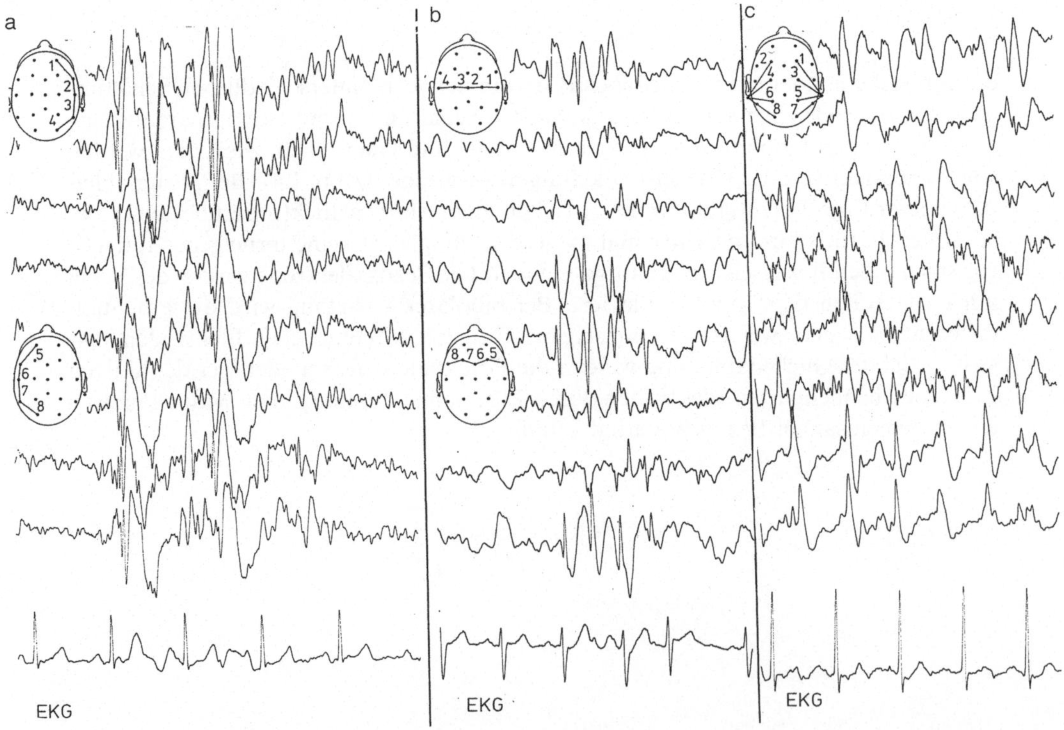

Abb. 1.6 a–c. Pathologische Graphoelemente. **a** Spike-wave- und Poly-spike-wave-Komplexe bilateral synchron, generalisiert; **b** Spike-wave-Komplexe beidseits temporal; **c** Sharp waves

1.3 Graphoelemente des EEG

Die in Hirnstromkurven vorkommenden Wellen werden willkürlich in vier Frequenzbereiche unterteilt: Alpha-Wellen aus dem Bereich von 8–13/s, Beta-Wellen aus dem Bereich von 14–30/s, Theta-Wellen aus dem Bereich von 4–7/s und Delta-Wellen aus dem Bereich von 0,5–3/s (Abb. 1.5).

Außer der Dauer der einzelnen Wellen werden formale Kriterien zur Chakterisierung herangezogen. Als steile Wellen („sharp-waves") werden Potentialschwankungen von 70–200 ms Dauer bezeichnet, die sich infolge ihres steilen Anstiegs bzw. Abfalls von der Hintergrundtätigkeit deutlich abheben. Spitzen („spikes") haben im Unterschied dazu eine Dauer von 20–70 ms und einen „nadelspitzen" Gipfel, sie heben sich dadurch ebenfalls von der Hintergrundtätigkeit deutlich ab. Treten sie in Gruppen auf, spricht man von Polyspikes. Die von der Hintergrundtätigkeit eindeutig abgrenzbare regelmäßige Abfolge von einer bzw. mehreren Spitzen und einer langsamen Welle wird als Spike-wave-Komplex bzw. Poly-spike-wave-Komplex bezeichnet, die Abfolge von „sharp-wave" und langsamer Welle als Sharp-slow-wave-Komplex (Abb. 1.6).

Seltenere pathologische Wellenformen sind bei der Besprechung der jeweiligen Krankheitsbilder aufgeführt.

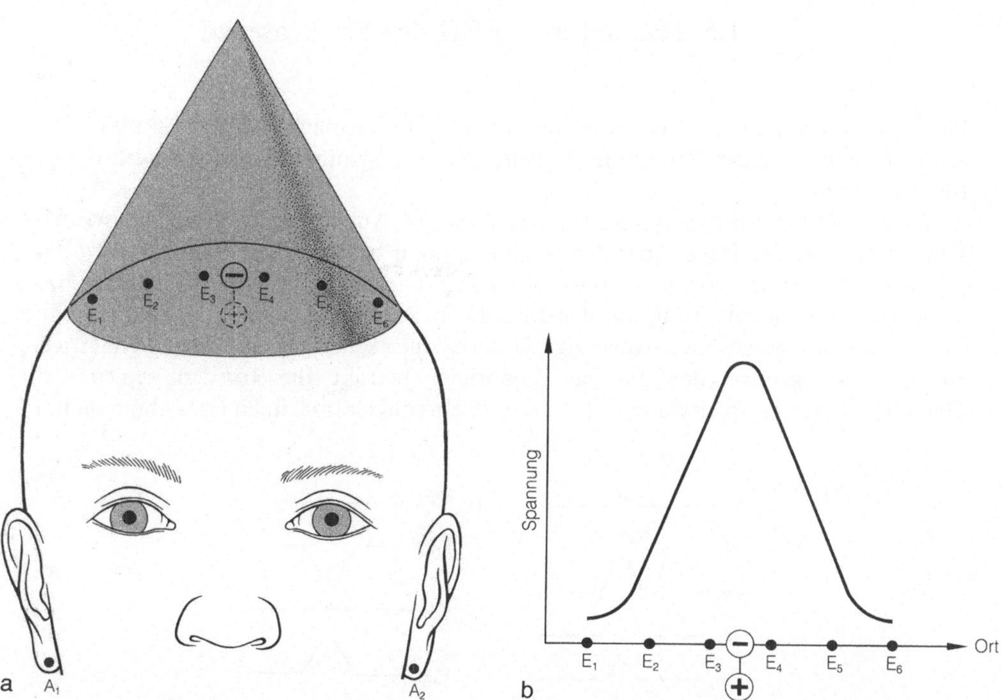

Abb. 1.7. a Dreidimensionales Potentialfeld an der Schädeloberfläche, ausgehend von einer einen Dipol bildenden elektrisch aktiven Neuronengruppe im Kortex, **b** Potentialverteilung entlang einer Reihe von Elektroden (E_1–E_6) an der Schädeloberfläche

1.4 Auswertekriterien

Die elektrische Aktivität an der Schädeloberfläche hat keine punktförmige, sondern eine feldförmige Verteilung – ausgehend von einem im Kortex befindlichen Dipol. Dieser Dipol wird aus Gruppen vertikal orientierter Neurone mit ihren Dendriten gebildet. Die von diesem Dipol ausgehenden Isopotentiallinien haben auf der Schädeloberfläche in idealisierter Darstellung Kreisform. Die Spannung ist über dem Dipol bei dreidimensionaler Darstellung kegelförmig verteilt (Abb. 1.7). Werden entlang einer an der Schädeloberfläche quer durch diesen Kegel verlaufenden Linie Elektroden gesetzt, so erhält man bei Ableitung mit sechs Kanälen je nachdem, ob eine Bezugsableitung oder bipolare Ableitung gewählt wird, die in Abb. 1.8 gezeigten unterschiedlichen Registrierungen des Feldes. Die Bezugsableitung stellt das Feld anschaulich in Spannung und Wellenform dar und erfaßt auch sehr ausgedehnte Felder mit flach abfallenden Flanken. Die bipolare Ableitung lokalisiert exakt das Potentialmaximum als Ort der Phasenumkehr. Ein anschauliches Beispiel für eine solche Abbildung von einer umschriebenen Gruppe kortikaler Neuronen ausgehender Potentiale (dort von einer lokalen Läsion ausgehender pathologischer Potentiale) im EEG bietet Abb. 1.20.

1.5 Das normale EEG des Erwachsenen

Bei der Auswertung eines EEG wird der Grundrhythmus nach Frequenz, Amplitude, zeitlicher und örtlicher Verteilung, Regelmäßigkeit, Symmetrie sowie Reaktion auf Reize beurteilt.

Im Zustand der Entspannung bei geschlossenen Augen zeigt sich beim gesunden Erwachsenen in der Regel über der Okzipitalregion beidseits Tätigkeit aus dem Alpha-Frequenzbereich von 8–13 Hz (Abb. 1.9a). Die indivduell vorherrschende *Frequenz* ist in der Bevölkerung um den Mittelwert von 10 Hz in etwa normal verteilt. Dabei besteht eine gewisse Abhängigkeit der vorherrschenden Frequenz vom Alter. In der Altersgruppe der 25- bis 35jährigen beträgt die Inzidenz eines 8/s-Grundrhythmus beispielsweise < 1 %, so daß ein solcher im frühen Erwachsenenalter

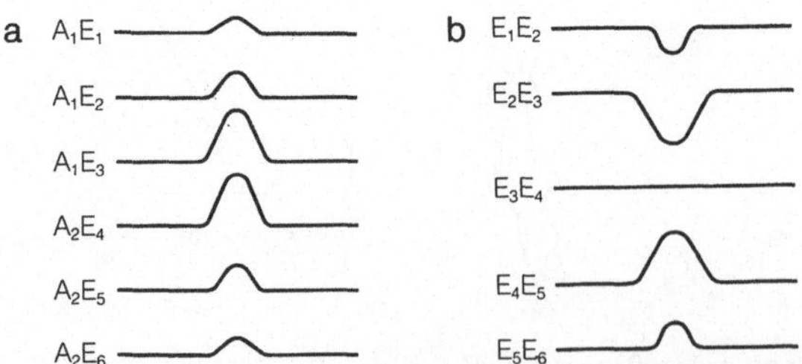

Abb. 1.8 a, b. Abbildung der Potentialverteilung (wie sie in Abb. 1.7 b dargestellt ist) im EEG: **a** bei Bezugsableitung zum Ohr, **b** bei Schaltung der Elektroden in Reihe

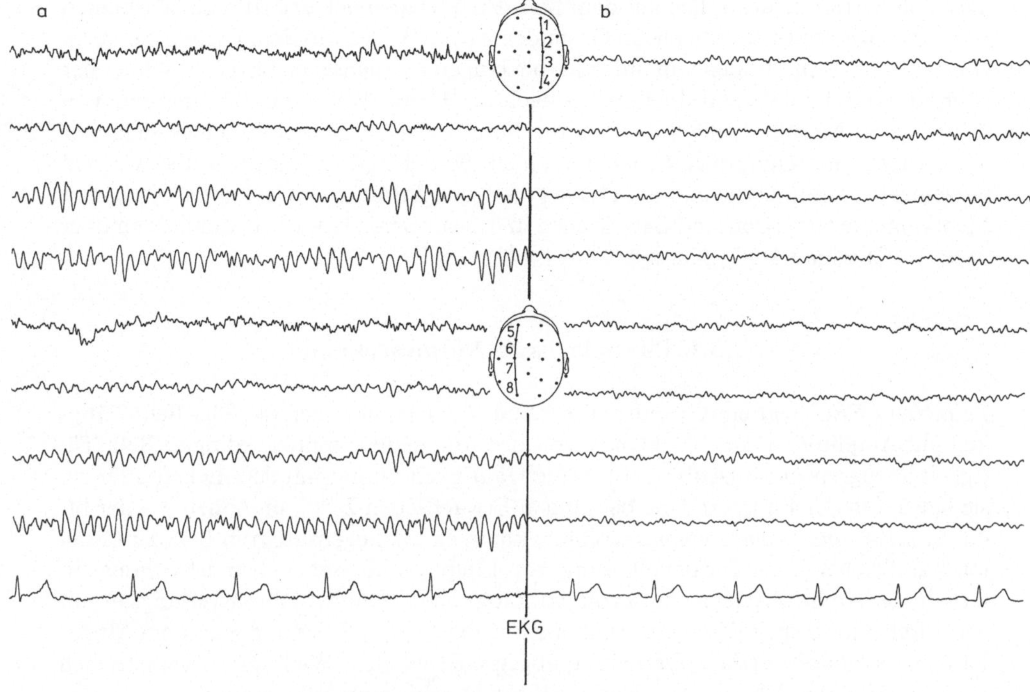

Abb. 1.9. a Normales Alpha-EEG, **b** Normvariante Beta-EEG

nahezu immer als pathologisch zu werten ist. Ab etwa dem 60. Lebensjahr zeigt sich eine physiologische Tendenz zur Verlangsamung des Grundrhythmus. Trotzdem liegt der Mittelwert der Normalverteilung in der Altersgruppe der 70- bis 85jährigen Gesunden noch bei 9 Hz.

Die *Amplitude* der abgeleiteten Wellen ist neben dem Elektrodenwiderstand abhängig von der Elektrodendistanz, der Ausdehnung des Potentialfeldes und der Elektrodenlokalisation relativ dazu. Bei bipolarer Ableitung zwischen P_4 und O_2 haben 75 % der gesunden Erwachsenen mittlere Grundrhythmusamplituden von 15–45 mcV, wobei die Wellen eine mehr oder weniger ausgeprägte spindelförmige Modulation zeigen. Bei zunehmender Knochendichte und elektrischer Impedanz des Gewebes mit zunehmendem Alter nehmen die mittleren Amplituden ab (Klass u. Daly 1979).

Der Alpha-Rhythmus zeigt bei 70 % der gesunden Erwachsenen ein *Amplitudenmaximum* über der Okzipitalregion und wird nach frontal zunehmend flacher. Er ist dabei in 60 % seitendifferent, d. h. rechts etwas höher als links, ohne die früher angenommene eindeutige Korrelation zur Händigkeit. Pathologisch sind daher erst *Amplitudendifferenzen* über 50 %, verdächtig auch eine links um 35–50 % höhere Amplitude als rechts. Insbesondere bei älteren Personen kann das physiologische Amplitudenmaximum aber auch bitemporal oder zentral lokalisiert sein.

Bei Augenöffnung, aber auch anderen *Sinnesreizen*, kommt es physiologischerweise in unterschiedlicher Ausprägung zur Blockade der Alpha-Tätigkeit, die dann durch flache, höherfrequente Wellen aus dem Beta-Frequenzbereich ersetzt wird. Zusätzlich zum Grundrhythmus werden beim Gesunden Theta-Wellen aus dem Frequenzbereich von 6–7/s mit Amplituden von unter 15, bei jungen Erwachsenen bis 25 mcV über der Frontal- und Frontozentralregion beobachtet. Theta-Wellen mit Frequenzen von 4–6/s, deren Amplitude die des Grundrhythmus nicht überschreitet, finden sich über den basalen und temporalen Schädelregionen. Beta-Tätigkeit zeigt sich überwiegend präzentral. Pathologisch und als Hinweis auf den Einfluß zentralnervös wirksamer Medikamente zu werten sind Beta-Wellen in diesem Bereich nur bei Amplituden über 25 mcV (Christian 1982; Klass u. Daly 1979; Kugler 1981).

1.5.1 Physiologische Normvarianten

Beim *Beta-EEG* liegt ein Grundrhythmus aus dem Bereich der 14–30/s-Beta-Tätigkeit mit Amplituden von 20–30 mcV vor, der von medikamentös bedingter Beta-Tätigkeit abzugrenzen ist (Abb. 1.9 b). Seine Häufigkeit nimmt mit dem Lebensalter zu, sie beträgt in der Pubertät 3 %, bei jungen Erwachsenen 20 %, im höheren Alter bis 40 %. *Langsame Grundrhythmusvarianten* kommen im Gegensatz zum Beta-EEG selten, nämlich bei < 1 % der Bevölkerung, vor. Ein physiologischer Grundrhythmus unterhalb der Alpha-Frequenz muß von pathologischen Grundrhythmusverlangsamungen durch seine Regelmäßigkeit, erhaltene Reagibilität auf Reize und seine dem Alpha-Rhythmus analoge örtliche Verteilung abgegrenzt werden. Wichtigstes Kennzeichen einer 4–5/s-Grundrhythmusvariante ist die Blockierung der temporo-okzipitalen Theta-Aktivität durch Augenöffnung (analog zur Alpha-Blockade im Normalfall).

Von einem *flachen EEG* spricht man, wenn die hirneigene Tätigkeit Amplituden von maximal 20 mcV erreicht, ein solches EEG haben 6–7 % der gesunden Erwachsenen.

Als *unregelmäßig* bezeichnet man ein EEG, dessen Grundrhythmus um mehr als ± 1,5/s variiert. Es ist bei 30 % der gesunden Erwachsenen zu beobachten (Kugler 1981).

1.5.2 Das EEG im physiologischen Schlaf

Die bei zunehmender Schlaftiefe zu beobachtenden EEG-Veränderungen werden nach Loomis et al. (1937) aufgrund morphologischer Kriterien in fünf Stadien unterteilt:

Im Stadium *A* der Ermüdung werden die Alpha-Wellen nach vorübergehender Amplitudenzunahme flacher, langsamer und spärlicher; zunehmend sind flache 6–7/s-Theta-Wellen eingestreut (Abb. 1.10).

Im Stadium *B* des Einschlafens wird die Alpha-Tätigkeit ganz durch 5–7/s-Theta-Tätigkeit ersetzt. Weckreize, wie Ansprechen und Augenöffnen, die sonst die Alpha-Tätigkeit blockieren, führen in diesem Stadium zur Reaktivierung des Alpha-Grundrhythmus, was als paradoxe Weckreaktion bezeichnet wird (Abb. 1.11).

Im Stadium *C* des leichten Schlafes treten im Wechsel mit der Theta-Tätigkeit bereits langsame Delta-Wellen auf. Zusätzlich zeigen sich, vorwiegend präzentral und parietal in Intervallen von 10–20 s spindelförmig an- und abschwellende 14–15/s-

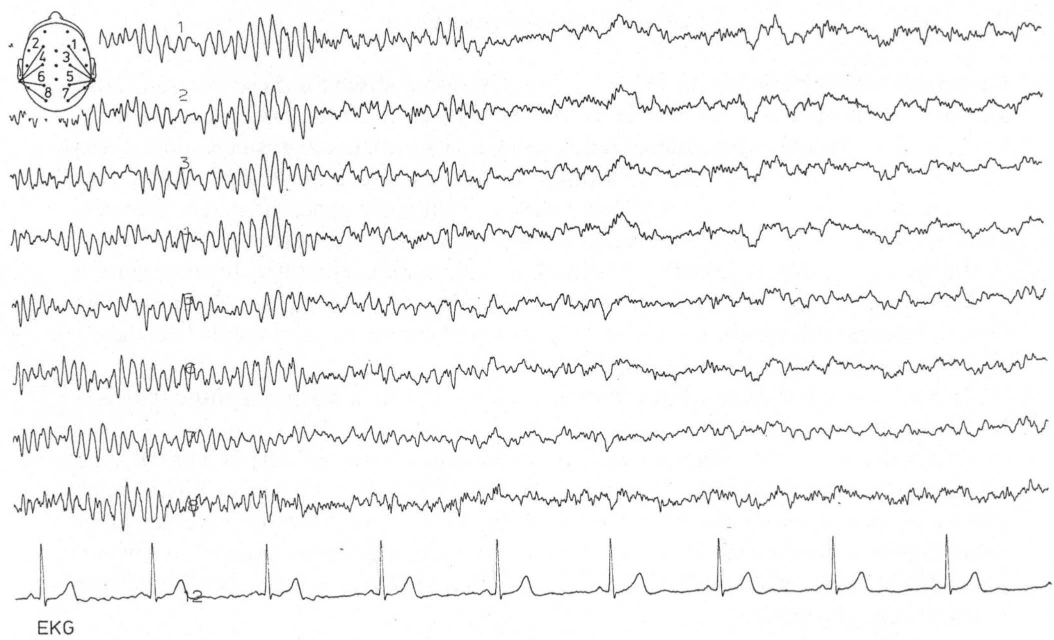

EKG

Abb. 1.10. Übergang vom Wachzustand mit Alpha-Tätigkeit ins Stadium der Ermüdung bzw. des Einschlafens

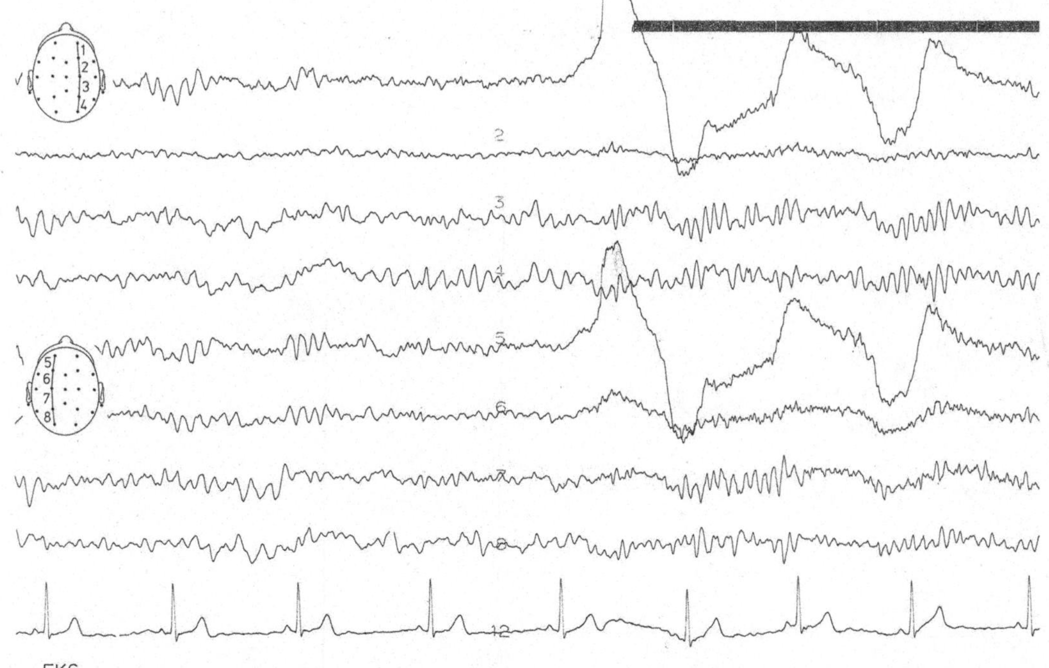

EKG

Abb. 1.11. Paradoxe Weckreaktion: Reaktivierung von Alpha-Tätigkeit bei Augenöffnung (erkennbar an den Lidschlagartefakten beidseits frontal) auf einen Weckreiz hin im Stadium B des Schlafes

Wellen, die sog. Schlafspindeln (Abb. 1.12 a). Charakteristisch für dieses Stadium sind darüber hinaus die durch akustische Reize ausgelösten K-Komplexe. Dies sind langsame, hochgespannte, diphasische Wellen von steiler Form, deren absteigender Schenkel von mehreren raschen Schwankungen überlagert sein kann (Abb. 1.12 c). Des weiteren charakteristisch sind die Vertexzacken: steil ansteigende, negative Schwankungen mit ausgeprägtem Amplitudenmaximum parasagittal (Abb. 1.12 b).

Im Stadium *D* des mitteltiefen Schlafes überwiegen unregelmäßige, hochgespannte 1–3/s-Delta-Wellen, Theta-Wellen sind noch einzeln und in Gruppen eingestreut. Die Schlafspindeln verlangsamen sich auf 11–13/s und treten mit geringerer Häufigkeit auf. K-Komplexe sind noch vorhanden.

In Stadium *E* des Tiefschlafes finden sich ausschließlich hochgespannte 0,5–2/s-Delta-Wellen.

Das EEG im *REM-Schlaf* (paradoxer oder dissoziierter Schlaf) entspricht dem Kurvenbild des B-Stadiums. Die Phase des REM-Schlafes wird also nicht durch EEG-Kriterien, sondern durch die Beobachtung der charakteristischen raschen, unregelmäßigen horizontalen und vertikalen Augenbewegungen („rapid-eye-movements"), die stark erhöhte Weckschwelle und den gleichzeitig stark herabgesetzten Muskeltonus abgegrenzt.

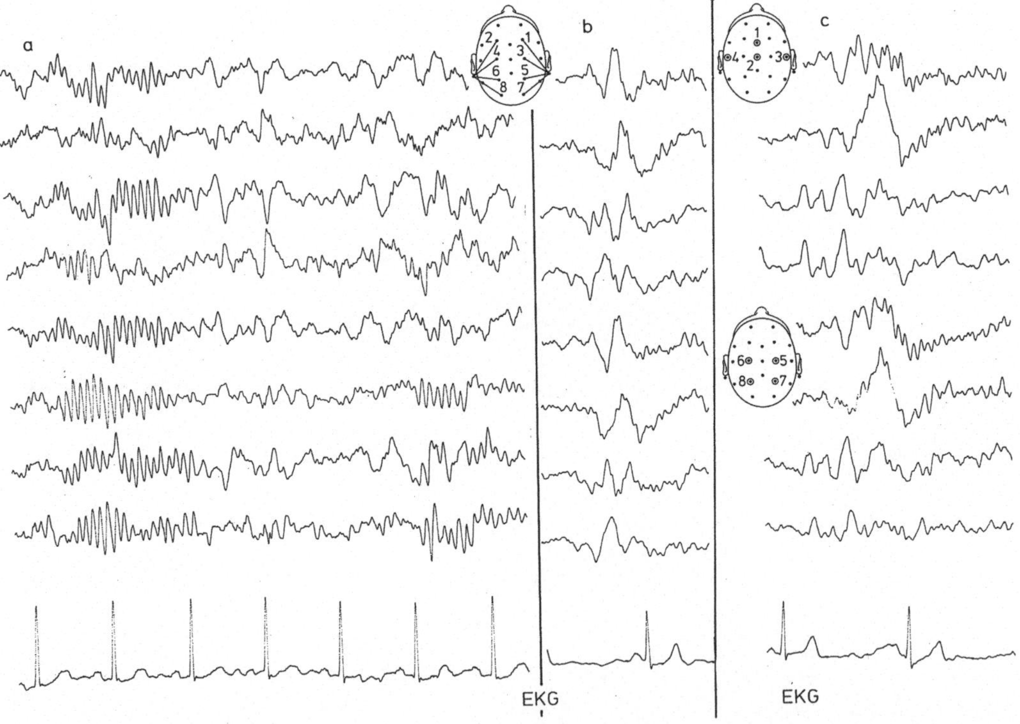

Abb. 1.12 a–c. Charakteristische Wellenformen im physiologischen Schlaf: **a** Schlafstadium C: 14–15/s-Schlafspindeln eingelagert in langsame Wellen aus dem Theta- und vereinzelt auch Delta-Frequenzbereich, **b** Vertexzacken, **c** K-Komplexe

1.6 Artefakte

Infolge seiner hochempfindlichen Verstärker ist das EEG sehr artefaktanfällig. Artefakte können ein EEG durch Überlagerung eingeschränkt lesbar machen oder gar zu Fehlbeurteilungen führen, wenn sie pathologische hirneigene Aktivität imitieren. Ihre Kenntnis ist daher ebenso wichtig wie die der unter Abschn. 1.3 beschriebenen Graphoelemente.

Besondere Probleme bereiten auf Intensivstationen die *umgebungsbedingten Artefakte*. Bei Ableitung ohne 60 Hz-Notchfilter treten Wechselstromartefakte insbesondere in Kanälen mit zu hohem Elektrodeneingangswiderstand auf, welche von zahllosen Geräten, angefangen von Monitoren und Beatmungsgeräten bis zu Infusionspumpen, ausgehen können. Ungünstig ist es insbesondere, wenn das signalzuführende EEG-Kabel mit Stromkabeln anderer Geräte in Berührung kommt. Kann kein großer Kabelabstand eingehalten werden, sollte das EEG-Kabel diese wenigstens in rechtem Winkel kreuzen.

Vom Beatmungsgerät ausgehende Artefakte können die unterschiedlichsten Formen annehmen: Von einzelnen hochgespannten, langsamen Wellen bis hin zu spikeartigen Entladungen, wobei die Frequenz der Artefakte überall zwischen 2 und 40 Hz liegen kann. Sie können, da sie intermittierend auftreten, insbesondere ein Burst-suppression-Muster (vgl. 1.8.4) imitieren. Der Respiratorartefakt wird in der Regel in seiner Form beeinflußt oder unterdrückt, wenn der Kopf des Patienten so gelagert wird, daß Erschütterungen bzw. schwache Bewegungen durch die maschinelle In- und Exspiration vermieden werden (Sims et al. 1973).

Kleidung aus Kunstfasern kann sich insbesondere bei niedriger Luftfeuchtigkeit elektrostatisch aufladen. Dadurch können beispielsweise Bewegungen des Pflegepersonals am Nachbarbett zu erheblichen Artefakten führen. Bewegungen im Raum müssen daher während der Ableitung weitestgehend vermieden werden.

Ein weniger bekannter exogener Artefakt sind die rhythmischen Entladungen, hervorgerufen durch das elektrostatische Potential tropfender Infusionslösungen, die Spikes imitieren können (Redding et al. 1969).

Neben den exogenen Artefakten sind vom Körper des Patienten ausgehende *biologische Artefakte* zu berücksichtigen. Die Aktivität der Schweißdrüsen erzeugt träge, langsame Schwankungen aus dem Subdelta-Bereich. Muskelpotentiale – hochfrequente Entladungen bis 100/s – gehen von der mimischen Muskulatur, Kau- und Nackenmuskulatur aus (Abb. 1.13 a, b). Die intermittierende Anspannung dieser Muskeln kann auch rhythmische Muster erzeugen. Tremor oder Myoklonien können zu rhythmischen Kurvenabläufen führen, die sich aus den Spikes der Muskelaktivität und langsamen Wellen, hervorgerufen durch das Elektrodenwackeln, zusammensetzen und so Spike-wave-Komplexe imitieren. Zungenbewegungen können hochgespannte, teilweise auch rhythmische Wellen im Theta-Delta-Frequenzbereich hervorrufen, die ihr Amplitudenmaximum in frontalen, temporalen und okzipitalen Kanälen haben können (Klass u. Bickford 1960). Pulssynchrone Schwankungen resultieren aus dem Sitz einer Elektrode direkt über arteriellen Gefäßen (Abb. 1.14b und 1.15). Einstreuung von EKG-Aktivität ist besonders ausgeprägt in den Bezugsableitungen, vor allem bei adipösen Patienten, zu beobachten. Besonders bei arrhythmischer Herzaktion können die R-Zacken Spikes vortäuschen (Abb. 1.14a). Ein

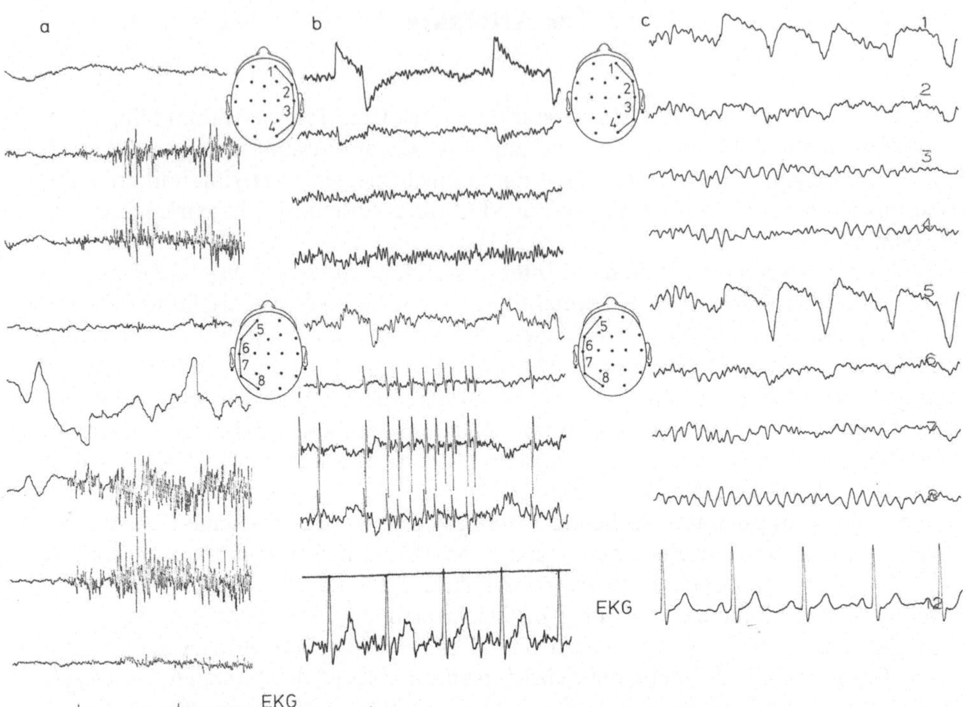

Abb. 1.13a–c. Verschiedene biologische Artefakte. **a** Hochfrequenter Muskelartefakt beidseits temporal durch Anspannung der Kaumuskulatur, **b** niederfrequenter Muskelartefakt links temporal durch Entladung einzelner motorischer Einheiten der Kaumuskulatur, **c** Lidschlagartefakt beidseits frontal

EKG-Artefakt kann in solchen Fällen nur durch Mitregistrierung des EKG in einem gesonderten Kanal erkannt werden. Bulbusbewegungen führen wegen der Potentialdifferenz zwischen Kornea und Retina zu langsamen Potentialschwankungen im Theta-/Delta-Frequenzbereich. Lidschlagartefakte entstehen durch die mit dem Lidschluß verbundene vertikale Bulbusbewegung (Abb. 1.13c).

Durch die *Ableitetechnik bedingte Artefakte* entstehen durch ungleiche Elektrodenwiderstände, wackelnde Elektroden, asymmetrischen Sitz von Oberflächenelektroden, nichtparallelle Ausrichtung von Nadelelektroden oder schwingende Kabel.

Zur *Artefakterkennung* während der Ableitung kann das sukzessive Abschalten als Artefaktquelle in Frage kommender elektrischer Geräte bis hin zum vorübergehenden Ersatz des Respirators durch den handbetriebenen Ambubeutel hilfreich sein. Bei massiver Bewegungs- und Muskelartefaktüberlagerung und entsprechender Dringlichkeit der Ableitung ist die kurzfristige Relaxierung eines ohnehin intubierten Patienten zu erwägen. Die Elektrodenwiderstände müssen mindestens zu Beginn und Ende der Ableitung kontrolliert und dokumentiert, der feste Sitz der Elektroden eines artefaktgestörten Kanals überprüft werden. Die Aufzeichnung von EKG, Bulbusbewegungen und EMG-Aktivität ausgewählter Muskeln in gesonderten Kanälen parallel zum EEG erleichtert das Erkennen der davon ausgehenden Artefakte erheblich.

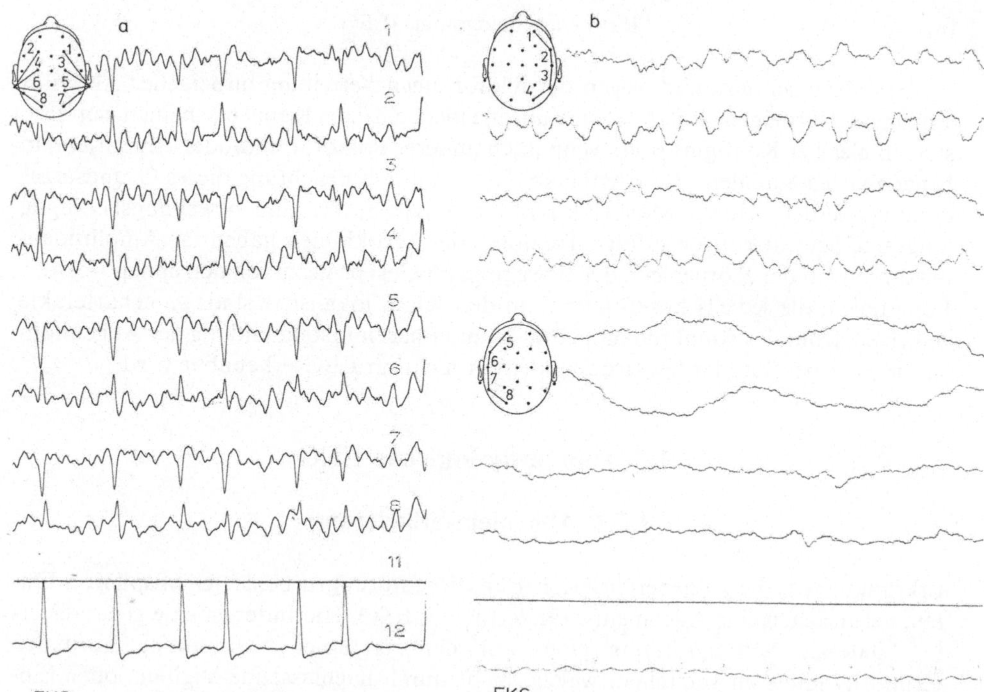

Abb. 1.14 a, b. Verschiedene biologische Artefakte. **a** EKG-Artefakt, **b** rechtshemisphärischer Pulsartefakt, der eine Seitendifferenz zwischen den Hemisphären vortäuscht, erkennbar durch Vergleich mit dem Rhythmus im EKG-Kanal

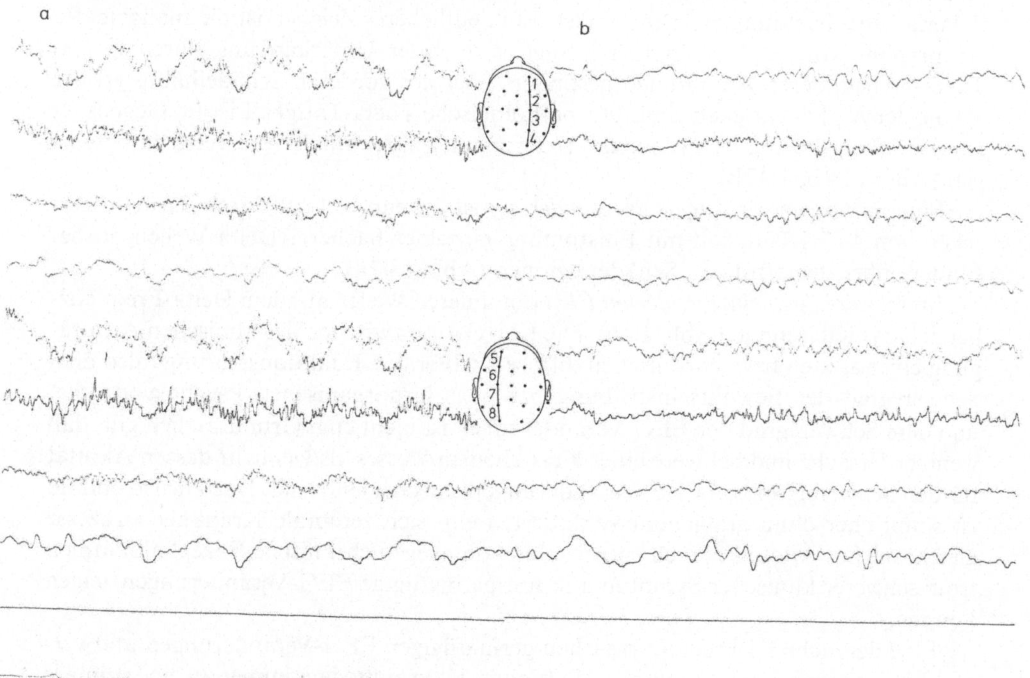

Abb. 1.15 a, b. Pulsartefakt bilateral in allen Kanälen, der eine schwere Allgemeinveränderung vortäuscht. Erkennbar durch Vergleich mit dem Herzrhythmus im EKG-Kanal. (**a** vor, **b** nach Elektrodenkorrektur zur Artefaktelimination)

Grundsätzlich gilt, daß wegen der feldförmigen Verteilung hirneigener Aktivität am Schädel hirneigene Potentiale nie nur in einem einzigen Kanal erscheinen, sondern stets in gleicher Konfiguration, wenn auch anderer Polarität und/oder Amplitude, in benachbarten Kanälen. Viele Artefakte können durch Beachtung dieses Grundsatzes erkannt werden. Durch Muskelaktivität bedingte Spikes und bewegungsbedingte, langsame Schwankungen infolge Tremors oder Myoklonien haben ihr Amplitudenmaximum auf der Körperseite der Bewegung im Gegensatz zu fokalen epileptiformen Potentialen, die jeweils kontralateral zu den Kloni lokalisiert sind. Augenartefakte zeigen ein frontales Amplitudenmaximum und Phasenumkehr entlang der Augenhöhle, die aber bei Standardelektrodenposition nicht im EEG erkennbar wird.

1.7 Das pathologische EEG

1.7.1 Allgemeinveränderung

Erkrankungen, die zu generalisierten Funktionsstörungen beider Hemisphären führen, verursachen eine Allgemeinveränderung im EEG. Hierunter ist eine generalisierte, bilaterale Verlangsamung eines vor der zerebralen Erkrankung normalen Grundrhythmus zu verstehen, welche nicht durch nachlassende Vigilanz oder Einschlafen des Patienten bedingt ist. Es können dabei nach der Morphologie der Hirnstromkurve unterschiedliche Schweregrade abgegrenzt werden:

Die *leichte Allgemeinveränderung* kann durch eine bloße Verlangsamung des Alpha-Grundrhythmus gekennzeichnet sein, welche natürlich nur durch intraindividuelle Verlaufsbeobachtung zu erkennen ist. Ein deutlicheres Zeichen ist die mangelhafte Ausprägung von Alpha-Tätigkeit infolge vermehrter Unterlagerung durch 6–7/s-Theta-Wellen, deren Amplituden besonders über der vorderen Schädelhälfte größer als die der Alpha-Tätigkeit sind. Die pathologische Theta-Tätigkeit ist im Gegensatz zur ermüdungsbedingten Frequenzverlangsamung nicht durch Weckreize zu beseitigen (Abb. 1.28b, 1.42b).

Eine *mittelschwere Allgemeinveränderung* ist gekennzeichnet durch das Vorherrschen von 4–7/s-Tätigkeit mit Einstreuung einzelner flacherer Delta-Wellen, insbesondere über den vorderen Schädelregionen (Abb. 1.42a).

Im *schwer allgemeinveränderten EEG* dominieren Wellen aus dem Delta-Frequenzbereich das Kurvenbild (Abb. 1.16). Die Korrelation zwischen der klinischen Ausprägung einer akuten bzw. chronischen diffusen zerebralen Funktionsstörung (also dem Schweregrad der Bewußtseinstrübung bzw. des hirnorganischen Psychosyndroms) und dem Schweregrad der EEG-Veränderungen ist nicht eng. Grundsätzlich gilt, daß weniger Ursache und Schwere eines Krankheitsprozesses als vielmehr dessen Akuität für den Schweregrad von EEG-Veränderungen entscheidend sind. Das Hirnstrombild ist somit eher dann gravierend verändert, wenn sich zerebrale Krankheitsprozesse gleich welcher Ätiologie rasch entwickeln, wohingegen chronische Enzephalopathien trotz schwerer klinischer Symptomatik nur geringfügige EEG-Veränderungen zeigen können.

Eine deutliche Diskrepanz zwischen geringfügigen EEG-Veränderungen und vergleichweise gravierenden klinischen Befunden sollte außerdem immer an eine primäre Hirnstammläsion denken lassen.

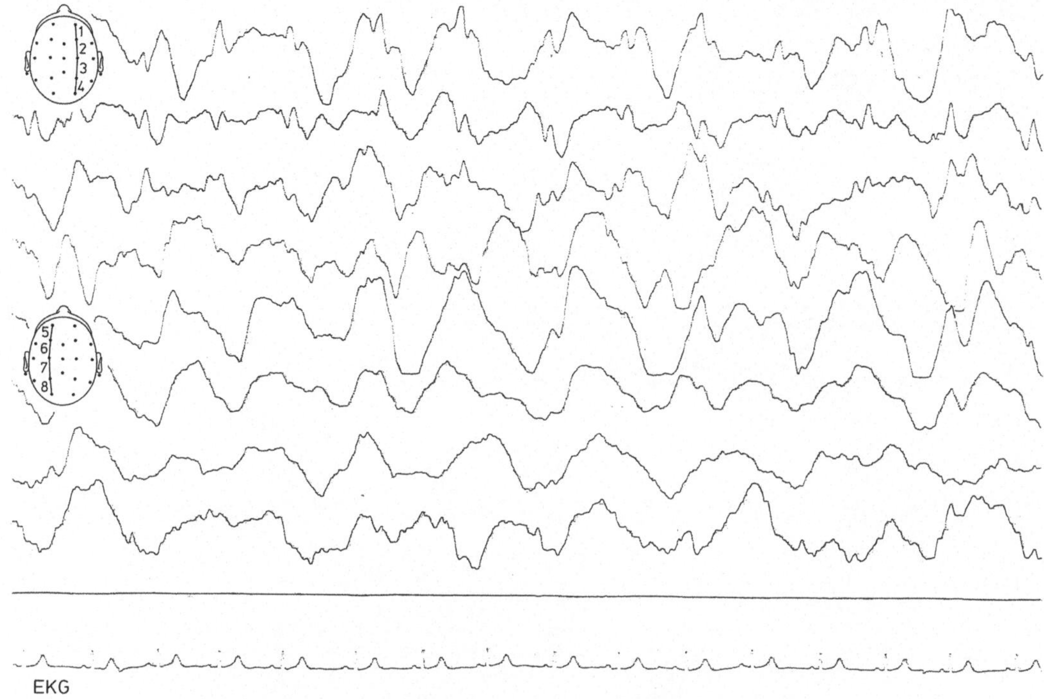

EKG

Abb. 1.16. Schwere Allgemeinveränderung (22 Jahre, weiblich, Virusenzephalitis)

1.7.2 Fortgeleitete Delta-Tätigkeit

Im Unterschied zur schweren Allgemeinveränderung, die gekennzeichnet ist durch kontinuierliche polymorphe Delta-Tätigkeit, welche asynchron und arrhythmisch ist (im angloamerikanischen Schrifttum PDA = polymorphous delta activity), handelt es sich bei der fortgeleiteten Delta-Tätigkeit um monomorphe, bilateral synchrone Delta-Wellen mit charakteristischem Amplitudenmaximum über der vorderen Schädelhälfte und beidseits temporal. Sie tritt intermittierend in Gruppen und Serien von einigen Sekunden Dauer auf, dabei den Grundrhythmus von anderer Morphologie und Frequenz unterbrechend. Die Wellen zeigen sinusoidale oder sägezahnartige Konfiguration (steilerer Anstieg als Abfall) und haben Frequenzen um 2,5/s (Abb. 1.17). Sie werden durch Augenschluß und Hyperventilation sowie Ermüdung verstärkt, durch Augenöffnung und geistige Anspannung supprimiert. Diese Gruppen abnormer Rhythmisierung werden von Penin (1971) als Delta-Parenrhythmie, im Englischen als IRDA (intermittent rhythmic delta activity) bezeichnet. Sie sind Ausdruck einer Dysfunktion tiefergelegener, mittelliniennaher Strukturen der grauen Substanz, also von paraventrikulären oder dienzephalen Kerngebieten, welche zum Kortex projizieren. Der primäre pathologische Prozeß muß dabei nicht in diesen Strukturen lokalisiert sein. Fortgeleitete Delta-Tätigkeit wird nicht nur bei die genannten mittelliniennahen Strukturen betreffenden umschriebenen Läsionen beob-

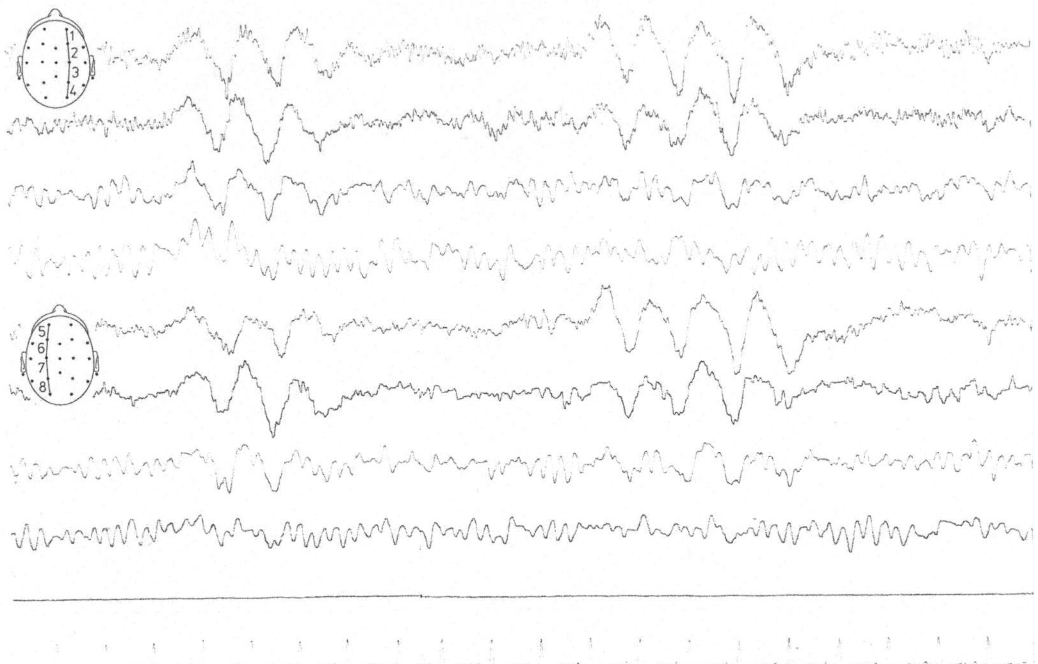

EKG

Abb. 1.17. Fortgeleitete Delta-Tätigkeit (IRDA, Delta-Parenrhythmie) (59 Jahre, weiblich, hypoxischer Hirnschaden nach kardiogenem Schock)

achtet, sondern ebenso bei erhöhtem intraventrikulären Druck sowie bei metabolischen oder toxischen Enzephalopathien.

1.7.3 Herdbefund

Unter einem Herdbefund versteht man eine auf umschriebene Hirnregionen begrenzte abnorme EEG-Tätigkeit, welche auf einen herdförmigen pathologischen Prozeß hinweist. Die leichteste Form ist die fokale Alpha-Reduktion, eine Amplitudenreduktion um mindestens ein Drittel gegenüber der Gegenseite bei unregelmäßiger Alpha-Frequenz sowie Lückenbildung mit Einstreuung langsamerer Frequenzen. Daneben wird selten auch die fokale Alpha-Aktivierung beobachtet; hierbei ist die Alpha-Tätigkeit über der betroffenen Region zwar besser ausgeprägt und von höherer Amplitude als auf der Gegenseite, jedoch ist ihre Frequenz verlangsamt, und die Blockade bei Augenöffnung fehlt.

Schwerere Herdbefunde sind gekennzeichnet durch das fokal vermehrte Auftreten polymorpher langsamer Wellen aus dem Theta- und Delta-Bereich (Abb. 1.18). Hinweisend auf den Ort der maximalen strukturellen Läsion von grauer Substanz ist eine fokale Depression, also umschriebene Abflachung und Rarefizierung der physiologi-

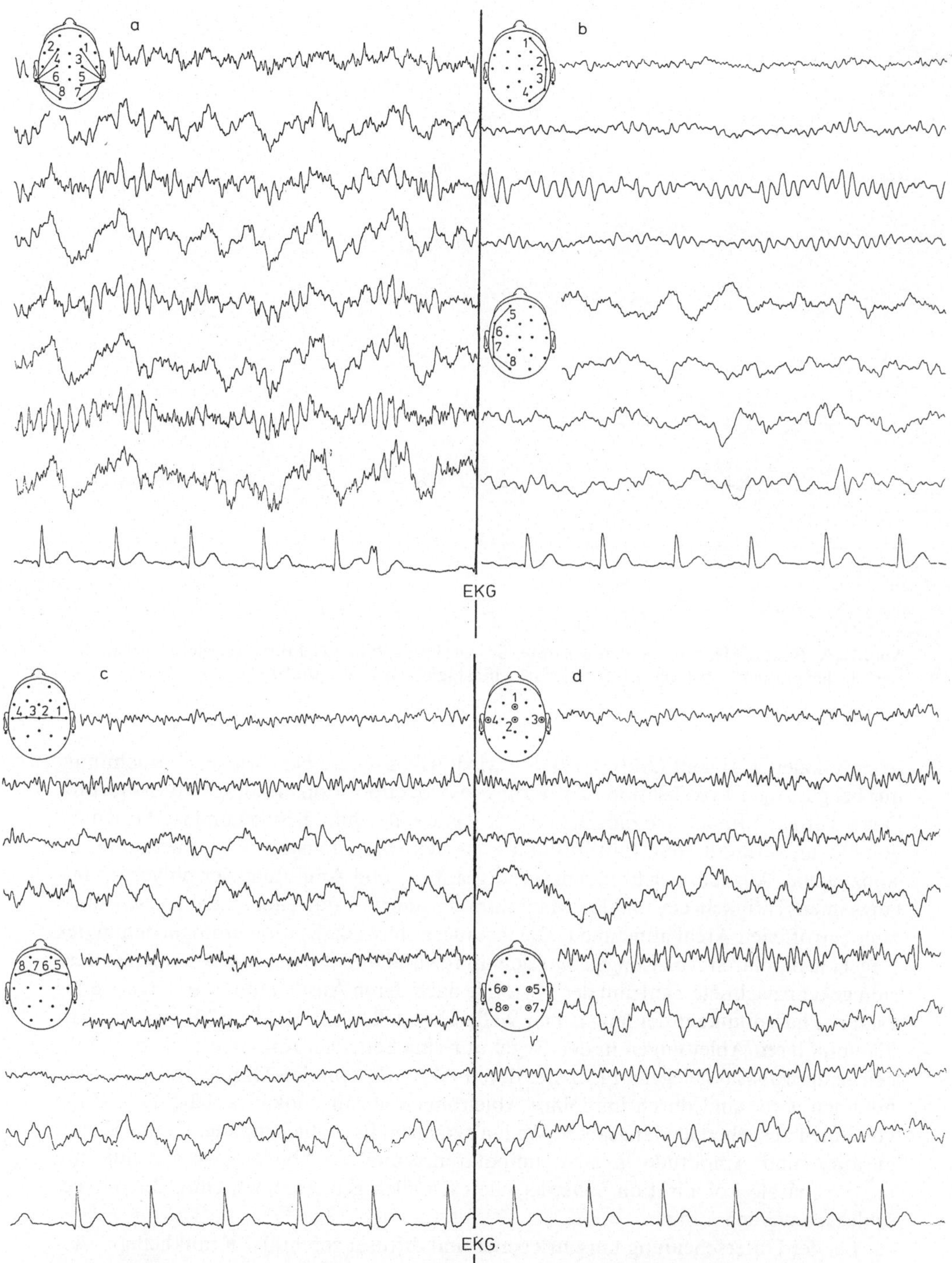

EKG

EKG

Abb. 1.18 a–d. Herd polymorpher Delta-Wellen links über der Temporalregion (70 Jahre, weiblich, Territorialinfarkt A. cerebri media links). **a** Bezugsableitung, **b** Längsreihe, **c** Querreihe, **d** Quellenableitung

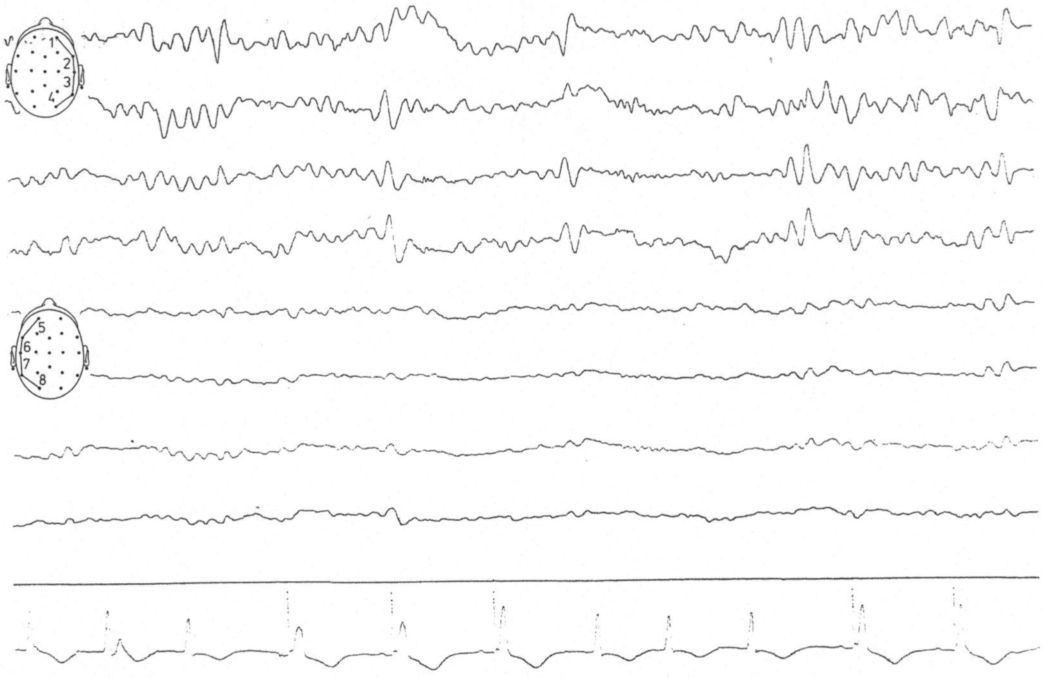

Abb. 1.19. Fokale Depression über gesamter linker Hemisphäre (71 Jahre, weiblich, strukturelle Läsion der grauen Substanz bei Totalinfarkt infolge Karotisverschluß)

schen lokalen Tätigkeit (Abb. 1.19). Sie wird insbesondere bei geringer Ausdehnung nur bei günstiger Lokalisation relativ zur Elektrodenposition erfaßt. Die polymorphe Delta-Tätigkeit findet sich hingegen in der Randzone von Läsionen und ist Ausdruck von Ödem, vermindertem Blutfluß und gestörtem Metabolismus in der weißen Substanz, wobei Ausmaß der Frequenzverlangsamung und Amplitude der polymorphen langsamen Tätigkeit ein lokales Maximum zeigen und mit zunehmendem Abstand zum betroffenen Areal abnehmen. Die genauere Herdlokalisation ermöglichen in der Regel die bipolaren Ableitungen, wo sich im Idealfall um das durch die fokale Depression gekennzeichnete Zentrum der Läsion je nach deren Ausdehnung eine engere oder weitere Phasenumkehr der langsamen Wellen feststellen läßt (Abb. 1.20), wohingegen die unipolaren Ableitungen in der Regel nur eine Seitenzuordnung erlauben. Lediglich temporobasal gelegene Prozesse, deren Aktivität von den Ohrelektroden aufgenommen wird, sind durch unipolare Ableitungen genauer lokalisierbar, da sich die von ihnen ausgehenden langsamen Wellen synchron in weitgehend identischer Konfiguration und Amplitude in allen unipolaren Kanälen abbilden, woraus auf ihre temporobasale Lokalisation nahe der allen Kanälen gemeinsamen Ohrelektrode geschlossen werden kann.

Bei der Unterscheidung umschriebener und diffuser zerebraler Krankheitsprozesse im EEG gibt es Fehlermöglichkeiten:

Fokale Krankheitsprozesse, welche mit einer zusätzlichen generalisierten Störung der zerebralen Funktion einhergehen, wie es beispielsweise bei Hirntumoren mit

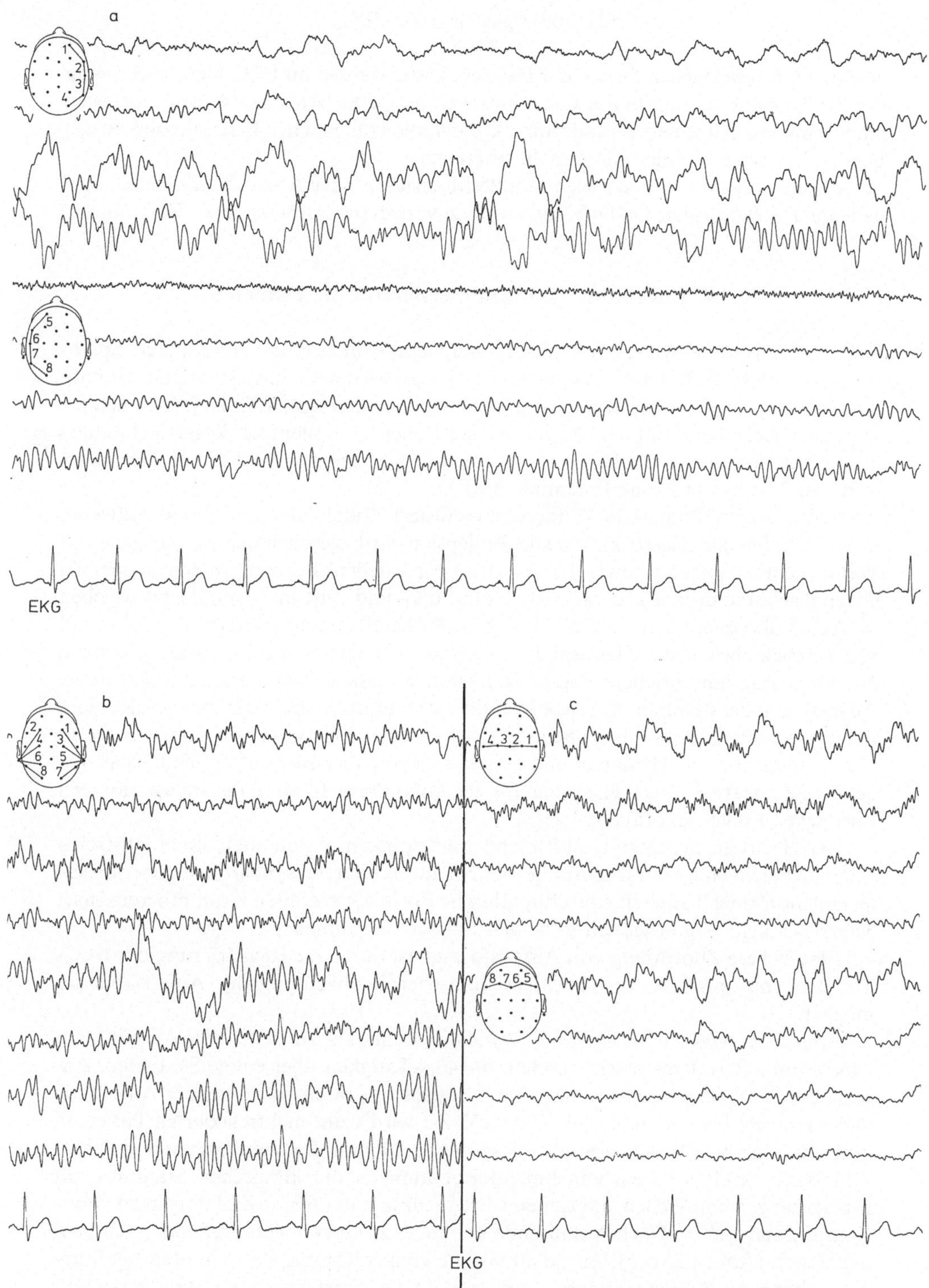

Abb. 1.20 a–c. Herdbefund mit Phasenumkehr (45 Jahre, männlich, spontane intrazerebrale Blutung rechts okzipito-temporal). **a** genaue Lokalisation des Herdes durch Phasenumkehr der Delta-Wellen zwischen Kanal 3 und 4 in der Längsreihe, **b, c** fokale Vermehrung von Theta- und Delta-Tätigkeit rechts temporal in Bezugsableitung (**b**) und Querreihe (**c**)

erhöhtem intrakraniellen Druck der Fall sein kann, werden im EEG nicht zuverlässig erfaßt: Bei stark verlangsamter Grundtätigkeit im Delta-Bereich, also dem Vorliegen einer schweren Allgemeinveränderung, können die von einem fokalen Prozeß ausgehenden langsamen Wellen nicht mehr abgrenzbar sein.

Multiple fokale Läsionen wie multiple Metastasen oder Abszesse können zu ausgedehnter polymorpher Delta-Tätigkeit ohne voneinander abgrenzbare Foci führen.

1.7.4 Interiktale und iktale epileptiforme Potentiale

Der Nachweis der eingangs beschriebenen epileptiformen Potentiale (Spikes, Spike-wave-Komplexe und Sharp-slow-wave-Komplexe) wird als Hinweis auf eine erhöhte Krampfbereitschaft bewertet und ist grundsätzlich pathologisch. Er ist jedoch keineswegs gleichbedeutend mit der Diagnose einer Epilepsie. Epileptiker können ein interiktal völlig normales EEG haben, und umgekehrt finden sich bei klinisch Gesunden in bis zu 3% epileptiforme Potentiale im EEG.

Epileptiforme Potentiale können generalisiert, fokal oder multifokal auftreten (Abb. 1.6). Bei der Klassifikation von Epilepsien wird zwischen den primär generalisierten, zentrenzephalen sowie den fokalen (= partiellen) Formen unterschieden. Zu ersteren gehören primär generalisierte Grand-mal- und Petit-mal-Anfälle, bei welchen im Anfall die epileptiformen Entladungsmuster bereits initial bilateral synchron und symmetrisch über beiden Hemisphären auftreten. Zu letzteren zählen Anfallsformen, die durch eine umschriebene zerebrale Läsion verursacht werden: Jackson-Anfälle, Adversivanfälle, psychomotorische Anfälle mit und ohne sekundäre Generalisation. Bei diesen Anfallsformen beginnen die rhythmischen epileptiformen Entladungen in einem umschriebenen Hirnareal und breiten sich von dort über unterschiedlich ausgedehnte Kortexareale aus [vgl. systematische Anfallsklassifikation der internationalen Liga gegen Epilepsie, (Tabelle 1.1)].

Der Nachweis herdförmig auftretender epileptiformer Potentiale im anfallsfreien Intervall macht eine symptomatische, der Nachweis bilateral synchroner, generalisierter epileptiformer Tätigkeit eine idiopathische Form der erhöhten Krampfbereitschaft wahrscheinlich, es gibt jedoch in beiden Fällen Ausnahmen.

Eine sichere Zuordnung von Anfallsformen ist durch die Registrierung der EEG-Tätigkeit im Anfall bei gleichzeitiger klinischer Beobachtung des Anfallsablaufes möglich.

Im *primär generalisierten Grand-mal-Anfall* kommt es zu plötzlicher Amplitudendepression mit Auftreten sehr rascher 20–40/s-Tätigkeit über einige Sekunden. Anschließend entwickelt sich rhythmische Tätigkeit von rasch zunehmender Amplitude und Frequenz bis 16/s und 300–500 mcV. Sie wird beim nichtrelaxierten Patienten durch die massiven Muskelartefakte des tonischen Krampfes überlagert und unkenntlich. Nach ca. 10 s folgen zunehmend Entladungen des klonischen Stadiums mit Einlagerungen von Wellen langsamerer Frequenzen unter 6/s, so daß Polyspike-wave-Komplexe entstehen. Nach Anfallsende kommt es zu einer vorübergehenden Kurvendepression (Abb. 1.23 d, e). Im postiktalen Dämmerzustand, der Minuten bis Stunden, seltener auch Tage andauern kann, besteht die hirnelektrische Aktivität aus sehr langsamen, irregulären Delta-Wellen, die allmählich wieder an Frequenz zunehmen und über Theta- in Alpha-Tätigkeit übergehen.

Tabelle 1.1. Kurzfassung der Klassifikation von Anfallsformen der Internationalen Liga gegen Epilepsie. (Nach Bancaud et al. 1981)

I. Fokale (partielle) Anfälle

   A. Einfach fokale (ohne Bewußtseinstrübung)
      1) mit motorischen Symptomen (darunter die motorischen Jackson-Anfälle und Versivanfälle)
      2) mit sensorischen Symptomen
      3) mit vegetativen Symptomen
      4) mit psychischen Symptomen

   B. Komplexe fokale Anfälle (mit Bewußtseinstrübung)
      1) primär einfach fokaler Anfall mit sekundärer Störung des Bewußtseins
      2) mit primärer Bewußtseinsstörung (darunter die psychomotorischen Anfälle)

   C. Fokale sekundär generalisierte Anfälle

II. Primär generalisierte Anfälle

   A. 1) Absencen
      2) Atypische Absencen

   B. Myoklonische Anfälle (hierunter Impulsiv-Petit mal)

   C. Klonische Anfälle

   D. Tonische Anfälle

   E. Tonisch-klonische Anfälle (primär generalisierter Grand mal)

   F. Atonische Anfälle

Die typische *Absence* (Abb. 1.21) ist gekennzeichnet durch generalisierte, bilateral synchrone, sehr regelmäßige 3/s-Spike-wave-Komplexe von plötzlichem Beginn und Ende, die die deutlichste formale Ausprägung und ihr Spannungsmaximum in der Regel über den vorderen Hirnabschnitten haben. Die Absence wird klinisch erst manifest, wenn diese Entladungen mindestens 5 s andauern. Sie kann von völlig normaler Grundtätigkeit gefolgt sein. Mit zunehmendem Alter der Patienten kann sich die Frequenz der Spike-wave-Komplexe auf bis zu 5/s beschleunigen.

Beim *Impulsiv-Petit-mal* treten aus normaler Grundtätigkeit heraus plötzlich bilateral synchrone, generalisierte Polyspike-wave-Komplexe mit fronto-präzentralem Amplitudenmaximum auf.

Bezüglich der EEG-Muster der übrigen Petit-mal-Anfallsformen wird auf spezielle Lehrbücher des EEGs verwiesen.

Jackson-Anfälle beginnen mit fokaler Verlangsamung oder Kurvendepression, aus der heraus sich eine kontinuierliche fokale Spike-Aktivität entwickelt, welche auf benachbarte Hirnregionen übergreift und schließlich die gesamte ipsilaterale Hemisphäre umfaßt. Schließlich treten eingelagerte hohe, langsame Wellen auf, die mit den weiterhin registrierten Spikes Komplexe bilden. Postiktal zeigt sich transitorisch eine fokale Kurvendepression und Delta-Tätigkeit (Abb. 1.22).

Beim *Adversivkrampf* zeigt das EEG rhythmische, langsame Tätigkeit mit eingelagerten Spikes, die in der Regel größere Abschnitte der Hemisphäre erfaßt (Abb. 1.23).

Im *psychomotorischen Anfall* finden sich typischerweise generalisiert synchrone, steile 4–6/s-Wellen, die allmählich in Delta-Tätigkeit übergehen. Sie können seitendifferente Amplitude und Ausprägung zeigen. Sie beginnen in der Regel über der Tempo-

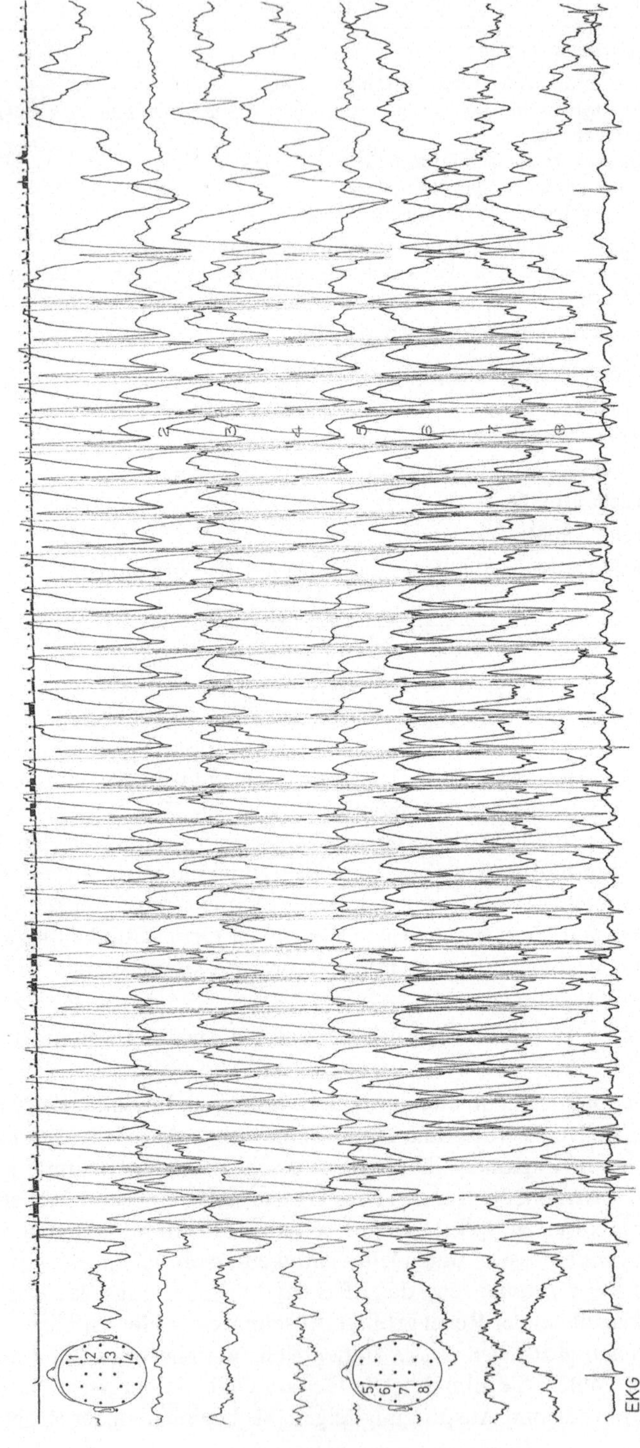

Abb. 1.21. Absence (12 Jahre, weiblich). Abrupt aus normaler Grundtätigkeit heraus beginnende und endende bilateral-synchrone generalisierte 3/s-Spike-waves

ralregion einer oder beider Hemisphären mit nachfolgender Generalisation. Gegen Ende des psychomotorischen Anfalls kommt es zu zunehmender Abflachung und Frequenzbeschleunigung bis zur Wiederherstellung des normalen Grundrhythmus (Abb. 1.24).

Jeder der beschriebenen Anfallstypen mit zugehörigem EEG-Muster kann in einen *Status epilepticus* übergehen, wobei dem Grand-mal-Status die größte intensivmedizinische Bedeutung zukommt.

Im *Grand-mal-Status* ist infolge zunehmender Hypoxie und energetischer Erschöpfung der Hirnzellen eine progrediente Verkürzung des tonischen Stadiums zu beobachten, bis sich schließlich bei fortbestehendem Status nur noch generalisierte rhythmische, langsame Wellen finden.

Ein Status epilepticus kann ohne erkennbare bzw. mit nur sehr diskreten motorischen Entäußerungen ablaufen und als „nichtiktaler Status" ein Koma bzw. eine Bewußtseinstrübung anderer Genese vortäuschen. In diesem Fall ist zu seiner Erkennung das EEG unverzichtbar. Um in derartigen Fällen die wirksame medikamentöse Therapie nicht zu verzögern, sollte daher gerade auf der Intensivstation bei Patienten

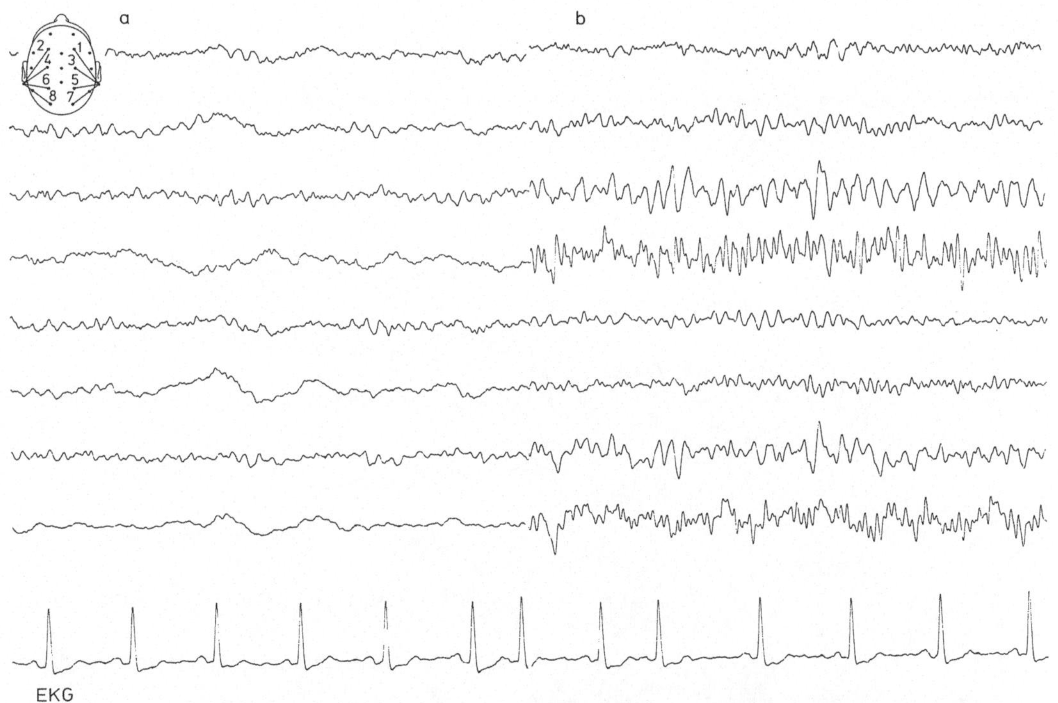

Abb. 1.22 a–f. Primär links-zerebral fokaler Jackson-Anfall, sekundär generalisiert (45 Jahre, weiblich, Z. n. links-zerebraler Ischämie). **a** Links-zerebral fokale Verlangsamung, **b, c** Entwicklung kontinuierlicher rascher Spitzen links-zerebral, **d, e** zunehmend Einlagerung rhythmischer langsamer Wellen und Bildung von Spike-wave- bzw. Poly-spike-wave-Komplexen. Übergreifen nach kontralateral, **f** Abklingen der rhythmischen Tätigkeit. Klinischer Anfallsverlauf: Sich ausbreitende klonische Zuckungen der rechten oberen Extremität, sekundär beim Übergreifen der epileptiformen Tätigkeit nach kontralateralem Verlust der Ansprechbarkeit. Abb. **c–f** s. S. 26

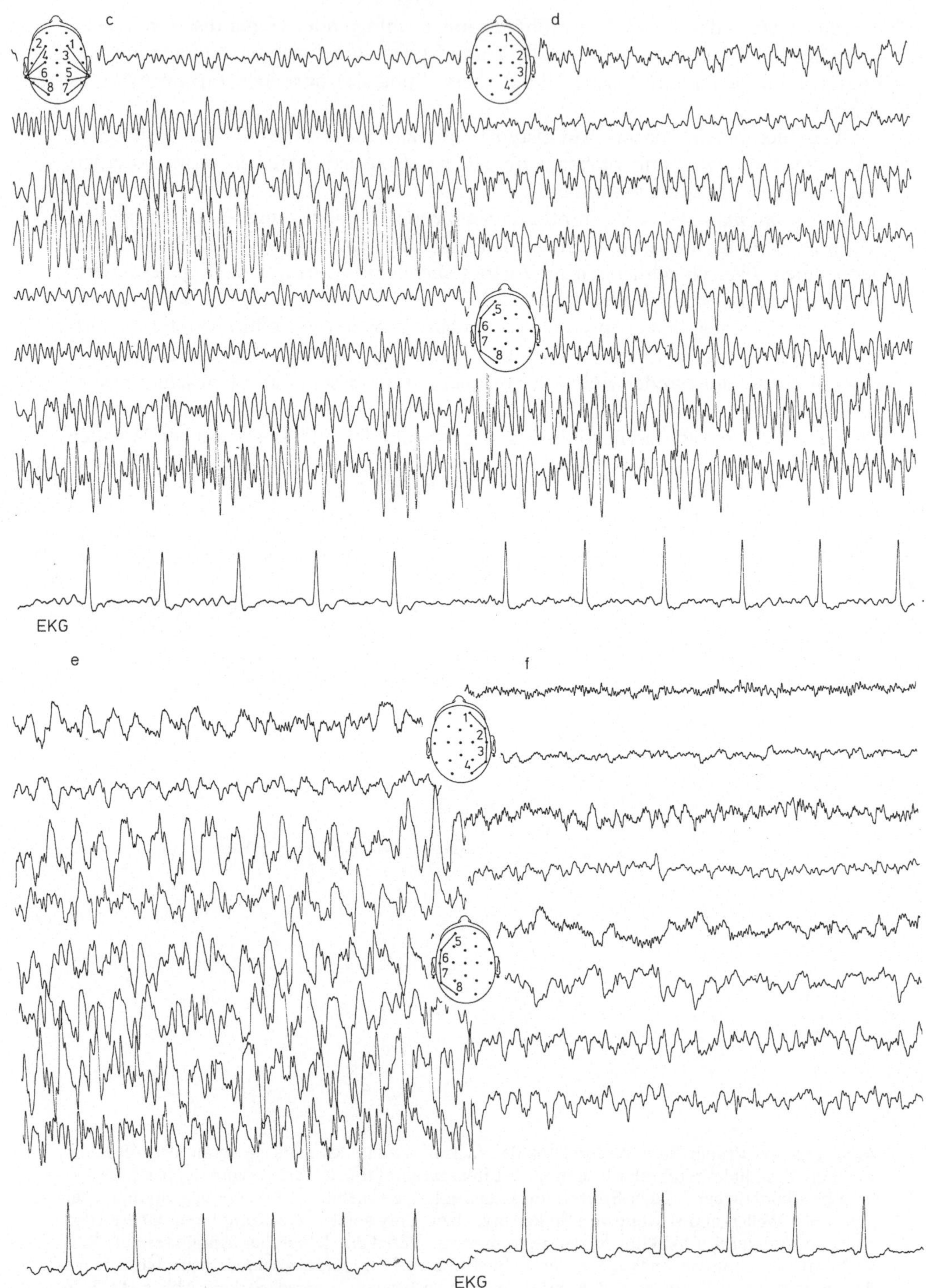

EKG

EKG

Abb. 1.22 c–f

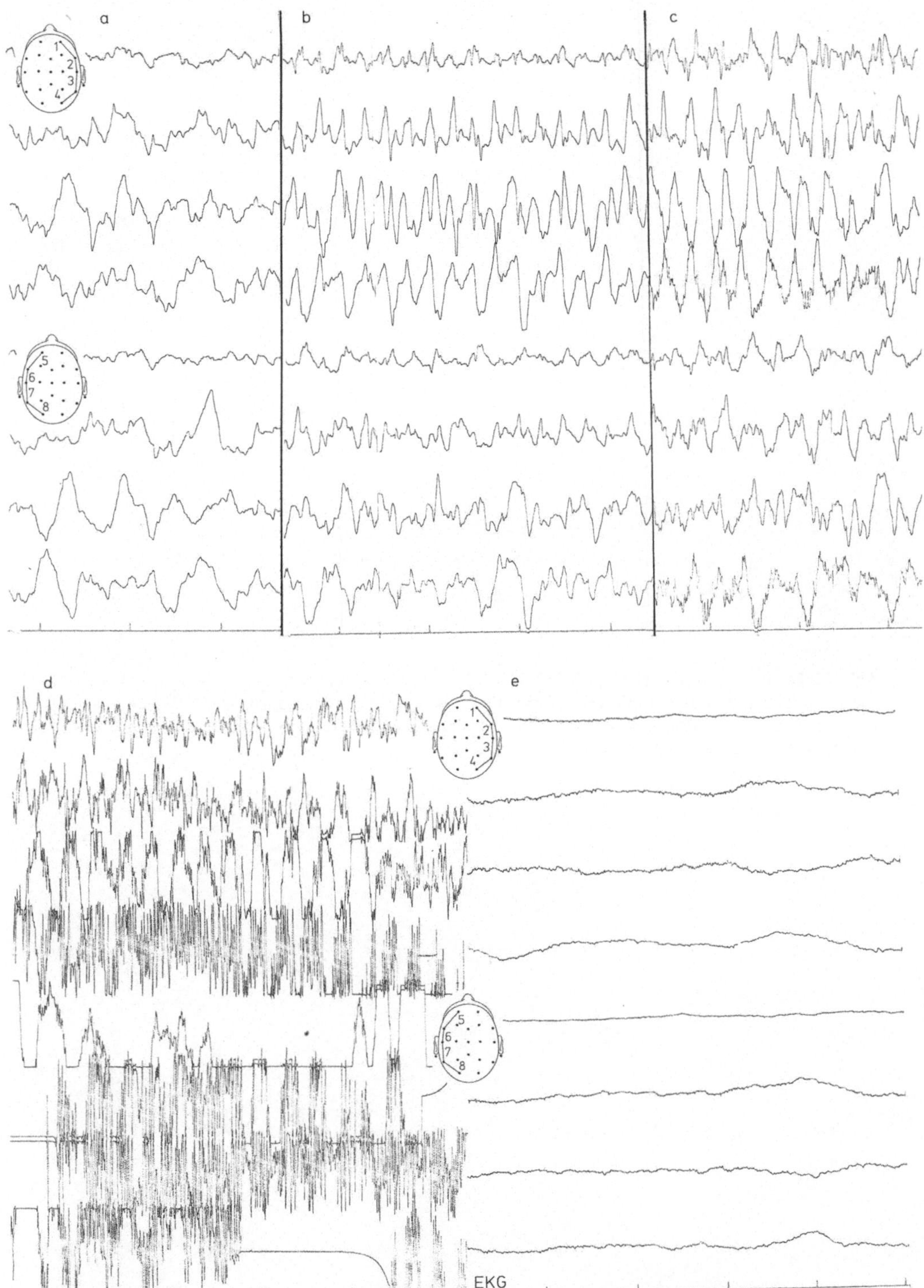

Abb. 1.23a−e. Adversivkrampf mit sekundärer Generalisation zum Grand mal (22 Jahre, weiblich, Virusenzephalitis). EEG vor Anfallsbeginn: **a** Schwere Allgemeinveränderung, **b** beginnender Adversivanfall mit Blick-/Kopfwendung nach links, zunehmend rhythmische langsame Tätigkeit rechtshemisphärisch, **c** rhythmische hochgespannte Delta-Wellen mit eingelagerten kleinen Spikes rechtshemisphärisch, **d** tonisch-klonischer Grand mal, im EEG vorwiegend Muskel- und Elektrodenartefakte, **e** postiktal generalisiert Kurvendepression

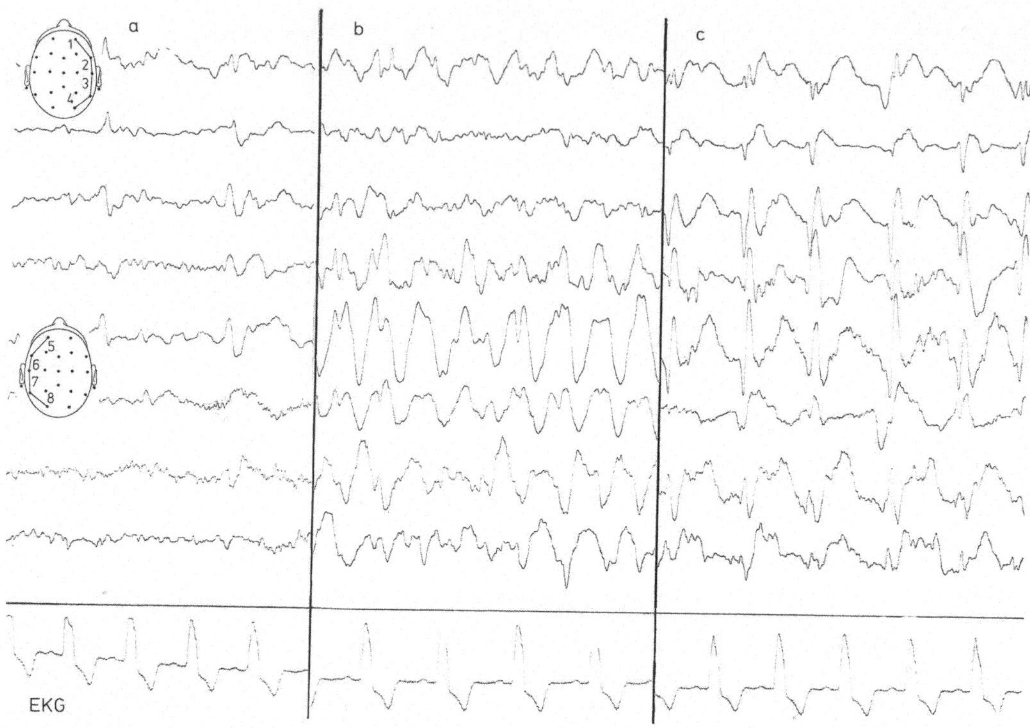

Abb. 1.24 a–c. Psychomotrischer Anfall (69 Jahre, weiblich, Keilbeinmeningeom links). **a** EEG vor Anfallsbeginn, **b** links über der Temporalregion rhythmische hochgespannte Wellen aus dem Delta-Bereich, **c** beidseits temporal steile biphasische 5/s-Abläufe, bilateral synchron und rhythmisch mit langsamer Nachschwankung

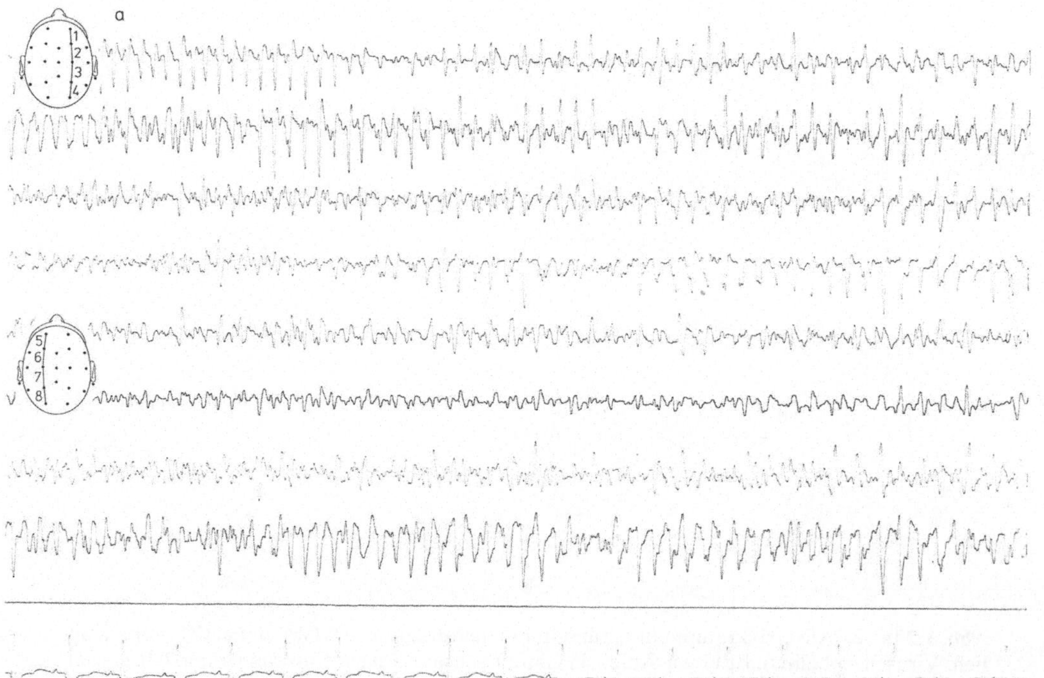

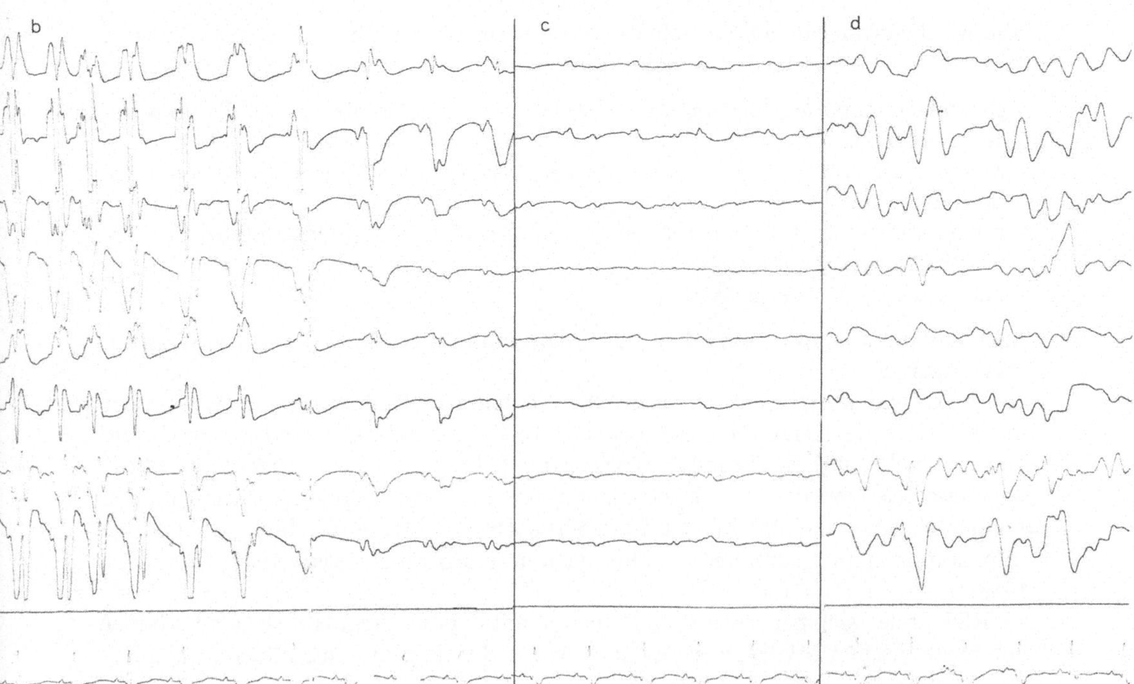

Abb. 1.25 a–d. Status epilepticus – klinisch nicht konvulsiv (61 Jahre, männlich, Listerien-Meningoenzephalitis, tiefes Koma, lichtstarre Pupillen). **a** EEG im Status epilepticus, **b** Abklingen der epileptiformen Potentiale unter i.v. Gabe antikonvulsiver Medikation, **c** postiktale transitorische Amplitudendepression, **d** später mittelschwere Allgemeinveränderung (Patient ansprechbar, desorientiert)

mit unklarer Bewußtseinstrübung baldmöglichst ein EEG abgeleitet werden (Abb. 1.25).

Zu unterscheiden von zerebralen Krampfanfällen mit den beschriebenen regelhaften Abläufen im Hirnstrombild sind *Myoklonien,* die bei verschiedenen schweren ZNS-Erkrankungen (z. B. hypoxischer Hirnschaden, metabolische Enzephalopathie, Intoxikation, Slow-virus-Erkrankung) auftreten können. Charakteristisch ist ihre Provokation durch äußere Reize oder intendierte Willküraktivität. Der kortikale, pyramidale Myoklonus zeigt zeitlich vorangehende Spitzenpotentiale, der extrapyramidale Myoklonus zeitlich vorausgehende polyphasische, langsame Komplexe im EEG, während der spinale Myoklonus ohne Entladungen im EEG abläuft. Die Unterscheidung dieser Formen kann durch Muskel- und Bewegungsartefakte erschwert sein (Abb. 1.32a, c) (Marsden et al. 1981).

1.7.5 Periodische EEG-Muster

Als periodische Muster werden stereotyp in gleichbleibenden Intervallen sich wiederholende pathologische Wellenformen unterschiedlicher Morphologie zusammengefaßt, welche grundsätzlich auf schwere Erkrankungen des ZNS hinweisen (Bauer u. Pieber 1974). Unterschieden werden im einzelnen:

- generalisierte, periodische, langsame Wellen: GPSC (generalized periodic slow-wave complexes),
- generalisierte periodische Spikes und Sharp-waves: RST (generalized repetitive sharp transients),
- periodische unilaterale epileptiforme Potentiale: PLED [periodic lateralized epileptiform discharges (fokale RST)],
- periodische triphasische Wellen.

Auch das Burst-suppression-EEG (vgl. 1.8.4) kann unter diesem Oberbegriff subsumiert werden.

GPSC sind morphologisch identisch mit den von Rademecker (1957) bei der subakut sklerosierenden Panenzephalitis (SSPE) erstmals beschriebenen Komplexen, sind aber nicht für diese chronisch progrediente Erkrankung des Kindesalters pathognomonisch. Sie werden bei verschiedenen akuten nekrotisierenden Enzephalitiden wie der Herpes- und der Epstein-Barr-Virus-Enzephalitis beobachtet, daneben bei Intoxikationen mit Bromiden und Phencyclidin (Kuroiwa u. Celesia 1980; Lesse et al. 1958).

RST finden sich bei komatösen Patienten mit hypoxischem Hirnschaden, können von rhythmischen Myoklonien begleitet sein und weisen auf eine infauste Prognose

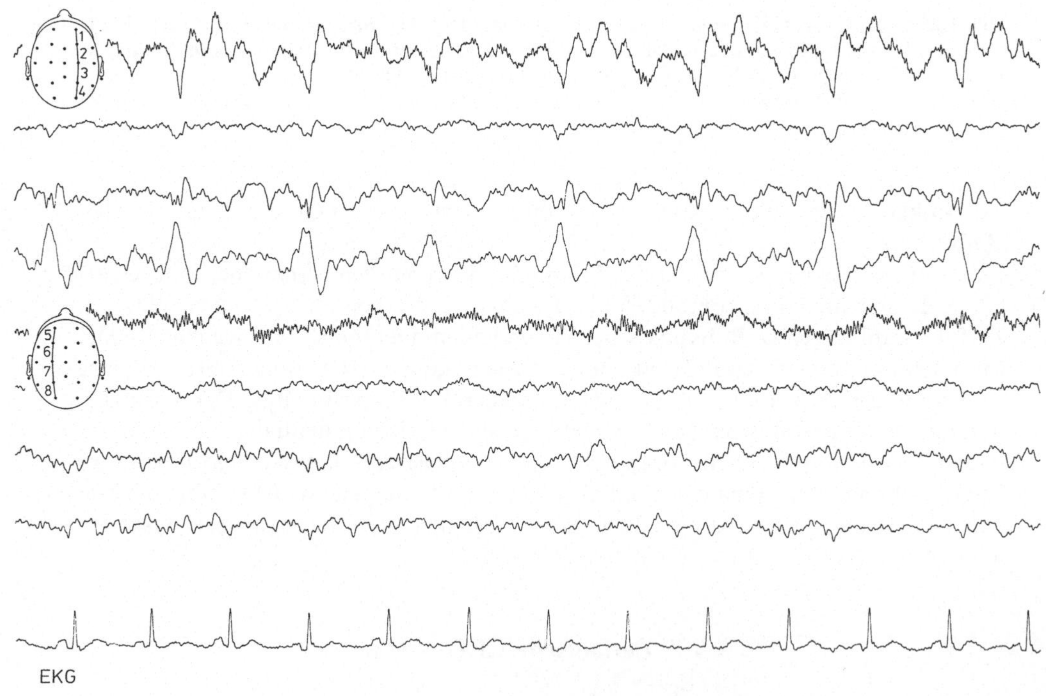

Abb. 1.26. Periodische lateralisierte steile Abläufe (60 Jahre, männlich, Glioblastom rechts parieto-okzipital)

bezüglich der Restitution zerebraler Funktionen sowie auf eine sehr hohe Mortalität
hin (Abb. 1.37). Bei nichtkomatösen Patienten sind sie lediglich bei der Jakob-Creutz-
feldt-Erkrankung sowie bei zerebralen Lipidosen beschrieben worden, haben daher
bei der erstgenannten Erkrankung einen hohen diagnostischen Stellenwert (Gloor et
al. 1968).

PLED weisen auf einen umschriebenen Gewebsuntergang der ipsilateralen Hemisphäre hin. Häufigste Ursachen sind Hirninfarkte und -tumoren, seltener liegen traumatische oder entzündliche Läsionen zugrunde. Es besteht eine hohe Korrelation zu
rezidivierenden Jackson-Anfällen, darüber hinaus neigen Patienten mit PLED zur
Entwicklung eines fokalen Status epilepticus. Auch periodische, lateralisierte, steile
Wellen – eigentlich keine epileptiformen Potentiale im engeren Sinne – werden als
PLEDs bezeichnet (Abb. 1.26).

Ein Sonderfall sind bi-PLEDs, periodische Krampfpotentiale, welche mit voneinander unabhängigem Rhythmus in beiden Hemisphären auftreten. Patienten mit
diesem EEG-Muster sind immer komatös und haben eine hohe Mortalität. Ätiologisch kommen neben schweren hypoxischen Hirnschäden multiple vaskuläre Läsionen sowie Enzephalitiden in Frage.

Periodische triphasische Wellen werden am häufigsten bei metabolischen Enzephalopathien beobachtet, seltener bei Patienten mit hypoxischen Hirnschäden
(Abb. 1.27) (Kuroiwa u. Celesia 1980).

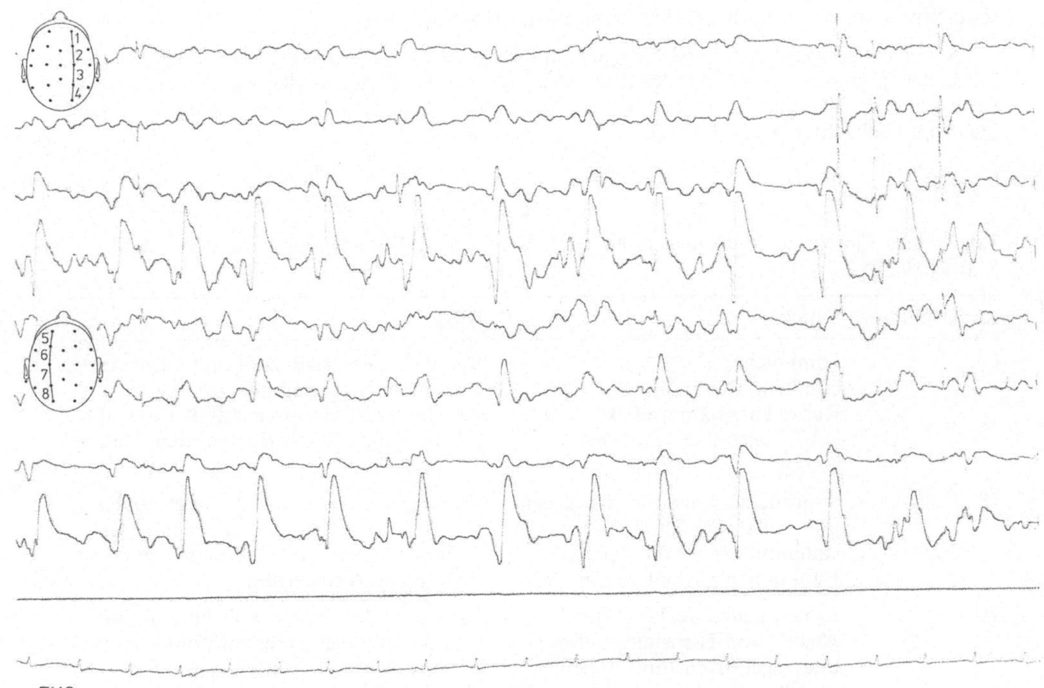

Abb. 1.27. Periodische triphasische Wellen (51 Jahre, männlich, Koma bei hypoxischem Hirnschaden)

1.8 Das EEG im Koma

Die meisten im Koma beobachteten EEG-Veränderungen sind ätiologisch unspezifisch. Außerdem fehlt eine allgemeingültige Korrelation zwischen Komatiefe und Schwere der begleitenden EEG-Veränderungen.

Dennoch lassen sich einige gesetzmäßige Zusammenhänge feststellen:

Der Grad der Verlangsamung des Grundrhythmus nimmt mit zunehmender Tiefe der Bewußtseinstrübung zu. Ausnahmen sind die paradoxe Aktivierung von Delta-Tätigkeit als Reaktion auf äußere Reize, sowie das sog. Alpha-Koma.

Mit zunehmender Tiefe der Bewußtseinstrübung verschwindet die Blockadereaktion auf äußere Reize. Sie wird zunächst durch Weckreaktionen [Grundrhythmusbeschleunigung, paradoxe Delta-Aktivierung (vgl. 1.8.1)] ersetzt; schließlich wird die Reagibilität auf Reize vollständig aufgehoben.

Mit zunehmender Tiefe der Bewußtseinstrübung verschwindet auch das zunächst zu beobachtende spontane Fluktuieren des Schweregrades der EEG-Veränderungen (Abb. 1.28).

Abgrenzbare Schlafzyklen sind ein Kriterium geringerer Komatiefe, da Wellenformen des physiologischen Schlafes mit zunehmender Tiefe der Bewußtseinstrübung verschwinden.

Den langsamen Wellen aus dem Delta-Bereich überlagerte raschere Tätigkeit verschwindet mit zunehmender Komatiefe, und es treten intermittierende isoelektrische Strecken von zunehmender Länge auf (Rumpl 1979).

Außer bei progredienter zerebraler Schädigung wird ein Verlust der EEG-Reagibilität auf Reize, der spontanen Variabilität der EEG-Muster sowie das Verschwinden von Schlafpotentialen auch beim Übergang aus dem Akutstadium einer zerebralen Erkrankung ins apallische Syndrom beobachtet (Rumpl 1980).

Tabelle 1.2. Einteilung in Komastadien nach Klinik und EEG-Befund (Nach Fischgold u. Mathis 1959)

Komastadium	Klinik	EEG
I	Somnolenz erhaltene Reaktion auf äußere Reize, Hirnstammreflexe intakt, keine vegetativen Störungen	Spontan und auf Reize Fluktuation verschiedener Schweregrade von AV in Abhängigkeit vom wechselnden Bewußtseinszustand; IRDA (fortgeleitete Delta-Tätigkeit)
II	Soporös bis komatös, Weckreaktion auf starke Reize, Hirnstammreflexe intakt, vegetative Funktionen partiell gestört	Parallel zur Änderung der vegetativen Parameter wechselnde Ausprägung von Delta-Tätigkeit. Auf Sinnesreize paradoxe Delta-Aktivierung
III	Koma, keine Weckreaktion, Ausfall von Hirnstammreflexen und vegetativen Funktionen, Streckautomatismen oder fehlende Reaktion auf Reize	Schwerste AV (extreme Verlangsamung und Amplitudendepression) ohne spontane/reizabhängige Änderungen oder Burst-suppression
IV	Klinisch hirntot	Nullinie

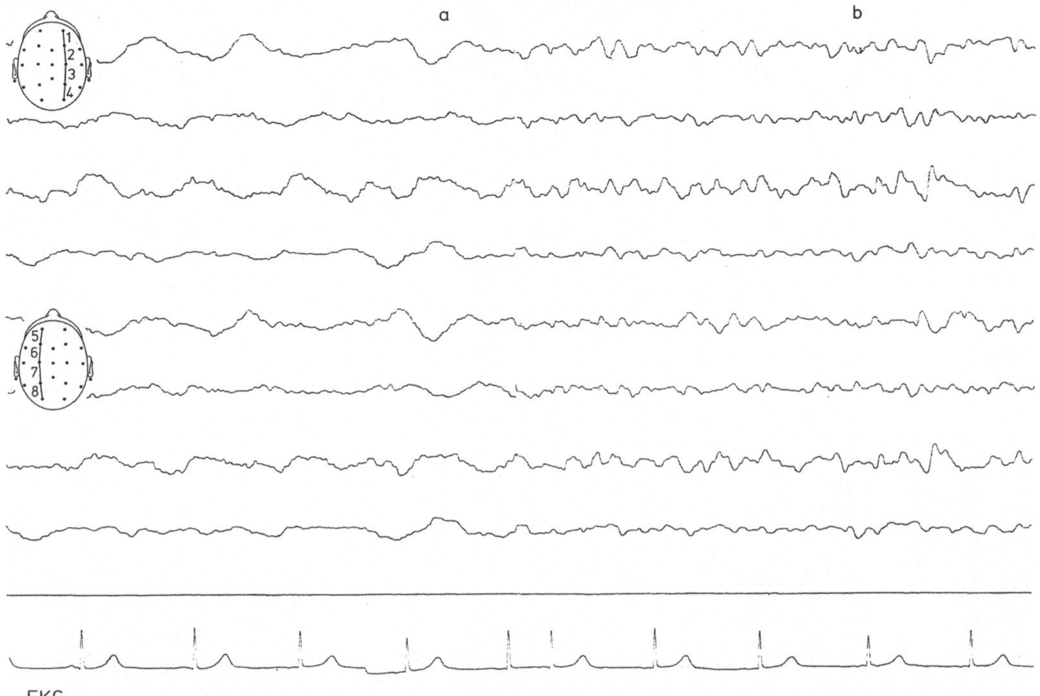

Abb. 1.28 a–b. Spontanes Fluktuieren des Schweregrades einer Allgemeinveränderung im Verlauf längerer EEG-Registrierung (30 Jahre, männlich, Koma nach CO_2-Intoxikation). **a** Mittelschwere bis schwere, **b** leichte Allgemeinveränderung

Eine Orientierungshilfe stellt die Einteilung von Fischgold u. Mathis (1959) in vier Komastadien nach klinischen Kriterien und EEG-Kriterien dar (Tabelle 1.2).

1.8.1 Paradoxe Delta-Aktivierung

Die Reaktion des entspannten, wachen Gehirns auf äußere Reize ist die Blockade des Alpha-Rhythmus, der durch niederamplitudige, höherfrequente Tätigkeit aus dem Beta-Bereich ersetzt wird. Im Stadium der Ermüdung bzw. des Einschlafens, wo langsame Frequenzen aus dem Theta-Bereich das Kurvenbild beherrschen, wird durch äußere Reize bzw. Augenöffnung die Alpha-Grundtätigkeit reaktiviert (Abb. 1.11). Im Koma mittlerer Tiefe werden als Reaktion auf exogene Stimuli Ausbrüche hochgespannter bilateral synchroner Delta-Tätigkeit beobachtet, die für Sekunden bis Minuten anhalten können (Abb. 1.29). Sie gehen mit vermehrter Unruhe und Muskelspannung des Patienten einher, so daß „paradoxerweise" eine Grundrhythmusverlangsamung die klinische Aktivierung begleitet. Bei hohem Geräuschpegel auf der Intensivstation kann fortwährend derartige „paradoxe" Delta-Tätigkeit ausgelöst und unterhalten werden und ein schwer verändertes, nichtreaktives EEG vortäuschen, wie es mit tieferen Komastadien assoziiert ist.

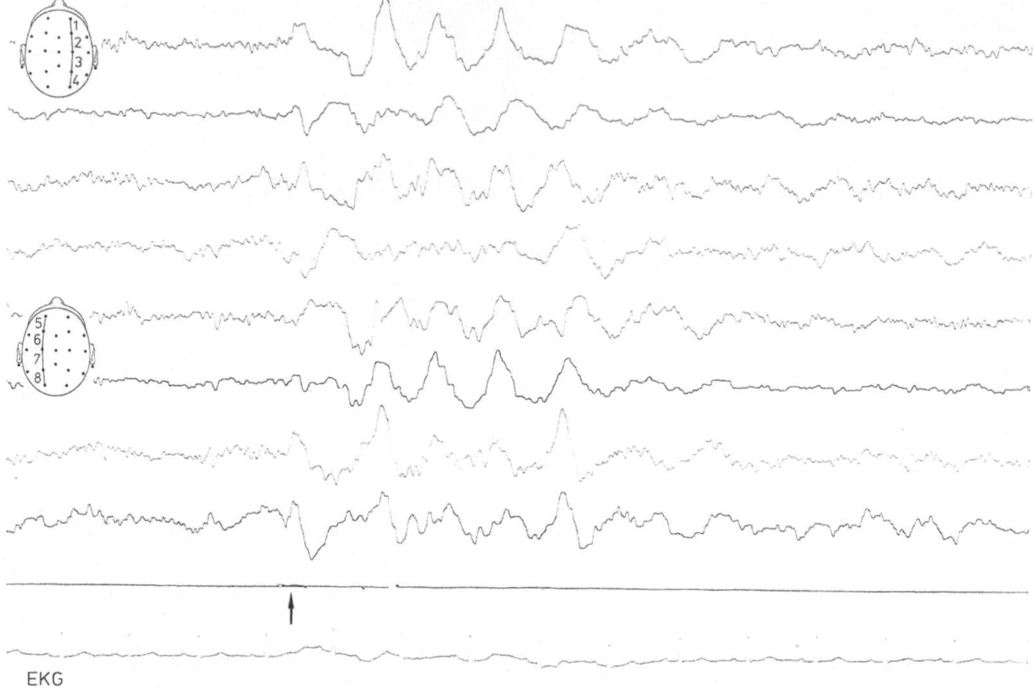

Abb. 1.29. Paradoxe Aktivierung von Delta-Tätigkeit durch Schmerzreize (25 Jahre, männlich, Koma bei SHT und posttraumatischem Hirnödem)

Ursächlich wird für das durch Reize ausgelöste Delta-Muster eine unterschiedliche Ansprechbarkeit mesenzephaler und dienzephaler Zentren auf Stimuli angenommen: Das aszendierende retikuläre aktivierende System des Mittelhirns spricht nicht auf Reize an und kann daher keine Desynchronisation der EEG-Tätigkeit bewirken, so daß die dienzephalen Zentren ungedämpft durch das ARAS mit synchronisierter langsamer Tätigkeit reagieren (Evans 1976; Scott u. Schwartz 1978).

1.8.2 Alpha-Koma

Ein erhaltener Alpha-Rhythmus beim klinisch tief komatösen, nicht erweckbaren Patienten kann bei drei Krankheitsbildern beobachtet werden: bei Hirnstammläsionen in Höhe des ponto-mesenzephalen Übergangs oder weiter kaudal, bei hypoxischen Hirnschäden und bei Medikamenten-Intoxikationen (Westmoreland et al. 1975; Sørensen et al. 1978).

Die Abgrenzung zum normalen Alpha-EEG kann in der Regel dadurch getroffen werden, daß die Alpha-Tätigkeit im Alpha-Koma kein okzipitales Amplidutenmaximum, sondern entweder eine diffuse Ausbreitung über alle Hirnregionen zeigt oder

ihr Amplitudenmaximum über den vorderen Hirnabschnitten hat. Die Desynchronisation und Frequenzzunahme als Reaktion auf Stimuli fehlt ebenso wie die normale
spindelförmige Amplitudenmodulation. Im Vergleich zum Alpha-Rhythmus des betroffenen Individuums im gesunden Zustand ist der Rhythmus im Alpha-Koma von
niedrigerer Frequenz und höherer Amplitude, der Vergleich mit eventuell vorhandenen Vor-EEGs kann also nützlich sein (Abb. 1.30).

Sind bei einem Patienten mit einer Hirnstammläsion das okzipitale Amplitudenmaximum der Alpha-Tätigkeit sowie die Reaktion auf exogene Reize erhalten, besteht der dringende Verdacht auf ein Locked-in-Syndrom, bei welchem sich der Patient trotz erhaltenen Wachbewußtseins infolge Ausfalls der gesamten Motorik mit
Ausnahme der vertikalen Augenbewegungen nicht äußern kann (Hawkes u. Bryan-
Smyth 1974). Ein zirkadianer Wechsel zwischen Alpha-Tätigkeit und dem Hirnstrom-
kurvenbild des NREM-Schlafes ist hingegen auch beim tatsächlich komatösen Patienten beschrieben worden (Westmoreland et al. 1975; Hughes et al. 1972).

Die prognostische Wertigkeit des Alpha-Komas hängt von seiner Ätiologie ab:
Beim Alpha-Koma im hypoxischen Hirnschaden ist die Prognose dann sehr ungünstig, wenn das Alpha-EEG erst am 2. Tag nach der akuten Hypoxie auftritt oder
länger als 24 h persistiert (Iragui u. McCutchen 1983). Im Einzelfall haben jedoch
Patienten das Bewußtsein wiedererlangt und ohne schwere neurologische Residual-
schäden überlebt (Sørensen et al. 1978). Das Erhaltensein von Pupillenreaktion,
Kornealreflex und okulozephalem Reflex kennzeichnet diese prognostisch günstigen

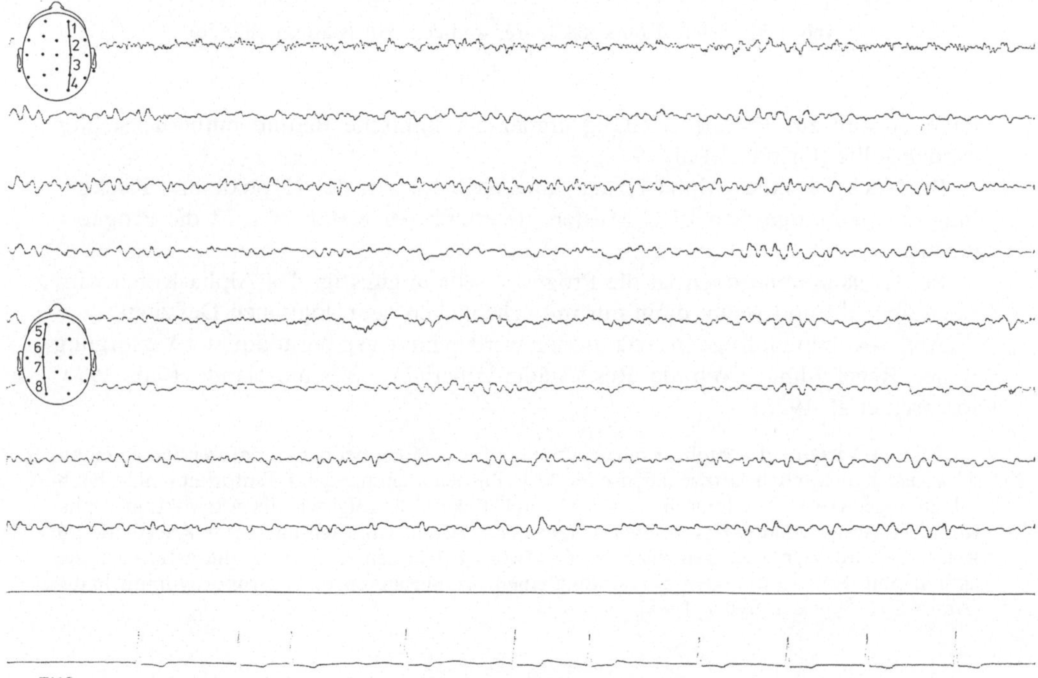

Abb. 1.30. Alpha-Koma (70 Jahre, männlich, Hirnstammischämie)

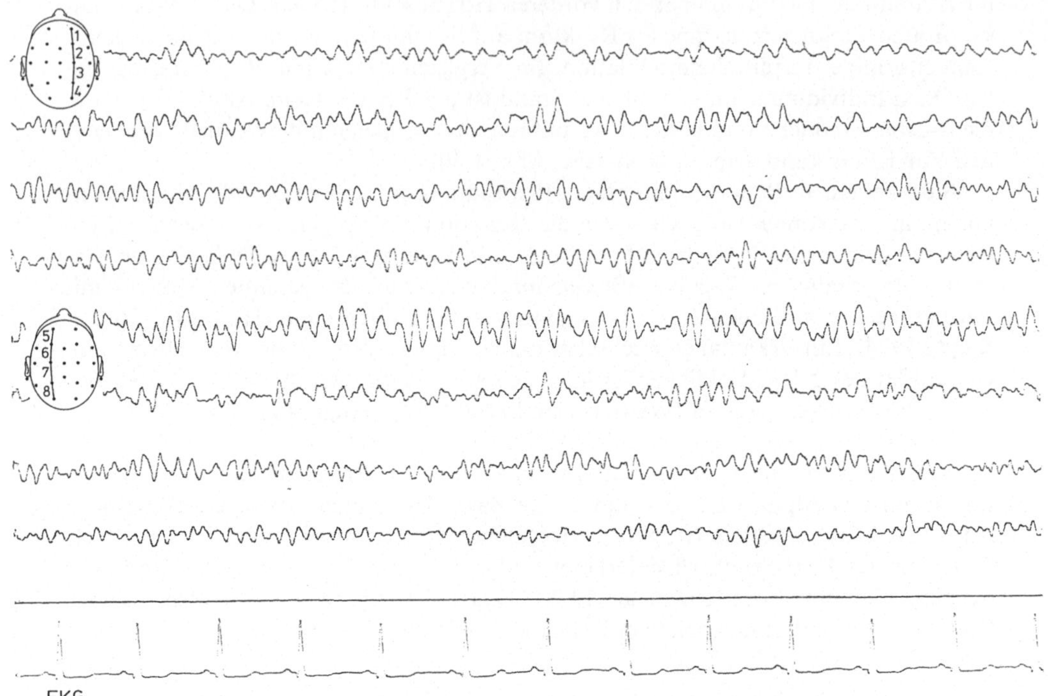

Abb. 1.31. Theta-Koma (68 Jahre, weiblich, Hirnstammischämie)

Fälle, so daß zur Prognosestellung immer der klinische Befund mitberücksichtigt werden sollte (Grindal et al. 1977).

Bei Nachweis eines Alpha-Komas kurz nach Eintritt der Hypoxie und Rückbildung des pathologischen EEG-Musters innerhalb der ersten 24 h ist die Prognose günstig.

Bei Hirnstammläsionen ist die Prognose sehr ungünstig, das Alpha-Koma wird selten überlebt und wenn, dann nur mit erheblichen neurologischen Defiziten.

Alpha-Komata infolge Intoxikationen werden hingegen bei adäquater Versorgung in der Regel ohne zerebrale Restschäden überlebt (Westmoreland et al. 1975; Sørensen et al. 1978).

Als eine Variante des Alpha-Komas gilt die in Einzelfällen bei tief komatösen Patienten mit schwerem hypoxischen Hirnschaden oder Mittelhirneinklemmung im Tentoriumschlitz beobachtete regelmäßige, rhythmische 5–6/s-Theta-Tätigkeit. Sie zeigt wie die Aktivität im Alpha-Koma ein Amplitudenmaximum über den vorderen Hirnabschnitten und keine Reaktivität auf Reize. Es wird vermutet, daß dieses EEG-Muster bei Patienten auftritt, die bereits vor der akuten, zum Koma führenden Erkrankung einen verlangsamten EEG-Grundrhythmus hatten (Abb. 1.31) (Synek u. Synek 1984).

1.8.3 Spindelkoma

Komatöse Patienten im sog. Spindelkoma zeigen EEG-Muster wie im „slow wave sleep" [Schlafstadien C bis D nach Loomis (1937)] mit Schlafspindeln und Vertexzakken. In Einzelfällen werden auf akustische Reize hin K-Komplexe registriert; in der Mehrzahl der Patienten mit Spindelkoma besteht die Reaktion auf akustische Reize und Schmerzreize im Gegensatz zum physiologischen Schlaf jedoch in paradoxer Aktivierung bilateral synchroner hochgespannter Delta-Tätigkeit. Gelegentlich zeigt sich auch keinerlei Reaktion auf exogene Stimuli (Abb. 1.34).

Als ursächlich für diese Komavariante wird eine Unterbrechung der aszendierenden retikulo-thalamo-kortikalen Bahnen im Mittelhirn angenommen (Steudel et al. 1979).

Beobachtet wurden derartige EEG-Muster bei Patienten mit Blutungen und Ischämien des Hirnstamms, Tumoren des Mittelhirns und des Hypothalamus, Intoxikationen und hypoxischen Hirnschäden sowie beim Schädel-Hirn-Trauma (Hansotia et al. 1981). Bei letzterem gilt ein Spindelkoma als prognostisch günstiges Zeichen (vgl. 1.9.1.2). In allen anderen Fällen ist die Prognose quoad vitam dann günstig, wenn klinisch keine Störungen der motorischen Funktionen des Hirnstamms vorliegen und die Reaktion auf Reize klinisch erhalten ist, ansonsten ist die Mortalität hoch (Britt 1981).

Bei ausreichend langer EEG-Registrierung zeigen einzelne Patienten ein Alternieren der typischen Aktivität des Alpha-Komas mit dem Hirnstrombild des Spindelkomas, was als Hinweis auf eine gemeinsame Pathogenese gewertet wird. Die Alpha-Tätigkeit ist dabei manchmal durch Reize provozierbar, so daß bei oberflächlicher Beurteilung ein physiologisches Schlaf-/ Wach-Kurvenbild unterstellt wird. Die prognostische Bedeutung eines derartigen Alternierens ist unklar (Hughes et al. 1972).

1.8.4 Burst-suppression-Muster

Unter einem Burst-suppression-Muster versteht man den Wechsel zwischen intermittierender hirnelektrischer Stille (oder intermittierenden Strecken sehr niedriger Spannung von unter 20 mcV Amplitude) und Ausbrüchen langsamer, höhergespannter Wellen oder epileptiformer Potentiale. Mit zunehmender Verschlechterung der Restfunktion des Gehirns nimmt dabei die Länge bzw. Häufigkeit der isoelektrischen Strecken zu und die Länge der Burst-Phasen ab (Abb. 1.32). Ein derartiges EEG-Muster ist in der Regel prognostisch infaust bezüglich der Restitution zerebraler Funktionen. Ausnahmen hiervon sind Burst-suppression-Muster bei Intoxikationen und im posttraumatischen Hirnödem, wo eine vollständige Erholung der zerebralen Funktionen möglich ist (Brenner et al. 1975; Schäffler et al. 1980), sowie Burst-suppression-Muster in den ersten Stunden nach Eintreten einer hypoxischen Hirnschädigung (vgl. 1.9.3, S. 46).

Pathophysiologisch entsteht das Burst-suppression-Muster in einem funktionell oder strukturell isolierten, von subkortikalen Afferenzen abgeschnittenen Kortex. Die möglichen Ursachen sind vielfältig (Enzephalitis, hypoxischer Hirnschaden, schwere Intoxikation, Hirndruck usw.), das Muster ist ätiologisch völlig unspezifisch (Brenner et al. 1975; Zaret 1985).

a

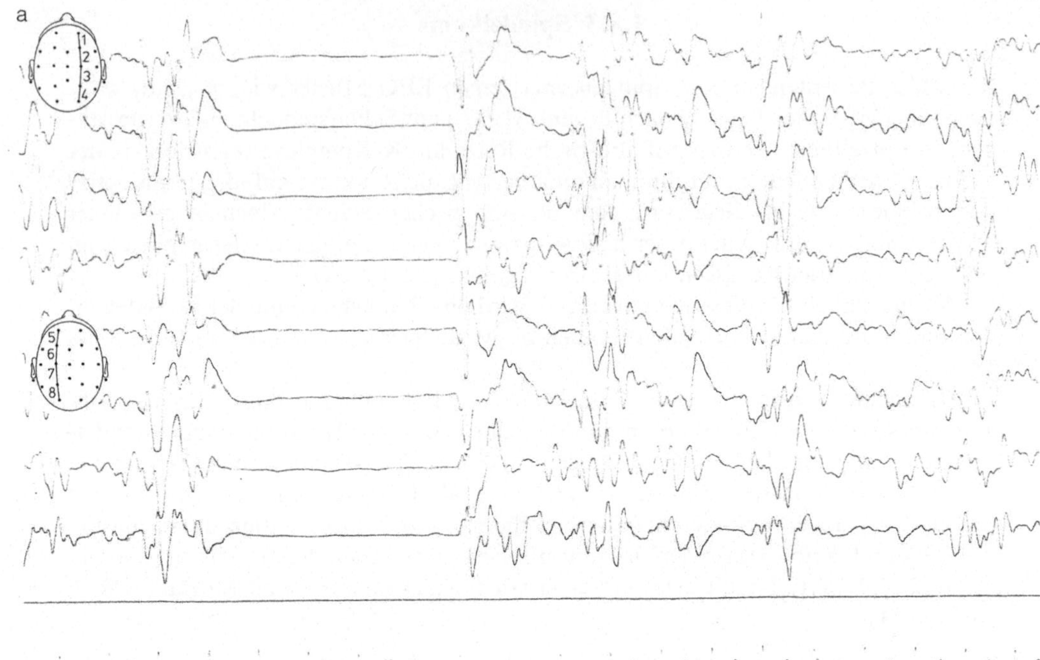

EKG

b

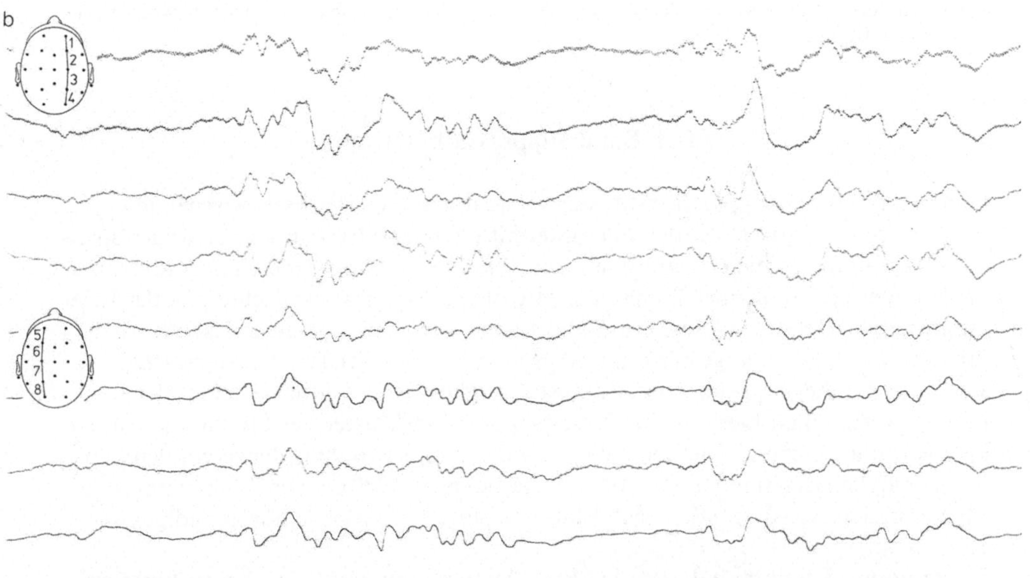

EKG

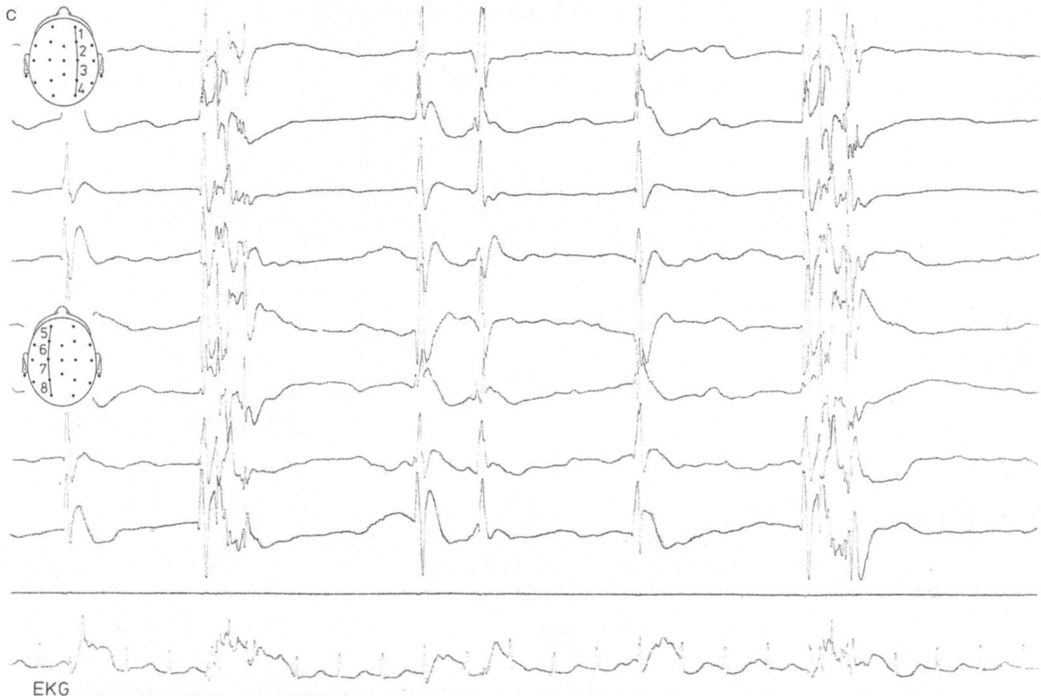

Abb. 1.32 a–c. Verschiedene Ausprägungsgrade von Burst-suppression-Mustern mit von **a–c** zunehmender Häufigkeit der Suppression-Phase. Die Burst-Phasen von **a** und **c** waren klinisch von generalisierten Myoklonien begleitet

Im Gegensatz zu anderen EEG-Befunden ist das Burst-suppression-Muster stets mit einem bestimmten klinischen Bild korreliert, nämlich mit dem Bulbärhirn-Syndrom, also dem areaktiven Koma mit Ausfall von Hirnstammreflexen und Zusammenbruch der vegetativen Funktionen.

1.9 Spezielle Krankheitsbilder

1.9.1 Das EEG beim Schädel-Hirn-Trauma

1.9.1.1 Allgemeine Beurteilungskriterien

Weder bei der Längsschnittbeobachtung des Verlaufes noch der Beurteilung des Schweregrades eines Schädel-Hirn-Traumas zu einem gegebenen Zeitpunkt zeigt sich eine gute Korrelation zwischen EEG-Befund und Klinik. Nach leichten Schädel-Hirn-Traumen sind pathologische EEG-Veränderungen sowohl im Sinne von Allgemeinveränderungen als auch von Herdbefunden viermal häufiger als pathologische klinisch-neurologische Befunde, sie sind jedoch nicht obligat. Erst bei prolongierter posttraumatischer Amnesie von über 8 h wird konstant ein pathologischer EEG-Befund erhoben (Koufen u. Dichgans 1978). Schwerwiegende posttraumatische EEG-

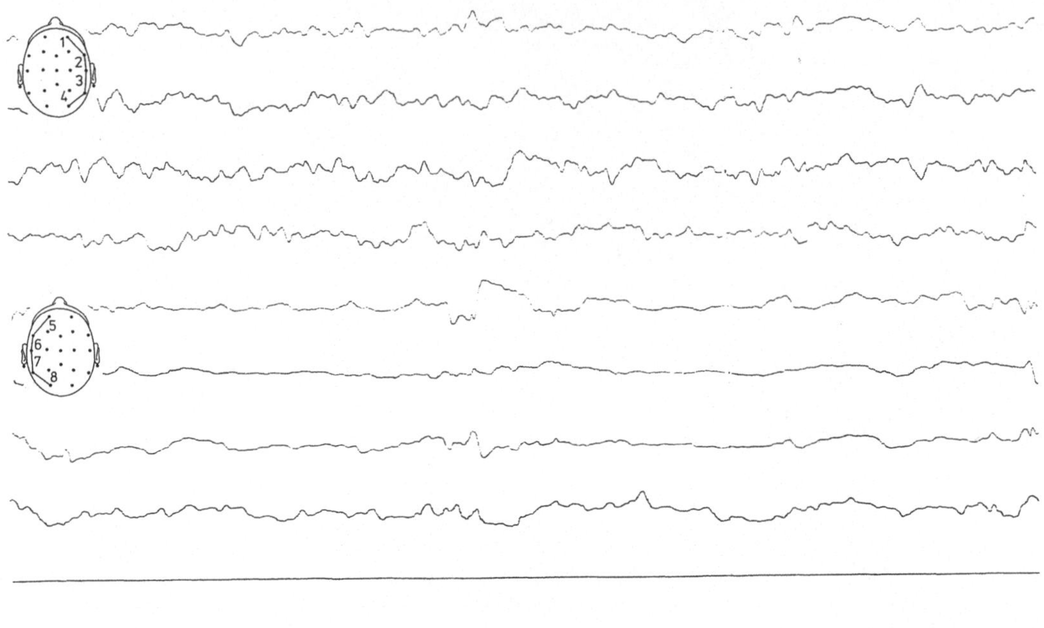

EKG

Abb. 1.33. Linksseitiges subdurales Hämatom nach SHT: Mittelschwere Allgemeinveränderung (Funktionsstörung der kontralateralen Hemisphäre durch erhöhten intrakraniellen Druck) und Amplitudendepression als Herdbefund über der linken Hemisphäre

Veränderungen müssen weder ein morphologisches Korrelat im CCT haben, noch implizieren sie für sich allein eine ungünstige Prognose. Umgekehrt schließt ein unauffälliges EEG, unmittelbar nach dem Schädeltrauma abgeleitet, eine schwere Schädigung des Zerebrums nicht aus. EEG-Veränderungen können sich mit einer zeitlichen Versetzung von bis zu 48 h manifestieren und sind dann meist Ausdruck der zunehmenden umschriebenen oder generalisierten zerebralen Funktionsstörung in der Ödemphase (Dawson et al. 1951). Ein Zeichen zunehmender Schädigung subkortikaler Zentren, in der Regel durch zunehmenden intrakraniellen Druck, ist das Auftreten fortgeleiteter Delta-Wellen (Delta-Parenrhythmie) im Verlauf.

Eine EEG-Verschlechterung nach freiem Intervall kann außerdem auf der Entwicklung sub- oder epiduraler Hämatome beruhen, wobei hier die Empfindlichkeit des EEGs durchaus hoch ist und ein pathologischer Befund – bei ausgedehnten Hämatomen als Amplitudendepression über der ipsilateralen Hemisphäre, bei kleineren als Fokus langsamer Wellen – bei 80–90% der betroffenen Patienten erhoben werden kann (Christian 1982; Kugler 1981) (Abb. 1.33).

Fokale Verlangsamungen können allerdings initial durch eine allgemeine Grundrhythmusverlangsamung maskiert sein und sich erst nach Rückbildung der Allgemeinveränderung zeigen, in diesem Fall kann es zur Fehlinterpretation dieser Herdbefunde als neue, nach freiem Intervall aufgetretene Veränderungen kommen.

1.9.1.2 Prognose im posttraumatischen Koma

Eine besondere prognostische Bedeutung wird dem Nachweis von physiologischen Schlaf-EEG-Mustern bei posttraumatisch komatösen Patienten beigemessen (Spindelkoma). Der Nachweis typischer generalisierter 11–16/s-Schlafspindeln und Vertexzacken bei vorherrschender Theta-/Delta-Grundtätigkeit zeigt einen hohen Grad funktioneller Integrität des Gehirns an. Derartige Tätigkeit hängt vom intakten Zusammenspiel subkortikaler Zentren und kortikaler Strukturen ab und impliziert beim SHT eine gute Prognose bezüglich der Wiedererlangung des Bewußtseins (Chatrian et al. 1963; Bergamasco et al. 1968). Die Überlebensrate für solche Patienten wird mit 87 % angegeben (Bricolo u. Turella 1973).

Die prognostisch günstige Wertigkeit des „Spindelkomas" ist allerdings nicht unumstritten. Lorenzoni (1975) fand keine statistisch signifikant niedrige Mortalität (von den 20 Patienten im posttraumatischen Spindelkoma in seiner kleinen Gruppe überlebten aber immerhin 70 %).

Die günstige Prognose schließt auch solche posttraumatisch komatöse Patienten ein, die infolge einer primären Hirnstammbeteiligung das Bild eines Mittelhirnsyndroms mit Streckkrämpfen und partiell ausgefallenen Hirnstammreflexen bieten, im EEG aber das Bild eines Spindelkomas zeigen (Abb. 1.34) (Bricolo u. Turella 1973; Bergamasco et al. 1968; Chatrian et al. 1963).

Bei sekundärer Hirnstammbeteiligung infolge Mittelhirneinklemmung wurde das prognostisch günstige Spindelkoma nur bei Stadien der beginnenden Hirnstammschädigung beobachtet.

Atypische Spindeln mit einer Frequenz von 6–11/s, deformiert, schlecht ausgeprägt und kaum von unspezifischer überlagerter rascher Tätigkeit abgrenzbar, sind mit keiner günstigen Prognose assoziiert. Zunehmende Asymmetrie beobachteter Spindelaktivität ist als Herdzeichen zu werten, damit ist ebenfalls eine Verschlechterung der an sich günstigen Prognose verknüpft (Rumpl et al. 1983).

Der Wiedererlangung des Bewußtseins geht der Übergang des Spindelkoma-EEGs in bilateral synchrone, hochgespannte 2–4/s-Delta-Tätigkeit voraus, was als Verschlechterung fehlinterpretiert werden kann (Chatrian 1963). Die Delta-Tätigkeit geht dann jedoch allmählich in immer raschere Frequenzen bis hin zur Restitution des physiologischen Alpha-Grundrhythmus über.

Als ungünstiges prognostisches Kriterium quoad vitam gilt beim posttraumatischen Koma eine Diskrepanz zwischen klinischer Einstufung der Komatiefe und Schwere einer im EEG zu beobachtenden Allgemeinveränderung, wohingegen bei Überlebenden in der Regel eine gute Korrelation zwischen Komatiefe und Schweregrad der Allgemeinveränderung im EEG zu beobachten ist (Lorenzoni 1975).

Prognostisch ungünstig quoad vitam sind weiterhin sog. monophasische Kurvenbilder mit durchgehend diffuser polymorpher Theta-/Delta-Tätigkeit ohne spontane Fluktuation der Frequenz, ohne Reagibilität auf äußere Reize und ohne Frequenzanteile aus dem physiologischen Wachbereich. Hier wird die Mortalität mit 86 % angegeben (Bricolo u. Turella 1973). Beim Nachweis sog. diphasischer EEG-Muster mit schnellerer Grundtätigkeit aus dem 6–9/s-Bereich, in welche spontan oder auf Provokation durch Reize hochgespannte langsame Tätigkeit im Sinne einer paradoxen Delta-Aktivierung eingelagert ist und die spontanes Fluktuieren der vorherrschenden Frequenzen bis in den physiologischen Wachbereich zeigt, beträgt die durchschnittliche Mortalität nur 60 % (Bricolo u. Turella 1973).

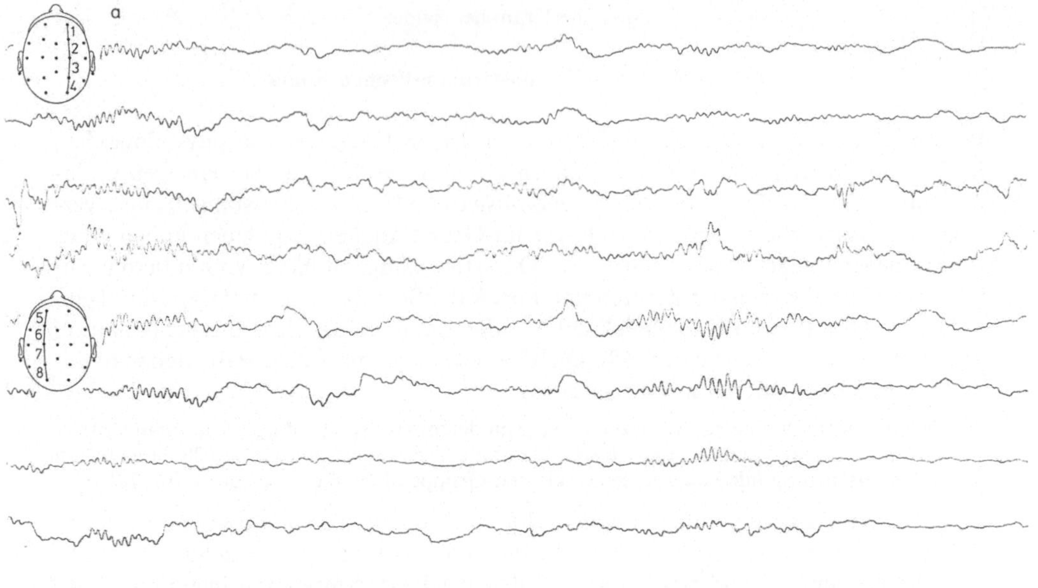

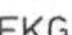

EKG

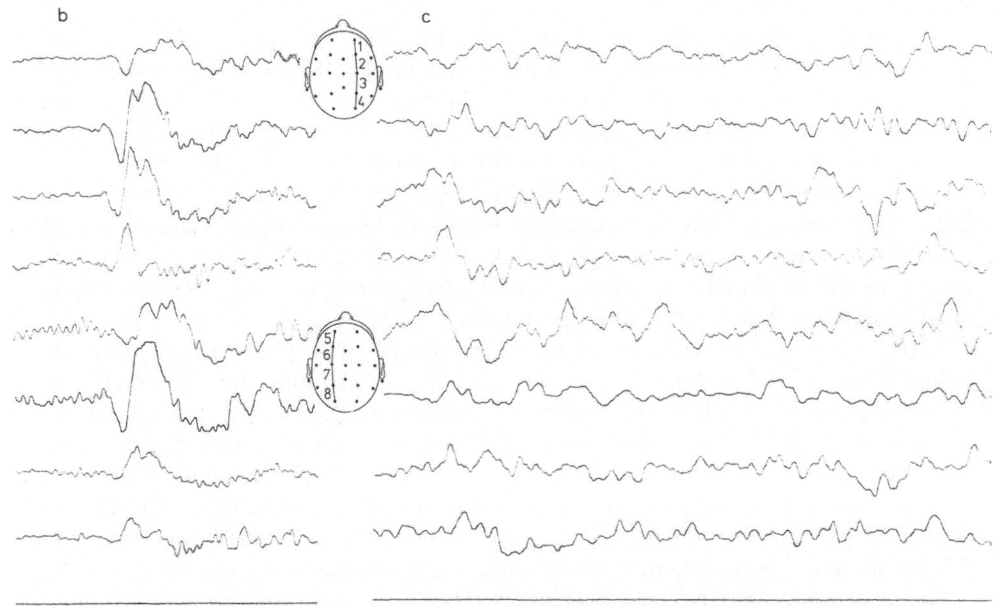

EKG

Abb. 1.34a–c. Posttraumatisches Spindel-Koma (15 Jahre, weiblich, SHT). Klinischer Verlauf: Primär komatös, CCT: Schädelfraktur links-okzipital, Kontusionsblutungen bifrontal. Bei Entlassung neurologisch unauffällig bis auf Anosmie sowie Hypakusis rechts bei Hämatotympanon. – Verlauf im EEG: **a, b** Primär Spindelkoma bei komatöser Pat. mit 12–14/s-Schlafspindeln (**a**) und K-Komplexen auf akustische Reize (**b**), **c** später mittelschwere Allgemeinveränderung bei inzwischen ansprechbarer, noch desorientierter Patientin. Normales Alpha-EEG bei Entlassung (nicht abgebildet)

1.9.1.3 Posttraumatische Epilepsie

Eine Einschätzung bezüglich der Gefahr der Entwicklung einer posttraumatischen Epilepsie kann aufgrund des EEGs beim individuellen Patienten nicht zuverlässig erfolgen. 22 % der Patienten mit späterer Entwicklung einer posttraumatischen Epilepsie haben unmittelbar posttraumatisch ein unauffälliges EEG, an pathologischen Befunden werden vor allem unspezifische Herdbefunde beobachtet (rund 75 %, nicht signifikant häufiger als bei Patienten ohne posttraumatische Epilepsie), seltener zusätzliche oder alleinige Allgemeinveränderungen (rund 25 %), epileptiforme Potentiale nur in Einzelfällen. Selbst initial nachweisbare epileptiforme Potentiale sind kein verläßlicher Hinweis auf eine drohende posttraumatische Epilepsie (Jennett u. van de Sande 1975).

1.9.1.4 Apallisches Syndrom

Versuche, aus dem EEG im Vollbild des posttraumatischen apallischen Syndroms prognostische Kriterien bezüglich der Erholung kortikaler Funktionen zu gewinnen, beispielsweise durch den Nachweis physiologischer Schlafaktivität, waren bislang nicht erfolgreich (Rumpl et al. 1984).

1.9.2 Intrakranielle Raumforderungen

1.9.2.1 Befunde in Abhängigkeit von Lokalisation und Ausdehnung

In Abhängigkeit von ihrer Lokalisation und Ausdehnung verursachen intrazerebrale Raumforderungen unterschiedliche EEG-Veränderungen (Tabelle 1.3).

Rein kortikale, die graue Substanz betreffende Läsionen, beispielsweise durch Kompression von außen (wie beim subduralen Hämatom) führen typischerweise zur umschriebenen Amplitudendepression.

Läsionen der subkortikalen weißen Substanz verursachen herdförmig lokalisierte, polymorphe Delta-Aktivität (PDA) (Abb. 1.18)

Tumoren im Bereich des Thalamus können zu ipsilateraler, sehr ausgedehnter PDA führen, häufiger gelangt bei Raumforderungen im Bereich der Basalganglien und des Thalamus intermittierende rhythmische Delta-Tätigkeit (IRDA) generalisiert oder mit unilateraler fokaler Betonung zur Beobachtung.

Infratentorielle Raumforderungen ohne Erhöhung des intrakraniellen Drucks führen in 50 % der Fälle nicht zu EEG-Veränderungen, bei Kompression der Okzipitallappen oder der Gefäße des vertebrobasilär-posterioren Stromgebietes findet sich PDA über den hinteren Hirnregionen. Der Nachweis von IRDA oder intermittierend rhythmischer Aktivität im Theta-Frequenzbereich korreliert beim Vorliegen einer infratentoriellen Raumforderung mit intrakranieller Drucksteigerung und Dilatation des III. Ventrikels.

Ausgedehnte Läsionen der weißen Substanz einer Hemisphäre mit Ausdehnung in die subkortikale graue Substanz der Basalganglien und des Zwischenhirns verursachen diffuse PDA über einer Hemisphäre (oder beidseitig mit unilateraler Betonung) sowie zusätzliche IRDA.

Tabelle 1.3. Typische EEG-Befunde bei intrakraniellen Raumforderungen verschiedener Lokalisation

Lokalisation der Läsion	EEG-Befund
Graue Substanz des Kortex	Fokale Amplitudendepression
Subkortikale weiße Substanz	Fokale polymorphe Delta-Tätigkeit (PDA)
Basalganglien/Thalamus	Ausgedehnte PDA ipsilateral oder fortgeleitete intermittierend-rhythmische monomorphe Delta-Aktivität (IRDA) ipsilateral betont oder generalisiert
Infratentoriell	50% ohne EEG-Befund
Infratentoriell mit Kompression des Okzipitallappens oder vertebrobasilär/posteriorer Gefäße	PDA über hinteren Hirnregionen
Infratentoriell mit Dilatation des III. Ventrikel bei Hydrozephalus	Fortgeleitete Delta-(IRDA) oder Theta-Tätigkeit
Sehr ausgedehnt in weißer Substanz einer Hemisphäre und subkortikaler grauer Substanz (Basalganglien/Zwischenhirn)	PDA über einer Hemisphäre oder bilateral mit ipsilateraler Betonung und fortgeleitete Delta-Tätigkeit (IRDA)
Ausgedehnte Zerstörung von Kortex und weißer Substanz einer Hemisphäre mit sekundärer Schädigung subkortikaler grauer Substanz und des Hirnstammes	Ipsilateral weitgehende Amplitudendepression oder isoelektrisches EEG, kontralateral Kombination von PDA und IRDA

Sind Kortex und weiße Substanz weiter Anteile einer Hemisphäre schwer geschädigt oder zerstört (was z. B. bei ausgedehnten Infarkten, weniger bei massivem Tumorwachstum vorkommt), kann unilateral eine weitgehende Amplitudendepression bis zur hirnelektrischen Stille auftreten (Abb. 1.19 und 1.41). Kontralateral zeigt sich bei sekundärer Schädigung mittelliniennaher Strukturen und des Hirnstamms in der Regel eine Kombination von PDA und IRDA (Gloor et al. 1977; Goldensohn 1979).

1.9.2.2 Befunde im Verlauf

Mit wachsender Ausdehnung einer fokalen Läsion geht eine zunehmende Ausdehnung und Schwere des Herdbefundes im EEG einher. Obstruktion der Ventrikel oder Kompression mittelliniennaher Strukturen und des Hirnstamms resultieren in IRDA oder einem Übergreifen der PDA auf beide Hemisphären.

Beim sich entwickelnden Hirnabszeß einer Hemisphäre im Stadium der Zerebritis ist die PDA zunächst sehr ausgedehnt, manchmal sogar bilateral, und erst mit fortschreitender Verkapselung des Abszesses begrenzt sich diese auf die betroffene Hirnregion (Pine et al. 1952).

Unter Steroidtherapie des perifokalem Ödems einer Raumforderung korreliert im Gegensatz zum oft unveränderten CCT-Befund – die deutliche Besserung des EEG-Befundes gut mit der klinischen Besserung von Bewußtseinstrübung und etwaigem neurologischen Herdbefund.

Nach Tumorresektion ist unmittelbar postoperativ eine Verschlechterung des EEG-Befundes im Sinne ausgeprägterer fokaler oder gar neu aufgetretener generalisierter Verlangsamung nicht selten. Gewöhnlich kommt es innerhalb der ersten beiden Monate postoperativ zu einer allmählichen Befundbesserung, insbesondere eventuell vorhandene IRDA und generalisierte PDA sollten sich bei erfolgreicher operativer Sanierung und unkompliziertem Verlauf zurückbilden. Fokale PDA sollte schließlich weniger ausgebreitet, von niedrigerer Amplitude und geringerer Kontinuität sein.

Epileptiforme Potentiale werden auch nach kurativer Operation nicht selten erstmals postoperativ registriert. Teilweise kann es sich dabei durchaus um bereits präoperativ vorhandene Entladungen handeln, die an der Stelle des Knochendefektes der Kraniotomie nicht mehr durch die Kalotte gedämpft und dadurch sichtbar werden. Im Bereich von Trepanationslücken findet sich ansonsten spannungsaktivierte Alpha-Tätigkeit, die von Beta-Aktivität ungewöhnlich hoher Amplitude überlagert wird, die sog. „Knochenlücken-Aktivität" (Abb. 1.35).

Hinweise auf ein Rezidiv können eine Zunahme von Amplitude, Kontinuität und Ausdehnung fokaler PDA, das Wiederauftreten von IRDA oder die Zunahme von Ausbreitung und Häufigkeit epileptiformer Potentiale sein (Daly u. Thomas 1958).

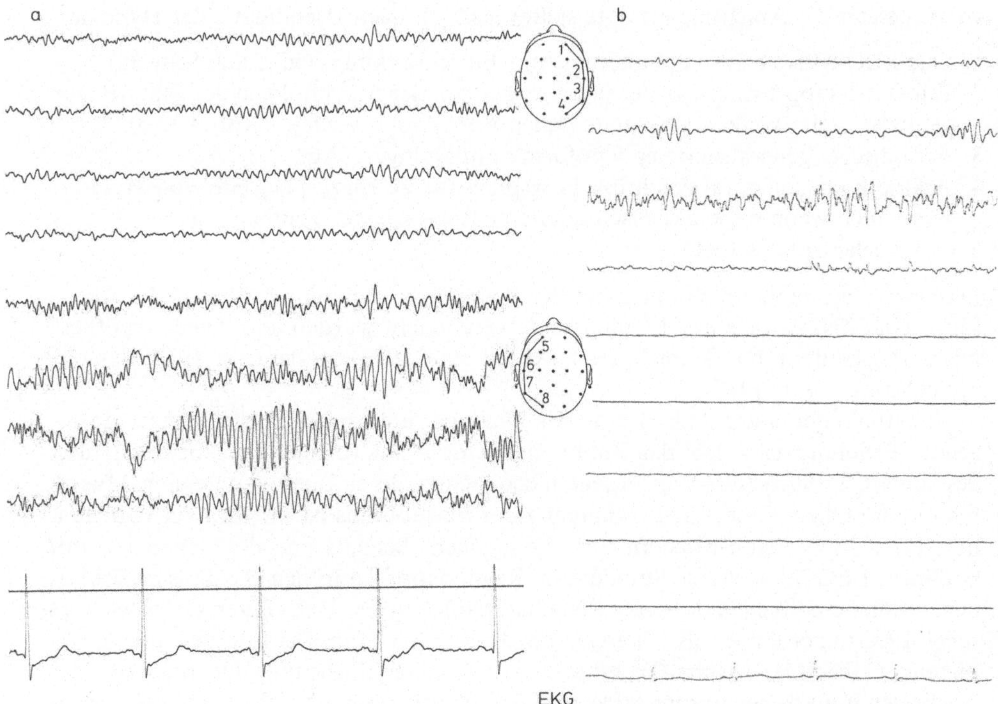

Abb. 1.35 a, b. Knochenlückenaktivität nach Schädeltrepanation. **a** Z. n. OP eines rechts-temporalen Meningeoms (60 Jahre, weiblich) Kontralateral normales Alpha-EEG. **b** Entdeckelung der rechten Hemisphäre wegen Hirnödems nach SHT (25 Jahre, männlich). Kontralateral bereits isoelektrisches EEG

1.9.3 Hypoxischer Hirnschaden

Bei kompletter Ischämie des Gehirns tritt innerhalb von 6–8 s ein Bewußtseinsverlust ein. Im EEG zeigt sich in rascher Abfolge eine Verlangsamung des Alpha-Rhythmus hin zur Theta-Tätigkeit mit gleichzeitiger Amplitudenzunahme, dann ein abruptes Einsetzen von bilateral synchronen, hochgespannten Delta-Wellen und schließlich eine fortschreitende Amplitudenreduktion. Über ein Burst-suppression-Muster, welches von Myoklonien oder Streckkrämpfen begleitet sein kann, entwickelt sich schließlich nach 20–30 s ein isoelektrisches EEG. Die Rückbildung der EEG-Veränderungen nach Aufhebung der Ischämie erfolgt in umgekehrter Reihenfolge, falls es noch nicht zu irreversiblen Funktionsstörungen gekommen ist. Bei einer kompletten Ischämie von unter 60 s Dauer erfolgt sie bereits nach Sekunden bis Minuten. Mit ersten Ganglienzellnekrosen und damit irreversiblen EEG-manifesten Funktionsstörungen ist ab einer Ischämiedauer von 2–3 min zu rechnen.

Bei Beurteilung der Prognose aufgrund von EEG-Ableitungen ist der Zeitpunkt der Ableitung des EEGs zu berücksichtigen: Infauste Prognosen (Mortalität oder – in Einzelfällen – Überleben im apallischen Syndrom) haben folgende EEG-Muster, vorausgesetzt die Ableitung erfolgte später als 24 h nach Beendigung der Hypoxie:

1. Das EEG-Muster des Alphakomas (mit Einschränkung, vgl. 1.8.2, Seite 35).
2. Ein Burst-suppression-Muster unabhängig von der Morphologie der Burst-Phase (Spitzen, steile Wellen, langsame Wellen oder Alpha-Wellen) (Abb. 1.36 b).
3. Periodische, generalisierte epileptiforme Entladungen (Abb. 1.37).
4. Aperiodische, bilateral synchrone Polyspike-wave-Gruppen begleitet von Myoklonien, auch wenn diese akustisch oder somatosensibel evozierbar sind.
5. Ein isoelektrisches EEG.

Dies gilt selbstverständlich nur unter der Bedingung, daß zum Zeitpunkt der Ableitung keine ZNS-wirksamen Medikamente verabreicht wurden und keine Hypothermie vorlag (Butenuth u. Kubicki 1971; Alving et al. 1979; Møller et al. 1978; Bassetti u. Scollo-Lavizzari 1987).

Innerhalb der ersten 24 h, d. h. in der Phase der u. U. mit zeitlicher Latenz einsetzenden Erholung der zerebralen Funktionen, wurde eine vollständige Normalisierung des klinischen Bildes selbst bei Patienten beobachtet, deren Burst-suppression-Muster bis zu 3 h anhielt. Eine Wiedererlangung des Bewußtseins ist möglich bei Patienten mit Burst-suppression-Mustern bis 7,5 h nach Beendigung der Hypoxie. Ein Nullinien-EEG in der ersten Stunde nach Reanimation kann sich ebenfalls zurückbilden, so daß eine bleibende zerebrale Schädigung erst bei Persistieren des isoelektrischen EEGs über länger als 1 h angenommen werden kann. Bei Registrierung dominierender reagibler Alpha-Grundtätigkeit ist eine Restitutio ad integrum der zerebralen Funktionen in rund 80 % der Fälle zu erwarten (Bassetti u. Scollo-Lavizzari 1987).

Werden 24 h nach Beendigung der Hypoxie oder später allgemeinveränderte EEGs im Theta-/Delta-Frequenzbereich abgeleitet, kann keine sichere Prognose gestellt werden. In diesen Fällen werden alle Grade des hypoxischen Hirnschadens vom persistierenden apallischen Syndrom bis zur vollen Reversibilität beobachtet, letztere mit Raten zwischen 25 und 50 % der Patienten (Abb. 1.38) (Bassetti u. Scollo-Lavizzari 1987).

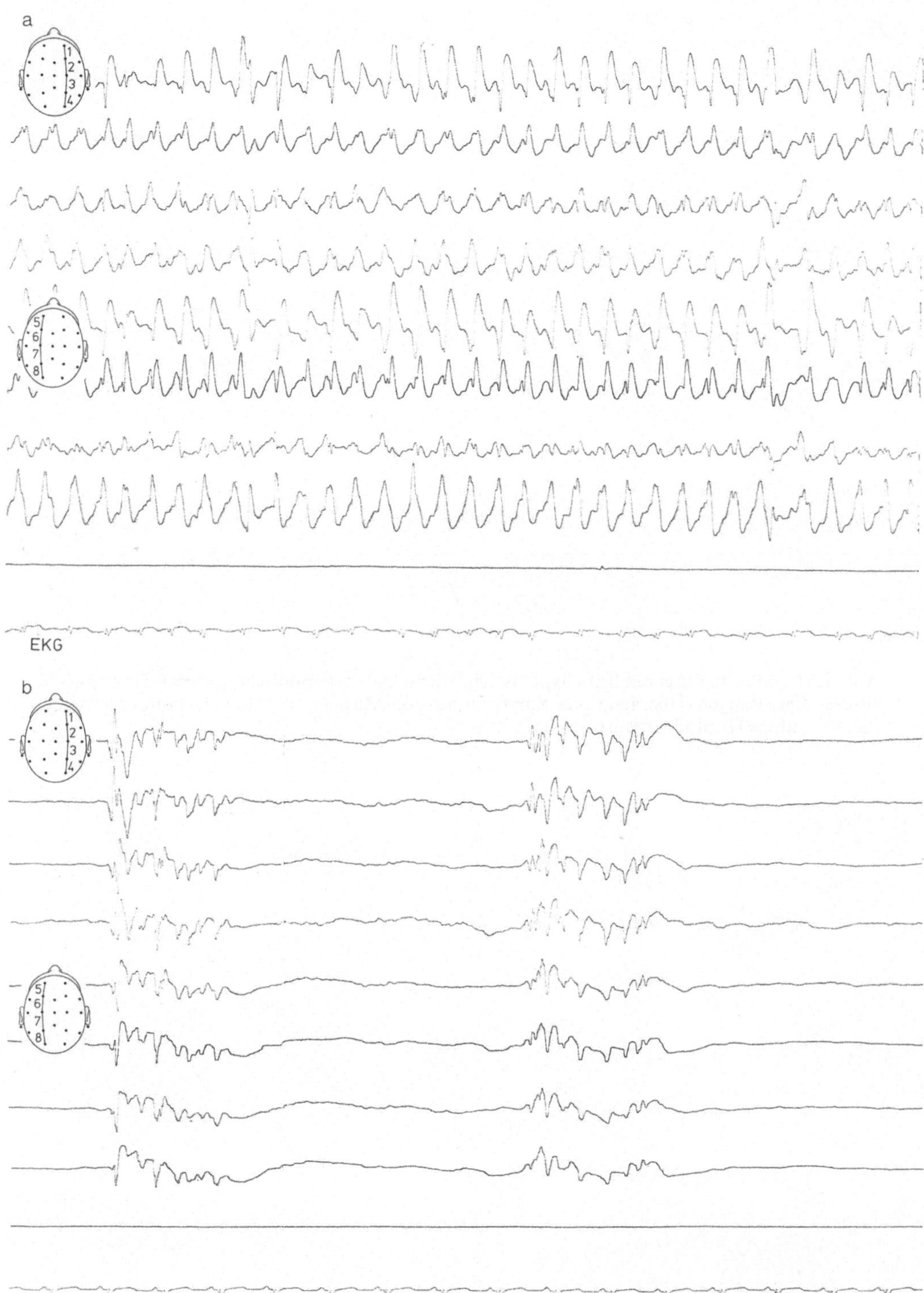

Abb. 1.36a, b. Hypoxischer Hirnschaden (62 Jahre, männlich). **a** Initial bilateral synchrone rhythmische triphasische Wellen. **b** Im weiteren Verlauf Burst-suppression-Muster mit infauster Prognose. Patient im Hirntod verstorben (keine Abbildung)

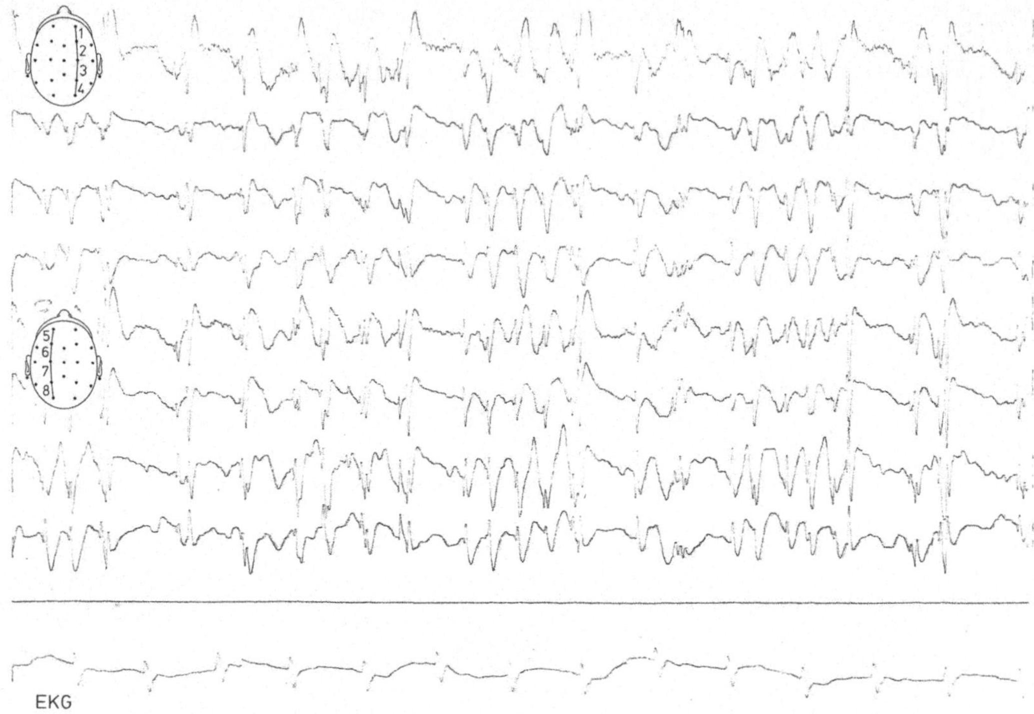

Abb. 1.37. Infauste Prognose beim hypoxischen Hirnschaden. Periodische, generalisierte epileptiforme Entladungen (Übergang zum Burst-suppression-Muster). Patientin (75 Jahre) im weiteren Verlauf im Hirntod verstorben

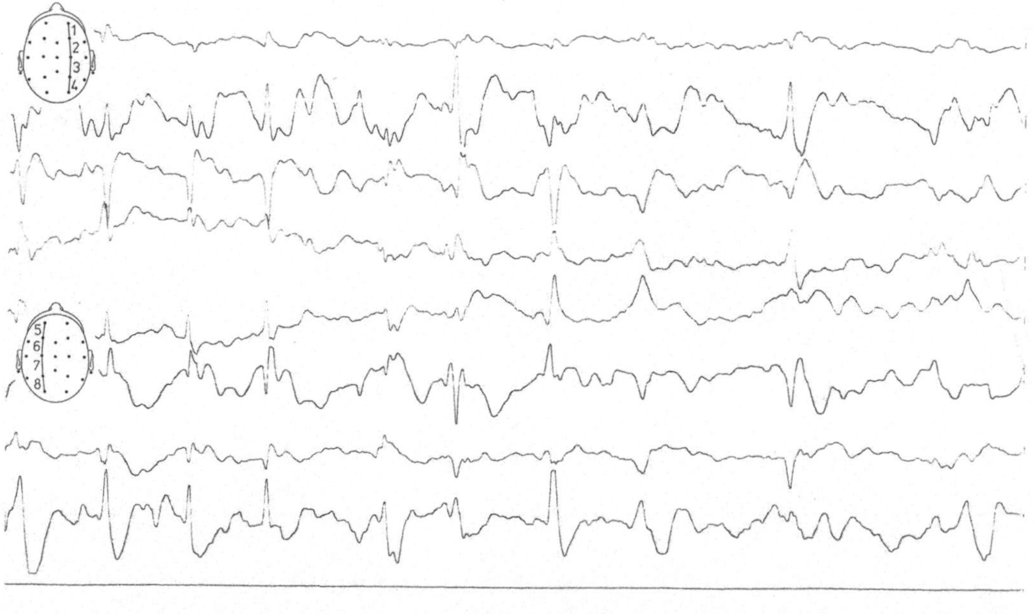

Abb. 1.38. Unsichere Prognose beim hypoxischen Hirnschaden: Mittelschwere bis schwere Allgemeinveränderung mit irregulären steilen Abläufen (65 Jahre, weiblich)

Prognostisch eher günstige Zeichen im Sinne einer potentiellen Erholung zerebraler Funktionen sind dabei die erhaltene Reagibilität auf Reize, spontane zyklische Fluktuationen der Frequenzen sowie der Nachweis polymorpher Schlafmuster. Prognostisch eher ungünstig ist das Auftreten generalisierter epileptiformer Potentiale sowie stark spannungsreduzierter langsamer Tätigkeit mit Amplituden um 10–20 mcV (Binnie et al. 1970).

1.9.4 Meningitis/Enzephalitis

Bei rein auf die Meningen beschränkten entzündlichen Prozessen ohne enzephalitische Beteiligung sind keine EEG-Veränderungen zu erwarten. Enzephalitiden können alle pathologischen EEG-Veränderungen von den verschiedenen Graden der Allgemeinveränderung über Herdbefunde bis hin zu epileptiformen Potentialen hervorrufen.

Klinik und EEG-Veränderungen zeigen einen annähernd parallelen Verlauf. Besserungen des klinischen Bildes werden in der Regel von einer Rückbildung der pathologischen EEG-Muster begleitet. Es können einerseits jedoch pathologische EEG-Befunde über die Normalisierung des klinischen Befundes hinaus persistieren, andererseits schließt eine Befundnormalisierung im EEG residuale Hirnschäden nicht aus.

Eine Prognose bezüglich eines zu erwartenden residualen Hirnschadens kann aus dem EEG-Befund im akuten Stadium ebensowenig abgeleitet werden wie eine Prognose bezüglich der Entwicklung einer postenzephalitischen Epilepsie.

Bei eitrigen und tuberkulösen Meningitiden muß beim Auftreten von Herdbefunden im EEG an ischämische Läsionen infolge Begleitvaskulitis der hirnversorgenden Arterien oder aber an die Bildung von Abszessen bzw. Tuberkulomen gedacht werden.

Ansonsten sind die bei akuten entzündlichen ZNS-Erkrankungen zu beobachtenden EEG-Veränderungen mit einer wichtigen Ausnahme unspezifisch, diese Ausnahme bildet die Herpesenzephalitis.

1.9.4.1 Herpesenzephalitis

Das Vorliegen der typischen EEG-Muster erlaubt häufig die Stellung der Diagnose Herpesenzephalitis noch bevor positive neuroradiologische oder serologische Befunde erhoben werden können.

Zum Zeitpunkt des akuten Krankheitsbeginns zeigt sich eine diffuse Grundrhythmusverlangsamung zunehmenden Schweregrades, häufig mit zusätzlicher fokaler Betonung ein- oder beidseits über der Temporalregion.

Zwischen dem 2. und 15. Krankheitstag entwickeln sich periodische steile Wellen und Sharp-slow-wave-Komplexe ein- oder beidseitig über der Temporal- und Frontotemporalregion. Diese periodischen Wellen wiederholen sich in regelmäßigen Intervallen von 2–3 s, bei bilateralem Auftreten können sie sowohl bilateral synchron als auch asynchron sein (Abb. 1.39). Nach dem 15. Krankheitstag bilden sich die periodischen Abläufe vollständig zurück, wobei mit ihrer Rückbildung in der Regel keine

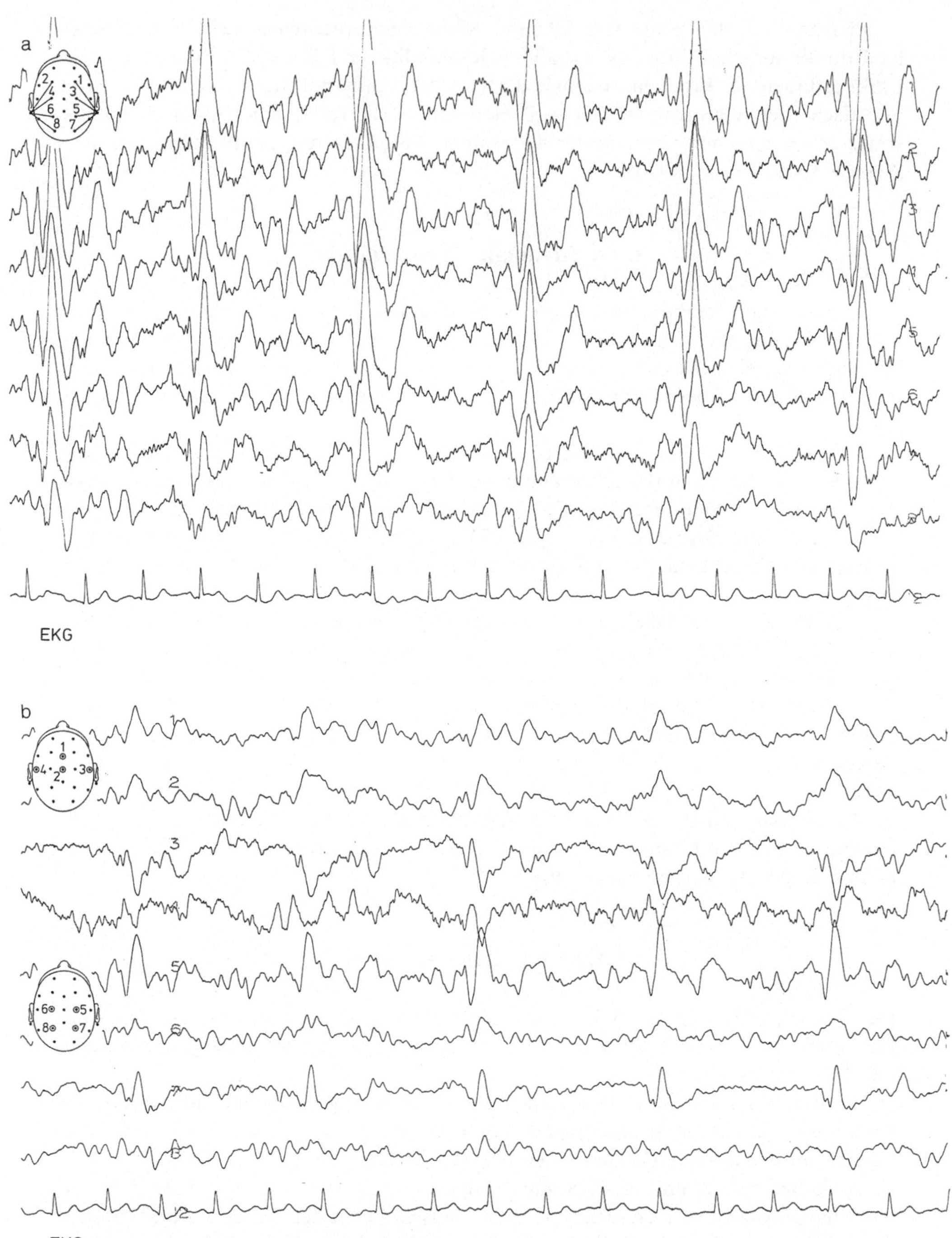

EKG

EKG

Abb. 1.39 a, b. Herpes-Enzephalitis (77 Jahre, männlich). **a** Rechtsbetont bilateral synchron periodische steile Wellen beidseits temporo-basal in der Bezugsableitung, **b** sowie rechts temporal und centro-parietal in der Quellenableitung

Besserung des klinischen Bildes einhergeht. Sie werden von temporalen Herden langsamer Wellen mit progredienter Reduktion von Amplitude und Frequenz gefolgt (Millar u. Coey 1959; Upton u. Gumpert 1970; Illis u. Taylor 1972; Smith et al. 1975).

Das Fehlen der typischen periodischen Abläufe schließt eine Herpesenzephalitis nicht aus. Sie können durchaus dem Nachweis entgehen, insbesondere, wenn in den ersten 15 Krankheitstagen keine täglichen EEG-Kontrollen erfolgen. Der Nachweis temporaler periodischer Komplexe bei akuten febrilen Erkrankungen mit progredienter neurologischer Symptomatik ist auch nicht absolut spezifisch für die Herpesenzephalitis, ähnliche EEG-Muster sind in Einzelfällen bei Mononukleose-Enzephalitiden beobachtet worden (CH'ien et al. 1977).

1.9.5. Intoxikationen

Jede Überdosierung ZNS-wirksamer Medikamente kann mit zunehmender Schwere der Intoxikation zu zunehmender Grundrhythmusverlangsamung, also einer zunehmend schweren Allgemeinveränderung im EEG führen. Darüber hinaus gibt es bei Intoxikationen mit verschiedenen Substanzen Besonderheiten, die im folgenden besprochen werden sollen.

1.9.5.1 Intoxikationen mit Barbituraten und Benzodiazepinen

Der Verlauf der EEG-Veränderungen bei schweren Vergiftungen mit Barbituraten und Tranquilizern ist besonders gut untersucht. Hier sind die klinischen Komastadien in der Phase der zunehmenden Vertiefung der Intoxikation durch andere EEG-Muster repräsentiert als in der Phase der Erholung (Tabelle 1.4). Bei beginnender, mäßiger Intoxikation mit Somnolenz finden sich spannungsaktivierte hohe Beta-Wellen (40–100 mcV) mit Amplitudenmaximum über den vorderen Hirnabschnitten, besonders akzentuiert präzentral und temporal, die durch Augenöffnung und -schluß in ihrer Ausprägung nicht beeinflußt werden. Diese ausgeprägte, hochamplitudige Beta-Tätigkeit ist so charakteristisch, daß sie die Diagnose einer Intoxikation bei Patienten mit unklarer Bewußtseinstrübung erlaubt (Abb. 1.40) (Krump 1954).

Mit zunehmender Bewußtseinstrübung entwickelt sich beim schließlich komatösen Patienten eine vorherrschende Delta-Tätigkeit. Die initial überlagerte Beta-Aktivität verlangsamt sich zu überlagerten Alpha-Wellen, ebenfalls akzentuiert über den vorderen Hirnabschnitten, besonders präzentral und temporal. Auch eine solche Überlagerung eines schwer allgemeinveränderten EEGs durch Alpha-Tätigkeit ist bei unklarem Koma ein Hinweis auf Barbiturat- oder Tranquilizereinwirkung.

Im tiefsten Koma mit Verlust von Hirnstammreflexen und Zusammenbruch der vegetativen Funktionen tritt dann ein Burst-suppression-Muster auf, welches zuletzt in ein isoelektrisches EEG übergeht (Abb. 1.41) (Mantz et al. 1965).

Erholt sich der Patient aus diesen tiefsten Komastadien, bilden sich erneut Delta-Wellen aus, in die jedoch in regelmäßigen Abständen steile, hochgespannte, mono- bis triphasische Abläufe eingelagert sind. Solche Abläufe entstehen nur im Anschluß an eine vorübergehende Hypoxie, sie werden nach tiefen Narkosen oder Barbiturattherapie des Hirnödems nicht beobachtet, wohl aber nach zerebraler Hypoxie anderer Ursache (z. B. nach Herzstillstand) (Abb. 1.27).

Tabelle 1.4. EEG-Veränderungen bei zunehmender Schwere sowie beim Abklingen einer Barbituratintoxikation

Klinik	Schwere der Intoxikation	EEG
Somnolenz		Hochgespannte β-Aktivität akzentuiert über vorderen Hirnabschnitten
Zunehmende Eintrübung	zunehmend	Zunehmende Grundrhythmusverlangsamung über Theta- zum Delta-Frequenzbereich, noch mit überlagerter β-Aktivität
Koma		Vorherrschend polymorphe Delta-Tätigkeit (schwere AV); überlagert α-Tätigkeit, akzentuiert über vorderen Hirnabschnitten
Verlust der Hirnstammreflexe, Zusammenbruch der vegetativen Funktionen	maximal	Burst-suppression oder isoelektrisches EEG
Koma	abnehmend	Delta-Tätigkeit mit eingelagerten periodischen steilen Abläufen
Zunehmendes Aufklaren		Zunehmende Grundrhythmusbeschleunigung, paradoxe Delta-Aktivierung auf Sinnesreize

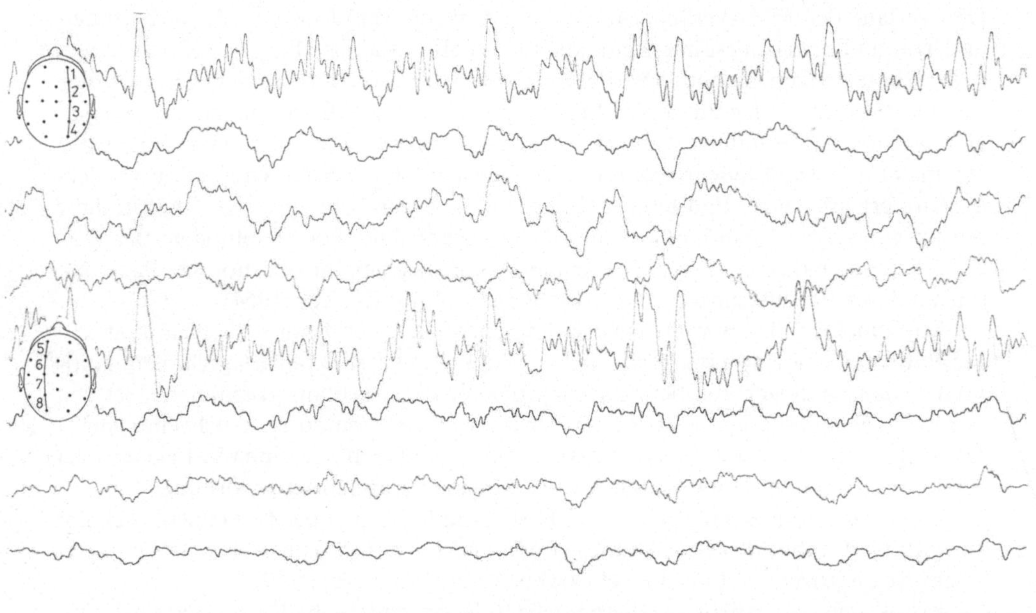

Abb. 1.40. Barbituratintoxikation (15 Jahre, männlich). Ausgeprägte hochamplitudige Beta-Tätigkeit beidseits über den vorderen Hirnregionen

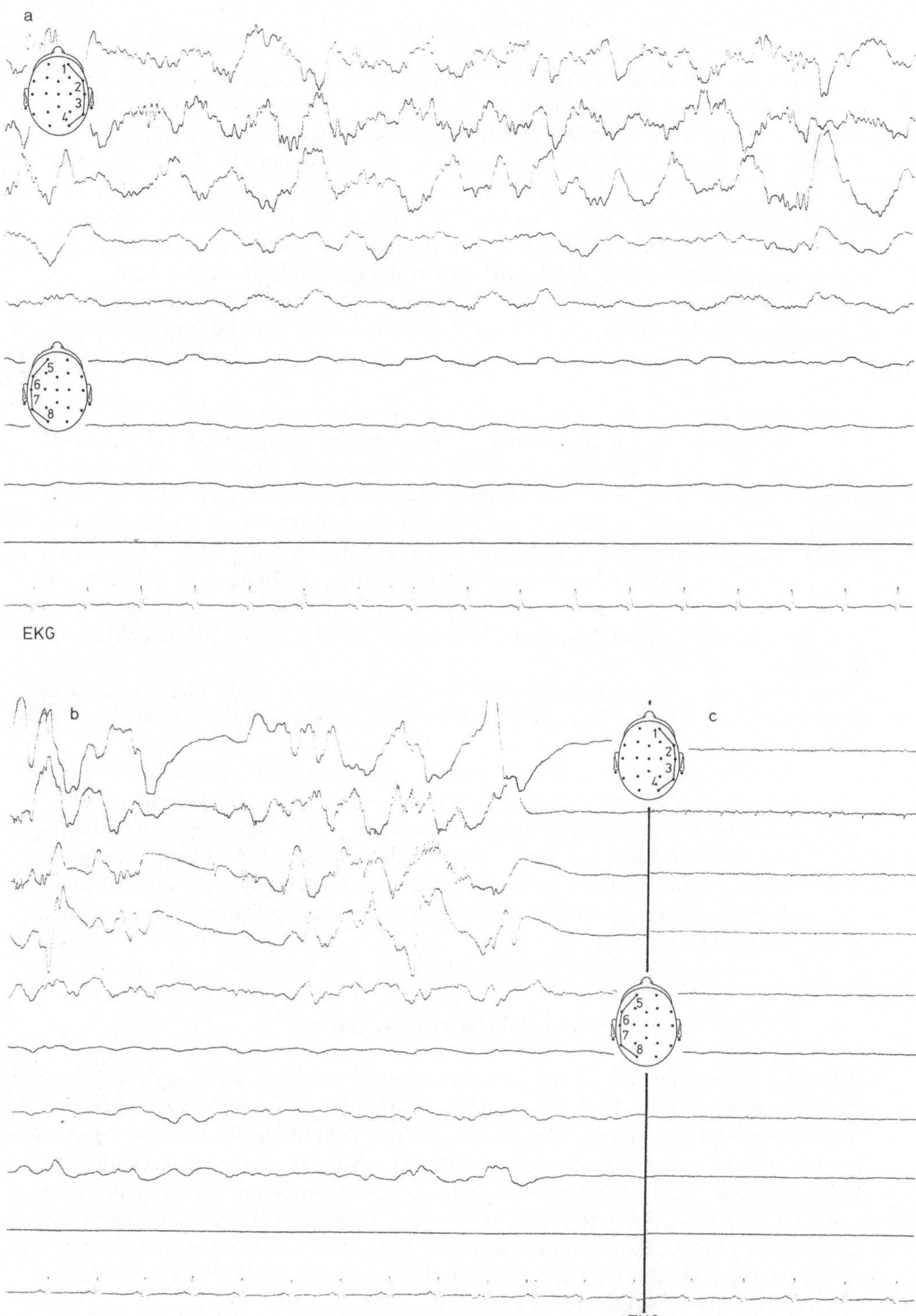

Abb. 1.41 a–c. EEG-Befunde in Abhängigkeit von verschiedenen Barbituratspiegeln (12 Jahre, männlich; SHT, links-zerebrale Kontusion. Barbiturattherapie im posttraumatischen Hirnödem, Schädel links entdeckelt). **a** Rechtshemisphärisch polymorphe Delta-Tätigkeit mit medikamentös bedingter Beta-Überlagerung. Linkshemisphärisch weitgehende Amplitudendepression (Thiopental-Serumspiegel 57,6 mcg/dl). **b** Rechtshemisphärisch Burst-suppression-Muster. (Trapanal-Serumspiegel 141,8 mcg/dl). **c** Nullinien-EEG (Thiopental-Serumspiegel 188 mcg/dl)

Erreicht der Patient dann wieder ein Stadium der Somnolenz, zeigen sich im EEG rezidivierend generalisierte Gruppen und Serien von Delta-Wellen – häufig ausgelöst durch akustische Reize –, im Wechsel mit Abschnitten von höherer Frequenz.

Somit sind aus dem EEG bei Aufnahmen eines Patienten mit Barbiturat- oder Tranquilizerintoxikation *prognostische Schlüsse* möglich. Mit Einsetzen der Therapie ist ja in der Regel keine weitere Zunahme der Schwere der Intoxikation zu erwarten, so daß beispielsweise beim Nachweis spannungsaktivierter Beta-Tätigkeit mit rascher Erholung und kurzer Dauer der Bewußtseinstrübung gerechnet werden kann.

Bei Nachweis von Delta-Tätigkeit mit eingelagerten steilen Abläufen ist davon auszugehen, daß der Patient ein Komastadium der Vita reducta mit respiratorischer Insuffizienz durchlaufen und eventuell eine hypoxische Hirnschädigung davongetragen hat.

Die Mortalität von Patienten mit Burst-suppression- oder Nullinien-EEG oder Delta-Tätigkeit mit steilen Abläufen wird mit rund 40% angegeben, bei Nachweis von Delta-Wellen mit überlagerten schnellen Frequenzen aus dem Alpha-Bereich hingegen nur mit rund 10%. Die Prognose bei Nachweis von Delta-Tätigkeit mit steilen Abläufen wird um so schlechter, je länger dieses EEG-Muster bestehen bleibt. Bildet es sich nach spätestens 2 Tagen nicht zurück, kann nicht mit einer vollständigen Erholung der zerebralen Funktionen gerechnet werden (Kubicki et al. 1970).

Bei *Verlaufsbeobachtungen* zeigt sich eine gute Korrelation zwischen Barbiturat- bzw. Benzodiazepin-Serumspiegel und Schwere der EEG-Veränderungen (Abb. 1.41) (Haider et al. 1971).

Das Auftreten kurzer isoelektrischer Strecken zeigt den drohenden Zusammenbruch vegetativer Funktionen an und ist daher wichtig bei der Indikationsstellung zur Dialyse.

Im tiefen Koma ist die Verlaufsbeurteilung nach Verminderung bzw. Vermehrung des Anteils isoelektrischer Strecken im EEG der klinischen Verlaufsbeurteilung überlegen. In mittleren Komastadien ist die klinische Verlaufsbeurteilung differenzierter möglich und empfindlicher auf Veränderungen als das EEG, in der Phase des allmählichen Erwachens aus der Intoxikation ist beim somnolenten Patienten wiederum eine gute Verlaufsbeurteilung nach dem EEG nach Häufigkeit und Dauer der auftretenden generalisierten Delta-Gruppen möglich.

1.9.5.2 Alkylphosphatvergiftung

Bei voll ausgeprägter Vergiftung, d. h. tief komatösem und beatmungspflichtigem Patienten zeigen sich bei der Alkylphosphatvergiftung typischerweise rasche Frequenzen aus dem Alpha- und Beta-Bereich von mittlerer Amplitude, die gegenüber Reizen areaktiv bleiben. Erstes Zeichen einer Besserung ist das Auftreten generalisierter Delta-Tätigkeit, welche bei weiterer Erholung der Patienten ihre Frequenz beschleunigt und in Theta-Aktivität übergeht, bis sich schließlich allmählich wieder eine normale, reagible Alpha-Grundtätigkeit ausbildet. Trotz klinisch häufig zu beobachtender schwerer Myoklonien finden sich im EEG keine steilen Abläufe oder epileptiformen Potentiale (Okonek u. Rieger 1975).

1.9.5.3 Akute Intoxikation mit trizyklischen Antidepressiva

Bei akuter Intoxikation mit trizyklischen Antidepressiva zeigt das EEG unregelmäßige, kaum auf Reize reagible 8–10/s-Alpha-Tätigkeit ohne wesentliche Unterlagerung mit langsamen Wellen; epileptiforme Potentiale können eingelagert sein (Kurtz 1967).

1.9.5.4 Lithiumintoxikation

Bei Lithiumintoxikationen werden neben diffuser Grundrhythmusverlangsamung eingestreute epileptiforme Potentiale und triphasische Wellen beschrieben (Koufen u. Consbruch 1972; Spatz et al. 1978).

1.9.6 Metabolische Enzephalopathien

1.9.6.1 Hepatische Enzephalopathie – Coma hepaticum

Die beginnende hepatische Enzephalopathie ist gekennzeichnet durch eine allmählich zunehmende Grundrhythmusverlangsamung, die oft mit dem Anstieg des Ammoniakspiegels im Serum parallel geht. Der klinische Befund korreliert hier gut mit dem Schweregrad der Allgemeinveränderung im EEG (Abb. 1.42). Nach dem Übergang des Grundrhythmus in 4–7/s-Theta-Tätigkeit, dem klinisch die zunehmende Desorientiertheit entspricht, treten – kontinuierlich oder in Gruppen – triphasische Wellen auf, welche das gesamte Kurvenbild dominieren. Sie gehen einher mit dem Verlust der Ansprechbarkeit des Patienten (Abb. 1.43). Bei Ausgleich der metabolischen Entgleisung ist aus diesem Stadium eine Restitutio ad integrum möglich. Bei fortschreitender Schwere der hepatischen Enzephalopathie werden die triphasischen Wellen durch irreguläre, bilateral-asynchrone Delta-Tätigkeit abgelöst, die schließlich eine zunehmende Amplitudendepression zeigt. Ist dieses Stadium des Coma hepaticum eingetreten, ist die Prognose bezüglich der Wiedererlangung der ungestörten kortikalen Funktionen ungünstig.

Triphasische Wellen an sich sind nicht spezifisch für das hepatische Koma. Sie können jedoch als pathognomonisch für das Coma hepaticum gelten, wenn sie die folgenden Kriterien erfüllen: Typische triphasische Wellen haben ein frontales und temporales Amplitudenmaximum. Ihre Hauptkomponente ist eine nach abwärts gerichtete, positive Welle, der niederamplitudigere, negative Ausschläge vorangehen und folgen. Die Wellen treten okzipital gegenüber frontal mit einer Verspätung von 30–150 ms auf (fronto-okzipital time lag) – wodurch die Abgrenzung von Lidschlagartefakten möglich wird – und sind okzipital häufig verbreitert. Sie zeigen eine ausgeprägte Symmetrie und Synchronie zwischen den Hemisphären.

Triphasische Wellen, die diese Kriterien nicht erfüllen, treten hingegen auch beim hypoxischen Hirnschaden, bei anderen metabolischen Enzephalopathien, bei Intoxikationen und schließlich auch bei degenerativen ZNS-Erkrankungen auf (Foley u. Watson 1950; Bickford u. Butt 1955; Abbot 1956).

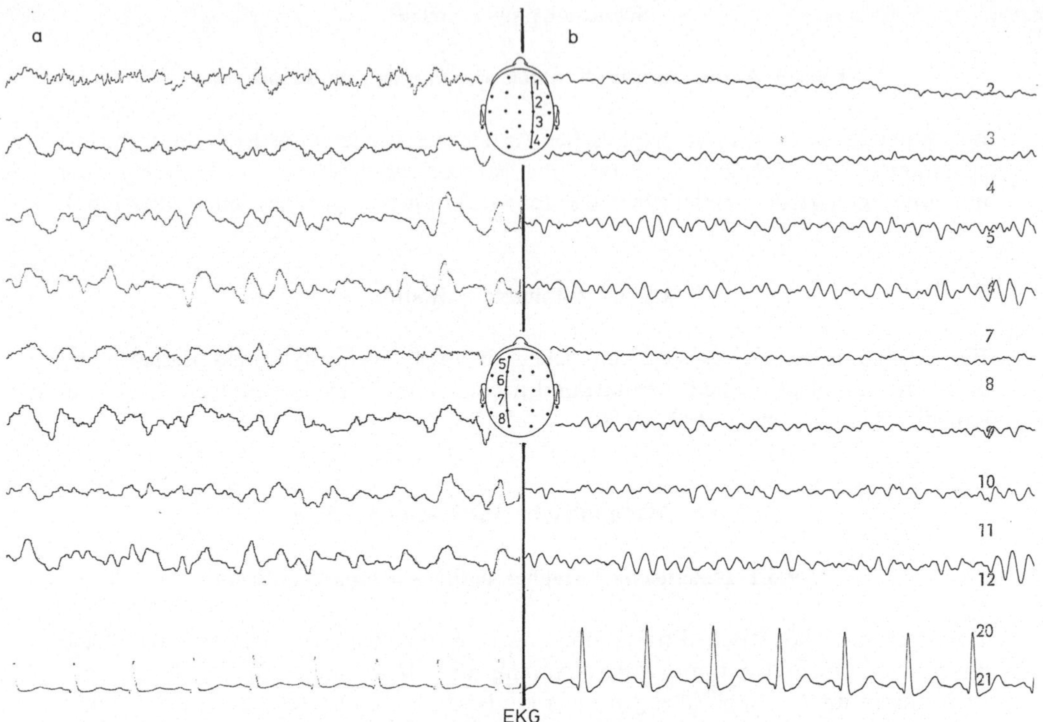

Abb. 1.42 a, b. Hepatische Enzephalopathie (61 Jahre, männlich, Leberzirrhose bei chron. Alkohol-Abusus). **a** Mittelschwere Allgemeinveränderung (Ammoniak-Serumspiegel 228 mcmol/l); **b** leichte Allgemeinveränderung (Ammoniak-Serumspiegel 110 mcmol/l)

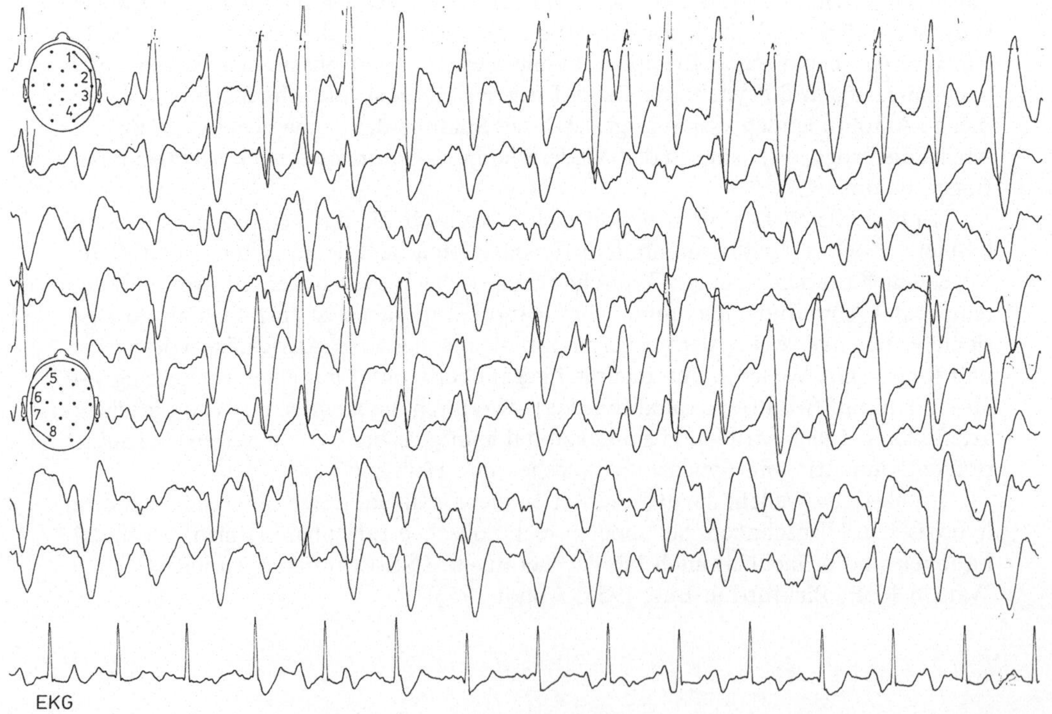

Abb. 1.43. Coma hepaticum. Typische triphasische Wellen (72 Jahre, weiblich, fulminante Hepatitis, Leberzerfallskoma)

1.9.6.2 Urämische Enzephalopathie und Dysequilibriumsyndrom

Eine signifikante Korrelation zwischen Harnstoff- oder Kreatininwerten und Schweregrad der EEG-Veränderungen besteht nicht, wohl aber sind die EEG-Veränderungen um so schwerer, je rascher die Retentionswerte ansteigen. Es kommt zu einer zunehmenden Verlangsamung der Grundtätigkeit im Sinne einer Allgemeinveränderung, zusätzlich tritt fortgeleitete Delta-Tätigkeit auf (IRDA, Parenrhythmie). Epileptiforme Potentiale (Spikes, Sharp-Waves) werden häufig beobachtet (Abb. 1.44). 30 % der Patienten im akuten Nierenversagen erleiden generalisierte Krampfanfälle.

Während der Dialyse können im Rahmen des Dysequilibriumsyndroms sogar bei vorausgehend normalem EEG eine dramatische Verlangsamung des Grundrhythmus, Delta-Parenrhythmien sowie epileptiforme Potentiale auftreten. Diese Veränderungen können Stunden, selten auch bis zu Tage über den Zeitpunkt der Dialyse hinaus bestehenbleiben. Als ursächlich werden ein osmotisch bedingtes Hirnödem sowie Elektrolytverschiebungen zwischen Intra- und Extrazellulärraum angenommen (Kiley u. Hines 1965; Mises et al. 1968; Teschan 1975; Hughes 1980).

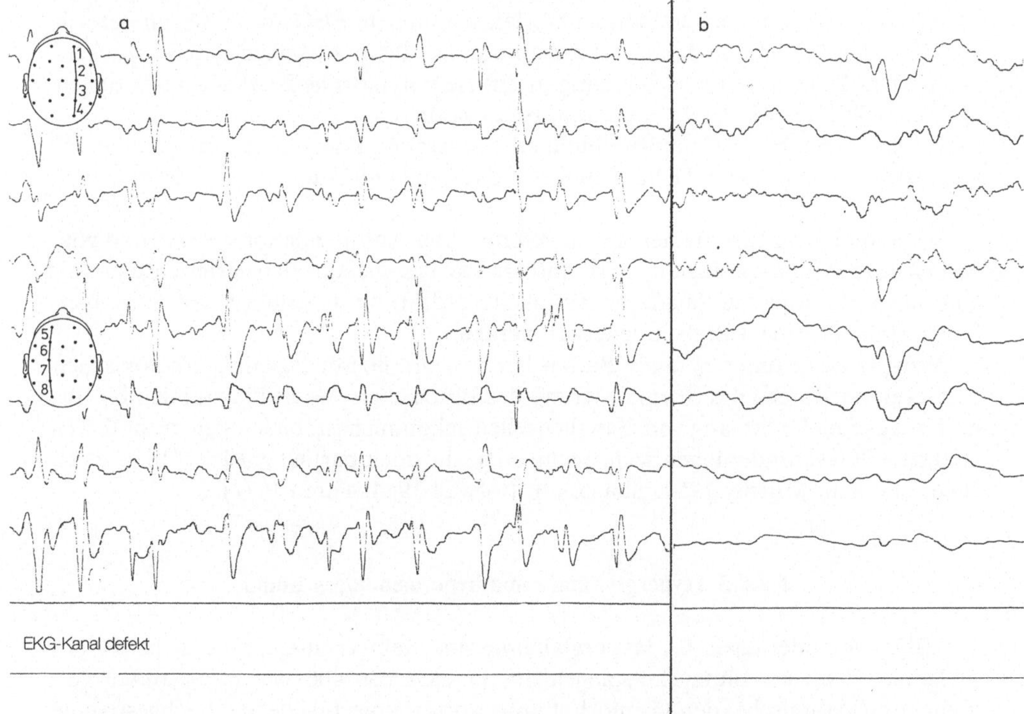

Abb. 1.44a, b. Urämische Enzephalopathie (66 Jahre, weiblich, terminale Niereninsuffizienz bei Phenazetinniere). **a** Generalisierte bilateral synchrone Spikes und Sharp-waves (klinisch zu diesem Zeitpunkt keine motorischen Entäußerungen), **b** mittelschwere AV und Sistieren der epileptiformen Tätigkeit nach Verabreichung antiepileptischer Medikation (Clonazepam)

1.9.6.3 Einfluß der Blutgase auf das EEG

Gegenüber Änderungen des Sauerstoffgehaltes des Blutes ist die EEG-Tätigkeit zunächst relativ stabil. Eine diffuse Grundrhythmusverlangsamung, die bei weiterem Absinken der Sauerstoffsättigung dann allerdings rasch zunimmt, wird erst bei akutem Absinken der Sauerstoffsättigung des Hämoglobins unter etwa 40% beobachtet. Zunehmende Hyperkapnie führt zu Grundrhythmusverlangsamung und Amplitudenzunahme. Bei Patienten mit schwerer chronisch respiratorischer Insuffizienz können Grundrhythmusverlangsamung bis in den Theta-/Delta-Frequenzbereich auftreten, die unter Sauerstoffgabe reversibel sind (Gibbs et al. 1940; Austen et al. 1957; Wilson u. Sieker 1958).

1.9.6.4 Hypoglykämie

Die Schwere der Bewußtseinstrübung und der EEG-Veränderungen bei Hypoglykämie hängen nicht nur vom absoluten Blutzuckerwert ab, sondern vor allem auch von der Geschwindigkeit des Blutzuckerabfalls. Daher können die im folgenden angegebenen Werte nur als grobe Richtlinien dienen: Etwa ab einem Blutzuckerspiegel von 50 mg% kommt es zur ersten Frequenzverlangsamung im EEG auf 7–8/s, im Bereich von 30–40 mg% nimmt diese Verlangsamung zu. Beim Absinken des Blutzuckers unter 30 mg% resultiert ein Übergang in diffuse polymorphe 2–3/s-Delta-Tätigkeit und schließlich abnehmende Spannungsproduktion.

Zu der allgemeinen Grundrhythmusverlangsamung können Ausbrüche bilateral synchroner, fortgeleiteter Delta-Tätigkeit sowie epileptiformer Potentiale hinzutreten.

Insbesondere in Hirnarealen mit eingeschränkter Autoregulationsreserve und vorbestehender Minderperfusion, z.B. infolge vorbestehender Hirnarterienstenosen, kann die pathologische, langsame Tätigkeit herdförmig akzentuiert sein und auch fokale epileptiforme Tätigkeit generiert werden.

Werden Werte unter 25 mg% Blutzucker erreicht, überdauern die pathologischen EEG-Veränderungen die Normalisierung des Blutzuckerspiegels für Stunden bis Tage. Falls es zum Untergang von Ganglienzellen gekommen ist, bilden sich die pathologischen EEG-Veränderungen nicht mehr oder nur noch partiell zurück (Hofer et al. 1946; Gibbs u. Murray 1954; Shagass u. Roswell 1954; Penin 1971).

1.9.6.5 Hyperglykämie und hyperosmolares Koma

Die EEG-Veränderungen bei Hyperglykämie sind weniger ausgeprägt als bei Hypoglykämie. Etwa bei Blutzuckerspiegeln im Bereich von 400–500 mg% treten vermehrt dysrhythmische, den Grundrhythmus abrupt unterbrechende, hochgespannte Gruppen von Theta- und Delta-Aktivität sowie hochgespannte, steile Abläufe auf. Im hyperosmolaren Koma ist ebenso wie bei schwerer Hypoglykämie der Grundrhythmus bis in den Delta-Frequenzbereich verlangsamt. Ebenfalls analog zur Hypoglykämie können Hirnareale im Bereich vorbestehender vaskulärer Läsionen, die bisher funktionell noch kompensiert waren, herdförmig betonte Verlangsamung der hirnelektrischen Tätigkeit sowie fokale Krampfaktivität zeigen. Im ketoazidotischen hyperglykämischen Koma wirkt die Ketoazidose protektiv im Sinne einer, Erhöhung der Krampfschwelle, so daß hier keine epileptiformen Entladungen zur Beobachtung kommen. In der nicht-ketoazidotischen Hyperglykämie werden hingegen epileptiforme Potentiale sowohl generalisiert als auch fokal beobachtet, und es existiert eine Einzelfallbeschreibung einer Epilepsia partialis continua. Nach erfolgter Korrektur der Hyperglykämie können die EEG-Veränderungen bis zu einigen Tagen über die Korrektur der Stoffwechselentgleisung hinaus persistieren (Gibbs et al. 1940; Cadillac u. Ribstein 1961; Maccario et al. 1965).

1.9.6.6 Elektrolytstörungen

Wenig Effekt auf das EEG haben Hypernatriämie, Hypokaliämie und Hyperkaliämie. Hingegen führt eine Hyponatriämie zu ausgeprägter Grundrhythmusverlangsamung sowie Ausbrüchen fortgeleiteter rhythmischer Delta-Tätigkeit. Die Normalisierung des EEG erfolgt gegenüber der Korrektur der Hyponatriämie mit Verzögerung (Saunders u. Westmoreland 1979).

Schwere Hypokalzämien mit Werten um 5–6 mg/100 ml bewirken neben einer Allgemeinveränderung teilweise das Auftreten generalisierter epileptiformer Potentiale, wohingegen bei der Hyperventilationstetanie nur generalisierte Gruppen hochgespannter, langsamer Wellen aus dem Theta-/Delta-Frequenzbereich zu beobachten sind (Glaser u. Levy 1960; Goldberg 1959).

Hyperkalzämien ab 13 mg/100 ml (6,5 mmol/l) bedingen ebenfalls eine zunehmende Allgemeinveränderung, zusätzlich können sich triphasische Wellen ausbilden. In Einzelfällen sind epileptiforme Entladungen in Form von uni- oder bilateraler Spike-Aktivität in der Okzipitalregion beobachtet worden (Huott et al. 1974; Spatz et al. 1977).

1.9.6.7 Einfluß der Körpertemperatur auf das EEG

Bei Hyperthermie zwischen 39 und 42 °C ist eine zunehmende Verlangsamung der Grundfrequenz im EEG bis in den 0,5–3/s-Delta-Bereich bei gleichzeitiger Amplitudenzunahme zu beobachten. Bleibt dann über längere Zeit die Körpertemperatur auf 41–42 °C erhöht, tritt eine ganz ausgeprägte Amplitudendepression ein, die ein isoelektrisches EEG vortäuschen kann, jedoch bei Abkühlung völlig reversibel ist (Cabral et al. 1977; Dubois et al. 1980).

Mit zunehmender Hypothermie tritt ebenfalls eine fortschreitende Amplitudenreduktion bei gleichzeitiger Verlangsamung der hirnelektrischen Tätigkeit ein (Kubicki et al. 1980).

1.9.6.8. Schilddrüsenstoffwechselstörungen

Das EEG im Coma myxoedematosum unterscheidet sich von Komazuständen anderer Genese durch die frühzeitige Amplitudenabnahme: Bei diffusen Hirnfunktionsstörungen anderer Genese nimmt parallel zur Frequenzverlangsamung zunächst die Amplitude der EEG-Tätigkeit zu, bevor in terminalen Stadien eine zunehmende Spannungsreduktion bis hin zur Nullinie einsetzt. Im hypothyreoten Koma geht von vornherein eine ausgeprägte Amplitudenreduktion mit der Frequenzverlangsamung einher (Niemann 1959).

Die EEG-Veränderungen im hyperthyreoten Koma unterscheiden sich nicht von denen bei diffusen zerebralen Funktionsstörungen anderer Genese (Schwarz u. Scriba 1966).

1.9.6.9 Andere metabolische Enzephalopathien

Weitere metabolische Erkrankungen, die das EEG in unspezifischer Weise im Sinne einer Allgemeinveränderung beeinflussen, sind die Addison-Krise (Nishitani 1962), die akute intermittierende Porphyrie (Kiloh u. Nevin 1950; Dow 1961), der Vitamin-B_1-Mangel (Wernicke-Enzephalopathie) (Dreyfus u. Victor 1961; Frantzen 1966) und der Vitamin-B_{12}-Mangel mit zerebralen Symptomen (Walton 1954). Zusätzliche epileptiforme Entladungen in Form von Spike-wave- und Sharp-slow-wave-Komplexen können bei Patienten mit Vitamin-B_1- und mit Vitamin-B_{12}-Mangel zur Beobachtung kommen.

1.10 EEG-Monitoring auf der Intensivstation

1.10.1 Indikationen/Anwendungsmöglichkeiten

Das EEG-Monitoring erfüllt durch die kontinuierliche Erfassung hirnelektrischer Aktivität über einen beliebig langen Zeitraum gerade auf der Intensivstation Aufgaben, die durch das Routine-EEG nicht bewältigt werden können:

Die Suffizienz der Maßnahmen zur Sicherung der vitalen Funktionen im Hinblick auf die Erhaltung der Hirnfunktion kann ständig überprüft werden. Situationen mit kritischer Beeinträchtigung der kortikalen Substrat- und Sauerstoffversorgung können sofort, vor dem Eintreten irreversibler struktureller Hirnschäden, erkannt werden.

Dies ist von entscheidender Bedeutung dann, wenn beim ohnehin komatösen oder stuporösen Patienten die kritische Beeinträchtigung kortikaler Funktionen klinisch nicht manifest wird und diese Beeinträchtigung durch das Zusammenwirken multipler, für sich alleine nicht als bedrohlich erkennbarer Faktoren entsteht. Eine kritische Kombination von die zentralnervöse Substrat- und Sauerstoffversorgung beeinträchtigenden Faktoren wird auch durch Monitoring von EKG, arteriellem Druck und Blutgasen unter Umständen nicht erfaßt. Intrakranieller Druck, intrakranielle arteriosklerotische Gefäßveränderungen, verminderte Autoregulationskapazität, metabolischer Bedarf an Sauerstoff und Glukose bei gegebener Temperatur und Sedierung werden dadurch nicht überprüft, spielen aber eine wesentliche Rolle (Bickford et al. 1971; Prior 1985).

Beim Schädel-Hirn-Trauma kann beispielsweise eine Verschlechterung der zerebralen Versorgungslage bei gleichbleibendem intrakraniellen Druck infolge erhöhtem

Sauerstoff- und Substratbedarf wegen ungenügend kontrollierter epileptiformer Entladungen oder ungenügender Sedierung durch das Monitoring rechtzeitig erkannt werden, die trotz intrakranieller Drucksonde ansonsten unentdeckt bleiben würde (Prior 1985).

Eine fortlaufende direkte Therapiekontrolle und somit wirkungsgesteuerte Dosierung ermöglicht das EEG-Monitoring in der medikamentösen Therapie des posttraumatischen Hirnödems.

Die EEG-Depression unter hohen Dosen von Thiopental/Isofluran/Etomidate geht dem zerebralen Sauerstoffverbrauch parallel. Sobald ein isoelektrisches EEG vorliegt, kann durch weitere Dosiserhöhung keine weitere Reduktion der zentralnervösen Sauerstoffmetabolisierungsrate erreicht werden. Für Etomidate konnte darüber hinaus gezeigt werden, daß ein Optimum der Wirkung beim posttraumatischen Hirnödem zu erzielen ist, wenn die Voltage im EEG nicht unter 5 mcV absinkt, da bei höheren Dosen die zerebrale Perfusion sich durch den zunehmend ungünstigen Effekt auf den intraarteriellen Druck im ZNS wieder verschlechtert (Prior u. Maynard 1986).

Ebenso wesentlich ist die kontinuierliche Verlaufskontrolle der medikamentösen Therapie sowohl im Status epilepticus als auch bei epileptischen Anfällen komatöser Patienten, wenn infolge bereits vorliegender schwerer Hirnschädigung oder bei medikamentöser Muskelrelaxation die Anfallsaktivität kein klinisches Korrelat hat (Pampiglione u. da Costa 1975).

Therapieeffekte und spontane Änderungen der Komatiefe bei komatösen Patienten mit Intoxikationen oder metabolischen Enzephalopathien können bei noch völlig unverändertem klinischen Befund durch das Monitoring sofort erkannt werden. Kriterien der Komatiefe sind wie auch im Routine-EEG Ausmaße von Amplitudendepression (bis hin zur Nullinie), zeitlicher Anteil von isoelektrischen Strecken im Burst-suppression-Muster, Vorhandensein spontaner Fluktuationen des Kurvenbildes im Sinne einer zerebralen Autorhythmik sowie Reagibilität auf Reize.

Die Beurteilung der Prognose zerebraler Funktionsstörungen wird durch das EEG-Monitoring um das Kriterium der längerfristigen zirkadianen Fluktuationen der hirnelektrischen Tätigkeit erweitert.

Nicht zuletzt erhält das Personal ständige Rückmeldungen über die Reaktionen der Hirntätigkeit auf externe Stimuli. Dies kann insbesondere bei Patienten, mit welchen keinerlei Kommunikation möglich ist, eine nicht zu unterschätzende Quelle der Motivation bei der oft langwierigen und frustrierenden Pflege sein.

1.10.2 Allgemeine apparative Voraussetzungen

Der für längere kontinuierliche Ableitungen erforderliche feste Elektrodensitz ist z. B. durch collodium-fixierte Oberflächenelektroden problemlos zu erreichen. Das verwendete Gerät sollte eine automatische Kontrolle der Elektrodenimpedanz, automatische Artefaktunterdrückung und Filter für Netzfrequenz und Radiowellen beinhalten.

Kopf- bzw. elektrodennahe Vorverstärkung verringern den störenden Einfluß von Artefakten.

Bei Krankheitsprozessen mit diffusen EEG-Veränderungen kann die Ableitung mittels eines Kanals genügen. Bei Prozessen, die unilateral lokalisiert sind, sind mindestens zwei Kanäle notwendig. Bei komplexeren Fragestellungen, wenn beispielsweise multiple epileptogene Foci oder die Ausbreitung rezidivierender komplex partieller Anfälle mit sekundärer Generalisation erfaßt werden sollen, können entsprechend mehr Kanäle erforderlich sein.

Bei Ableitung mit nur einem oder zwei Kanälen hat sich die uni- bzw. biparietale Lokalisation der aktiven Elektroden als günstig erwiesen. Damit erfaßt man die Aktivität des Grenzgebietes zwischen den Versorgungsarealen des Anterior-, Media- und Posterior-Stromgebietes. Darüber hinaus nehmen parietale Elektroden am wenigsten Muskelartefakte auf, sind ausreichend weit von den Augen entfernt und werden durch pflegerische Verrichtungen kaum berührt.

Der EEG-Monitor sollte seine Informationen in möglichst einfacher, übersichtlicher und rasch zu erfassender Form darbieten.

Pathologische Veränderungen von Frequenzanteilen und Amplituden sollten sowohl von Augenblick zu Augenblick als auch im langfristigen Trend erkennbar sein. Die Erkennung epileptiformer Entladungen muß mühelos möglich sein.

Ein Erlöschen der hirnelektrischen Aktivität, etwa beim plötzlichen Abfall des zerebralen Perfusionsdrucks, sollte verläßlich ein automatisches Warnsignal auslösen.

Asymmetrien zwischen den Hemisphären sollten bei zweikanäliger Ableitung deutlich erkennbar sein.

1.10.3 Verschiedene Monitoring-Verfahren

Verschiedene Formen der automatischen Verarbeitung und Darstellung des abgeleiteten EEG-Signals finden beim EEG-Monitoring bisher Anwendung:

CFM (cerebral function monitor). Die Amplitudenober- und -untergrenze des EEG-Signals wird kontinuierlich über die Zeit dargestellt, die Maxima und Minima zum jeweiligen Zeitpunkt Peak to Peak durch eine durchgehende Linie verbunden (Abb. 1.45).

CFAM (cerebral function analysing monitor). Der CFAM ist eine Fortentwicklung des CFM. Er stellt das EEG-Signal zweifach in zwei getrennten Abbildungen kontinuierlich dar: Einmal wird die Amplitude in drei Konturlinien dargestellt, von welchen die obere die 9. Perzentile, die untere die 1. Perzentile und die mittlere den momentanen Mittelwert der Amplitude zum gegebenen Zeitpunkt anzeigen. Alle 2 s werden außerdem die momentanen Amplitudenminima und -maxima zusätzlich aufgetragen.

Zum zweiten erfolgt die automatische Analyse der Frequenzanteile des EEG-Signals, die getrennt nach den Hauptfrequenzbändern Alpha, Beta, Theta, Delta in Prozentanteilen über die Zeit aufgetragen werden. Diese Form der Darstellung des Frequenzspektrums hat den Vorteil, daß sie unabhängig ist von der Amplitude der einzelnen Wellenfrequenzen: Der Anteil von Wellen niedriger Amplitude im Bereich von beispielsweise 1 mcV ist genauso gut ablesbar wie der von Wellen mit 100-mcV-Amplitude (Abb. 1.46) (Maynard u. Jenkinson 1984).

CSA (compressed spectral array). Es erfolgt eine Frequenzanalyse des EEG-Signals als Durchschnittsbildung über Abschnitte von einigen Sekunden. Die Frequenzverteilung in den aufeinanderfolgenden Zeitabschnitten wird durch aufeinanderfolgende Frequenz-Power-Spektren dargestellt, die mit geringer Verschiebung übereinanderprojiziert werden. Diese Darstellung hat mehrere Nachteile: Sie ist diskontinuierlich.

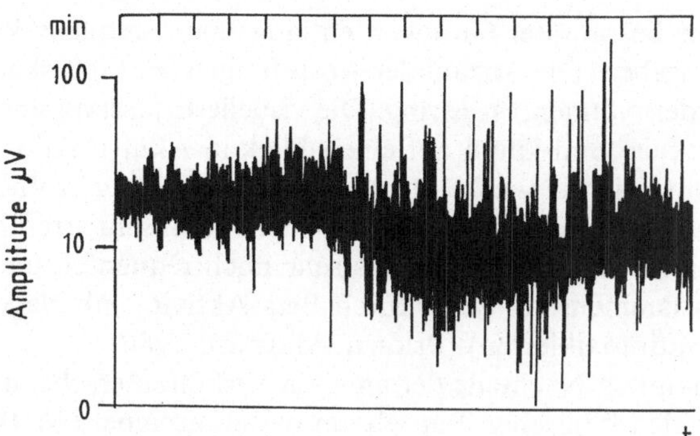

Abb. 1.45. Monitoring mittels CFM (schematisiert nach Prior u. Maynard 1986). Kontinuierliche Aufzeichnung der Amplitudenstreubreite des EEG-Signals über die Zeit bei logarithmischer Amplitudenskala

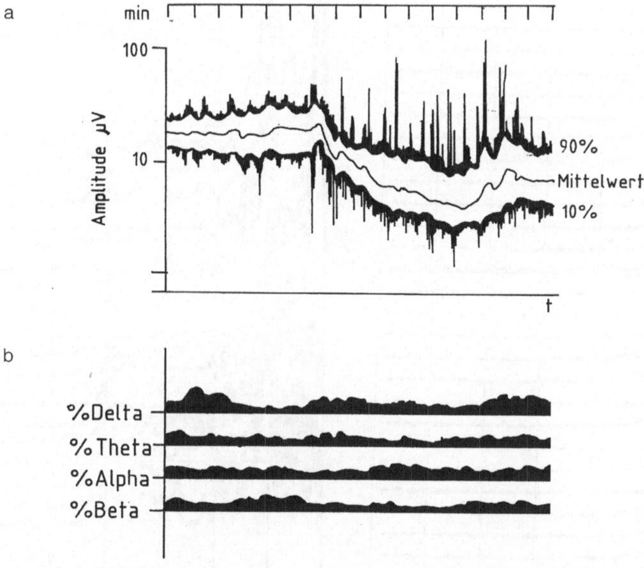

Abb.1.46 a, b. Monitoring mittels CFAM (schematisiert nach Prior u. Maynard 1986), **a** Konturlinien zeigen den Verlauf des Mittelwertes der Amplitude des EEG-Signals sowie deren neunter und erster Perzentile über die Zeit bei logarithmischer Amplitudenskala. Alle 2 s werden zusätzlich über die beiden Perzentilen hinausgehend die momentanen Amplitudenmaxima und -minima dargestellt. **b** Der Anteil der einzelnen Frequenzbänder des EEG-Signals (Alpha, Beta, Theta, Delta) an der Gesamtaktivität in Prozent wird im Zeitverlauf gesondert dargestellt

Zur Erfassung akuter Veränderungen muß alle 2 s ein Powerspektrum erstellt werden, so daß die Abbildungen über die Zeit sehr lang und unübersichtlich werden. Langfristige Trends können dabei nur schwer erkannt werden. Plötzliche Amplitudendepressionen können infolge Überlagerung durch spätere, darüberprojizierte Spektren maskiert und übersehen werden (Abb. 1.47).
DMA (density modulated array). Auch hier erfolgt eine Frequenzanalyse. Die Frequenzverteilung zu einem bestimmten Zeitpunkt wird aber jeweils als vom Anteil der

jeweiligen Frequenz bestimmter Grauwert entlang einer Frequenzskala über die Zeit kontinuierlich angegeben. Die Anzahl der Abstufungen der Grauskala, die vom Auge unterschieden werden können, ist gering. Die visuelle Erfassung und Auswertung ist insgesamt nicht einfach und kaum auf einen Blick in Akutsituationen möglich.

Mean frequency plot. Hierbei wird einfach die mittlere Frequenz über die Zeit aufgezeichnet. Diese Aufzeichnungen können besonders dann sehr irreführend sein, wenn sich die EEG-Tätigkeit hauptsächlich aus sehr hochfrequenten und sehr niederfrequenten Wellen zusammensetzt (z. B. durch Beta-Aktivität überlagerte Delta-Tätigkeit beim Barbituratintoxikierten) (Prior u. Maynard 1986).

Wegen der genannten Nachteile der anderen Verfahren erscheint gegenwärtig der CFAM als die für den klinischen Betrieb am besten geeignete Methode.

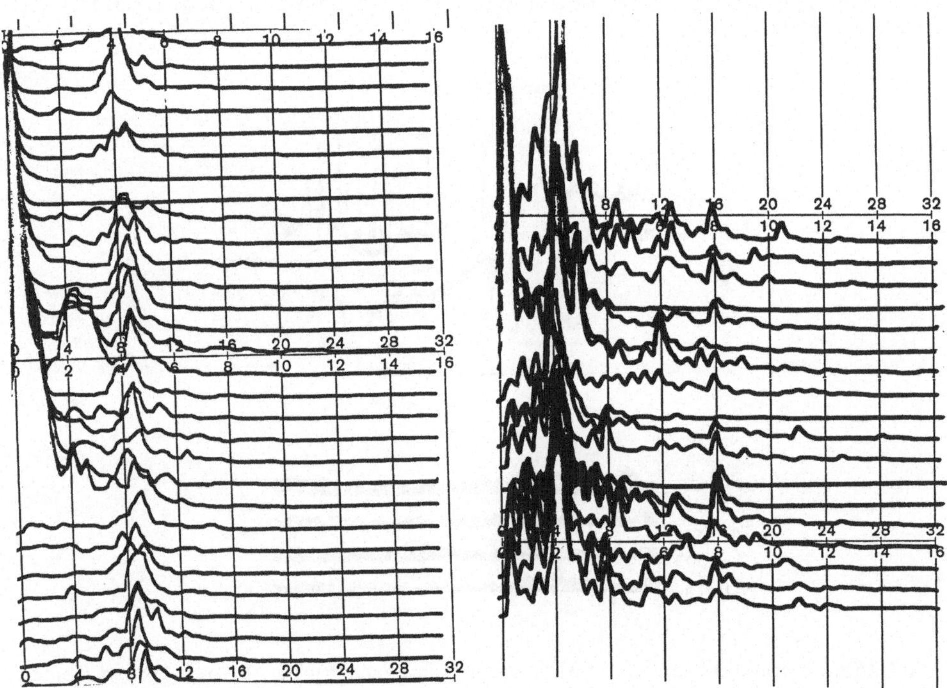

Abb. 1.47. Monitoring mittels CSA: Links normales EEG mit Frequenzen überwiegend im 8–10/s-Alpha-Frequenzbereich, rechts Verschiebung des Hauptfrequenzanteils in den Theta-Bereich

Literatur

Abbot JA (1956) Blood ammonia levels, EEG's and states of consciousness in patients with liver diseases. Electroencephalogr Clin Neurophysiol 8: 525–526

Alving J, Møller M, Sindrup E, Nielsen BL (1979) Alpha pattern coma following cerebral anoxia. Electroencephalogr Clin Neurophysiol 47: 95–101

Austen FK, Carmichael MW, Adams RD (1957) Neurologic manifestations of chronic pulmonary insufficiency. N Engl J Med 257: 579–590

Bancaud J (1981) Proposal for revised clinical and EEG-classification of epileptic seizures. Epilepsia 22: 489–501

Bassetti C, Scollo-Lavizzari G (1987) Der Wert des EEG zur Prognose bei postanoxischen Komata. Z EEG EMG 18: 97–100

Bauer G, Pieber R (1974) Über periodische Komplexe im EEG. Z EEG EMG 5: 75–86

Bergamasco B, Bergamini L, Doriguzzi T, Fabiani D (1968) EEG sleep-patterns as a prognostic criterion in post-traumatic coma. Electroencephalogr Clin Neurophysiol 24: 374–377

Bickford RG, Butt Hr (1955) Hepatic coma: the electroencephalographic pattern. J Clin Invest 34: 790–799

Bickford RG, Billinger TW, Sins J, Stewart L, Hoffmann R (1971) EEG monitoring techniques in the diagnosis of irreversible coma. Electroencephalogr Clin Neurophysiol 31: 295–296

Binnie CD, Prior PF, Lloyd DSL, Scott DF, Margerison JH (1970) Electroencephalographic prediction of fatal anoxic brain damage after resuscitation from cardiac arrest. Br Med J 4: 265–268

Brenner RP, Schwartzmann RJ, Richey ET (1975) Prognostic significance of episodic low amplitude or relatively isoelectric EEG patterns. Dis Nerv Syst 10: 582–586

Bricolo A, Turella G (1973) EEG patterns of acute traumatic coma: diagnostic and prognostic value. J Neurosurg Sci 17: 278–285

Britt CW jr (1981) Non traumatic spindle coma: Clinical, EEG and prognostic features. Neurology 31: 393–397

Butenuth J, Kubicki ST (1971) Über die prognostische Bedeutung bestimmter Formen der Myoklonien und korrespondierender EEG-Muster nach Hypoxien. Z EEG EMG 2: 78–83

Cabral RJ, Prior PF, Scott DF, Brierley JB (1977) Reversible profound depression of cerebral electrical activity in hyperthermia. Electroencephalogr Clin Neurophysiol 42: 697–701

Cadillac J, Ribstein M (1961) The EEG in metabolic disorders. World Neurol 2: 296–308

Chatrian GE, White LE, Daly D (1963) EEG patterns resembling those of sleep in certain comatose states after injuries to the head. Electroencephalogr Clin Neurophysiol 15: 272–280

CH'ien TL, Boehm MR, Robinson H, Liu C, Frenkel LD (1977) Characteristic early EEG changes in herpes simplex encephalitis. Arch Neurol 34: 361–364

Christian W (1982) Klinische Elektroencephalographie. Thieme, Stuttgart

Daly D, Thomas JE (1958) Sequential alterations in the EEG of patients with brain tumors. Electroencephalogr Clin Neurophysiol 25: 521–529

Dawson RE, Webster JE, Gurdjian ES (1951) Serial EEG in acute head injuries. J Neurosurg 8: 613–630

Dow RS (1961) The EEG findings in acute intermittent porphyria. Electroencephalogr Clin Neurophysiol 13: 425–437

Dreyfus PM, Victor M (1961) Effects of thiamine deficiency on the ZNS. Am J Clin Nutr 9: 414–425

Dubois M, Sato S, Lees DE et al. (1980) EEG changes during whole body hyperthermia in humans. Electroencephalogr Clin Neurophysiol 50: 486–495

Evans BM (1976) Patterns of arousal in comatose patients. J Neurol Neurosurg Psychiatry 39: 392–402

Fischgold H, Mathis P (1959) Obnubilations, comas et stupeurs. Etudes electroencephalographiques. Electroencephalogr Clin Neurophysiol (Suppl 11)

Foley JM, Watson CW (1950) Significance of EEG-changes in hepatic coma. Transactions of the American Neurological Association, Vol 75. New York, p 161

Frantzen E (1966) Wernickes encephalopathy. Acta Neurol Scand 42: 426–441

Gibbs FA, Murray EL (1954) hypoglycemic convulsions. Electroencephalogr Clin Neurophysiol 6: 674

Gibbs FA, Williams D, Gibbs EL (1940) Modification of the cortical frequency spectrum by changes in CO_2, blood sugar and O_2. J Neurophysiol 2: 49–58

Glaser GH, Levy LL (1960) Seizures and idiopathic hypoparathyroidism. Epilepsia (Amsterdam) 1: 454–465

Gloor P, Kalabay O, Giard N (1968) The EEG in diffuse encephalopathies. Brain 91: 779–802

Gloor P, Ball G, Schaul N (1977) Brain lesions that produce delta waves in the EEG. Neurology 27: 326–333

Goldberg HH (1959) The EEG in hypocalcemic syndromes. Electroencephalogr Clin Neurophysiol 11: 398

Goldensohn ES (1979) Use of the EEG for evaluation of focal intracranial lesions. In: Klass DW, Daly D (eds) Current practice of clinical electroencephalography. Raven Press, New York

Grindal AB, Suter C, Martinez AJ (1977) Alpha pattern coma. Ann Neurol 1: 371–377

Haider I, Matthew H, Oswald I (1971) EEG changes in acute drug poisoning. Electroencephalogr Clin Neurophysiol 30: 23–31

Hansotia P, Gottschalk P, Green P, Zais D (1981) Spindle coma: Incidence, clinicopathologic correlates and prognostic value. Neurology 31: 83–87

Hawkes CH, Bryan-Smyth L (1974) The EEG in the locked-in-syndrome. Neurology 24: 1015–1018

Hofer PFA, Guttmann SA, Sands IJ (1946) Convulsive state and coma in cases of islet cell adenoma of the pancreas. Am J Psychiatry 94: 183–208

Hughes JR (1980) Correlations between EEG and chemical changes in uremia. Electroencephalogr Clin Neurophysiol 48: 583–594

Hughes JR, Cayaffa J, Leestma J, Mizuna Y (1972) Alternating waking and sleep EEG patterns in a deeply comatose patient. Clin Electroencephalogr 3: 86–93

Huott AD, Madison DS, Niedermeyer E (1974) Occipital lobe epilepsia. Eur Neurol 11: 325–339

Illis LS, Taylor FM (1972) The EEG in herpes simplex encephalitis. Lancet I: 718–721

Iragui VJ, Mc Cutchen CB (1983) Physiologic and prognostic significance of alpha coma. J Neurol Neurosurg Psychiatry 46: 632–638

Jennett B, Sande J van de (1975) EEG-prediction of posttraumatic epilepsy. Epilepsia 16: 251–256

Kiley J, Hines O (1965) Electroencephalographic evaluation of uremia. Arch Intern Med 116: 67–73

Kiloh LG, Nevin S (1950) Acute porphyria with severe neurological changes. Proc R Soc Med 43: 948

Klass DW, Bickford RG (1960) Glossokinetic potentials appearing in the EEG. Electroencephalogr Clin Neurophysiol (Amsterdam) 12: 239

Klass DW, Daly D (1979) Current Practice of Clinical EEG. Raven Press, New York

Koufen H, Consbruch U (1972) Die Lithium-Intoxikation. Nervenarzt 43: 145–152

Koufen H, Dichgans J (1978) Häufigkeit und Ablauf von traumatischen EEG-Veränderungen und ihre klinischen Korrelationen. Fortschr Neurol Psychiat 46: 165-177

Krump JE (1954) Das Hirnstrombild im Verlauf der Schlafmittelvergiftung und seine differentialdiagnostische Bedeutung. Verh Dtsch Ges Inn Med 60: 323-328

Kubicki ST, Trede M, Just O (1960) Die Bedeutung des EEG bei Herzoperationen in Hypothermie und bei extrakorporaler Zirkulation. Anaesthesist 9/4: 119–123

Kubicki ST, Rieger H, Busse G, Barckow D (1970) EEG-Befunde bei schweren Schlafmittelvergiftungen. Z EEG EMG 1: 80–93

Kugler J (1981) EEG in Klinik und Praxis. Thieme, Stuttgart

Kuroiwa Y, Celesia GG (1980) Clinical significance of periodic EEG patterns. Arch Neurol 37: 15–20

Kurtz D (1967) The EEG in acute drug intoxication. In: Glaser GH (ed) Handbook of electroencephalography and clinical neurophysiology, Vol 15. Elsevier, Amsterdam pp 88–104

Lesse ST, Hoefer PFA, Austin JH (1958) The EEG in diffuse encephalopathies. Arch Neurol 79: 359–375

Loomis AL, Harvey EN, Hobart GA (1937) Cerebral states during sleep as studied by human brain potentials. J Exp Psychol 21: 127

Lorenzoni E (1975) Das EEG im posttraumatischen Koma. Fortschr Neurol Psychiat 43: 155–191

Maccario MJ, Messis CP, Vastola EF (1965) Focal seizures as a manifestation of hyperglycemia without ketoacidosis. Neurology 15: 195–206

Mantz JM, Kurtz D, Otteni JC, Rohmer F (1965) EEG aspects of six cases of severe barbiturate coma. Electroencephalogr Clin Neurophysiol 18: 426

Marsden CK, Hallett M, Fahn S (1981) The nosology and pathophysiology of myoclonus. In: Marsden CK, Fahn S (eds) Movement disorders. Butterworth, London, pp 196–248

Maynard DE, Jenkinson JL (1984) The cerebral function analysing monitor. Anesthesia 39: 678–690

Millar JHD, Coey A (1959) The EEG in necrotizing encephalitis. Electroencephalogr Clin Neurophysiol 11: 582–585

Mises J, Lerique-Koechlin A, Rinbot A (1968) The EEG during renal insufficiency. Electroencephalogr Clin Neurophysiol 25: 91

Møller M, Holm, B, Sindrup E, Nielsen BL (1978) EEG prediction of anoxic brain damage after resuscitation from cardiac arrest in patients with acute myocardial infarction. Acta Med Scand 203: 31–37

Niemann EA (1959) The EEG in myxoedema coma. Br Med J I: 1204–1208

Nishitani H (1962) EEG in endocrine disease. II. Adrenal diseases. Jpn Arch Intern Med 9: 413–418

Okonek S, Rieger H (1975) EEG-Veränderungen bei Alkylphosphatvergiftungen. Z EEG EMG 6: 19–27

Pampiglione G, DaCosta AA (1975) Intravenous therapy and EEG-monitoring in prolonged seizures. J Neurol Neurosurg Psychiatry 38: 371–377

Penin H (1971) EEG-Befunde bei intern bedingten zentralnervösen Störungen und besonderer Berücksichtigung der Coma-Zustände. Z Nervenheilk (Wien) 29: 123–141

Pine J, Atoynatan TH, Margolis G (1952) The EEG findings in eighteen patients with brain abscess. Electroencephalogr Clin Neurophysiol 4: 165–179

Prior PF (1985) EEG monitoring and evoked potentials in brain ischemia. Br J Anaesth 57: 63–81

Prior PF, Maynard DE (1986) Monitoring cerebral function. Elsevier, Amsterdam

Rademecker J (1957) Das EEG der subakut sklerosierenden Leukenzephalitis und seine Variationsbreite. Z Nervenheilk (Wien) 13: 204

Redding FK, Wandel V, Nasser C (1969) Intravenous infusion drop artifacts. Electroencephalogr Clin Neurophysiol 26: 318–320

Rumpl E (1979) Elektroneurologische Korrelationen in den frühen Phasen des posttraumatischen Komas I. Z EEG EMG 10: 148–157

Rumpl E (1980) Elektroneurologische Korrelationen in den frühen Phasen des posttraumatischen Komas II. Z EEG EMG 11: 43–50

Rumpl E, Prugger M, Bauer G, Gerstenbrand F, Hackl JM, Pallua A (1983) Incidence and prognostic value of spindles in posttraumatic coma. Electroencephalogr Clin Neurophysiol 56: 420–429

Rumpl E, Prugger M, Bauer G (1984) Zum prognostischen Wert elektroenzephalographischer Schlafbeobachtungen in traumatisch bedingten apallischen Syndromen. Neuropsychiatr Clin 3: 219–232

Saunders MG, Westmoreland BF (1979) The EEG for evaluation of disorders affecting the brain diffusely. In: Klass DW, Daly D (eds) Current practice of EEG. Raven Press, New York, pp 343–379

Schäffler L, Solari R, Meier C (1980) Intermittierende hirnelektrische Stille beim posttraumatischen Hirnödem. Nervenarzt 51: 41–42

Schliack H, Hopf HC (Hrsg) (1988) Diagnostik in der Neurologie. Thieme, Stuttgart

Schwarz K, Scriba PC (1966) Endokrin bedingte Encephalopathien. Verh Dtsch Ges Inn Med 72: 238

Scott DF, Schwartz MS (1978) Pathological stimulus related slow wave arousal responses in the EEG. Acta Neurol Scand 57: 300–304

Shagass C, Roswell PN (1954) Serial electroencephalographic and clinical studies in prolonged insulin coma. Arch Neurol Psychiatry 72: 705–711

Sims JK, Aung MH, Bickford RG, Billinger TW, Shattuck CM (1973) Respirator artifact mimicking burst-suppression during electrocerebral silence. Am J EEG Technol (New York) 13: 81–87

Smith JB, Westmoreland BF, Reagan TJ, Sandok BA (1975) A distinctive clinical EEG-profile in herpes simplex encephalitis. Mayo Clin Proc 50: 469–474

Sørensen K, Thomassen A, Wernberg M (1978) Prognostic significance of alpha frequency EEG rhythm in coma after cardiac arrest. J Neurol Neurosurg Psychiatry 14: 840–842

Spatz R, Kugler J, Angstwurm H (1977) Zur Bedeutung der EEG-Veränderungen beim Hypercalcämie-Syndrom. Z EEG EMG 8: 70–76

Spatz R, Kugler J, Greil W, Lorenzi E (1978) Das EEG bei der Lithium-Intoxikation. Nervenarzt
  49: 539–542
Steudel WI, Krüger J, Grau H (1979) Zur Alpha- und Spindel-Aktivität bei kòmatösen Patienten
  nach einer Schädel-Hirn-Verletzung. Z EEG EMG 10: 143–147
Synek VM, Synek BJL (1984) Theta pattern coma. Clin Electroencephalogr 15: 116–121
Teschan PE (1975) Electroencephalographic and other neurophysiological abnormalities in
  uremia. Kidney Int 7: 210–216
Upton A, Gumpert J (1970) EEG in diagnosis of herpes simplex encephalitis. Lancet I: 650–652
Walton JN (1954) The EEG in pernicious anemia and subacute combined degeneration of the
  cord. Electroencephalogr Clin Neurophysiol 6: 45–64
Westmoreland BF, Klass DW, Sharbrough FW, Reagan TJ (1975) Alpha coma. Arch Neurol
  32: 713–718
Wilson WP, Sieker HO (1958) A study of the factors responsible for changes in the EEG in
  chronic pulmonary insufficiency. Electroencephalogr Clin Neurophysiol 10: 89–96
Zaret BS (1985) Prognostic and neurophysiological implications of concurrent burst-suppression and alpha patterns in the EEG of postanoxic coma. Electroencephalogr Clin Neurophysiol 61: 199–209

Kapitel 2
Ultraschalldiagnostik
(Doppler-Sonographie, transkraniale Doppler-Sonographie, Duplex-Sonographie)

K. Pfadenhauer

2.1 Physikalische und apparative Voraussetzungen

Für die neurologische Diagnostik stehen Ultraschallgeräte zur Verfügung, die entweder strömungsabhängig nach dem Doppler-Prinzip, oder strömungsunabhängig nach dem Echoimpulsverfahren arbeiten. In der Intensivmedizin dominieren die nach dem Doppler-Prinzip arbeitenden Geräte wegen ihrer Kompaktheit und Verfügbarkeit auf Intensivstationen. Die dabei verwendeten *Doppler-Ultraschallgeräte* verfügen über Sendefrequenzen zwischen 2 und 10 MHz. Niedrige Sendefrequenzen besitzen eine hohe Eindringtiefe, aber eine geringere Schallreflexion von Blutzellen, hohe Sendefrequenzen eine niedrige Eindringtiefe bei besserer Schallreflexion. So wird beispielsweise bei Anwendung der 2-MHZ-Sonde in einer Tiefe von einem Zentimeter 40%, bei einer 10-MHz-Sonde nur 1% der Ultraschalleistung reflektiert.

Geräte, die nach dem Echoimpulsverfahren arbeiten, empfangen Schallwellenreflexionen aus Grenzflächen unterschiedlich dichter Medien im untersuchten Gewebe. Entsprechend der Laufzeit der Schallwellen im Gewebe gelingt mit dem *B-Bild-Verfahren* eine helligkeitsmodulierte zweidimensionale Darstellung reflektierender anatomischer Strukturen im Untersuchungsfeld. Gefäßwände reflektieren Ultraschall deutlich stärker als Blutzellen und erscheinen in der üblichen Bildverarbeitung weiß. Frische Thromben und fließendes Blut werden dagegen schwarz abgebildet. Gefäßwandpulsationen geben Hinweise auf die erhaltene Blutströmung. Eine Kombination beider Untersuchungstechniken erlauben Geräte, bei denen gleichzeitig nach dem Doppler- und Echoimpulsverfahren untersucht werden kann (*Duplex-Sonographie*).

Doppler-Ultraschallgeräte können Schallwellen kontinuierlich über getrennte Kanäle (Continuous-wave-Doppler-Sonographie) oder über einen Kanal (gepulste Doppler-Sonographie) senden und empfangen. Bei der gepulsten Doppler-Sonographie läßt sich mittels Ultraschall-Laufzeit-abhängigen Torschaltungen eine genaue Tiefeneinstellung vornehmen. Dies hat sich besonders in der Duplex-Sonographie bewährt, mit der Doppler-Signale gezielt und überlagerungsfrei aus den abgebildeten Gefäßstrukturen erhalten werden und bei Kenntnis des Winkels zwischen Schalleinfall und Gefäßachse in die effektive Strömungsgeschwindigkeit umgerechnet werden können. Nach dem Doppler-Prinzip entsprechen die von feststehenden Strukturen reflektierten Ultraschallsignale der Sendefrequenz; von bewegten Strukturen reflektierte Schallwellen weisen eine höhere Frequenz auf, sofern die Bewegung auf die Schallquelle zu, eine niedrigere, wenn die Bewegung von der Schallquelle weggerichtet ist. Der gemessene Unterschied zwischen Sende- und Empfangsfrequenz wird *Doppler-Frequenz* genannt. Bei einer Sendefrequenz von 5 MHz findet man unter physiologischen und pathologischen Bedingungen Frequenzdifferenzen von 0–20 KHz, d. h. Frequenzen, die vom menschlichen Gehör wahrgenommen werden können.

Die einfachste Auswertung der Frequenzhöhe erfolgt deshalb akustisch über den Lautsprecher. Mit einem einfachen und kostengünstigen Nulldurchgangszähler läßt sich aus allen einlaufenden Ultraschallsignalen die mittlere Doppler-Frequenz messen und aufzeichnen. Die Richtung des Blutflusses kann dabei über die Phasenverschiebung des Doppler-Signals ermittelt werden. Die Auswertemethode ist für laminäre Strömung mit geringer Streuung der Flußgeschwindigkeit im gemessenen Gefäßabschnitt ausreichend, versagt aber häufig, wenn unter pathologischen Bedingungen stark unterschiedliche Strömungsgeschwindigkeiten oder Verwirbelungen mit unterschiedlicher Strömungsrichtung angetroffen werden. Die Objektivierung dieser akustisch meist gut erfaßbaren Veränderungen gelingt am besten mit der *Spektralanalyse*, die eine genaue Differenzierung des Frequenzspektrums und der unterschiedlichen Strömungsrichtungen erlaubt.

Die gemessenen Doppler-Frequenzen verhalten sich proportional zur Strömungsgeschwindigkeit der beschallten korpuskulären Blutbestandteile. Kennt man den Winkel zwischen Beschallungs- und Gefäßachse, beträgt die Strömungsgeschwindigkeit

$$V = \frac{\Delta f \times c}{2 f_0 \times \cos \alpha} \, .$$

V = Strömungsgeschwindigkeit des Blutes (cm/s)
f_0 = Mittelwert der Sendefrequenz in Hertz
c = Schallgeschwindigkeit im Gewebe (cm/s)
Δf = Dopplerverschiebung in Hertz
$\cos \alpha$ = Winkel zwischen Schallachse und Strömungsachse.

2.2 Anatomische und physiologische Voraussetzungen

Die hirnversorgenden Arterien sind mit den verfügbaren Ultraschallgeräten über weite Strecken zwischen ihrem Abgang aus dem Aortenbogen bis in die Hauptstämme der großen basalen Hirnarterien zu verfolgen. Die *A. carotis communis* (ACC) und *interna* (ACI) sind mit der c-w-Doppler-Sonographie und dem Duplex-Verfahren am Hals bis zum Kieferwinkel und intrakraniell bis kurz vor der Teilung *in die A. cerebri media* (ACM) und *anterior* (ACA) darstellbar. Die proximale *A. subclavia* (ASC) sowie die daraus abzweigende *A. vertebralis* (AV) sind in der Fossa supraclavicularis mit dem c-w-Doppler und der Duplex-Sonographie erfaßbar. Im Verlaufsabschnitt zwischen den Querfortsätzen C6 bis C2 kann die AV mit dem Duplex-System, an der Atlasschlinge mit dem c-w-Doppler untersucht werden. Der intrakranielle Anteil der AV und die proximale *A. basilaris* (AB) lassen sich mit der transkraniellen Doppler-Sonographie (TCD) erfassen. Im Unterschied zu den extremitätenversorgten Arterien und zur *A. carotis externa* (ACE) zeigen Strompulskurven hirnversorgender Arterien einen hohen diastolischen Strömungsanteil, bedingt durch den wesentlich niedrigeren Strömungswiderstand des Gehirns. Die diastolische Amplitude des Strömungssignals sollte bei hirnversorgenden Arterien zwischen einem und zwei Drittel des systolischen Wertes liegen, während sie bei Gefäßen mit hohem peripheren Widerstand, wie etwa bei der ACE und der ASC, unter einem Drittel des systolischen Wertes liegt.

Hochgradige Obstruktionen großer hirnversorgender Arterien führen zur Entwicklung von *Umgehungskreisläufen*, die teilweise mittels Ultraschalldiagnostik erfaßbar sind. So können z. B. ausgeprägte Stenosen der ACI vor Abgang der A. ophthalmica eine retrograde Durchströmung der Ophthalmika-Kollaterale über die ACE zur Folge haben, die mit dem c-w-Doppler bei Messung am inneren Augenwinkel und Kompressionsmanövern der versorgenden Externaäste leicht zu erkennen ist. Bei Verschlüssen der proximalen ASC kommt es zu einer Strömungsumkehr in der gleichseitigen AV. Proximale Verschlüsse der AV führen zu einem Umgehungskreislauf, bei dem die distale AV über Äste aus der A. occipitalis oder weiter proximal über zervikale Kollateralen (Tr. thyreocervicalis) gefüllt wird. Die A.-occipitalis-AV-Kollaterale kann mit der c-w-Doppler-Sonographie unterhalb des Mastoids dargestellt und durch Kompressionsmanöver unterbrochen werden. Ein intrakranieller Kollateralfluß über den Circulus arteriosus Willisii ist mit der TCD meßbar; dagegen entziehen sich leptomeningeale Anastomosen zwischen den großen basalen Hirnarterien wegen der ungünstigen Lage zum Schallfenster und wegen ihres geringen Gefäßdurchmessers einer Darstellung.

Wegen der Strömungsabhängigkeit der in der Intensivmedizin eingesetzten Ultraschallverfahren müssen einige untersuchungstechnisch wichtige hämodynamische Prinzipien beachtet werden. Bei direkter Beschallung stenosierter Gefäßabschnitte resultiert erst bei einer Abnahme des Gefäßdurchmessers um ca. 50 % ein Anstieg der Strömungsgeschwindigkeiten mit Anhebung der Doppler-Frequenzen. In Abhängigkeit von der Höhe der im Stenosebereich gemessenen Doppler-Frequenzen, dem Grad der poststenotischen Veränderungen und dem Nachweis von Kollateralsystemen kann das Ausmaß der Gefäßobstruktion zuverlässig bestimmt werden. Liegen über 80 %ige Obstruktionen mit poststenotischem Druckabfall und Reduktion der Strömungsgeschwindigkeit entweder vor oder hinter den doppler-sonographisch beschallbaren Gefäßabschnitten, kommt es zu typischen Veränderungen der Strompulskurven: Bei vorgeschalteten hochgradigen Gefäßobstruktionen führt der Verlust an kinetischer Energie zu einer Abnahme der systolischen und diastolischen Strömungsgeschwindigkeit. Hinter dem Meßbereich gelegene hochgradige Strömungshindernisse führen zunächst zu einer Abnahme der diastolischen Strömungsgeschwindigkeit, höchstgradige außerdem zu einer Erniedrigung der systolischen Strömungsgeschwindigkeit (Abb. 2.1). Das Verhältnis zwischen systolischer, diastolischer und mittlerer Strömungsgeschwindigkeit kann als Maß für die einem Gefäß vor- oder nachgeschaltete Widerstandserhöhung angegeben werden.

Der Widerstandsindex nach Pourcelot $\left(\dfrac{\text{max.-min. Amplit. des Strömungssignals}}{\text{max. Amplit. des Strömungssignals}} \right)$ nimmt bei peripherer Widerstandserhöhung mit abnehmendem diastolischen Fluß zu (Abb. 2.1).

Der Pulsatilitätsindex nach Gosling $\left(\dfrac{\text{max.-min. Amplit. des Strömungssignals}}{\text{mittl. Amplit. des Strömungssignals}} \right)$

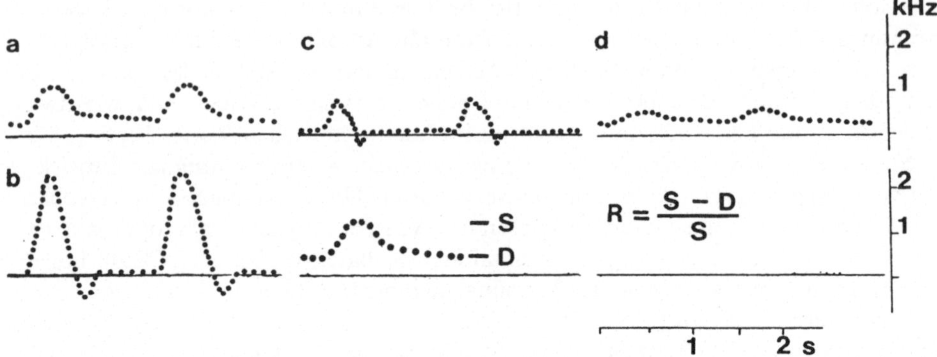

Abb. 2.1. a–d. Normale und pathologisch veränderte Strompulskurven (SPK). **a** Normale SPK in hirnversorgenden Arterien mit niedrigem peripheren Widerstand. **b** Normale SPK in muskelversorgenden Arterien mit hohem peripheren Widerstand. **c** SPK in einer hirnversorgenden Arterie bei nachgeschalteter hochgradiger Widerstandserhöhung. Widerstandsindex R hoch. **d** SPK in einer hirnversorgenden Arterie nach einer hochgradigen vorgeschalteten Obstruktion. Niedriger Widerstandsindex *R*. Der Widerstandsindex *R* (= Pourcelot-Index) errechnet sich nach der dargestellten Formel aus der maximalen systolischen (*S*) und der minimalen diastolischen (*D*) Amplitude der SPK. Beim Gesunden gelten folgende Werte als normal:
A. carotis communis: R = 0,55–0,75;
hirnversorgende Arterie: R < 0,75;
muskelversorgende Arterie: R > 0,75

über einen Herzzyklus sinkt ab, wenn bei vorgeschalteter Widerstandserhöhung zunächst die systolische Spitzengeschwindigkeit abfällt, die diastolischen Werte aber infolge reaktiver peripherer Widerstandsabnahme gleich bleiben.

2.3 Untersuchungsgang

2.3.1 c-w-Doppler-Sonographie

Nach Beschallung der periorbitalen Ophthalmika-Endäste und Ermittlung ihrer Strömungsrichtung durch Kompressionsmanöver wird die ACC supraklavikulär aufgesucht und bis zur Bifurkation verfolgt. Dort werden sowohl die ACI und ACE aufgesucht und entsprechend ihrer Strompulskurvencharakteristika voneinander differenziert. Danach wird die ACI kontinuierlich bis zum Kieferwinkel verfolgt. Die ASC wird in der Fossa supraclavicularis aufgesucht und in ihrem zuführenden und abführenden Schenkel beschallt. Die AV kann an ihrem Abgang etwas medial der ASC und ihrem weiteren Verlauf bis zum Eintritt in die Halswirbelsäule bei C6 etwas lateral und dorsal von der ACC dargestellt werden. Eine Differenzierung von anderen zervikalen Arterien muß über Kompressionsmanöver der AV im Bereich der Atlasschlinge erfolgen. An der Atlasschlinge läßt sich die AV mit ihrem zu- und abführenden Schenkel unterhalb des Mastoids untersuchen. Nicht selten ergeben sich dabei Schwierigkeiten, sofern eine einseitige Gefäßhypoplasie besteht.

Bei der Identifizierung der verschiedenen Arterien muß auf die Form der Strompulskurven, das Verhältnis zwischen systolischem und diastolischem Fluß, die Strömungsrichtung und den Einfluß der Kompressionsmanöver geachtet werden. Insbesondere an der ACC, ACI und A. supratrochlearis ist außerdem der Seitenvergleich von Amplituden und Strompulskurven von diagnostischer Bedeutung.

2.3.2 Transkranielle Doppler-Sonographie (TCD)

Die Aa. cerebri mediae (ACM), anteriores (ACA) und posteriores (ACP) werden von einem knapp über dem Jochbein gelegenen temporalen Schallfenster aus untersucht (Abb. 2.2). Einzelne Äste der ACM sind bereits in einer Tiefe von 3–4 cm beschallbar, der Mediahauptstamm meist in einer Tiefe von 5,5–6,5 cm. In einer Distanz von 6–7 cm trifft man meistens bereits auf den horizontalen Abschnitt der ACA, in der unter physiologischen Bedingungen eine Strömung von der Sonde weg vorliegt. Bei weiterem Vorschieben des Meßbereichs sind in einer Tiefe von 8 cm auch Strömungssignale von der gegenseitigen ACA erkennbar, die auf die Sonde zugerichtet sind. Signale von der ACI erhält man, wenn man in Höhe der intrakraniellen Karotisbifurkation den Schallstrahl etwas nach kaudal richtet. Durch Verschieben des Schallstrahles nach dorsal läßt sich in einer Tiefe von etwa 5,5 cm die ACP beschallen und bis zum Basilariskopf teilweise sogar bis zur Gegenseite verfolgen. Gelegentlich sind Kompressionsmanöver der extrakraniellen Karotiden zur Differenzierung zwischen ACM und ACP notwendig. Eine unzureichende Schalltransmission durch die Tempo-

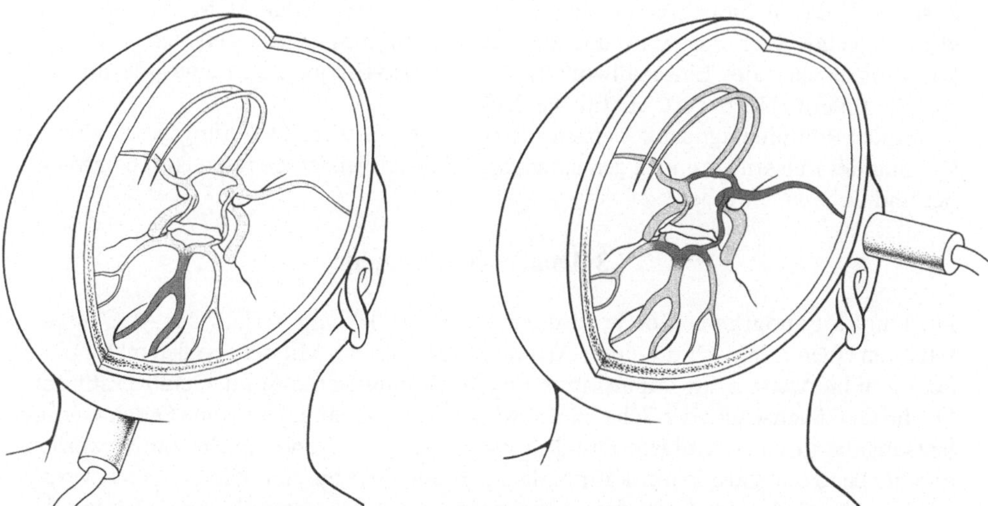

Abb. 2.2. Transkranielle Beschallung der distalen A. vertebralis und der A. basilaris durch das Foramen magnum (*links*). Transkranielle Beschallung der ipsilateralen A. cerebri media, A. cerebri anterior, A. carotis interna, A. cerebri posterior über ein knöchernes Schallfenster in der Temporalschuppe. Zusätzlich können die ipsilaterale A. communicans posterior, die A. communicans anterior und die kontralaterale A. cerebri anterior und A. cerebri posterior dargestellt werden (*rechts*). (Die beschallbaren Gefäßabschnitte sind schwarz eingezeichnet)

Tabelle 2.1. Normwerte für die Strömungsgeschwindigkeiten in den großen basalen Hirnarterien (Mittelwerte aus Angaben verschiedener Autoren)

	systolisch	diastolisch	gemittelt
A. cerebri media	89 + 18	42 + 8	60 + 11 cm/s
A. cerebri anterior	73 + 17	34 + 8,5	50 + 12 cm/s
A. cerebri posterior	55 + 13	27 + 6,5	37 + 9 cm/s
A. vertebralis/basilaris	57 + 14	28 + 7,5	35 + 10 cm/s

ralschuppe ist besonders bei älteren Frauen eine häufige Ursache für fehlende Schallsignale und verhindert die Beschallung bei etwa 30% aller Frauen über 70 Jahre.

Die Schalltransmission durch das Foramen magnum ist weniger problematisch. In einer Tiefe von 4,5 cm wird häufig bereits die AV distal der Atlasschlinge aufgefunden, wobei die Strömungsrichtung von der Sonde weggerichtet ist.

Strömungen auf die Sonde zu, in Tiefen zwischen 5–7 cm, stammen in aller Regel von der hinteren unteren Kleinhirnarterie (PICA). In einer Tiefe von durchschnittlich 9 cm wird die Vereinigungsstelle beider VA zur AB erreicht. Von hier aus ist die AB nicht selten noch über 1–2 cm mit einer von der Sonde weggerichteten Strömung erfaßbar.

Neben der unzureichenden Schalltransmission durch den Knochen sind starke Richtungsänderungen oder Verlagerungen der beschallbaren Hirnbasisarterien sowie intrakranielle Lufteinschlüsse (z. B. nach neurochirurgischen Eingriffen oder Schädel-Hirn-Traumen) Ursachen für eine fehlende Darstellung der großen basalen Hirnarterien.

Wegen des in aller Regel zwischen 0 und 30 Grad liegenden Beschallungswinkels lassen sich die Strömungsgeschwindigkeiten besonders in der ACM, VA und BA, weniger genau auch der ACA und der ACP in cm/s angeben, weil sich in diesem Variationsbereich des Einschallwinkels die Doppler-Frequenzen numerisch nur gering verändern (Normwerte in Tabelle 2.1).

In der Routinediagnostik werden meist nur die mittlere Strömungsgeschwindigkeit und der Pulsatilitätsindex gemessen, die von den meisten Geräten laufend errechnet und angezeigt werden.

2.3.3 Duplex-Sonographie

Die Duplex-Sonographie-Sonde wird zunächst parallel zum Verlauf der ACC aufgesetzt, um einen Längsschnitt dieser Arterie zu bekommen. Mit der gepulsten Doppler-Sonographie werden Strompulskurve und Strömungsrichtung im Gefäß bestimmt. Da die Gefäßachse und der Schalleinfallwinkel bekannt sind, kann eine Geschwindigkeitsangabe in cm/s erfolgen. Durch Verschiebung der Sonde nach kranial werden anschließend die Karotisbifurkation, die ACE und ACI bis zum Kieferwinkel zweidimensional aufgezeichnet und deren Strompulskurven gemessen. Durch Drehung der Schnittbildebene um 90 Grad läßt sich von den genannten Gefäßen eine Querschnittsdarstellung erhalten, die eine komplette morphologische Beurteilung der Gefäßwand erlaubt.

Ausgehend von der Längsschnittdarstellung der ACC wird durch Kippung der Schnittbildebene nach dorsal auf die Wirbelsäule zu die AV zwischen Abgang aus der

ASC und Eintritt in das Foramen transversum bei C6 aufgesucht und von dort aus in den intervertebralen Abschnitten bis C2/3 weiterverfolgt. Auch in der AV kann die Strompulskurve gemessen und in cm/s angegeben werden. Zudem ist eine Messung des Gefäßquerschnittes möglich. (Weitergehende Information vgl. von Reuttern u. Büdingen 1989).

2.4 Indikationen der Ultraschalldiagnostik in der Intensivmedizin

In der Intensivmedizin gibt es drei Indikationsbereiche zur Ultraschalldiagnostik:

1. *Diagnostische Abklärung vaskulärer Hirnerkrankungen* (z. B. Koma bei Verdacht auf Basilaristhrombose, Hemisyndrome bei Hirngefäßerkrankungen, nach Karotisdissektion im Rahmen eines Polytraumas, nach Subarachnoidalblutungen und im Verlauf einer Meningitis).
2. *Erfassung einer sekundären Hirngefäßbeteiligung bei primär nichtneurologischen Erkrankungen* (z. B. Karotis-interna-Verschluß bei Myokardinfarkt oder Aortenbogendissektion, Polymyalgia rheumatica mit Hirnarterienbeteiligung).
3. *Therapiekontrolle und Monitoring* (operative bzw. Lyse-Therapie zerebraler Gefäßstenosen und Verschlüsse, Verschluß einer Sinus-cavernosus-Fistel, Überwachung etwaiger Gefäßspasmen, z. B. nach Subarachnoidalblutung, Feststellung des zerebralen Zirkulationsstillstandes bei eingetretenem Hirntod).

2.4.1 Gefäßverschlüsse und Stenosen im Karotis-Stromgebiet

Verschlüsse des Hauptstammes oder der Hauptäste großer basaler Hirnarterien sowie der extrakraniellen hirnversorgenden Arterien sind überwiegend bedingt durch lokale Gefäßerkrankungen (*In-situ-Thrombose*, am häufigsten auf dem Boden degenerativer und entzündlicher Gefäßwanderkrankungen) oder durch Embolien aus dem Herzen bzw. vorgeschalteten Gefäßabschnitten (*kardio- bzw. arterioarterielle Embolie*). Insbesondere bei kardioarteriellen Embolien ist eine schnelle Rekanalisation initial komplett verschlossener großer Arterien möglich, so daß mit zunehmendem zeitlichen Abstand vom embolischen Ereignis ein normaler Gefäßbefund vorliegen kann (Irino et al. 1977). Deshalb ist bei der Beurteilung dopplersonographischer extra- und intrakranieller Befunde immer auch der zeitliche Abstand zum ischämischen Ereignis zu berücksichtigen.

Extrakranielle Verschlüsse der A. carotis interna können über den Circulus arteriosus Willisii problemlos kollateralisiert werden (Abb. 2.3). Je nach Ausbildung des Circulus arteriosus Willisii und Ausdehnung des extrakraniellen stenosierenden Gefäßprozesses können in der ACM vollkommen normale Strompulskurven ohne Seitendifferenz gefunden werden, aber auch bei unzureichender Kollateralisation, besonders systolisch amplitudengeminderte Strompulskurven mit stark vermindertem Pulsationsindex. Erfolgt die Kollateralisation über die A. communicans anterior (AcoA) findet sich in der ipsilateralen ACA eine retrograde Strömung, in der kontralateralen ACA fallen häufig erhöhte Doppler-Frequenzen auf. Erfolgt die Kollaterali-

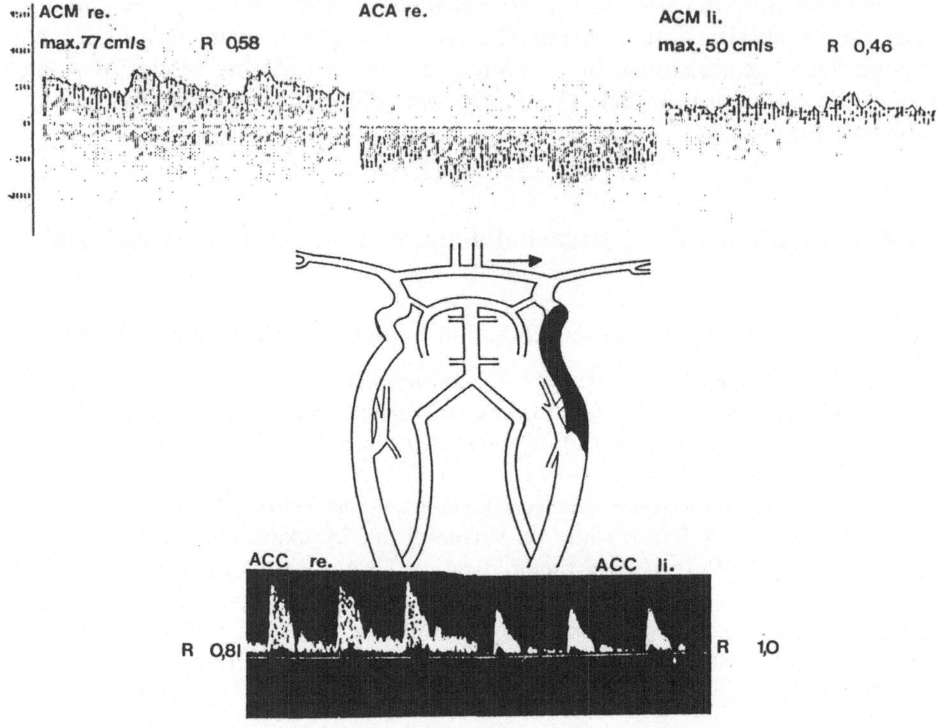

Abb. 2.3. Befunde der extra- und transkranialen Dopplersonographie bei einem linksseitigen Verschluß der A. carotis interna (ACI) *Oben*: Normale Strompulskurve in der A. cerebri media (*ACM*). Daneben erhöhte Strömungsgeschwindigkeiten in der rechten A. cerebri anterior (*ACA*), bedingt durch die kollaterale Mitversorgung der linken ACM, die mit verminderter diastolischer und systolischer Strömungsgeschwindigkeit und vermindertem Widerstandsindex zur Darstellung kommt. *Unten*: Normale Darstellung der A. carotis communis (*ACC*) rechts, links verminderte systolische und fehlende diastolische Strömung, kurze frühdiastolische Stromumkehr und erhöhter Widerstandsindex *R* als Hinweis für eine nachgeschaltete hochgradige Obstruktion der ACI links

sation über die A. communicans posterior (AcoP), kann man in der Regel dorsal der Karotisbifurkation hohe Doppler-Frequenzen mit Strömungsrichtung auf die Sonde zu darstellen. *Mediahauptstammverschlüsse* hingegen führen überwiegend zu schweren und ausgedehnten Hemisyndromen mit hoher Mortalitätsrate (Yoshimoto et al. 1986). Dabei entwickelt sich entweder eine Infarzierung des gesamten Mediaversorgungsgebietes oder nur des Versorgungsgebietes der lentikulostriären, vom Mediahauptstamm entspringenden Arterien, wenn die von der A. cerebri media versorgte Hirnrinde über leptomeningeale Anastomosen ausreichend versorgt werden kann.

Angiographisch lassen sich dann leptomeningeale Anastomosennetze mit der ACP und ACA nachweisen. Extrakranielle dopplersonographische Messungen an der ACC und ACI zeigen bei Mediahauptstammverschlüssen unterschiedliche Befunde. Neben Befunden mit einer Minderung der diastolischen Strömungsgeschwindigkeit und Anstieg des Widerstandsindex in der ipsilateralen ACI, wurden auch normale Strompulskurven festgestellt (von Reuttern et al. 1977). Dies erklärt sich aus der

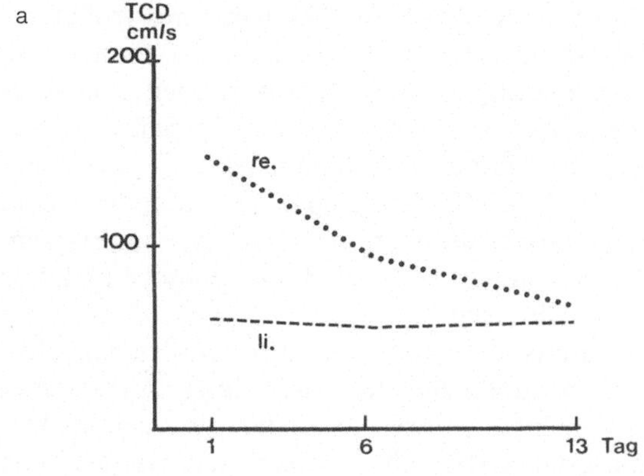

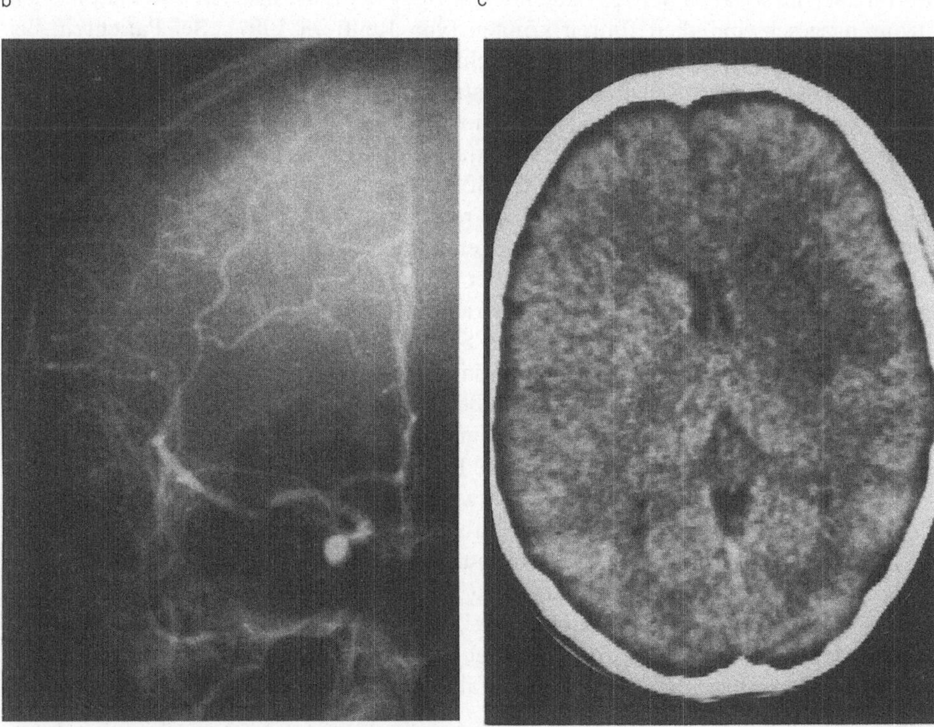

Abb. 2.4. a Rekanalisation einer kardiogenen Embolie in die rechte A. cerebri media (ACM) bei einem 20jährigen Patienten mit echokardiographisch nachgewiesenen Vegetationen an der Mitralklappe. Zum Zeitpunkt der Angiographie konnten in der rechten ACM mittlere Strömungsgeschwindigkeiten bis 150 cm/s nachgewiesen werden. Normalisierung nach 12 Tagen. **b** Die rechtsseitige Karotisangiographie zeigte eine glatt begrenzte hochgradige Lumenverengung im distalen Mediahauptstamm und erweiterte leptomeningeale Anastomosierungen zwischen der A. cerebri anterior (ACA) und der ACM. **c** Im kranialen CT ausgedehnte Ischämiezone rechts in den vorderen Stammganglien und im frontalen Marklager

großen Spannbreite der über die ACA und ACP aktivierbaren Kollateralisationskapazität leptomeningealer Anastomosen. Verschlüsse der ACM können am besten mit der transkraniellen Doppler-Sonographie nachgewiesen werden: Entweder fehlt ein Signal von der ACM oder es zeigt sich ein sog. Stumpfsignal, d. h. ein niedrigamplitudiges auf die Sonde zugerichtetes Strömungssignal, gefolgt von einer kurzen Strömungsumkehr. Kaps et al. (1990) verfolgten den Verlauf von Mediahauptstammverschlüssen und deren Rekanalisation. In der Phase des kompletten Mediahauptstammverschlusses ließen sich in der ACA erhöhte systolische und diastolische Strömungsgeschwindigkeiten nachweisen.

Im Verlauf der Mediahauptstamm-Rekanalisation wurden zunächst als Ausdruck der Teilrekanalisation mit vorübergehender Ausbildung einer Stenosierung starke umschriebene Strömungsbeschleunigungen festgestellt, die sich im Verlauf mehrerer Wochen wieder normalisierten (Abb. 2.4). Differenziert werden müssen derartige Flußgeschwindigkeitszunahmen von einer postischämischen Hyperperfusion des Infarktareals, die sogar in der ACI zu einem Anstieg der diastolischen und systolischen Strömungsgeschwindigkeit führen können (von Reuttern 1987). Bei Patienten, bei denen Verlaufsuntersuchungen vom Verschlußstadium bis zur Rekanalisationsphase möglich sind, ergeben sich keine diagnostischen Schwierigkeiten. Erfolgt die erste intrakranielle Ultraschalluntersuchung jedoch im Stadium der Teilrekanalisation und werden dabei stark erhöhte Doppler-Frequenzen gemessen, so muß differentialdiagnostisch sowohl eine umschriebene Gefäßstenose, bei unklarer Anamnese auch ein Vasospasmus oder eine hämodynamisch relevante arteriovenöse Malformation im entsprechenden Versorgungsgebiet erwogen werden. Kommt es nach einem akuten oder langsam progredienten Verschluß der ACM zu keiner Rekanalisation, sondern zur Entwicklung funktionsfähiger Kollateralen, kann es zu einer orthograden Füllung von Hauptästen der ACM mit normalen Strompulskurven kommen.

In Beschallungstiefen, die dem Mediahauptstamm entsprechen, können dann hochfrequente Signale von Kollateralgefäßen erhalten werden, mit teilweise normaler Strömungsrichtung, was den dopplersonographischen Nachweis des Mediaverschlusses erschwert oder unmöglich macht. Eine Reduktion der Strömungsgeschwindigkeit in der ICA sowie erhöhte Strömungsgeschwindigkeiten in der ACA ipsilateral können dann indirekte Hinweise auf einen Mediahauptstammverschluß geben.

Verschlüsse von Ästen der ACM verlaufen klinisch meist gutartig unter dem Bild einer transitorisch-ischämischen Attacke (TIA) oder eines prolongierten reversiblen ischämischen neurologischen Defizits (PRIND) bzw. nur gering ausgeprägter neurologischer Defektsymptome (Yoshimoto et al. 1986). Dopplersonographisch sind in aller Regel keine hämodynamischen Auffälligkeiten in der ACM oder ACI zu erkennen.

Gefäßverschlüsse kleiner Gefäße, vor allem in lentikulästrären Arterien mit einem Durchmesser von unter 0,5 mm können zu sog. lakunären Infarkten führen, ohne daß dopplersonographisch extra- und intrakranielle Veränderungen meßbar sind.

2.4.2 Vertebrobasiläre Verschlüsse

Verschlüsse kleiner, perforierender Äste der AV und AB, die den Hirnstamm versorgen, führen zu klinisch eindrucksvollen Bildern (z. B. Wallenberg-Syndrom), die allerdings

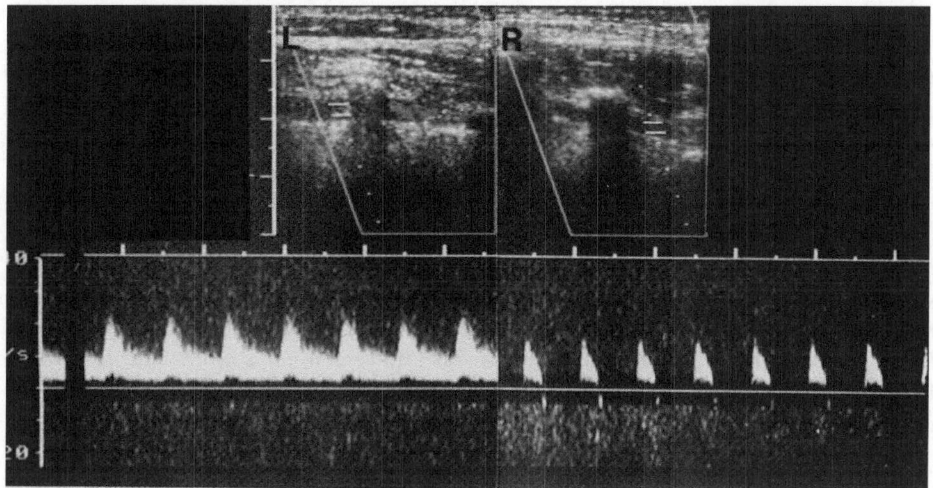

Abb. 2.5. Duplex-Sonographie der A. vertebralis (AV). Extrakranielle Darstellung der AV zwischen C6 und C4 bei einem 68jährigen Patienten mit rechtsseitigem akuten Wallenberg-Syndrom und angiographisch nachgewiesenem Verschluß der rechten AV. *Oben*: B-Bild von der AV mit farbkodierter Darstellung der Strompulskurven (SPK). Links normale Darstellung (rot), rechts fehlend. *Unten*: Gepulste Doppler-Sonographie und Signalverarbeitung mit Hilfe der Spektralanalyse. Links normale SPK, rechts reduzierte maximale systolische Amplitude, frühdiastolische kurze Stromumkehr und fehlende diastolische Strömung

selten intensivmedizinische Bedeutung erreichen. Derartige Gefäßverschlüsse sind dopplersonographisch auch nicht erfaßbar; nicht selten findet man allerdings begleitende Veränderungen an vorgeschalteten Arterien, z. B. beim Wallenberg-Syndrom, einen Verschluß der ipsilateralen AV, der extrakraniell mittels c-w-Doppler- und Duplex-Sonographie erfaßt werden kann (Abb. 2.5).

Verschlüsse von Kleinhirnarterien können hingegen intensivmedizinische Bedeutung erlangen, sofern sich ein raumfordernder Kleinhirninfarkt mit sekundärer Hirnstammkompression ausbildet (Busse u. Laun 1988). Auch hier kann der Verschluß der Kleinhirnarterie nicht direkt nachgewiesen, sondern lediglich eine assoziierte Obstruktion der AV dopplersonographisch erfaßt werden.

Bei einem langstreckigen *Verschluß der AV* können extrakraniell mittels der Doppler-Sonographie keinerlei Signale aus der betroffenen AV erhalten werden. Differentialdiagnostisch muß bei einem solchen Befund an eine Hypoplasie oder Aplasie der AV gedacht werden. Diese Frage läßt sich mit der Duplex-Sonographie, am besten mit der farbkodierten Doppler-Sonographie lösen, bei der die Gefäßwände dargestellt und somit eine Hypoplasie bzw. Aplasie von einem Vertebralisverschluß unterschieden werden können.

Handelt es sich um einen *distalen Vertebralisverschluß*, z. B. in Höhe der Atlasschlinge, kann die proximale Strombahn der AV offen sein; in derartigen Fällen findet man über der AV ein amplitudenschwaches, hirnwärts gerichtetes Strömungssignal ohne diastolischen Strömungsanteil oder eine Pendelströmung (Ringelstein et al. 1983) (Abb. 2.5).

Hämodynamisch relevante *Vertebralis-Abgangsstenosen* können mit der c-w-Doppler-Sonographie, aber auch mit der Duplex-Sonographie direkt dargestellt werden. Findet man in der AV im intervertebralen Verlauf amplitudenschwache Strömungssignale mit niedriger Pulsatilität, die auf eine hämodynamisch relevante, vorgeschaltete Strömungsbehinderung hinweisen (s. Abb. 2.1), muß an einen *proximalen Verschluß der AV* mit Kollateralisation über die Halsarterien gedacht werden.

Ergeben sich ultraschalldiagnostisch Hinweise auf eine beidseitige hämodynamisch hochgradige proximale Vertebralisläsion, so muß differentialdiagnostisch eine hämodynamisch ausgelöste Infarzierung im vertebrobasilären Stromgebiet erwogen werden. In ausgeprägten Fällen besteht dabei eine Pendelströmung in der AB. Wenn sich die beiden Phasen dieser Pendelströmung hämodynamisch die Waage halten, kann angiographisch der Eindruck eines Basilarisverschlusses entstehen. Bei weiter fortschreitendem Druckabfall im vertebrobasilären Stromgebiet resultiert schließlich eine retrograde Strömung in der AB während des gesamten Herzzyklus.

Basilaristhrombosen sind überwiegend mit schweren neurologischen Ausfällen assoziiert, wenngleich auch wiederholt auf günstige Spontanverläufe mit weitgehender Erholung hingewiesen wurde (Caplan 1979).

Lokale arteriosklerotische Gefäßverschlüsse können sich von der distalen AV durch Thrombusapposition in die AB ausdehnen und werden daher vorwiegend im unteren Teil der AB angetroffen. Embolische Verschlüsse hingegen betreffen mehr den oberen Teil der AB („top of the basilar-syndrom"). Bei *kurzstreckigen Verschlüssen* der AB können sich Kollateralnetze über die drei großen Kleinhirnarterien entwickeln. Beispielsweise kann sich bei einem Verschluß im unteren Abschnitt der AB ein Umgehungskreislauf über die aus der distalen AV entspringende A. cerebellaris inferior-posterior (PICA), die ipsilaterale Kleinhirnhemisphäre und die obere Kleinhirnarterie (SCA) ausbilden, wobei letztere eine retrograde Durchströmung aufweist. Bleibt der distale Abschnitt der AB offen, entwickelt sich in der Regel eine retrograde Durchströmung über die AcoA. Bei langstreckigen thrombotischen Verschlüssen der AB fehlen derartige Kollateralnetze. Trotz Entwicklung von Kollateralverbindungen über die Kleinhirnarterien kann die Durchblutung im Bereich der perforierenden medianen und paramedianen Arterien insuffizient bleiben (Archer u. Horenstein 1977).

Entsprechend dieser unterschiedlichen pathophysiologischen Gegebenheiten findet man bei Basilaris-Verschlüssen variable Ultraschallbefunde (Abb. 2.6). Akute Verschlüsse am Basilarisfuß ohne Verschlußprozeß im Bereich der Vertebralarterien führen in beiden AV zu einer Strompulskurve mit systolisch erniedrigten Amplituden und einem fehlenden diastolischen Anteil, teilweise auch zu einem frühdiastolischen Rückstromphänomen. Ein kollateraler Abfluß über die PICA kann dabei teilweise direkt gemessen werden, da die PICA in einer Tiefe von 4–6 cm mit einer zur Sonde gerichteten Strömungsrichtung dargestellt werden kann. Bei günstigen Schallbedingungen läßt sich unter Umständen die oberhalb des Verschlusses kollateral wiedergefüllte AB in Tiefen über 9 cm beschallen, und zwar mit einer retrograden, auf die Sonde zulaufenden Strömung. Bei temporaler Beschallung kann eine zum hinteren Kreislauf gerichtete Strömung in der AcoP gefunden werden.

Abhängig vom Strömungswiderstand in dem über die PICA-versorgten Kollateralnetz sind die beschriebenen Veränderungen in der AV teilweise geringer ausgeprägt. Dasselbe gilt auch für Gefäßverschlüsse in der distalen AB, sofern ein Blutabstrom

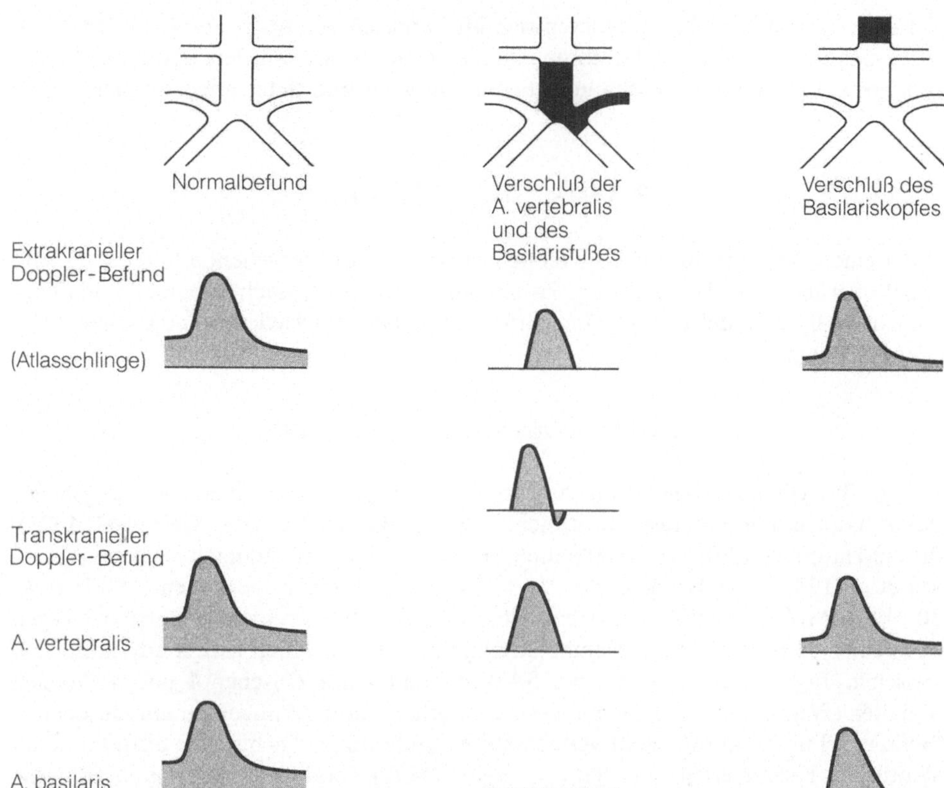

Abb. 2.6. Befunde der transkraniellen und extrakraniellen Doppler-Sonographie bei Verschlüssen im vertebrobasilären Stromgebiet. *Links*: Normalbefund. *Mitte*: Verschluß am Übergang von der A. vertebralis (AV) zur A. basilaris (AB). Extra- und intrakraniell Abnahme der systolischen Amplitude, Verlust der diastolischen Gleichstromkomponente, teilweise auch kurze frühdiastolische Strömungsumkehr. Meist fehlende Darstellung der AB. *Rechts*: Verschluß des Basilariskopfes. Bei erhaltenem Blutabstrom über Kleinhirnarterien unterhalb des Verschlusses können die hämodynamischen Veränderungen in der AV und am Basilarisfuß weniger ausgeprägt sein als in distaleren Abschnitten der AB

über die zerebellären Arterien möglich ist. Auch hier können die hämodynamischen Veränderungen in der AV nur gering ausgeprägt sein. Wegen des variablen Abstandes des Basilarisfußes von der Schallsonde, der Möglichkeit stärkerer Gefäßschlängelung und der interindividuell variablen maximalen Eindringtiefe des Ultraschalls ist eine exakte Verschlußlokalisation häufig schwierig. Zudem kompliziert die Möglichkeit einer dilativen Angiopathie des vertebrobasilären Systems (Megadolichobasilaris) die Beurteilung von Strompulskurven: Auch ohne eine nachgeschaltete Gefäßobstruktion resultiert nämlich aus einer Zunahme des Gefäßquerschnittes eine Minderung der systolisch-diastolischen Strömungsgeschwindigkeit, die ohne Kenntis des Gefäßdurchmessers durchaus mit einem Gefäßverschluß verwechselt werden kann.

Tettenborn et al. (1990) untersuchten die Treffsicherheit der TCD an Patienten mit und ohne angiographisch nachgewiesener Obstruktion im vertebrobasilären Stromgebiet. Die Befunde der TCD erwiesen sich im Vergleich zur Angiographie in 14% als falsch-positiv, in 26% als falsch-negativ. In erster Linie wurden dafür technisch-apparative Probleme in Beschallungstiefen von 9 cm und tiefer angenommen.

2.4.3 Vasospasmen in Hirnarterien

Unter einem Vasospasmus (VSP) versteht man eine vorübergehende Einengung einzelner oder mehrerer Hirnarterien. Prolongierter VSP kann nach Subarachnoidalblutungen (SAB), Schädel-Hirn-Traumen (SHT) und bei bakteriellen Meningoenzephalitiden auftreten.

2.4.3.1 Subarachnoidalblutung (SAB)

Die größte klinische Bedeutung hat der Vasospasmus nach einer SAB wegen der damit assoziierten, verzögert auftretenden ischämischen Defizite (Weir et al. 1978), die ein Hauptgrund für Todesfälle und schwere Behinderungen nach SAB sind (Kassell et al. 1985). Die Inzidenz des Vasospasmus nach einer spontanen SAB beträgt 30–40% (Mohr et al. 1986). Extrem selten wird ein VSP bereits in den ersten 3 Tagen nach einer SAB beobachtet. Gemäß angiographischen Studien tritt er am häufigsten zwischen Tag 4 und 14 nach einer SAB auf und kann zwischen 1 und 4 Wochen anhalten (Weir et al. 1978). Neben vasospastischen Veränderungen an umschriebenen Gefäßabschnitten kommen ausgedehntere Veränderungen bis hin zum diffusen Befall sämtlicher Hirnarterien vor. Sano u. Saito (1978) verglichen die angiographische Ausdehnung des VSP mit hierdurch bedingten Todesfällen und fanden eine schlechtere Prognose bei Patienten mit ausgedehntem Befall. Ein klinisch asymptomatischer VSP ist aus vielen angiographischen Untersuchungen bekannt, wobei die Symptomfreiheit entweder auf einer noch fehlenden hämodynamischen Relevanz oder auf einer Kompensation über das Autoregulationssystem, metabolische Ausgleichsmechanismen (erhöhte Sauerstoffextraktion) und Verfügbarkeit leptomeningealer Kollateralnetze beruht.

Aaslid (1984) beobachtete als erster mit der TCD VSP nach SAB und konnte für die ACM signifikante Korrelationen zu angiographischen Befunden herstellen. Für die ACA war die Korrelation weniger scharf, bedingt durch deren häufig asymmetrische Anlage sowie deren Funktion als Kollateralgefäß. In den ersten 4 Tagen nach der SAB lagen die mittleren Flußgeschwindigkeiten in der ACM durchschnittlich bei 80 cm/s, am Ende der 2. Woche zeigten 82% der Patienten Werte über 120 cm/s und 50% über 160 cm/s.

Die Spitzenwerte wurden meist in den Tagen 12 bis 15 nach der SAB erreicht, wobei Flußgeschwindigkeitsanstiege über 25 cm/s pro Tag meist auch mit hohen Spitzenwerten kombiniert waren. Flußgeschwindigkeiten in der ACM über 200 cm/s führten zu einer Abnahme der Flußgeschwindigkeit in der extrakraniellen ACI als Hinweis für eine intrakranielle Widerstandserhöhung. Seiler et al. (1986) fanden bei 39 Patienten nach SAB in allen Fällen erhöhte Flußgeschwindigkeiten in der ACM zwischen Tag 4 und 10. Spitzengeschwindigkeiten zwischen 120 und 140 cm/s in der ACM führten in keinem Fall zu einem Hirninfarkt, während Werte über 200 cm/s und ein Flußgeschwindigkeitsanstieg um mehr als 25 cm/s pro Tag ein erhöhtes Risiko für einen Hirninfarkt bedeuteten. Patienten mit mittlerer Flußgeschwindigkeit in der ACM über 200 cm/s können aber durchaus auch asymptomatisch bleiben. Bei asymmetrisch gelegenen Aneurysmen werden erhöhte Flußgeschwindigkeiten tendenziell mehr auf der Seite des Aneurysmas gemessen. Nach der 2. Woche resultiert in aller Regel eine allmähliche Abnahme der Flußgeschwindigkeit, und 30 Tage nach Beginn sind meist Werte unter 120 cm/s in der ACM erreicht.

Im Zusammenhang mit einer SAB kann die TCD bei folgenden Fragestellungen eingesetzt werden:

Diagnose einer älteren SAB. Selten kommen Patienten nach SAB verspätet zur stationären Aufnahme, z. B. wenn das initiale Kopfschmerzereignis nicht ernstgenommen wird und sekundär Komplikationen auftreten. Die diagnostische Beurteilung einer derartigen klinischen Konstellation kann bei atypischer Anamnese sowie unspezifischen Liquor- und CCT-Veränderungen schwierig sein. In derartigen Fällen können TCD-Verlaufsuntersuchungen mit Messung deutlich erhöhter mittlerer Strömungsgeschwindigkeiten und einer typischen Verlaufsdynamik wichtige differentialdiagnostische Hinweise liefern.

Festlegung des Angiographie- und Operationszeitpunktes. In Grenzfällen, wenn eine Aneurysmaklippung nach dem 4. Tag erwogen wird, kann eine bis dahin ausbleibende vasospastische Reaktion die Entscheidung zur Angiographie und Operation erleichtern. Bestehen dagegen zu diesem Zeitpunkt deutliche Flußgeschwindigkeitserhöhungen, empfehlen sich TCD-Verlaufsuntersuchungen in Intervallen von 2–3 Tagen. Sobald der Höhepunkt der Flußgeschwindigkeitssteigerung überschritten ist, können die Angiographie und die Operation terminiert werden, da bei abfallender Spasmusintensität an zwei aufeinanderfolgenden Tagen eine weitere Auflösung von VSP eintritt.

Differentialdiagnose von Komplikationen nach SAB. An sekundären Komplikationen nach einer SAB spielen neben dem Vasospasmus der Hydrocephalus aresorptivus oder occlusus und die Nachblutung die Hauptrolle. Allein durch die klinische Untersuchung ist eine zuverlässige Abgrenzung dieser Komplikationen oft nicht möglich. TCD-Verlaufsuntersuchungen zeigen dann richtungsweisende Befunde (Abb. 2.7).

Steuerung der medikamentösen Therapie. Mehrere klinische Studien haben eine Schutzwirkung des Kalziumantagonisten Nimodipin gegen ischämische Defizite nach einer SAB gezeigt. Dieser protektive Effekt konnte in einer vergleichenden Studie von Seiler et al. (1987) nicht nur klinisch, sondern auch dopplersonographisch nachgewiesen werden. In allen Untergruppen (initialer Schweregrad nach Hunt u. Hess, Patienten mit und ohne Entwicklung eines klinischen Vasospasmus, unterschiedliche Ausdehnung und Schwere der SAB im CCT) lagen die mittleren ACM-Flußgeschwindigkeiten in der Nimodipin-behandelten Gruppe unter den Werten der Kontrollgruppe. In einer Dosis-Kontrollstudie fanden Harders u. Gilsbach (1988) höhere mittlere ACM-Flußgeschwindigkeiten in der Gruppe, die eine niedrigere Nimodipindosis erhielt. Die Inzidenz des VSP und der klinische Verlauf blieben allerdings unbeeinflußt. Beim Auftreten eines VSP sollten hypotone Kreislaufregulationsstörungen vermieden und bei ausgeprägten Flußgeschwindigkeitserhöhungen oder klinisch relevanten Veränderungen gegebenenfalls eine arterielle Hypertonie medikamentös induziert werden.

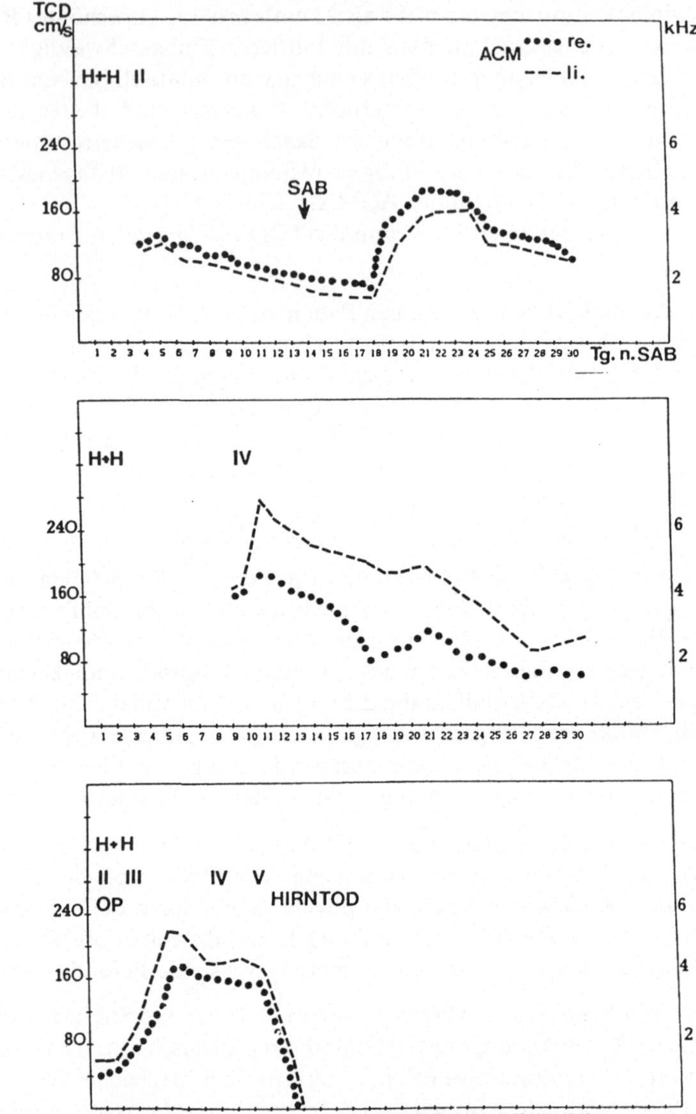

Abb. 2.7 a–c. Vasospasmus nach Subarachnoidalblutung. **2.7.a Oben:** Klinisch asymptomatischer Vasospasmus (VSP) in beiden A. cerebri mediae (ACM) bei einer 45jährigen Patientin mit zweimaliger SAB aus einem Aneurysma der A. communicans anterior. **Mitte:** Symptomatischer, generalisierter VSP mit sehr stark erhöhten Werten in der ACM bei einer 43jährigen Patientin, die erst am 8. Tag nach einer SAB aus einem Basilariskopfaneurysma zur stationären Aufnahme kam (*s. Abb. 2.7b*). Bei der Aufnahme bestand eine globale Aphasie und rechtsseitige Hemiparese. Am 9. Tag entwickelte sich auch eine linksseitige Hemiparese, die Angiographie der A. vertebralis mußte wegen Verschlechterung der Vigilanz abgebrochen werden. Das kraniale CT zeigte links (*s. Abb. 2.7c*), später auch rechts hämorrhagische Territorialinfarkte im Versorgungsgebiet der ACM. Die Pat. mußte voll pflegebedürftig entlassen werden. **Unten:** Symptomatischer, zum Hirntod führender VSP bei einem 30jährigen Patienten mit einer SAB im klinischen Stadium II (nach Hunt u. Hess) bei der Aufnahme am Tag der SAB aus einem Aneurysma der linken A. carotis interna. Nach zunächst unkompliziertem Verlauf nach Aneurysmaclippung am

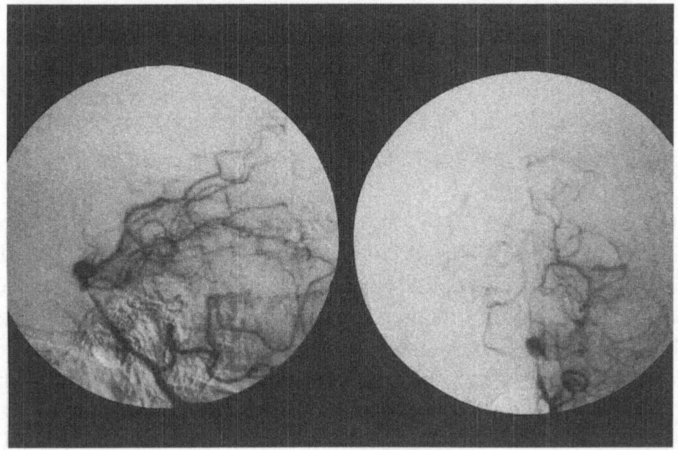

b

1. Tag nach SAB entwickelte der Pat. ab dem 3. Tag eine zunehmende rechtseitige Hemiparese, ab dem 7. Tag auch eine Vigilanzminderung. Im kranialen CT ließ sich ein linksseitiger Territorialinfarkt der ACM mit zunehmender raumfordernder Wirkung nachweisen. Am 13. Tag verstarb der Pat. im Hirntod bei zerebralem Kreislaufstillstand. – Bei allen Patienten wurde von der stationären Aufnahme an eine medikamentöse Behandlung mit Nimodipin durchgeführt

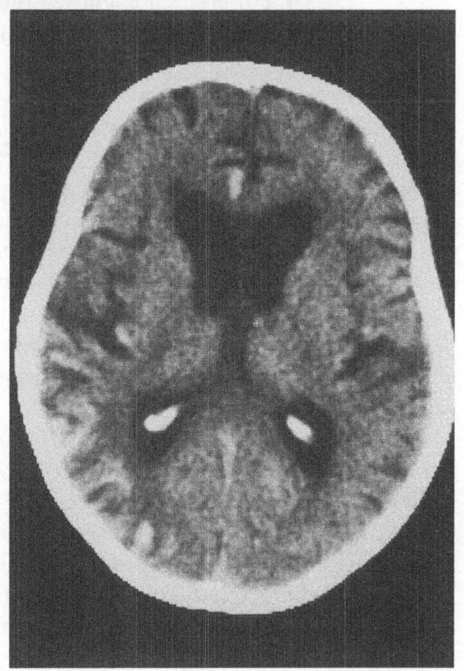

c

2.4.3.2 Vasospasmus bei Meningitis

Verengungen bzw. Verschlüsse großer basaler Hirnarterien sind bei tuberkulöser und eitriger Meningitis aus angiographischen und pathologisch-anatomischen Untersuchungen bekannt (Greitz 1964; Yamashima et al. 1985). Akut auftretende Halbseiten- oder Hirnstammsyndrome im Verlauf einer bakteriellen Meningitis sollten immer auch an eine vasospastische Reaktion denken lassen. Bode u. Harders (1989) fanden bei 3 von 14 Kindern mit bakterieller Meningitis und sekundär aufgetretenen Hirninfarkten starke Flußgeschwindigkeitserhöhungen in den basalen Hirnarterien, in der ACM über 200 cm/s als Hinweise für einen solchen Schädigungsmechanismus.

2.4.3.3 Schädel-Hirn-Traumen

Nach Schädel-Hirn-Traumen (SHT) mit und ohne begleitende subarachnoidale oder subdurale Blutungen sind VSP sowohl in den Hauptstämmen der großen basalen Hirnarterien wie auch in kleineren Ästen im Bereich von Kontusionsherden beobachtet worden, die auch für klinische Verschlechterungen verantwortlich gemacht wurden (Wilkins 1975). In diagnostisch unklaren Fällen können damit Hinweise auf die Ursache einer sekundären klinischen Verschlechterung gewonnen werden.

2.4.3.4 Differentialdiagnose erhöhter Strömungsgeschwindigkeiten in den Hirnarterien

Erhöhte Strömungsgeschwindigkeiten in allen Hirnarterien (Normwerte s. Tabelle 2.1) kommen physiologischerweise bei *jüngeren Erwachsenen* vor und werden auf konstitutionell englumige basale Hirnarterien zurückgeführt. Die mittleren Strömungsgeschwindigkeiten in der ACM liegen dabei meist unter 100 cm/s.

Vor allem bei beatmeten Intensivpatienten mit generalisiert erhöhten Strömungsgeschwindigkeiten muß auch an eine *Hyperkapnie* durch unsachgemäße Beatmung gedacht werden. Legt man eine durchschnittliche Zunahme der Strömungsgeschwindigkeit von 3,5 % pro mmHg pCO_2 zugrunde und als Obergrenze des Autoregulationsbereiches einen pCO_2-Wert von 60 mmHg, so muß theoretisch mit Maximalwerten der mittleren Strömungsgeschwindigkeit bis 120 cm/s in der ACM gerechnet werden.

Umschriebene Zunahmen der Strömungsgeschwindigkeiten im Circulus arteriosus Willisii können bei *extrakraniellen hochgradigen Gefäßobstruktionen* auftreten. Bei Kollateralflüssen über die AcoA zeigt die ACA auf der Stenoseseite eine Strömungsumkehr, in der AcoA sowie der kontralateralen ACA resultiert eine Zunahme der Strömungsgeschwindigkeit, die in der ACA eine Verdoppelung der mittleren Strömungsgeschwindigkeiten erreichen kann (ca. 100 cm/s). Zum Ausschluß einer Fehlinterpretation sollte daher vor jeder intrakraniellen eine extrakranielle Ultraschalluntersuchung der hirnversorgenden Arterien erfolgen. *Arteriovenöse Mißbildungen*, die hämodynamische Relevanz erreichen, führen je nach Ausprägung nur in den zuführenden intrakraniellen, teilweise aber auch in den extrakraniellen Arterien zu einer Zunahme der mittleren Strömungsgeschwindigkeit bei Abnahme des Widerstandsindex.

Lindegaard et al. (1986) fanden dabei mittlere Flußgeschwindigkeiten in den versorgenden Arterien zwischen 75 und 237 cm/s. In diesen Gefäßen konnte eine deutlich verminderte Reaktivität auf Hyperventilation nachgewiesen werden.

Vorbestehende, vor allem arteriosklerotisch bedingte *intrakranielle Gefäßstenosen* mit über 50 %iger Lumeneinengung, die meistens in der distalen ACI und in der proximalen ACM lokalisiert sind, führen zu umschriebenen Strömungsbeschleunigungen und – abhängig vom Stenosegrad – zu poststenotischen Änderungen der Strompulskurve. Für die arteriosklerotischen intrakraniellen Gefäßstenosen, die arteriovenöse Mißbildung und die zu einer Kollateralversorgung beitragenden Gefäße im Circulus arteriosus Willisii gilt, daß der Befund bei kurzfristiger Kontrolle unverändert bleibt und somit durch Verlaufsuntersuchungen von einem Vasospasmus unterschieden werden kann.

Werden basale Hirnarterien im Stadium der Rekanalisation nach einem Verschluß beschallt, können erhöhte mittlere Strömungsgeschwindigkeiten gemessen werden, entweder bedingt durch vorübergehende Ausbildung von Stenosen oder bedingt durch Autoregulationsstörungen im ischämisch geschädigten Versorgungsgebiet. Diese Veränderungen normalisieren sich im Verlauf von einigen Wochen. Werden Patienten erst in diesem Stadium untersucht, kann eine Unterscheidung von einem lokalisierten Vasospasmus bei SAB schwierig sein.

Ultraschalldiagnostik beim Hirntod
siehe Kapitel 7.

Literatur

Aaslid R, Huber P, Nornes H (1984) Evaluation of cerebrovascular spasm with transcranial Doppler ultrasound. J Neurosurg 60: 37–41

Archer CR, Horenstein S (1977) Basilar artery occlusion; clinical and radiological correlation. Stroke 8: 383–390

Bode H, Harders A (1989) Transient stenoses and occlusions of main cerebral arteries in children – diagnosis and control of therapy by transcranial Doppler sonography. Eur J Pediatr 148: 406–411

Busse O, Laun A (1988) Therapie des raumfordernden Kleinhirninfarktes. Aktuel Neurol 15: 6–8

Caplan LR (1979) Occlusion of the vertebral and basilar artery. Follow up analysis of some patients with benign outcome. Stroke 10: 277–282

Greitz T (1964) Angiography in tuberculous meningitis. Acta Radiol 2: 369–378

Harders A, Gilsbach J (1988) Haemodynamic effectiveness of nimodipine on spastic brain vessels after subarachnoid haemorrhage evaluated by the transcranial doppler method. A review of clinical studies. Acta Neurochir (Suppl) 45: 21–28

Irino T, Taneda M, Minami T (1977) Angiographic manifestations in postrecanalized cerebral infarction. Neurology 17: 471–478

Kaps M, Damian MS, Teschendorf U, Dorndorf W (1990) Transcranial doppler ultrasound findings in middle cerebral artery occlusion. Stroke 21: 532–537

Kassell NF, Sasaki T, Colohan AR, Nazar G (1985) Cerebral vasospasm following aneurysmal subarachnoid hemorrhage. Stroke 16: 562–572

Lindegaard KF, Grolimund P, Aaslid R, Nornes H (1986) Evaluation of cerebral AVMs using transcranial doppler ultrasound. J Neurosurg 65: 335–344

Mohr JP, Kistler JP, Zabramski JM, Spetzler RF, Barnett HJM (1986) Intracranial aneurysms. In: Barnett HJM, Mohr JP, Stein BM, Yatsu FM (eds) Stroke pathophysiology, diagnosis, and management, Vol 2. Churchill Livingstone, Edinburgh, New York, pp 643–677

Reuttern GM von (1987) Einsatzmöglichkeiten der Ultraschall-Dopplersonographie hirnversorgender Arterien im Rahmen internistischer Intensivmedizin. Intesivmedizin 24: 2–7

Reuttern GM von, Büdingen HJ (1989) Ultraschalldiagnostik der hirnversorgenden Arterien. Dopplersonographie der extra- und intrakraniellen Arterien, Duplex-Sonographie. Thieme, Stuttgart

Reuttern GM von, Voigt K, Ortega-Suhrkamp E, Büdingen HJ (1977) Dopplersonographische Befunde bei intrakraniellen vaskulären Störungen. Differentialdiagnose zu Obliterationen der extrakraniellen Hirnarterien. Arch Psychiatr Nervenkr 223: 181

Ringelstein EB, Zeumer H, Hündgen R, Meya U (1983) Angiologische und prognostische Beurteilung von Hirnstamminsulten. Klinische, dopplersonographische und neuroradiologische Befunde. Dtsch Med Wochenschr 108: 1625–1631

Sano K, Saito I (1978) Timing and indication for surgery of ruptured intracranial aneurysms with regard to cerebral vasospasm. Acta Neurochir 41: 49

Seiler RW, Grolimund P, Aaslid R, Huber P, Nornes H (1986) Cerebral vasospasm evaluated by transcranial ultrasound correlated with clinical grade and CT-visualized subarachnoid hemorrhage. J Neurosurg 64: 594–600

Seiler RW, Grolimund P, Zurbruegg HR (1987) Evaluation of the calcium-antagonist nimodipine for the prevention of vasospasm after aneurysmal subarachnoid hemorrhage. A prospective transcranial doppler ultrasound study. Acta Neurochir (Wien) 85: 7–16

Tettenborn B, Estol C, DeWitt D, Kraemer G, Pessin M, Caplan L (1990) Accuracy of transcranial doppler in the vertebrobasilar circulation. J Neurol 237: 159

Weir B, Grace M, Hansen J, Rothberg C (1978) Time course of vasospasm in man. J Neurosurg 48: 173–178

Wilkins RH (1975) Intracranial vascular spasm in head injuries. In: Vinken PJ, Bruyn GW (eds) Handbook of clinical neurology, Vol 23. Elsevier, Amsterdam, pp 163–197

Yamashima T, Kashihara K, Ikea K, Kubota T, Yamamoto S (1985) Three phases of cerebral arteriopathy in meningitis: Vasospasm and vasodilatation followed by organic stenosis. Neurosurgery 16: 546–553

Yoshimoto T, Ogawa A, Seki H, Kogure T, Suzuki J (1986) Clinical course of acute middle cerebral artery occlusion. J Neurosurg 65: 326–330

Kapitel 3
Frühe akustisch evozierte Potentiale (FAEP)

B. Riffel, B. Sommer-Edlinger und H. Kroiss

Akustisch evozierte Potentiale (AEP) umfassen die frühen AEP (mit Latenzen bis 10 ms), die AEP mittlerer Latenz (10–50 ms) und die späten Komponenten der AEP (50–1000 ms). In der Intensivmedizin werden vorwiegend die frühen AEP (FAEP) abgeleitet und bewertet, da der Pharmaka-Einfluß auf die FAEP gering ist und diese damit unter den therapeutischen Bedingungen der Intensivmedizin aussagekräftig bleiben (s. 3.3.2). Die FAEP werden im Bereich der Hörbahn generiert (s. 3.3.1). Die neuralen Elemente der Hörbahn umfassen die Cochlea, den VIII. Hirnnerven mit Eintritt in den Hirnstamm an der pontomedullären Übergangszone, das Cochlearis-Kerngebiet im unteren Pons, den oberen Olivenkern, die Kerne und Bahnen des lateralen Lemniskus im mittleren und oberen Pons, die unteren Vierhügel im Mittelhirn und das Corpus geniculatum mediale im Thalamus. Alle diese Strukturen sind in ein relativ kleines Areal zusammengedrängt: So beträgt die Distanz zwischen der Eintrittsstelle des VIII. Hirnnerven in den Hirnstamm und den unteren Vierhügeln nur 2,5–4 cm (Chiappa 1990). Die FAEP bieten einen Einblick in die „physiologische Anatomie" der Hörbahn und angrenzender Strukturen (Chiappa 1990), wobei Veränderungen der FAEP meist nur lokalisatorische, aber keine ätiologischen Rückschlüsse zulassen. Die Indikation zur Ableitung der FAEP ergibt sich bei Verdacht auf Erkrankungen der Cochlea, des Hörnerven und des Hirnstamms. Im intensivmedizinischen Bereich sind dies primäre Hirnstammläsionen (z.B. Blutungen, ischämische Insulte und Tumoren), sekundäre Hirnstammläsionen und den Hirnstamm mitbetreffende Erkrankungen (z.B. Schädel-Hirn-Traumata, supratentorielle Blutungen und andere primär supratentorielle Prozesse, entzündliche Hirnerkrankungen sowie toxische und metabolische Enzephalopathien). Bei bakteriellen Meningoencephalitiden ist besonders das Monitoring der Hörfunktion wichtig, da sowohl die Grunderkrankung als auch deren Therapie (ototoxische Antibiotika) zu einer Störung der Hörfunktion führen können. Schließlich werden die FAEP bei Eingriffen in der hinteren Schädelgrube und bei Eingriffen der interventionellen Neuroradiologie im Hirnstammbereich zum Monitoring eingesetzt.

3.1 Übersicht und Indikationen

3.1.1 Primäre Hirnstammläsionen (Tabelle 3.1)

Die Methode der FAEP kann bei verschiedenen primären Hirnstammläsionen Anwendung finden. Bei *Hirnstammblutungen* sind die bildgebenden Verfahren den FAEP

Tabelle 3.1. Indikation zur Ableitung der FAEP bei primären Hirnstammläsionen

Hirnstammblutungen	In der *Topodiagnostik* ergänzen FAEP die bildgebenden Verfahren und ermöglichen, das Ausmaß der Funktionsstörung abzuschätzen. Zur *Verlaufskontrolle* und in der Abschätzung der *Prognose* sind FAEP wichtig: Ein progredienter, bilateraler Wellenverlust V–III ist prognostisch infaust
Hirnstamminfarkt	FAEP sind wichtig für *Topodiagnostik*, *Verlaufskontrolle* und *Prognose*. Bildgebende Verfahren sind oft unzuverlässig, wohingegen mittels der FAEP häufig der Nachweis und die Lokalisation des Infarktes gelingt (Schädigung dorsolateral im Bereich der Brückenhaube: Veränderung ab Welle III-Läsion pontomedullär; Veränderung ab Welle V-Läsion rostraler Pons). Normale FAEP sprechen für einen stabilen klinischen Verlauf; je deformierter die FAEP, desto ungünstiger ist die Prognose (cave: FAEP-Veränderungen I–V bei Durchblutungsstörungen der A. labyrinthi)
Hirnstammtumoren	FAEP können zu *Verlaufskontrollen* eingesetzt werden

in der Topodiagnostik überlegen. Allerdings ermöglichen die FAEP, den Funktionsausfall des Hirnstammes abzuschätzen und ergänzen dabei die neurologische Untersuchung; sie sind zu problemlosen Verlaufskontrollen geeignet und helfen in der Abschätzung der Prognose. Bei *Hirnstammischämien* ist insbesondere das Schädel-Computertomogramm wenig zuverlässig, was sowohl für die Akutphase als auch für Verlaufsuntersuchungen gilt (Campbell et al. 1978; Hinshaw et al. 1980; Kingsley et al. 1980). Die Kernspintomographie liefert zuverlässigere Ergebnisse, ist aber nicht überall verfügbar und bei bewußtseinsgestörten Patienten problematisch. Mit Hilfe der FAEP gelingt es häufig, eine ischämische Funktionsstörung im Hirnstamm nachzuweisen und die Läsion zu lokalisieren. Immerhin bei einem Viertel der Patienten weisen die FAEP auf Läsionsareale hin, die sich bei der klinisch-neurologischen Untersuchung nicht unmittelbar erschließen (Faught u. Oh 1985). Im weiteren eignen sich die FAEP zu Verlaufskontrollen und zur Abschätzung der Prognose: Je deformierter die FAEP, desto schlechter ist die Prognose, während normale FAEP für einen problemlosen Verlauf des Hirnstamminfarktes sprechen (Stern et al. 1982; Morocutti et al. 1985).

Hirnstammtumoren, die eine intensivmedizinische Betreuung notwendig machen, brauchen zur Diagnostik in der Regel keine FAEP. Die FAEP sind eher zum Screening bei blanden und unspezifischen Symptomen geeignet (Maurer et al. 1988). Im intensivmedizinischen Bereich können die FAEP bei Hirnstammtumoren zu Verlaufskontrollen dienen, ohne allerdings wesentlichen Einfluß auf das weitere therapeutische Vorgehen zu gewinnen (Morris et al. 1989).

3.1.2 Sekundäre Hirnstammläsionen und den Hirnstamm mitbetreffende Erkrankungen (Tabelle 3.2)

Bei Erkrankungen, die primär den Hirnstamm häufig verschonen (Schädel-Hirn-Trauma, supratentorielle Blutung, Subarachnoidalblutung, supratentorieller Infarkt,

Tabelle 3.2. Indikation zur Ableitung der FAEP bei sekundären Hirnstammläsionen und den Hirnstamm mitbetreffenden Erkrankungen

Schädel-Hirn-Trauma, supratentorielle Blutungen, Subarachnoidalblutungen	In der *Topodiagnostik* ergänzen FAEP die bildgebenden Verfahren und können gegebenenfalls eine Einbeziehung des Hirnstammes in die Schädigung nachweisen. Zur *Verlaufskontrolle* und *Prognosenstellung* sind FAEP besonders beim drohenden ungünstigen Verlauf wichtig: Im Verlauf fehlende Wellen V (oder mehr fehlende Wellen) sind prognostisch infaust. Normale FAEP können demgegenüber einen günstigen Verlauf nicht garantieren
Supratentorielle Infarkte	Zur *Verlaufskontrolle* und *Prognosenstellung* beim großen raumfordernden Infarkt und drohendem ungünstigen Verlauf wichtig: FAEP-Veränderungen können eine sekundäre Hirnstammbeeinträchtigung als Frühwarnmethode anzeigen
Supratentorielle Tumoren	FAEP können zu *Verlaufskontrollen* eingesetzt werden
Globale hypoxische Hirnschädigung	Zur *Verlaufskontrolle* und *Prognosenstellung* bei drohendem ungünstigen Verlauf: Fehlende FAEP-Wellen (III-V) sind prognostisch infaust. Verlust aller Wellen kann im Einzelfall durch isolierte anoxische Läsion der Cochlea erklärt werden. Normale FAEP sind häufig und sagen eine gute Prognose nicht zuverlässig voraus
Entzündliche Hirnerkrankungen	FAEP können bei ungünstigem Verlauf eine subkortikale enzephalitische Komponente objektivieren. Der Beitrag der FAEP zur *Prognosenstellung* ist fraglich. FAEP dienen der *Überwachung der Hörfunktion* und der Feststellung eines Hörschadens
Toxische Enzephalopathie, metabolische Enzephalopathie	Normale FAEP (häufigster Befund bei toxischen und metabolischen Enzephalopathien) weisen beim komatösen Patienten auf die *Diagnose* hin und schließen bei Intoxikationen den Hirntod aus

supratentorieller Tumor, globale hypoxische Hirnschädigung usw.) sind die FAEP meist normal und reflektieren somit die Integrität des Hirnstammes. Bei ungünstigem Verlauf und rostrokaudaler Schädigungsprogression können die FAEP zum Monitoring der Hirnstammfunktion eingesetzt werden (Abb. 3.1 und 3.2). Dies ist besonders hilfreich bei Patienten, z. B. nach Schädel-Hirn-Trauma, deren klinischer Status durch Pharmaka-Einflüsse nicht hinreichend beurteilbar ist. Ein progredienter Verlust der Wellen V, IV und schließlich III ist prognostisch infaust. In manchen Fällen (z. B. beim Schädel-Hirn-Trauma und bei entzündlichen Erkrankungen) weisen die FAEP auch auf eine begleitende periphere Läsion (Hörorgane oder N. acusticus) hin, sofern bereits ein Ausfall oder eine pathologische Erniedrigung und/oder Verzögerung der Welle I nachweisbar ist. Sind ein Schädel-Hirn-Trauma, umschriebene supratentorielle Prozesse, eine globale hypoxische Hirnschädigung sowie eine Meningoenzephalitis ausgeschlossen, weisen normale FAEP bei komatösen Patienten auf eine toxische bzw. metabolische Ursache hin. Obwohl z. B. bei einer Intoxikation sämtliche Hirnstammreflexe ausgefallen sein können, sind die FAEP meist normal und belegen so die Intaktheit des Hirnstammes.

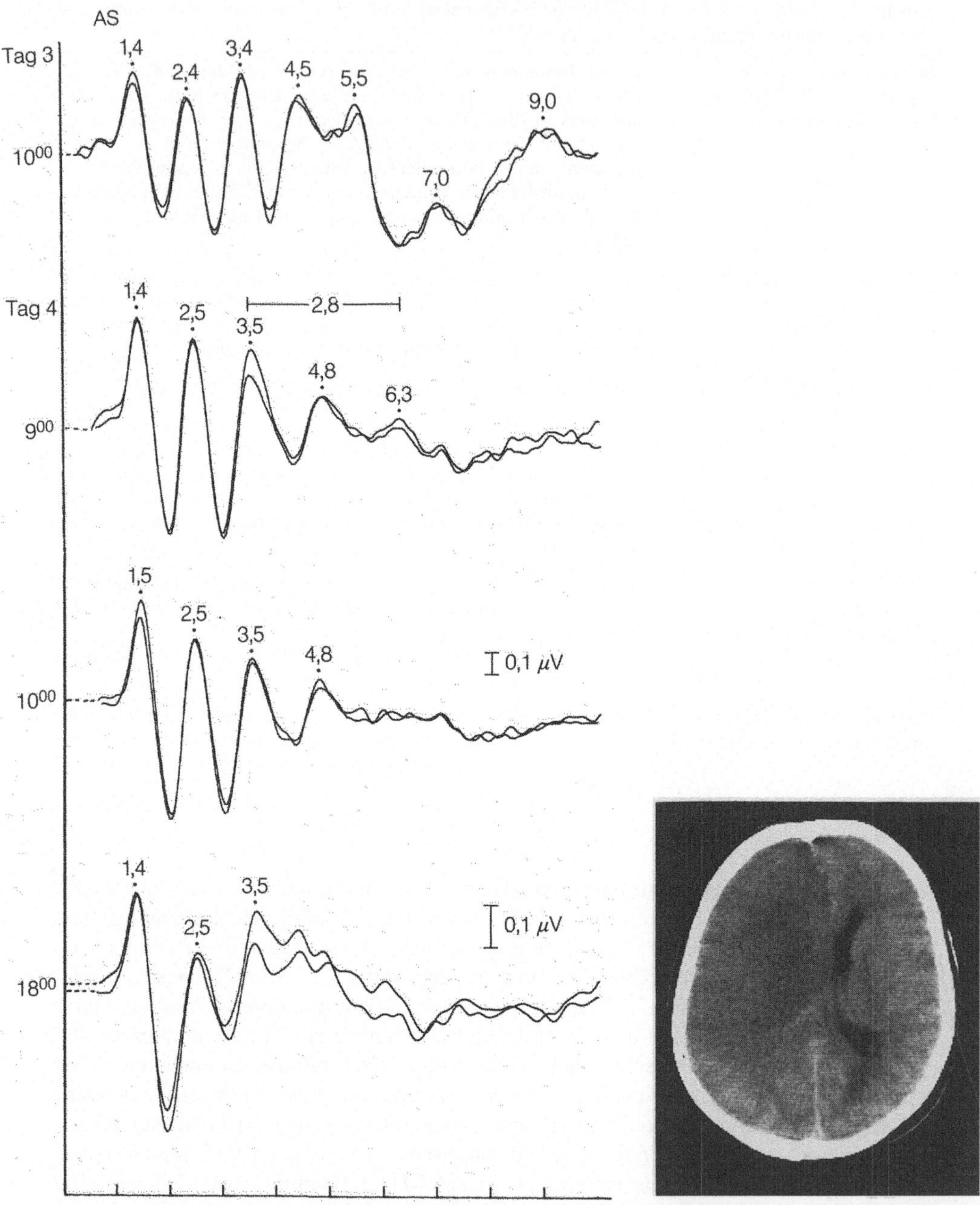

Abb. 3.1. Progredienter Hirnstammausfall bei zunehmender supratentorieller Raumforderung mit Einklemmung. Die FAEP sind zunächst normal, bei Kontrolluntersuchungen zeigt sich eine Verzögerung und Amplitudenminderung der Wellen IV und V, schließlich deren Ausfall (Gegenseite identischer Befund). Das Schädel-CT am 2. Tag zeigt einen großen raumfordernden Media-Infarkt links. 37jährige Patientin mit akut aufgetretener schwerer Hemiparese rechts; am 3. Tag Entwicklung eines Mittelhirnsyndromes, am 4. Tag Bulbärhirnsyndrom. Verstorben am 5. Tag

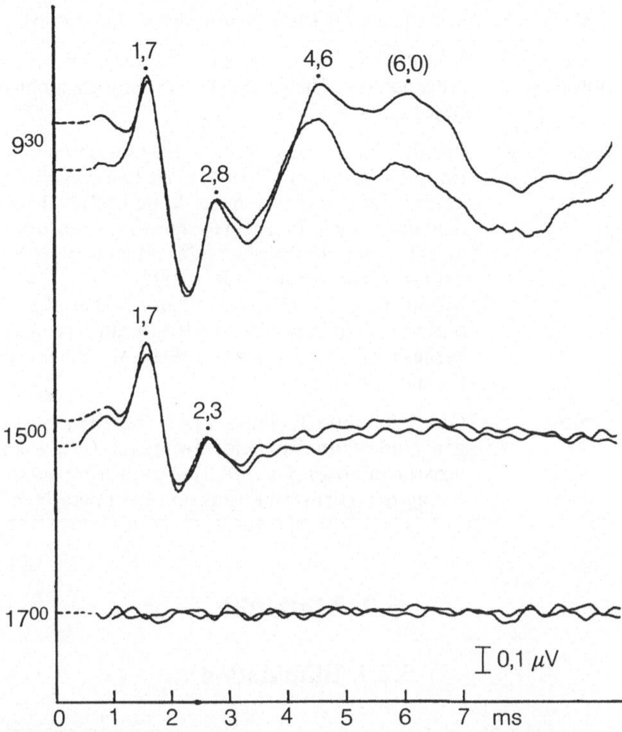

Abb. 3.2. Progredienter Hirnstammausfall. Die FAEP zeigen eine erhebliche Verzögerung der Welle III und Deformierung späterer Wellen (Gegenseite identischer Befund). Bei der Kontrolluntersuchung 5 ½ h später fehlen die Welle III und die nachfolgenden Wellen, nach weiteren 2 h fehlen alle Wellen. 59jähriger Patient mit links-okzipitaler Massenblutung und Eintrübung im Verlauf. Bei der Untersuchung um 9.30 Uhr klinisch Bulbärhirnsyndrom, ab 15.00 Uhr Hirntod

3.1.3 Monitoring (Tabelle 3.3)

Das Monitoring der Hörfunktion ist sinnvoll bei der Gabe potentiell ototoxischer Antibiotika. Auch bei operativen Eingriffen im Bereich der hinteren Schädelgrube und bei Eingriffen der interventionellen Neuroradiologie eignen sich die FAEP zur Überwachung. Erhaltene FAEP sind ein guter Indikator für ein postoperativ intaktes Hörvermögen, während bei Veränderungen der Welle V (bis hin zu deren Ausfall) in etwa der Hälfte der Patienten mit einer postoperativen Taubheit zu rechnen ist. Bei einem Ausfall aller Wellen ist eine postoperative Taubheit in fast allen Fällen (83–100%) zu erwarten (Ojemann et al. 1984; Nuwer 1986).

Die Ableitung der FAEP der Gegenseite bei einseitigen Operationen am N. acusticus und bei hörnervfernen Operationen sowie bei Eingriffen der interventionellen Neuroradiologie kann zur Überwachung der Hirnstammfunktion eingesetzt werden (Nuwer 1986).

Tabelle 3.3. Indikation zum Monitoring mittels der FAEP

Therapie mit potentiell ototoxischen Antibiotika	FAEP-Veränderungen sind Alarmsignale und sprechen für den Abbruch der Therapie bzw. den Einsatz nicht-ototoxischer Antibiotika
Intraoperatives Monitoring	Monitoring der *Hörfunktion* bei Operationen an Akustikusneurinomen, anderen Kleinhirnbrückenwinkeltumoren, mikrovaskulärer Dekompression des V. und VII. Hirnnerven. Dabei bedeuten normale FAEP: Hörvermögen postoperativ in der Regel intakt; fehlende Welle V: Hörverlust in $50-85\%$; fehlende Wellen I–V: Hörverlust in $83-100\%$. Monitoring der *Hirnstammfunktion* bei allen Operationen der hinteren Schädelgrube: FAEP-Veränderungen (Amplitude der Welle $V < 70\%$, Latenz der Welle $V > 0,5$ ms) sind Warnsignale für den Chirurgen
Interventionelle Neuroradiologie	Okkludierende Techniken (z. B. bei arteriovenösen Mißbildungen) und rekanalisierende Techniken (z. B. lokale Lyse bei Basilaristhrombose). Das FAEP-Monitoring entspricht dem Monitoring der Hirnstammfunktion bei operativen Eingriffen.

3.2 Methodik

3.2.1 Stimulation

Die Stimulation erfolgt über elektromagnetisch abgeschirmte Kopfhörer monaural mit alternierenden Klickreizen. Die Dauer der Klicks beträgt 0,1 ms, die Stimulationsfrequenz besitzt eine ungerade Wiederholungsrate mit z. B. 11,3/s, und das kontralaterale Ohr wird mit weißem Rauschen von 55 dB vertäubt. Bei bewußtlosen Patienten wird generell eine überschwellige Reizintensität von 95 dB eingesetzt, da eine Ermittlung der Hörschwelle nicht möglich ist. Eine zusätzliche binaurale Beschallung kann zur besseren Erkennung der im Hirnstamm generierten Komponenten vorgenommen werden, da die Amplituden nach binauraler Reizung signifikant höher sind als nach monauraler Stimulation (Starr u. Achor 1975; van Olphen et al. 1978; Ainslie u. Boston 1980); dies gilt insbesondere, wenn Schwierigkeiten in der Identifikation oder Ausmessung des IV/V-Komplexes bestehen, da dieser dadurch um 50–100% erhöht werden kann (Zöllner u. Karnahl 1977).

Bei Verletzungen im Bereich des äußeren Ohres und des Schädels ist darauf zu achten, daß die Kopfhörer den Ohrbereich gut abdichten, um die Reizintensität zu erhalten und externe akustische Einflüsse zu vermeiden. Beim intraoperativen Monitoring können Ohrstöpsel vorteilhaft sein.

3.2.2 Ableitungstechnik

Bei bewußtlosen Patienten erfolgt die Ableitung meist mittels Nadelelektroden (z. B. aus Platin, Typ Disa 25 C04), welche den Vorteil des festen Sitzes, des geringen Übergangswiderstandes und des geringen Zeitbedarfes der Plazierung haben. Die Nadelelektroden werden subkutan im äußeren Gehörgang und über dem Vertex (C_z)

plaziert. Beim komatösen Patienten sind Nadelelektroden mit Sitz im äußeren Gehörgang zu verwenden (Abb. 3.3); im flachen Koma oder postoperativen Aufwachstadium ist es aufgrund der Schmerzhaftigkeit ratsam, die Nadelelektroden über dem Mastoid anzubringen. Bei ausgeprägter Schmerzwahrnehmung bzw. -reaktion sind Oberflächenelektroden anzuwenden. Sowohl bei Nadelelektroden als auch bei Oberflächenelektroden mit Sitz über dem Mastoid ist dies im Protokoll festzuhalten und in der Auswertung (s. 3.3.4) zu berücksichtigen, da die Position der Ableiteelektroden die relativen Amplituden der FAEP beeinflußt (Sohmer u. Feinmesser 1973).

Zur Beurteilung der Verhältnisse im äußeren Gehörgang ist bei jedem Patienten eine otoskopische Untersuchung notwendig. So kann das Anlegen der Nadelelektroden durch unübersichtliche Verhältnisse, wie z. B. Blut im Bereich des äußeren Gehörganges, erschwert sein; ein Anbringen der Nadel ist dennoch meist möglich, jedoch sollte dies bei der Auswertung ebenso wie eine anamnestisch zu eruierende vorbestehende periphere Hörstörung berücksichtigt werden. Nach Schädel-Hirn-Traumata und neurochirurgischen Operationen können die Schädelknochen im Bereich des Scheitels defekt und durch Naht- und Verbandmaterial bedeckt sein; da die FAEP eine gleichmäßige Repräsentanz an der Schädeloberfläche aufweisen, ist auch eine Ableitung an der Stirn möglich (Maurer 1987). Die Ableitung erfolgt ipsilateral zur Seite der Stimulation, wobei sich bei erschwerter Darstellung des IV/V-Komplexes eine zusätzliche kontralaterale Ableitung empfiehlt, was von manchen Autoren routinemäßig durchgeführt wird (Mizrah et al. 1983). Die Obergrenze des Elektrodenwiderstandes sollte 5 kΩ betragen. Die Aufzeichnung der FAEP erfolgt über eine

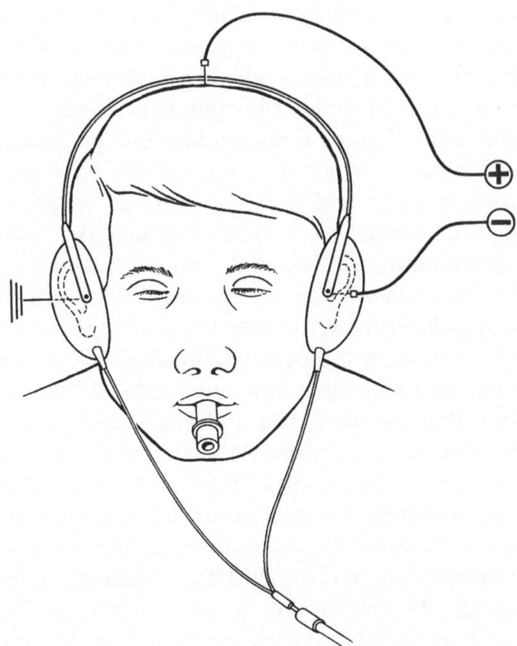

Abb. 3.3. Ableitung der FAEP mit subkutaner Plazierung von Nadelelektroden im äußeren Gehörgang und über dem Vertex

Zeitspanne von 10 ms nach Reizbeginn, bei einer Frequenzbandbreite von 150–3000 Hz. Für jede Seite werden 2000 Reizantworten summiert, wobei jede Messung einmal, wenn erforderlich mehrmals, wiederholt wird. Die Sensitivität wird zunächst auf 10 mcV/Div eingestellt; bei starker Artefakteinstreuung werden 25 und ggf. 50 mcV gewählt. Der Averager sollte eine automatische Artefaktunterdrückung besitzen, welche gerade im Intensivbereich zur Ausschaltung intermittierender Artefakte hilfreich ist. Die Reizantworten werden superponiert ausgeschrieben und möglichst auf einer Diskette gespeichert.

3.2.3 Probleme der Ableitung in der Intensivmedizin

Die Messung der FAEP bei neurologischen Intensivpatienten sollte prinzipiell auf der Intensivstation erfolgen, da ein Transport für den Patienten eine potentielle Gefahr und für das Personal erheblichen Aufwand bedeutet. Allerdings müssen hierbei verschiedene Störfaktoren berücksichtigt werden: Die durch Arbeiten des Personals am Intensivbett bedingte Unruhe kann durch rechtzeitige Absprache häufig während der Zeit der Messung der evozierten Potentiale reduziert werden, indem das Pflege- bzw. Arztpersonal entsprechende Tätigkeiten außerhalb der Meßzeit durchführt. Bei der Ableitung der FAEP wird man wegen des hohen Verstärkungsfaktors mit Wechselstrom und Magnetfeldeinflüssen konfrontiert; deshalb empfiehlt es sich, zur Vermeidung von Artefakten möglichst viele Überwachungs- und sonstige Geräte nach erfolgter Anbringung der Elektroden während der Zeit der Ableitung auszuschalten. Dabei ist nicht nur an Geräte in unmittelbarer Nähe des Patienten wie EKG, Monitor, Temperatur- und Hirndrucksonde, Beatmungsgerät und Heizdecke zu denken, sondern auch an Störfaktoren im gleichen oder einem benachbarten Raum, wie z.B. eingeschaltete Lampen. Zu Beginn der Messung der evozierten Potentiale muß die Körperkerntemperatur des Patienten dokumentiert und ggf. durch Einschalten einer Heizdecke (vor der Ableitung!) angehoben werden. Da diese jedoch auch zur Artefakteinstreuung beitragen kann und mehrere Stunden vergehen können, bis eine Erwärmung um z.B. 2 °C erreicht ist, empfiehlt es sich, die Temperatur bereits vor Anlegen der Elektroden zu überprüfen und den Ableitezeitpunkt ggf. zu verschieben. Bei motorisch unruhigen Patienten ist darauf zu achten, daß die Elektrodenkabel locker zwischen Reizapparatur und Patienten liegen und genügend Spielraum bezüglich der Kabellänge bei evtl. Kopfbewegungen besteht, da es sonst zu einem Lockern oder gar Herausziehen der Elektroden kommen kann. Bei der Ableitung sollten die Elektrodenkabel nicht übereinanderliegen und auch nicht angefaßt werden. Prinzipiell sollte vor jeder Ableitung der Kopf des Patienten (z.B. mit zwei Kopfkissen) stabilisiert und so gelagert werden, daß Hals- und Nackenmuskulatur möglichst entspannt sind. Ist die Messung der evozierten Potentiale durch psychomotorische Unruhe oder muskuläre Verspannung beeinträchtigt oder unmöglich, so erfolgt eine Sedierung (z.B. mit einem kurz wirksamen Benzodiazepin wie Midozolam).

Grundvoraussetzung für eine artefaktarme Ableitung ist sorgfältiges Arbeiten unter Beachtung der oben angeführten Probleme sowie ein detailliertes Protokollieren von Reizparametern, Ableiteorten, Verstärker- und Filtereinstellung. Die Dauer der Messung der FAEP beträgt ca. 20–30 min.

3.3 Auswertung

3.3.1 Wellen I–VII (Generatoren)

Bei den von der Kopfhaut als AEP ableitbaren Potentialen handelt es sich um sog.
Far-field-Potentiale, deren Generatoren subkortikale Strukturen der Hörbahn sind
und teils innerhalb, teils außerhalb des Hirnstammes liegen (Abb. 3.4). Welle I wird
im distalen, Welle II im proximalen Abschnitt des N. acusticus generiert (Hashimoto
et al. 1981; Moeller et al. 1981; Moeller u. Jannetta 1982, 1983; Scherg u. von Cramon
1985; Stöhr et al. 1986; Curio et al. 1987; Ganes u. Lundar 1988; Moeller et al. 1988).
Die Generatorstrukturen von Welle III liegen im Bereich des unteren Pons in der
oberen Olive. Die topische Zuordnung der Wellen IV und V ist noch strittig; wahrscheinlich werden sie im Lemniscus lateralis bzw. im Bereich unterhalb der Colliculi
inferiores generiert (Levine 1981; Scherg u. von Cramon 1985; Caird u. Klinke 1987).

Die Entstehung der Welle VI in oder vor dem Corpus geniculatum mediale im
Thalamus ist wahrscheinlich (Stockard u. Rossiter 1977; Hashimoto et al. 1981;
Fischer et al. 1982). Der Generator der Welle VII wird von den meisten Autoren im
Thalamus oder eher rostral davon im Bereich der thalamokortikalen Bahn (Radiatio

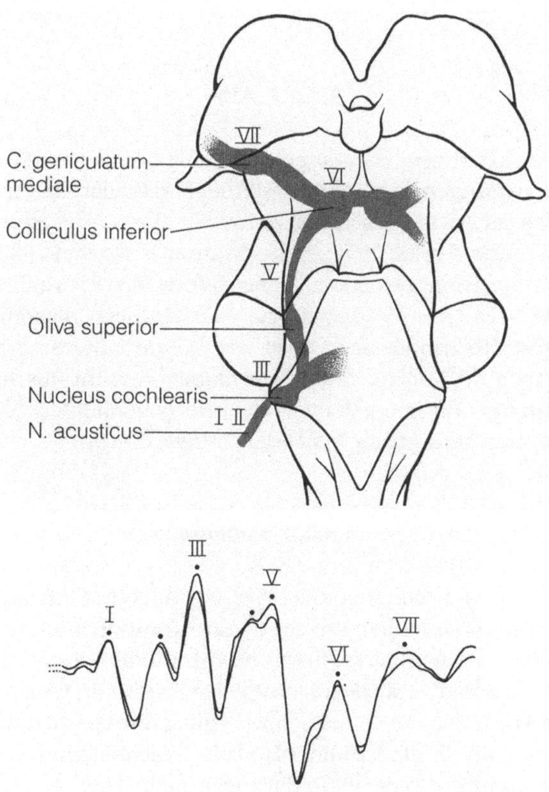

Abb. 3.4. Generatoren der FAEP-Wellen I–VII

acustica) vermutet (Stockard u. Rossiter 1977); eine Beteiligung weiterer Strukturen kann dabei nicht ausgeschlossen werden (Moeller u. Jannetta 1982, 1983).

Zusammenfassend werden die Wellen I und II außerhalb des Hirnstammes, Welle III auf bulbopontinem Niveau, der IV/V-Komplex im Bereich der oberen Brücke und die Wellen VI und VII in mesodienzephalen Abschnitten der Hörbahn generiert.

3.3.2 Krankheitsunabhängige Einflußgrößen auf die FAEP

3.3.2.1 Geschlecht

In der weiblichen Population unterhalb von 40 Jahren findet sich im Vergleich zur männlichen ein signifikanter Unterschied der Interpeaklatenzen (Kjaer 1979; Stokkard et al. 1979; Michalewski et al. 1980; Rosenhall et al. 1985; Thivièrge u. Côte 1987), der im Mittel 0,1–0,2 ms für das I–V-Intervall beträgt und auf die kleineren Schädeldimensionen bei Frauen zurückgeführt wird. Ferner zeigen sich eine verkürzte Latenz von Welle I (Stockard et al. 1979) und größere Amplituden der FAEP bei Frauen (Stockard et al. 1980). Im Kindesalter lassen sich noch keine signifikanten Unterschiede nachweisen (Stockard et al. 1978a; Rowe 1981); der Beginn der Auffächerung männlicher und weiblicher Latenzen liegt nach Markgraf (1984) in der Pubertät.

3.3.2.2 Alter

Bei Früh- und Neugeborenen, Säuglingen und Kleinkindern sind die Absolut- und Interpeaklatenzen verlängert und die Amplituden reduziert bis zum Erreichen von Erwachsenenwerten im Alter zwischen 2 ½ und 3 Jahren (Hecox u. Galambos 1974; Starr et al. 1977; Stockard et al. 1979, 1980; Maurer u. Rochel 1982). Bemerkenswert ist, daß die Welle I am Ende des ersten Lebensjahres den Erwachsenenwert erreicht, während die Welle V ca. 30–36 Monate zur vollständigen Ausreifung benötigt.

Im Erwachsenenalter finden sich zwar um 0,3 ms kürzere Absolutlatenzen bei einer durchschnittlich 35,1 Jahre alten Normalbevölkerung als bei Probanden mit mittlerem Alter von 61,7 Jahren, jedoch ist die Interpeaklatenz I–V in der Gruppe der älteren Probanden nur geringfügig verändert (Rowe 1978).

3.3.2.3 Vigilanz

Nach Picton et al. (1974), Sohmer et al. (1978), Amadeo u. Shagass (1973) und Jewett u. Williston (1971) sind die frühen und mittleren Komponenten der AEP kaum vom Wachheitsgrad abhängig. Aufmerksamkeit beeinflußt die Latenzen der FAEP geringgradig oder nicht; im Schlaf sind sie unverändert (Brix 1984; Collet u. Duclaux 1986). Sersen et al. (1984) fanden im Schlaf- bzw. Entspannungszustand eine signifikant niedrigere Amplitude der Welle VI und VII als im Wachzustand. Eine intensivmedizinische Bedeutung kommt diesen Veränderungen nicht zu.

3.3.2.4 Körpertemperatur

Die Kenntnis temperaturabhängiger Änderungen ist vor allem bei der Untersuchung komatöser und intoxikierter Patienten wichtig. Eine *Hypothermie* führt zu einer (reversiblen) Verlängerung der Absolut- und Interpeaklatenzen (Stockard et al. 1978 b). Bei einer Körperkerntemperatur von ca. 32 °C wird der Normwert für die Welle V und die Interpeaklatenz I–V überschritten (Stockard et al. 1978 b; Kaga et al. 1979; Jones et al. 1980), bei ca. 26 °C sind die Latenzwerte verdoppelt, und unterhalb 20 °C fallen alle Komponenten aus (Markand et al. 1984, 1987).

Der kritische Wert von *Hyperthermien*, der zu einer signifikanten Veränderung der AEP führt, ist beim Menschen nicht bekannt. Im Tierversuch findet sich eine Verkürzung der IPL I–V bei einer Temperatur bis 40 °C bzw. bis 42 °C bei unveränderter Form und Amplitude der Wellen (Marsh et al. 1984 b; Mustafa et al. 1988).

3.3.2.5 Pharmaka

Barbiturate führen beim Menschen in therapeutischer Dosierung (z. B. zur Senkung des Hirndruckes in der Intensivmedizin) zu keiner Änderung der FAEP (Newlon et al. 1983; Kroiss et al., in Vorbereitung) (Abb. 3.5–3.7); bei sehr hoher Thiopentaldosierung mit einem Serumspiegel von 283 mcmol/l sahen Drummond et al. (1985) Latenzverschiebungen der FAEP, wobei diese möglicherweise auf die zusätzliche Diazepamgabe und/oder eine häufig im Zusammenhang mit Barbituratintoxikation bestehende Hypothermie zurückzuführen sind (Nuwer 1986).

Auch tierexperimentelle Untersuchungen zeigen ähnliche Ergebnisse (Bobbin et al. 1979; Cohen u. Britt 1982; Sutton et al. 1982). Bei hoher Dosierung fanden Sutton et al. (1982) und Marsh et al. (1984 a) bei Katzen eine leichte Verzögerung insbesondere der Welle V; bei den an einer Pentobarbital-Überdosierung versterbenden Tieren eine Amplitudenabnahme ab Welle II und eine Zunahme der IPL I–V um 20%. Das barbituratähnliche Glutethimid führt auch bei Überdosierung zu keiner Veränderung des AEP (Starr u. Achor 1975).

Gegenüber *Tranquilizern* in therapeutischer Dosierung (z. B. Diazepam 0,2 mg/kg KG oder Flunitrazepam 2 mg per os) bleiben die FAEP nach Döring u. Daub (1980) sowie eigenen Erfahrungen konstant.

Ebensowenig zeigen die FAEP unter dem Opiatabkömmling *Fentanyl* Veränderungen. Bei Komazuständen nach Opioid-Einnahme bleiben die FAEP erhalten (Starr u. Achor 1975; Samra et al. 1984).

Unter *Aminoglykosiden* kann es, insbesondere wenn diese rasch i.v. appliziert werden, zu einem reversiblen Verlust der FAEP kommen (Stockard et al. 1978 a).

Aus der Gruppe der *Antiepileptika* ist Phenytoin hervorzuheben, welches in therapeutischer Dosierung zu keiner signifikanten Änderung der FAEP führt, jedoch bei Überdosierung mit Serumspiegeln über 20 mcg/ml und bei Dauermedikation (Stockard et al. 1978 a; Green et al. 1982) eine leichte Verlängerung der IPL I–V bewirken kann. Hirose et al. (1986) beschreiben bei einer schweren Phenytoin-Intoxikation (54,4 mcg/ml) am Menschen einen Ausfall der Welle III, im Tierversuch den Ausfall aller Wellen, was sich in eigenen Untersuchungen auch bei schweren Pheny-

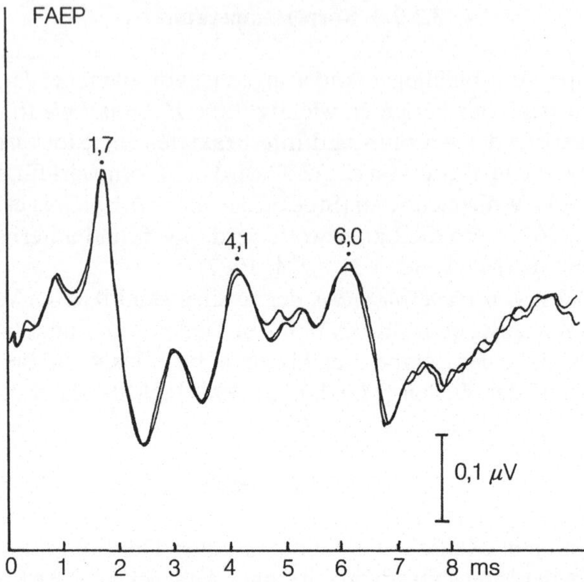

Abb. 3.5. Neurophysiologischer Parameter unter Thiopentaltherapie. 17jähriger, komatöser Patient mit spontaner intrazerebraler Massenblutung rechts; Thiopentaltherapie wegen zunehmendem Hirndrucks. Ausfall aller Hirnstammreflexe. Die FAEP sind normal

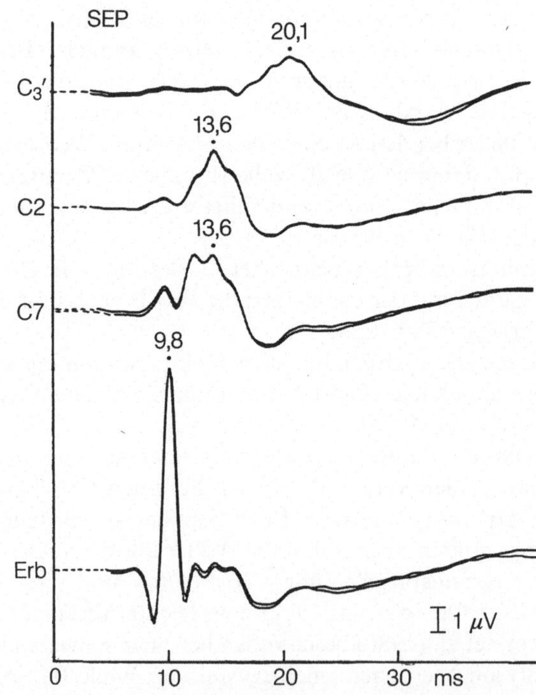

Abb. 3.6. SEP desselben Patienten: Normale SEP über der nichtbetroffenen Hirnhälfte trotz Thiopentaltherapie

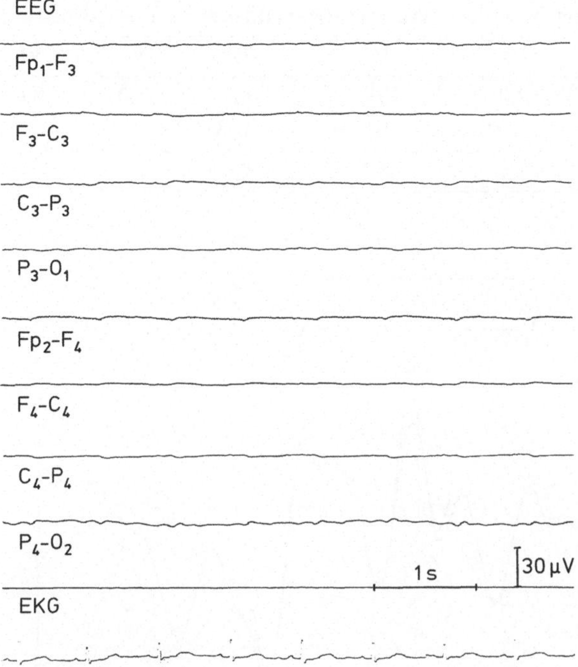

Abb. 3.7. EEG desselben Patienten: Nullinie im EEG unter der Thiopentaltherapie

toin-Intoxikationen beim Menschen nicht zeigte; es kommt allerdings zu Deformie-
rungen, Amplitudenreduktionen und leichten Latenzverlängerungen. Valproinsäure
führt nach Mervaala et al. (1987) zu einer leichten Verzögerung von Welle V. Carbamazepin hat in einer Studie von Green et al. (1982) keinen Einfluß auf die FAEP,
wohingegen andere Autoren (Rodin et al. 1982; Mervaala et al. 1987) verlängerte IPL
I–III beschreiben, die bei Rodin et al. (1982) mit den Serumspiegeln korrelieren.
Green et al. (1982) finden für Primidon keinen Einfluß auf die FAEP.

Muskelrelaxanzien führen nicht zu einer Beeinträchtigung, sondern vielmehr zu
einer Verbesserung der Ableitebedingungen durch Ausschalten von Muskelartefak-
ten.

Amitryptilin, Imipramin und Perphenazin beeinflussen auch bei Überdosierung die
FAEP nicht (Starr u. Achor 1975).

3.3.3 Normwerte und Auswertekriterien

Die Normwerte der FAEP sind Tabelle 3.4 zu entnehmen. Außer den absoluten
Latenzen und den Latenzintervallen sind deren Seitendifferenzen von diagnostischer
Bedeutung. Die interaurale Differenz der Absolutlatenzen ist ab 0,5 ms, die der
Interpeaklatenzen ab 0,4 ms und die der Amplituden ab 50 % als pathologisch zu
beurteilen. Zur Auswertung gelangen die vertex-positiven Wellen, die mit ihrer Positi-
vität nach oben aufgetragen werden (Abb. 3.8). Die Amplitudenwertung erfolgt von
Gipfel zu Tal. Berücksichtigt werden das Vorhandensein bzw. Fehlen der Wellen

Tabelle 3.4. Normgrenzwerte der FAEP. (Aus Buettner et al. 1983 sowie Harslem 1987)

Latenzen ms	I	II	III	V	VI	VII
Oberer Grenzwert	2,0	3,1	4,1	6,0	8,0	9,5
Interpeaklatenzen (ms)	I–III	III–V	I–V			
Oberer Grenzwert	2,4	2,3	4,44			

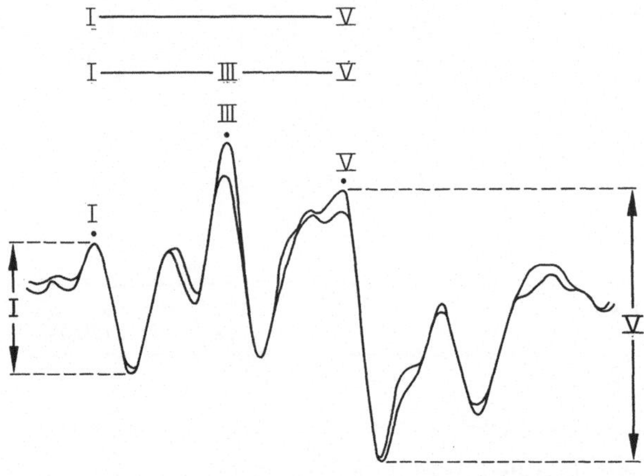

Abb. 3.8. Auswertung der FAEP mit Latenz- und Amplitudenmessung

I–VII, die Latenzintervalle I–III, III–V und I–V sowie das V/I-Amplitudenverhältnis; ferner gehen Seitendifferenzen in die Beurteilung mit ein. Bei Bewertung des Amplitudenquotienten IV–V/I sind Art (Nadel- oder Oberflächenelektrode) und Lokalisation (Gehörgang, Mastoid, Ohrläppchen) der Elektroden zu berücksichtigen, für Elektroden im Gehörgang ist die IV–V/I-Amplitude normalerweise >0,5, für Elektroden am Mastoid >1.

3.4 Intensivmedizinische Einsatzmöglichkeiten

3.4.1 Primäre Hirnstammläsionen

3.4.1.1 Hirnstammblutungen

Patienten mit Hirnstammblutungen haben häufig pathologische FAEP. Meist findet sich ein Ausfall der Welle V auf der Seite der Blutung (Stockard u. Rossiter 1977; Brown et al. 1981; Chiappa 1982; Engelbrecht 1990). Nur bei streng einseitigen Blutungen zeigen sich auf der Gegenseite normale FAEP (Oh et al. 1981; Hammond et al. 1985), in der Regel ist auch dort die Welle V deformiert (Minami et al. 1984;

Portenoy et al. 1985; York 1986) oder ebenso wie auf der Seite der Blutung ausgefallen (Hsi et al. 1981; Ferbert et al. 1985).

Der Ausfall der Welle V bedeutet bei Hirnstammblutungen eine schlechte, aber keine infauste Prognose (Abb. 3.9–3.12). Wenn die Hirnstammblutung den kaudalen Pons betrifft oder einbezieht, findet sich außerdem eine Deformierung oder ein Verlust der Welle III; dieser Befund geht meist mit einer infausten Prognose einher (Stockard u. Rossiter 1977; Hsi et al. 1981; Klug 1982; York 1986). Ein vollständiger Ausfall aller im Hirnstamm generierten Potentiale, der auch klinisch als Funktionsverlust des Hirnstamms imponierte, wurde in einem Einzelfall einer postoperativen Hirnstammblutung um 14 Tage überlebt; erst dann konnte ein Erlöschen der spontanen EEG-Aktivität und damit der Hirntod festgestellt werden (Rodin et al. 1985).

In einer eigenen Untersuchung von 6 Patienten mit spontaner pontiner Blutung (Engelbrecht 1990) war die Welle V auf der Seite der Blutung in allen 6 Fällen ausgefallen; auf der Gegenseite war die Welle V noch bei 2 Patienten erhalten. Die Welle III war in allen Erstbefunden zunächst einseitig noch gut reproduzierbar (auf der Gegenseite viermal erhalten und zweimal fehlend), verschwand aber häufig bei Verlaufsuntersuchungen. 5 der 6 Patienten verstarben, ein Patient

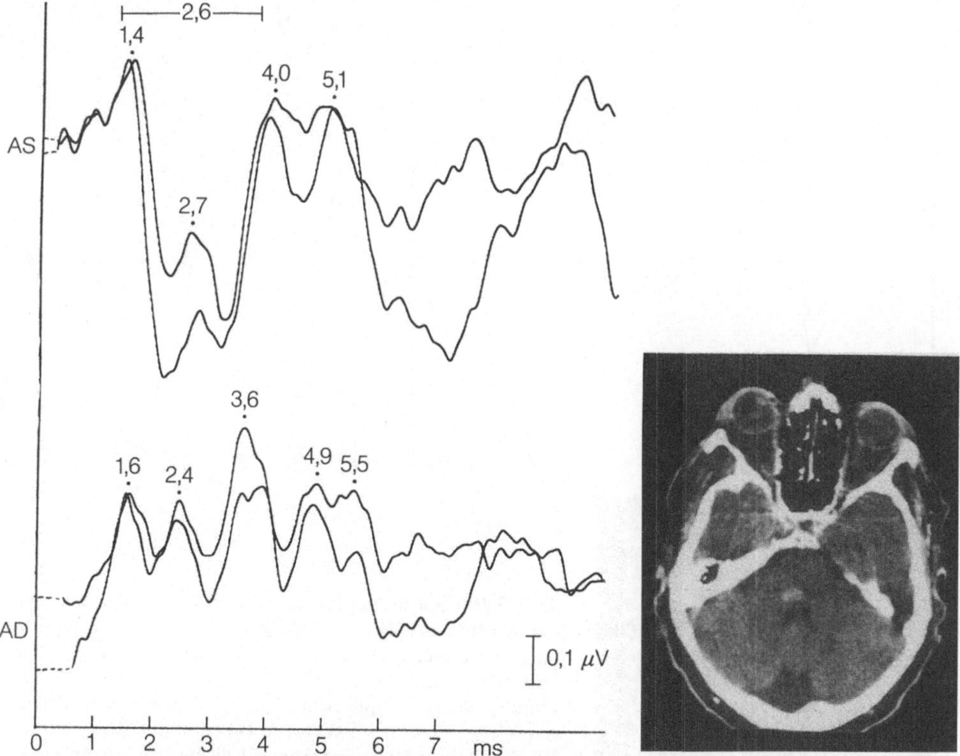

Abb. 3.9. Spontane Hirnstammblutung mit unilateralem Ausfall der Welle V. FAEP links: Welle V fehlt, I/III-Interpeaklatenz verlängert. CCT: Blutung in der Mittelhirn- und rostralen Brückenhaube links. 53jähriger, wegen Aortenklappenersatzes marcumarisierter Hypertoniker; akuter Schwindel, Ataxie und komplexe Okulomotorikstörung. Entlassung mit weiterbestehender Okulomotorikstörung

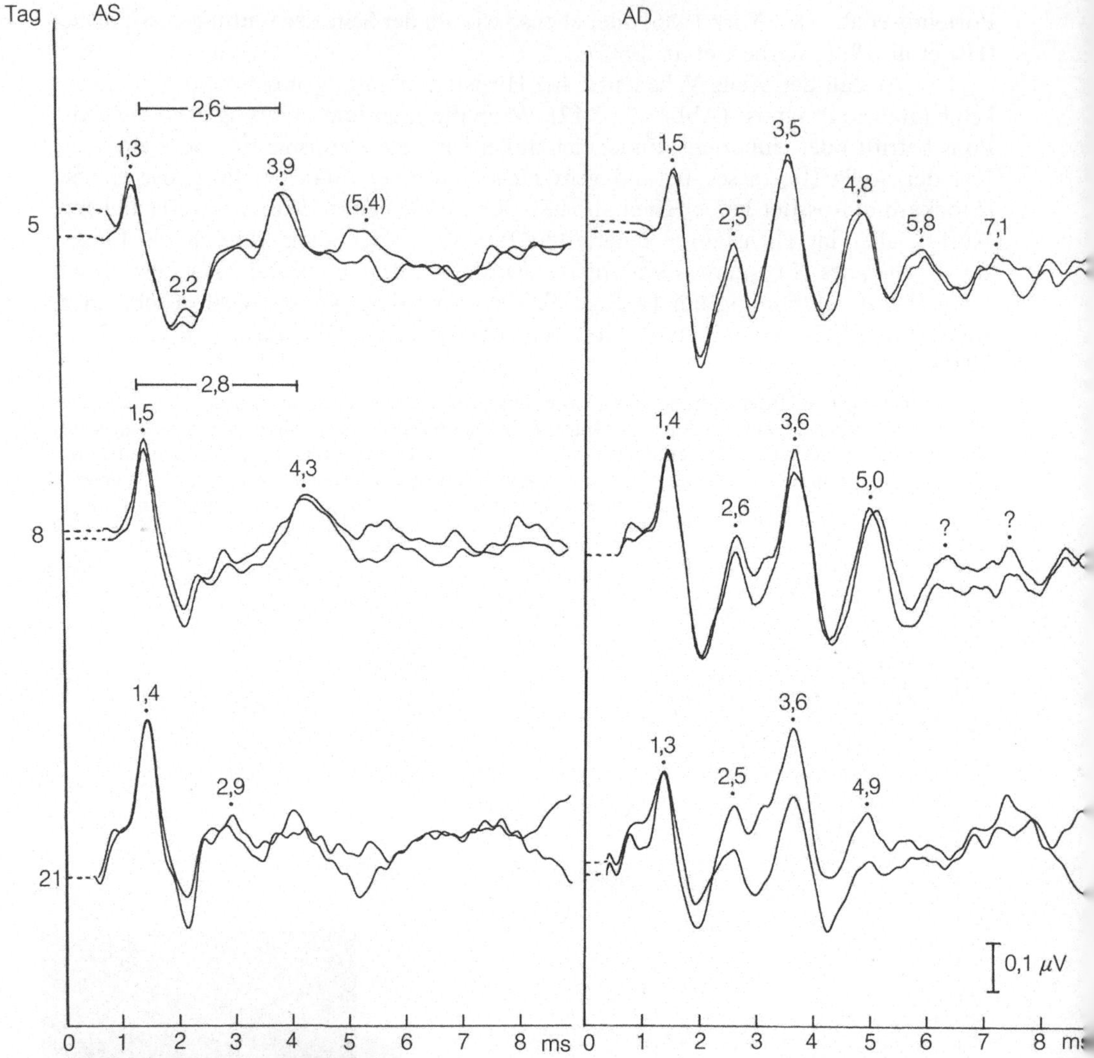

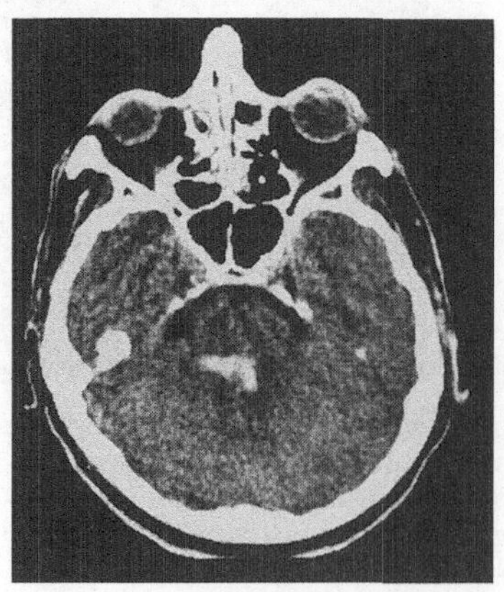

Abb. 3.10. Spontane Hirmstammblutung mit bilateralem Verlust der Welle V. FAEP links: I–III-Interpeaklatenz verlängert, IV/V-er-Komplex deformiert; in Verlaufsuntersuchungen Verlust auch der Welle III. FAEP rechts: Niedrigamplitudige Welle V, im Verlauf Verlust der Welle. CCT: Linksbetonte Blutung der Brückenhaube. 37jähriger Hypertoniker mit akuten Kopfschmerzen und anschließender Bewußtlosigkeit. Bei Klinikaufnahme Somnolenz, Hemiparese rechts, Fehlen des okulozephalen Reflexes und des Kornealreflexes beidseits. Im Verlauf Atemstörungen, Anarthrie, Schluckstörungen und Blickparesen. Der Patient überlebte schwerbehindert

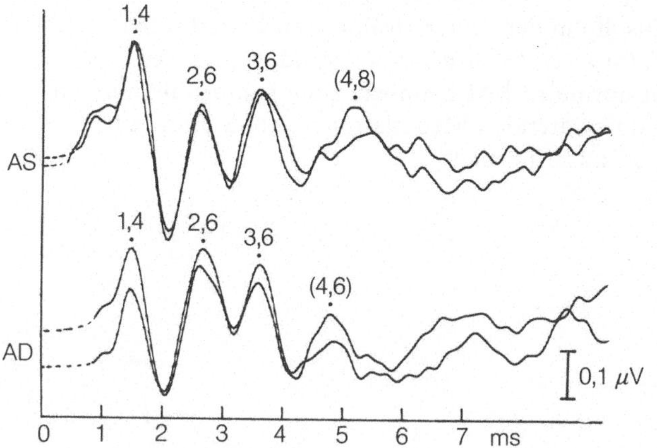
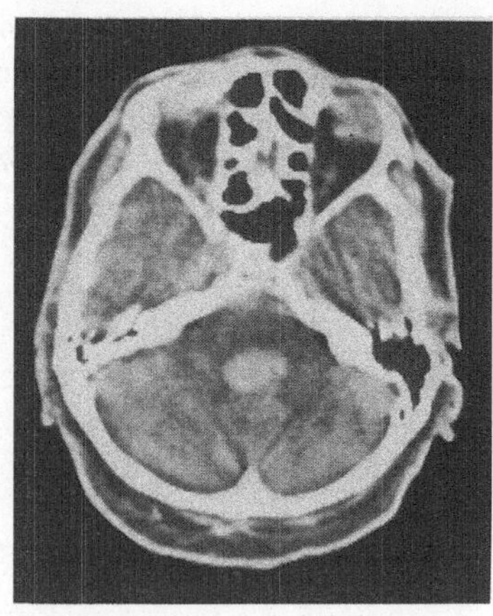

Abb. 3.11. Spontane Hirnstammblutung mit bilateralem Verlust der Welle V. FAEP: Welle V fehlt bilateral, Welle IV ist bilateral deformiert. CCT: Blutung in der Brückenhaube mit Ventrikeleinbruch. 59jähriger, komatöser Patient, der am folgenden Tag mit zentralen Herz-Kreislauf-Versagen verstarb

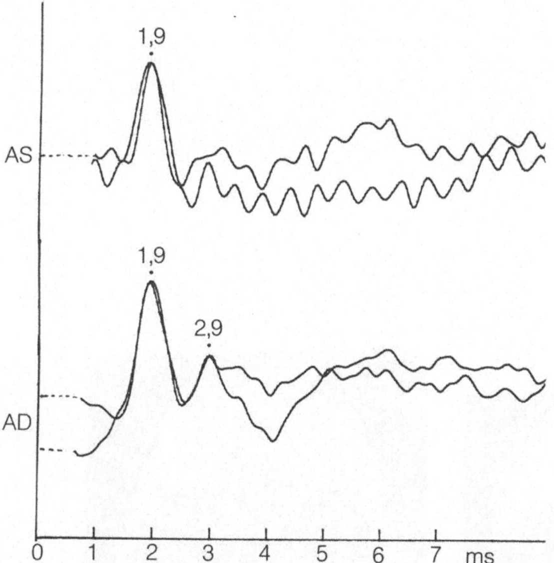
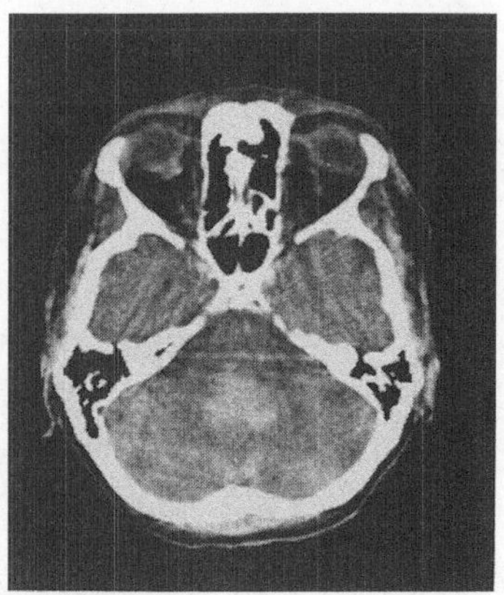

Abb. 3.12. Spontane Hirnstammblutung mit bilateralem Verlust der Wellen III–V. FAEP links: Nur Welle I erhalten. FAEP rechts: Nur Welle I und II erhalten. CCT: Pons- und Kleinhirnblutung mit Ventrikeleinbruch. 43jähriger Patient, der am Tag der Ableitung im Hirntod verstarb

3.4.1.2 Hirnstamminfarkte

Hirnstamminfarkte führen zu Veränderungen der FAEP, wenn sie entweder ausgedehnt sind oder aber die dorsolateral im Bereich der Brückenhaube gelegene Hörbahn miteinbeziehen (Fischer et al. 1982; Faught u. Oh 1985; Buettner 1989; Riffel 1989;

Chiappa 1990). Umschriebene Insulte in der ventralen Pons mit Unterbrechung der dort verlaufenden motorischen Bahnen und klinisch resultierendem „Locked-in-Syndrom" gehen deshalb häufig mit normalen FAEP einher; auch bei medullären Syndromen wie dem lateralen bzw. dorsolateralen Medulla-oblongata-Syndrom („Wallenberg-Syndrom") sind die FAEP meist normal.

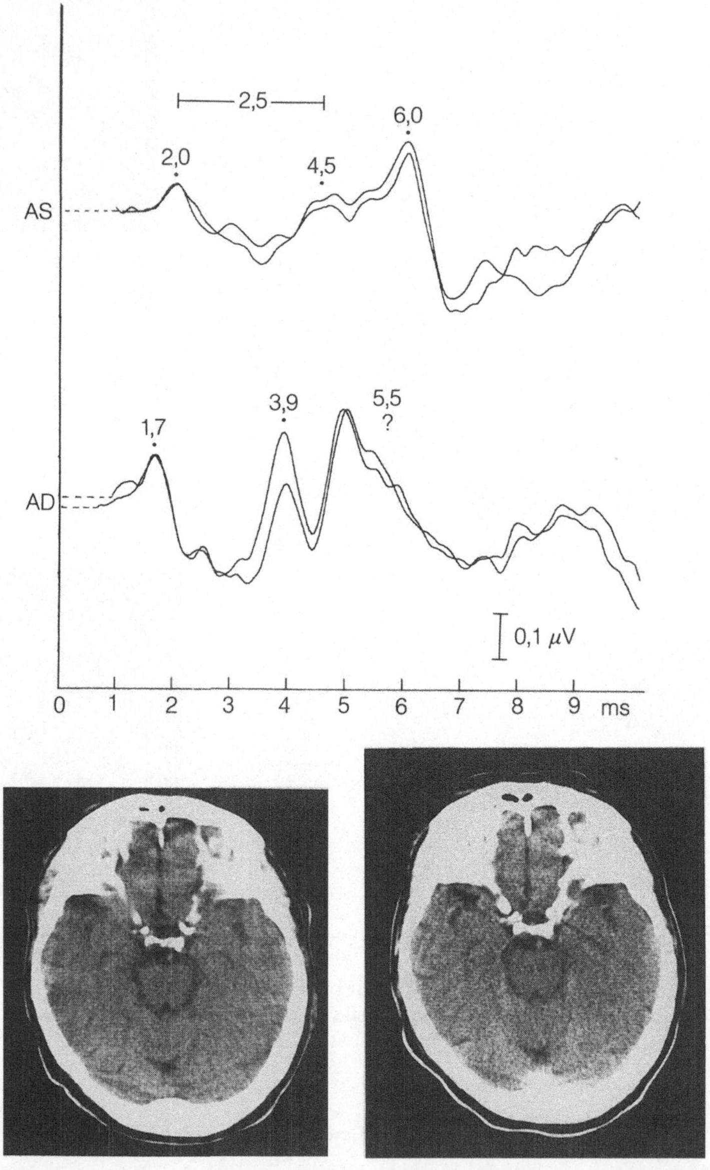

Abb. 3.13. FAEP beim Locked-in-Syndrom. FAEP rechts: Verlängerte I/III-Interpeaklatenz; links: Welle V fehlt. Zeichen der bilateralen Schädigung auch afferenter Bahnen. CCT: Fehlende Kontrastanhebung der bereits nativ hyperdensen A. basilaris als indirekter Hinweis auf eine Thrombose der A. basilaris

Normale FAEP beim „Locked-in-Syndrom" finden Fischer et al. (1982), Hammond u. Wilder (1982) sowie Towle et al. (1985). Fischer et al. (1982) führen dies darauf zurück, daß der klinische Befund des „Locked-in-Syndroms" bei ihren Patienten „very pure" war. Andere Autoren, die über Patienten mit wohl weniger ausgestanztem „Locked-in-Syndrom" berichten, finden variable Veränderungen der frühen AEP (Starr u. Hamilton 1976; Brown et al. 1981) am häufigsten einen ein- oder beidseitigen Verlust bzw. eine Deformierung der Welle V (Abb. 3.13) (Gilroy et al. 1977; Oh et al. 1981; Seales et al. 1981; Ferbert et al. 1985).

Bei rein medullären Syndromen sind die FAEP normal (Oh et al. 1981; Fischer et al. 1982; Faught u. Oh 1985); gelegentlich kommt es allerdings zu einem kompletten Wellenverlust, wahrscheinlich durch eine begleitende Durchblutungsstörung des Hörorgans (Oh et al. 1981; Fischer et al. 1982), welches seine Blutversorgung vorwiegend über die A. basilaris oder die A. cerebellaris inferior (Endversorgung A. labyrinthi) erhält.

Pontomedullär gelegene Läsionen führen zu einer Potentialdeformierung ab Welle III, wobei gelegentlich als einzige Auffälligkeit eine einseitige Verzögerung der Interpeaklatenz I–III gesehen wird (Stockard u. Rossiter 1977; Faught u. Oh 1985). Andere Autoren beschreiben variable Veränderungen der FAEP bei Hirnstamminsulten (Abb. 3.14) (Gilroy et al. 1977; Green u. McLeod 1979; Hashimoto et al. 1979; Epstein et al. 1980; Kjaer 1980; Ragazzoni et al. 1982; Ferbert et al. 1988).

Das Ausmaß der FAEP-Veränderungen korreliert dabei zur Dauer der Ischämie und zum Schweregrad der verbleibenden neurologischen Ausfallssymptomatik (Morocutti et al. 1985). Initial normale FAEP weisen auf einen stabilen Verlauf des Hirnstamminsultes hin (Stern et al. 1982).

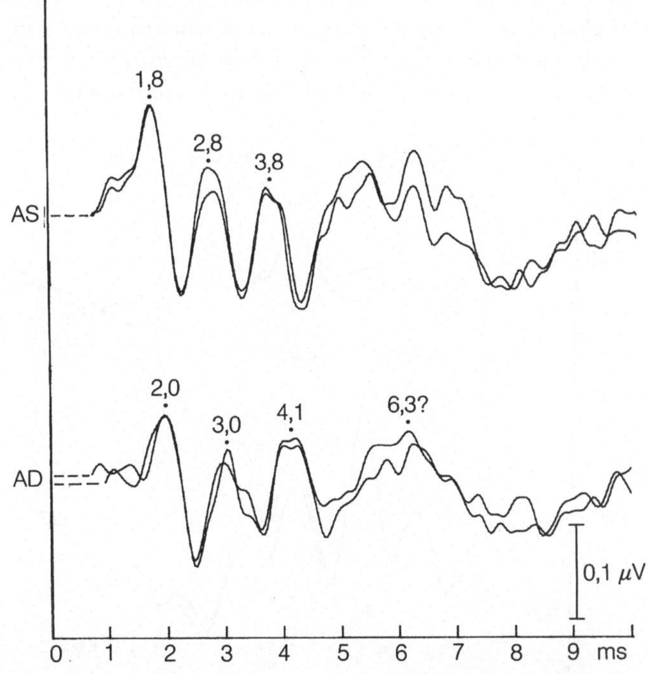

Abb. 3.14. FAEP bei Basilaristhrombose. FAEP: Bilaterale Deformierung des IV/V-Komplexes. 75jähriger, exsikkierter Patient mit pontinem Syndrom: Koma, „Stecknadelpupillen", fehlende Kornealreflexe, Tetraparese. CCT bei Aufnahme unauffällig, am 5. Tag erscheint die Brücke in ihrem gesamten Querschnitt hypodens

überlebte mit erheblichem neurologischen Defizit. Bei diesem Patienten blieben in Erst- und Folgeuntersuchungen die Wellen I–III (einseitig auch IV) nachweisbar.

79% der Patienten von Stern et al. (1982) mit klinischer Verschlechterung im Verlauf hatten pathologische FAEP, während bei Patienten mit stabilem klinischen Verlauf die FAEP nur in 44% verändert waren. Faught u. Oh (1985) führen dies darauf zurück, daß die Wahrscheinlichkeit der klinischen Verschlechterung am geringsten ist bei den Patienten, die einen lateralen Medulla-oblongata-Infarkt oder einen kleinen mittelliniennah gelegenen Ponsinfarkt haben, in Strukturen also, deren Funktionsstörung nicht durch die FAEP erfaßt wird. Üblicherweise liegen diesen Krankheitsbildern Verschlüsse kleiner Äste der A. basilaris zugrunde, während bei pontomedullären oder pontinen Syndromen der Hauptstamm der A. basilaris thrombotisch verändert ist (mit der Möglichkeit der Zunahme der Thrombose).

3.4.1.3 Hirnstammtumoren

Veränderungen der FAEP sind bei Hirnstammtumoren die Regel und ermöglichen eine Topodiagnostik; dies gilt für verschiedene Tumoren, wie z. B. Hirnstammgliome, Ependymome des IV. Ventrikels, Pinealome und Metastasen (Starr u. Hamilton 1976; Stockard u. Rossiter 1977; Stockard et al. 1977; Hashimoto et al. 1979; Jerger et al. 1980; Kjaer 1980; Stockard u. Sharbrough 1980; Brown et al. 1981; Lynn et al. 1981; Oh et al. 1981; Chiappa 1982; Maurer u. Rochel 1982; Maurer et al. 1988; Buettner 1989). Auch bei hirnstammnahen Kleinhirntumoren (Medulloblastome, Astrozytome) können die FAEP pathologisch sein, sofern bereits eine Hirnstammkompression vorliegt (Stockard et al. 1977; Green u. McLeod 1979; Maurer et al. 1988).

Kleinhirnbrückenwinkeltumoren (z. B. Akustikusneurinome) und Gefäßmalformationen der hinteren Schädelgrube lassen sich in einem hohen Prozentsatz durch FAEP-Untersuchungen nachweisen (Abb. 3.15). In einem frühen Krankheitsstadium

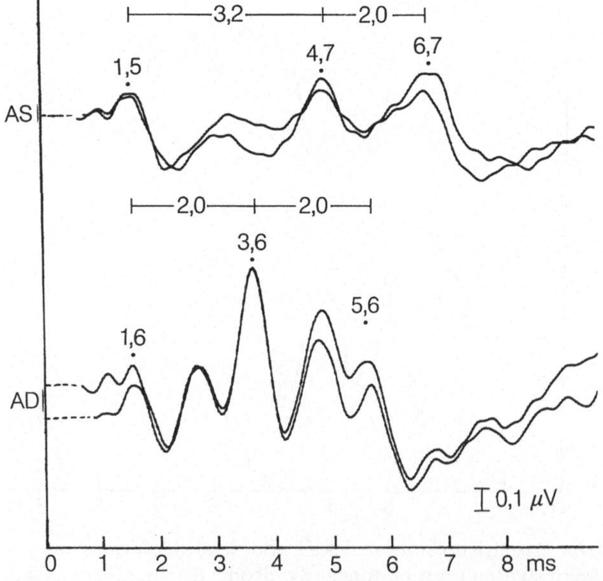

Abb. 3.15. FAEP bei Akustikusneurinom. FAEP rechts: normal; links: I/III-Interpeaklatenz verlängert

besteht der typische Befund in einer normalen Welle I und einer Verzögerung der Welle (II bzw.) III; später kommt es zu variablen Veränderungen mit Ausfall aller Wellen nach der Welle I, schließlich auch zu Veränderungen der Welle I [bei ausgeprägter Hörstörung bis hin zu deren Ausfall (Maurer et al. 1988)].

3.4.1.4 Pontine Myelinolyse

Bei zentraler pontiner Myelinolyse finden sich pathologische FAEP in Form einer Verlängerung der Interpeaklatenz I–V (Abb. 3.16) (Stockard et al. 1976; Wiederholt et al. 1977; Ingram et al. 1986). Das Ausmaß dieser Verlängerung korreliert mit dem Schweregrad der Erkrankung; bei klinischer Erholung normalisieren sich die FAEP.

3.4.2 Sekundäre Hirnstammläsionen und den Hirnstamm mitbetreffende Erkrankungen

3.4.2.1 Schädel-Hirn-Trauma

Beim schweren Schädel-Hirn-Trauma kann es zwar zu einer primären diffusen Hirnschädigung mit Einbeziehung des Hirnstammes kommen, häufiger aber resultiert hierbei eine sekundäre Einbeziehung des Hirnstammes infolge transtentorieller Herniation (Peters 1970; Ommaya u. Gennarelli 1974). Isolierte Hirnstammläsionen sind beim gedeckten Schädel-Hirn-Trauma sehr selten (Mitchell u. Adams 1973).

Entsprechend dieser Gegebenheiten sind die FAEP beim Schädel-Hirn-Trauma in folgender Weise zu werten: Normale FAEP reflektieren die Integrität des Hirnstammes, sind jedoch in der Initialphase eines Schädel-Hirn-Traumas unzuverlässig in der Voraussage eines guten Verlaufs, da die meist sekundär eintretende Hirnstammläsion

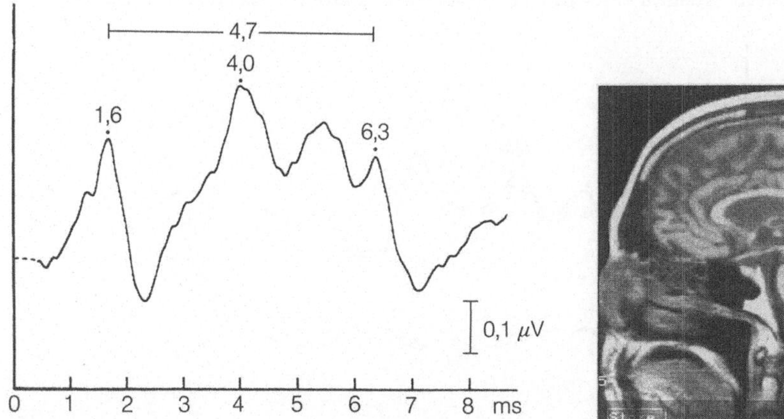

Abb. 3.16. FAEP bei pontiner Myelinolyse. FAEP: Verlängerung der Interpeaklatenz I–V. NMR: Runder hypodenser Bezirk im Zentrum der Brücke. 43jährige, seit 24 Jahren alkoholabhängige Patientin mit plötzlicher Paraparese und Gangataxie sowie heftigem horizontalen Blickrichtungsnystagmus

noch nicht erfaßt wird (Anderson et al. 1984; Cant et al. 1986; Riffel et al. 1987, 1989). Die Zuverlässigkeit der Prognose mittels der FAEP erhöht sich, wenn eine Kontrolluntersuchung der FAEP nach der Akutphase (d.h. nach 3–4 Tagen) erfolgt (Greenberg et al. 1977; Tsubokawa et al. 1980). Initial oder im Verlauf veränderte FAEP zeigen eine schwere Hirnschädigung an, und ein bei Verlaufsuntersuchung sichtbarer, sukzessiver Ausfall immer früherer – d.h. weiter kaudal generierter – Wellen ist irreversibel (Starr, 1976; Ottaviani et al. 1986; Stöhr et al. 1986, 1987; Riffel et al. 1987, 1989). Die Prognose ist bereits bei bilateral fehlenden Wellen IV/V oder V infaust; fehlt darüber hinaus Welle III (oder fehlen mehr Wellen), kann dies auf den bereits eingetretenen Hirntod hinweisen (s. Kap. 8).

Fehlen bereits in der Initialableitung nach schwerem Schädel-Hirn-Trauma alle FAEP-Komponenten auf einer oder beiden Seiten, ist dieser Befund mit Vorsicht zu interpretieren: Zum einen kann eine vorbestehende Hörstörung Ursache des Potentialausfalles sein; zum anderen kann es durch das Schädel-Hirn-Trauma zu einer Schalleitungsschwerhörigkeit (Blut im äußeren Gehörgang) oder zu einer kochleären oder nervalen Läsion gekommen sein (Abb. 3.17). Eine periphere Hörstörung nach Schädel-Hirn-Trauma ist nicht selten (Scherg u. Speulda 1982; Facco et al. 1983; Anderson et al. 1984).

Falls fremdanamnestische Angaben, die Inspektion des Gehörganges und des Trommelfelles sowie ggf. der radiologische Ausschluß einer Felsenbeinfraktur gegen eine periphere Hörstörung sprechen, bedeutet auch der bilaterale Ausfall der Wellen I–V eine schlechte Prognose: Von 30 komatösen Patienten mit bilateral fehlenden Wellen I–V waren 27 nach einer Untersuchung von Goldie et al. (1981) hirntot, 3 verstarben im Verlauf. Sämtliche unserer Patienten nach Schädel-Hirn-Trauma mit primär fehlenden Wellen I–V beidseits (n = 14) verstarben im Hirntod (Riffel et al. 1987, 1989).

Beim Schädel-Hirn-Trauma sind die somatosensorisch evozierten Potentiale (SEP) den FAEP in der Einschätzung der Prognose überlegen (Greenberg et al. 1982; Riffel et al. 1987, 1989). Eine ergänzende FAEP-Untersuchung empfiehlt sich jedoch dann, wenn Klinik und SEP eine ungünstige Prognose nahelegen. Auch im Hinblick auf eine evtl. später erforderliche Hirntoddiagnostik ist die frühzeitige Ableitung der FAEP sinnvoll, um einen Ausgangsbefund zu besitzen (s. Kap. 8). Ist der klinische Befund

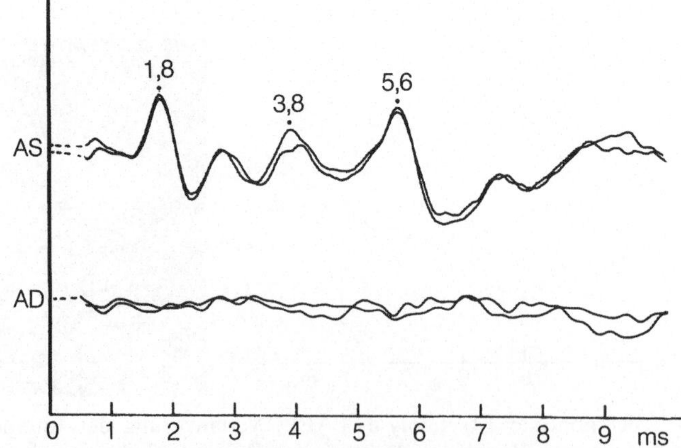

Abb. 3.17. FAEP nach Schädel-Hirn-Trauma. FAEP links: normal; rechts: Nullinie. Periphere Hörstörung nach Schädel-Hirn-Trauma bei Hämatotympanon rechts

durch den Einsatz ZNS-wirksamer Pharmaka nicht hinreichend beurteilbar, bedeuten die FAEP eine wichtige Zusatzinformation (Riffel 1989).

3.4.2.2 Supratentorielle Blutungen und Subarachnoidalblutungen

Bei supratentoriellen Blutungen sind Veränderungen der FAEP Ausdruck sekundärer Hirnstammläsionen, hervorgerufen durch die raumfordernde Wirkung des Hämatoms und des konsekutiven Hirnödems.

Bei 32 von uns untersuchten, komatösen Patienten mit supratentoriellen Blutungen hatten 14 normale FAEP; 5 dieser Patienten überlebten, 5 verstarben im Multiorganversagen, 4 an zentralem Herz-Kreislauf-Versagen. 18 Patienten wiesen FAEP-Veränderungen auf, die im Schweregrad von der einseitigen Deformierung der Welle V bis zum beidseitigen Ausfall aller Potentiale reichten. Alle diese Patienten verstarben im Verlauf, davon 13 an den direkten Folgen der Blutung, 5 im Multiorganversagen.

Bei hirnstammnahen Stammganglien- und Thalamusblutungen sowie bei parietotemporalen Hämatomen wurden fast ausnahmslos normabweichende FAEP gefunden, während bei frontaler und okzipitaler Lokalisation des Hämatoms die FAEP in der Regel normal waren (Engelbrecht 1990).

Zeigen die FAEP eine sekundäre Hirnstammläsion an, so ist die Prognose schlecht (Engelbrecht 1990). Bei bilateral pathologischen FAEP ist die Prognose ungünstiger als bei einseitig veränderten FAEP, doch wird über Einzelfälle berichtet, die schwerbehindert überleben (Lumenta 1984). Der initiale oder im Verlauf auftretende Verlust der Wellen V oder III–V ist prognostisch infaust (Klug 1982; Reisecker et al. 1987; Engelbrecht 1990).

Subarachnoidalblutungen infolge Ruptur eines basalen Aneurysmas können ohne Hirnschädigung einhergehen oder sie führen – zumindest meistens – zu einer primär supratentoriellen Hirnschädigung. Normale FAEP sind bei Subarachnoidalblutungen keine Garantie für einen günstigen Verlauf. Ein Verlust der Welle V und etwaiger weiterer Wellen ist prognostisch infaust (Engelbrecht 1990).

3.4.2.3 Supratentorielle Infarkte

Solange eine sekundäre Hirnstammläsion fehlt, sind die FAEP bei supratentoriellen ischämischen Insulten normal. Bei ungünstigem Verlauf eines großen raumfordernden Infarktes (z. B. eines Media-Infarkts) kann die sekundäre Hirnstammbeeinträchtigung zur progredienten Deformierung der FAEP führen und in manchen Fällen früher als die klinische Befundverschlechterung auf die Notwendigkeit einer Therapie aufmerksam machen.

3.4.2.4 Supratentorielle Tumoren

Die FAEP sind bei supratentoriellen Tumoren unauffällig. Falls es durch die Raumforderung zu einer kraniokaudalen Hirnstammläsion kommt, kann durch die FAEP ein Verlaufsmonitoring erfolgen, was jedoch nur in Einzelfällen therapeutisch relevant ist.

3.4.2.5 Globale hypoxische Hirnschädigung

Die globale zerebrale Hypoxämie (z. B. infolge eines kardial bedingten Herz-Kreis-lauf-Stillstands) betrifft vorwiegend thalamokortikale Strukturen sowie das Kleinhirn und die Stammganglien (Brierley et al. 1971); der Hirnstamm scheint nicht oder erst im Verlauf betroffen zu werden (Abb. 3.18–3.21). Entsprechend werden die FAEP durch eine globale hypoxische Hirnschädigung primär meist nicht verändert, es sei

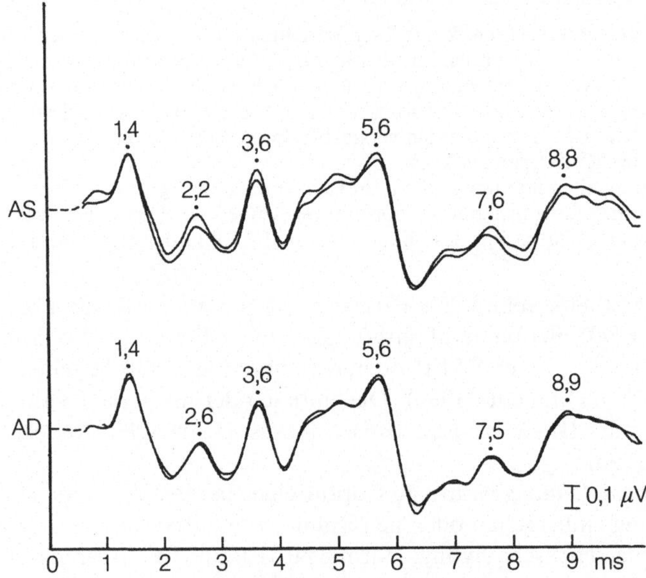

Abb. 3.18. FAEP bei hypoxischer Hirnschädigung. FAEP beidseits normal. 43jährige Patientin mit Reanimation im Status asthmaticus. Anschließend komatös, Hirnstammfunktionen erhalten. Schwere Allgemeinveränderung im EEG. Im Verlauf Restitutio ad integrum

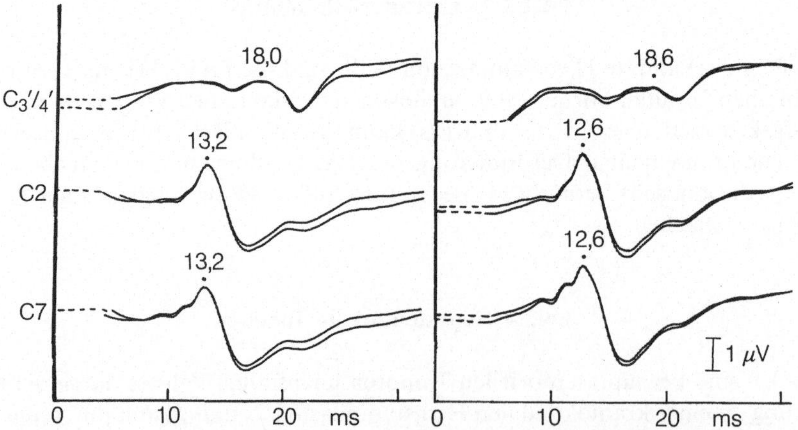

Abb. 3.19. SEP derselben Patientin: Der kortikale Primärkomplex ist bilateral erniedrigt, aber erhalten und nicht verzögert. Der SEP-Befund spricht für eine eher günstige Prognose

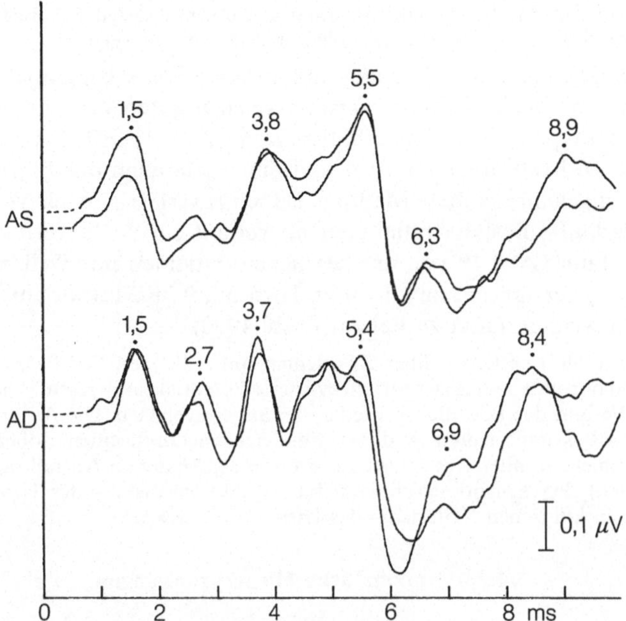

Abb. 3.20. FAEP bei hypoxischer Hirnschädigung. FAEP beidseits normal. 60jährige Patientin nach Reanimation bei Herzinfarkt. Hirnstammfunktion intakt. Schwere Allgemeinveränderung im EEG. Patientin bleibt komatös bis zum Tod 20 Tage später

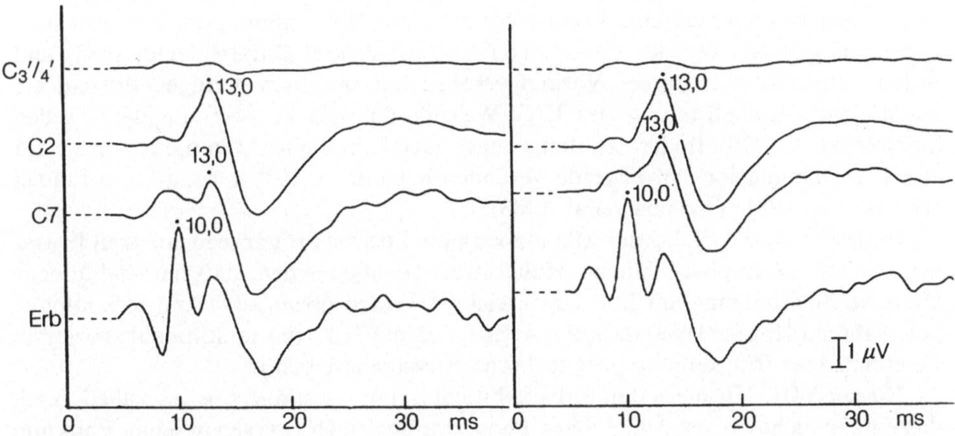

Abb. 3.21. SEP derselben Patientin: Bilateraler Verlust der kortikalen Reizantwort als Hinweis auf eine infauste Prognose

denn, daß die zerebrale Ischämie bzw. Hypoxämie über einen längeren Zeitraum persistierte.

Rossini et al. (1982), berichten über eine Patientin, bei der während eines Herz-Kreislauf-Stillstandes die FAEP abgeleitet wurden. Innerhalb von wenigen Minuten kam es zu einer Deformierung und schließlich zum Ausfall aller Wellen; nach erfolgreicher Reanimation waren die FAEP innerhalb von Minuten wieder ableitbar und normalisierten sich innerhalb der nächsten 50 min, obwohl die Patientin komatös blieb und im Verlauf verstarb.

Ähnlich wie beim Schädel-Hirn-Trauma sind normale FAEP bei globaler hypoxischer Hirnschädigung unzuverlässig in der Voraussage eines guten Verlaufs. Von 68 eigenen Patienten im posthypoxischen Koma hatten 26 normale FAEP: Davon verstarben 4 im Hirntod, 16 im Multiorganversagen und nur 6 erlangten das Bewußtsein wieder (Diehl 1990). Umgekehrt ist diese Methode jedoch zuverlässig in der Voraussage eines ungünstigen Verlaufs: Besteht initial oder im Verlauf ein Wellenverlust III–V, so ist die Prognose infaust. Alle 19 von uns gesehenen Patienten mit Wellenverlust III–V (15) bzw. I–V (4) verstarben, davon 10 im Hirntod, 9 im Multiorganversagen, ohne das Bewußtsein wiedererlangt zu haben (Diehl 1990).

Brunko et al. (1985) berichten über 2 Patienten mit fehlenden FAEP, die normale Hirnstammreflexe und normale somatosensorisch evozierte Potentiale aufwiesen. Einer dieser Patienten erlangte im Verlauf das Bewußtsein wieder, der andere verstarb. Die Autoren erklären den Ausfall aller FAEP-Komponenten in diesen Sonderfällen durch einen isolierten anoxischen Schaden der Cochlea. In aller Regel bedeutet jedoch der bilaterale Ausfall der Wellen III–V (bzw. aller Wellen) den Eintritt des irreversiblen Funktionsausfalls des Hirnstamms und – zusammen mit den klinischen Kriterien – des Hirntodes (s. Kap. 8).

3.4.2.6 Entzündliche Hirnerkrankungen

Sowohl bei bakteriellen als auch viralen Meningoenzephalitiden kann es durch den Einsatz der FAEP gelingen, eine subkortikale enzephalitische Komponente zu objektivieren (Jain u. Maheshwari 1984; Maurer et al. 1988; Schwarz et al. 1990): Jain u. Maheshwari (1984) fanden in 67% komatöser Patienten (10 von 15 Patienten) mit vorwiegend bakterieller Meningoenzephalitis pathologische FAEP, wobei in mindestens 8 von 15 Patienten eine Beeinträchtigung des Hirnstammes anzunehmen war. Allerdings sind die Veränderungen der FAEP oft diskret (Maurer et al. 1988) und zeigen sich z. B. in einer bei Normalpersonen nur in einem geringen Prozentsatz vorhandenen Aufsplitterung des IV/V-Wellenkomplexes in zwei singuläre Wellen (Schwarz et al. 1990). In der Erholungsphase nach bakterieller Meningitis werden auf eine Hirnstammläsion hinweisende Veränderungen der FAEP in ca. 10% gefunden (Hecox et al. 1981; Özdamar et al. 1983).

Inwieweit die FAEP bei der Meningoenzephalitis zur Prognosegenauigkeit beitragen können, ist fraglich: Jain u. Maheshwari (1984), meinen, daß die traditionelle klinische Einschätzung am Bett einen leichten Vorteil über „advanced technology" hat, während Haupt (1988) darauf hinweist, daß mit Hilfe der multimodal evozierten Potentiale eine frühzeitigere prognostische Aussage möglich ist.

Da der VIII. Hirnnerv den Subarachnoidalraum durchquert, ist es naheliegend, daß entzündliche Prozesse im Subarachnoidalraum den Hörnerven in seiner Funktion beeinträchtigen können. Vor allem im Kindes- und Jugendalter kann es zu vorübergenden oder bleibenden Hörstörungen kommen (Maurer et al. 1988). Bei Kleinkindern, aber auch bei somnolenten oder komatösen Erwachsenen, ist die Überwachung der Hörfunktion bzw. die Feststellung eines Hörschadens mittels der FAEP möglich (Hecox et al. 1981; Kotagal et al. 1981; Özdamar et al. 1983).

Beim Guillain-Barré-Syndrom kommt es in einigen Fällen zur Verlängerung der Interpeaklatenz I–III (Schiff et al. 1985; Ropper u. Chiappa 1986), aber auch zu isolierten Alterationen des IV/V-er Komplexes (Schwarz et al. 1990). Schwarz et al. (1990) berichten über 3 beatmungspflichtige Patienten mit dieser Befundkonstellation. Auch bei einer klinischen Symptomatik, die ein Fisher-Syndrom vermuten ließ, können gelegentlich Veränderungen der FAEP nachgewiesen werden, die für eine Hirnstammenzephalitis sprechen (Ropper 1983; Ferbert et al. 1985).

3.4.2.7 Toxische Enzephalopathie (Tabelle 3.5)

Die FAEP sind bei Intoxikationen in der Regel normal. Dies gilt für komatöse Patienten mit Intoxikation durch Barbiturate (Newlon et al. 1983; Schwarz 1989), Glutethimid (Hypnotikum mit Barbitursäure-ähnlichem Ringsystem), Benzodiazepine, Neuroleptika, trizyklische Antidepressiva sowie durch Dextropropoxyphen (Opioid) (Starr u. Achor 1975; Stockard et al. 1977). Starr u. Achor (1975) meinen, daß normale FAEP im Koma auf eine toxische oder metabolische Ursache hinweisen bzw. auf einen diffusen kortikalen Prozeß, der den Hirnstamm ausspart. Häufig

Tabelle 3.5. Intoxikationen führen zu keinen wesentlichen Veränderungen der frühen AEP. Dies gilt für Intoxikationen durch die hier aufgeführten Substanzen

- Barbiturate
- Barbituratabkömmlinge
- Tranquilizer
- Neuroleptika
- Trizyklische Antidepressiva
- Opioide
- Alkohol

[Cave: Bei begleitender Hypothermie Latenzzunahmen möglich. Bei Phenytoinintoxikationen FAEP-Veränderungen wie bei peripherer Läsion (Verlust der Welle I, Verzögerung der Welle V)]

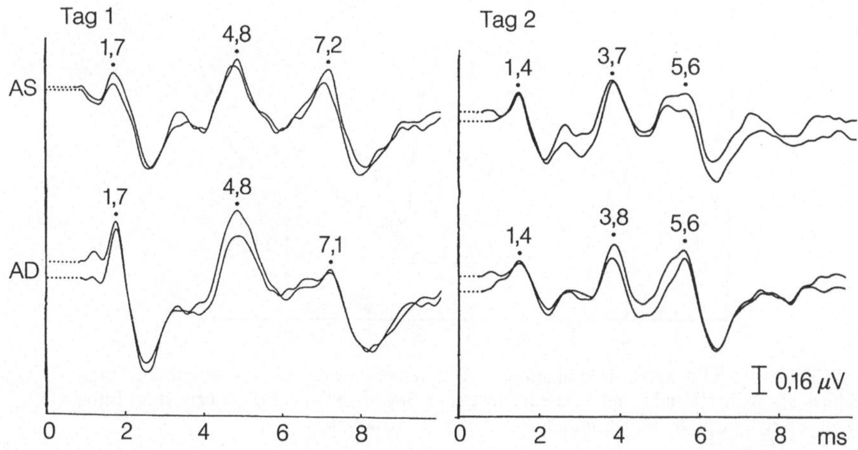

Abb. 3.22. FAEP bei Intoxikation und Unterkühlung. FAEP am 1. Tag: Alle Wellen erhalten, Interpeaklatenzen verzögert. Am folgenden Tag sind die FAEP normal. Die 21jährige Patientin wurde nach Suizidversuch mit verschiedenen Medikamenten bewußtlos, unterkühlt und ohne Spontanatmung gefunden. Zum Zeitpunkt der ersten FAEP-Ableitung 8 h später waren noch alle Hirnstammreflexe ausgefallen. Zum Zeitpunkt der zweiten FAEP-Ableitung war die Patientin noch komatös, reagierte jedoch auf Schmerzreize und hatte nun nachweisbare Hirnstammfunktionen. Im Verlauf weitgehende Erholung. Nachweis von Barbituraten, Meprobamat, Bromureiden, Salizylaten und Benzodiazepinen im Urin

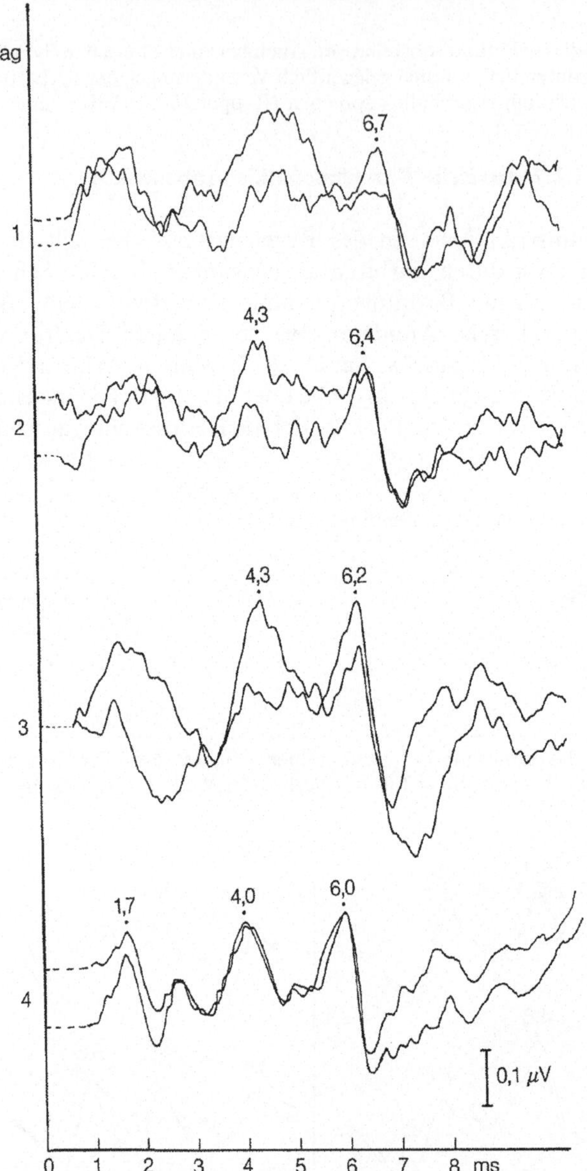

Abb. 3.23. FAEP bei Phenytoin-Intoxikation. FAEP: Verspätung der Welle V nimmt über Tage allmählich ab, Welle III und I sind wieder nachweisbar. 36jährige Patientin mit Phenytoin-Intoxikation. Phenytoinspiegel im Serum am ersten Tag 58 mcmol/ml

werden intoxikierte Patienten unterkühlt aufgefunden. In diesen Fällen ist der Einfluß der Hypothermie (Latenzverzögerung, Amplitudenabnahme) auf die evozierten Potentiale zu berücksichtigen (Abb. 3.22). Ein Ausfall der FAEP tritt allerdings erst bei einer Körpertemperatur unter 20 °C auf (Markand et al. 1984).

Alkoholintoxikationen gehen mit leichten Verzögerungen der Interpeaklatenz I–V und geringen Amplitudenerniedrigungen einher (Chu et al. 1978; Squires et al. 1978a, b; Church u. Williams 1982), wobei möglicherweise die häufig begleitende Hypothermie die Veränderungen verursacht (Jones u. Stockard 1980).

Phenytoin-Intoxikationen (> 50 mcg/ml) führen nach Auffassung von Stockard et al. (1977) zu keinen nenneswerten Veränderungen der FAEP, während Hirose et al. (1986) bei einem Patienten mit einem Spiegel von 54,4 mcg/ml eine erhebliche Latenzverzögerung der Welle V und eine Deformierung des Potentials mit Ausfall der Welle III fanden. Auch wir haben bei Phenytoin-Intoxikationen entsprechende Veränderungen der FAEP beobachtet (Abb. 3.23).

Die FAEP können bei Intoxikationen von Bedeutung sein, wenn sie trotz beeinträchtigter Hirnstammreflexe die strukturelle Integrität des Hirnstammes belegen.

3.4.2.8 Metabolische Enzephalopathie (Tabelle 3.6)

Bei Stoffwechselentgleisungen sind die FAEP stabil; so werden im Koma infolge Urämie, diabetischer Ketozidose und hepatischer Insuffizienz normale FAEP gefunden (Starr u. Achor 1975). Selbst schwere Hypoglykämien führen im Tierversuch, trotz erheblicher EEG-Veränderungen, zu keiner Beeinflussung der FAEP (Deutsch et al. 1983).

Normale FAEP im Koma weisen somit meist auf eine metabolische oder toxische Ursache hin, seltener auf einen diffusen, den Hirnstamm aussparenden kortikalen Prozeß (Starr u. Achor 1975).

Tabelle 3.6. Normale frühe AEP im Koma bei folgenden metabolischen Enzephalopathien

– Urämie
– Diabetische Ketazidose
– Hypoglykämie
– Hepatisches Koma

3.4.3 Monitoring

3.4.3.1 Therapie mit potentiell ototoxischen Antibiotika

Im Rahmen einer bakteriellen Meningitis ist die Hörfunktion nicht nur durch die Entzündung, sondern (beim Einsatz von Aminoglykosiden) auch durch deren Therapie gefährdet. Die FAEP bieten sich hier zum Monitoring an. Guerit et al. (1981) konnten eine Beziehung zwischen dem Verabreichungsmodus der Antibiotika und den Veränderungen der FAEP nachweisen: Die rasche intravenöse Gabe von Gentamycin gefährdet das Hörvermögen akut, wohingegen die langsame intravenöse Gabe besser verträglich ist.

3.4.3.2 Intraoperatives Monitoring

Bei Operationen im Bereich der hinteren Schädelgrube kommt es häufig zum Hörverlust, entweder als Folge einer Druckschädigung durch Operationsinstrumente oder

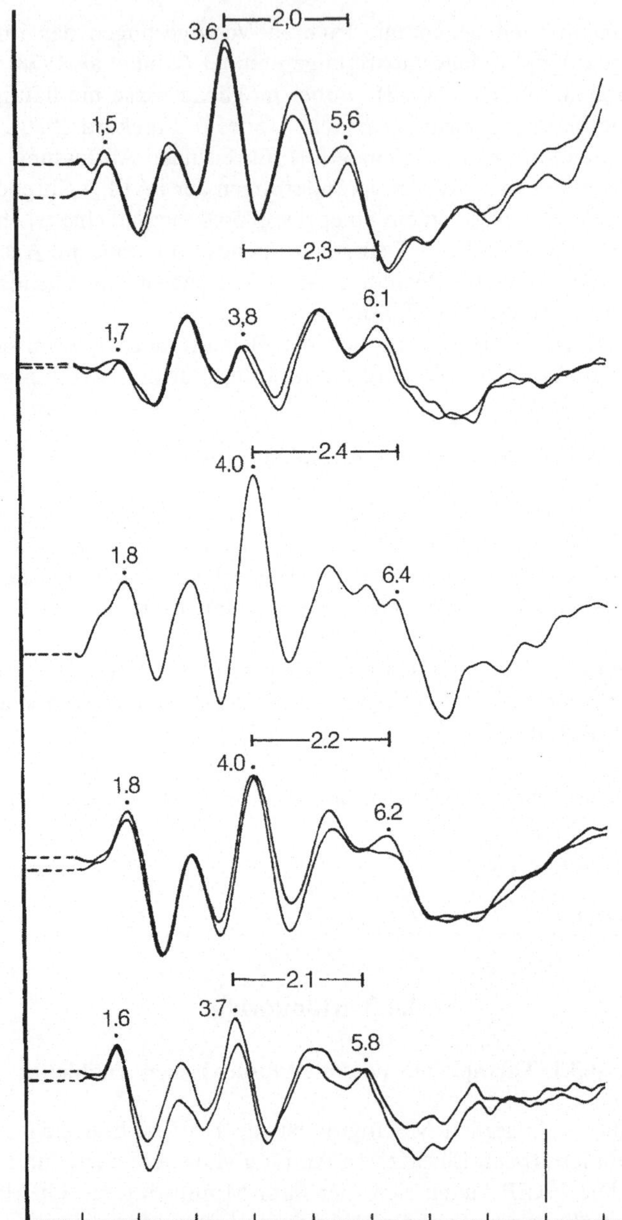

Abb. 3.24. Intraoperatives Hirnstamm-Monitoring mittels der FAEP. Monitoring der Hirnstammfunktion während einer Akustikusneurinomoperation (Ableitung von der Gegenseite). Die FAEP zeigen eine reversible Verlängerung der III/V-Interpeaklatenz

als Folge einer Ischämie. Die Hörfunktion ist besonders gefährdet bei der chirurgischen Entfernung von Akustikusneurinomen (Erickson et al. 1977; Jannetta et al. 1984; Ojemann et al. 1984), aber auch die Dekompression des V. oder des VII. Hirnnerven von adhärenten Gefäßen führt in 15% zur postoperativen unilateralen

Taubheit (Friedmann et al. 1985; Daube 1989). Darüber hinaus kann die Hirnstamm-funktion im Rahmen infratentorieller operativer Eingriffe beeinträchtigt werden, besonders bei Operationen am vertebrobasilären Gefäßsystem (z. B. beim Aneurysma-Clipping oder beim Entfernen arteriovenöser Malformationen) (Nuwer 1986). Entsprechend werden die FAEP zum intraoperativen Monitoring der Hirnstamm-funktion empfohlen (Abb. 3.24) (Hashimoto et al. 1980; Hacke 1985; Nuwer 1986).

Erhaltene FAEP und insbesondere eine nicht oder nur wenig veränderte Welle V sind ein guter Indikator für ein postoperativ intaktes Hörvermögen (Grundy et al. 1982; Raudzens u. Shetter 1982; Ojemann et al. 1984). Falls die Welle V verschwindet oder erheblich deformiert wird, ist bei etwa der Hälfte der Patienten mit einer post-operativen Taubheit zu rechnen (Nuwer 1986). Watanabe et al. (1989) berichten bei einem Verlust der Welle V über eine postoperative Taubheit sogar bei 85 % ihrer Patienten.

In bezug auf eine unbeeinträchtigte Hirnstammfunktion sind normale FAEP dem-gegenüber weniger aussagekräftig (Hahn u. Latchaw 1983; Piatt et al. 1985), da die FAEP nur einen Teil der Hirnstammbahnen repräsentieren. Ipsilaterale Veränderun-gen der FAEP können auf eine Hirnstammläsion hiweisen, besonders wenn der opera-tive Eingriff nicht am VIII. Hirnnerv erfolgt (z. B. bei Gefäßoperationen) (Nuwer 1986). Gravierende kontralaterale FAEP-Veränderungen sprechen für eine ausge-dehnte Hirnstammschädigung (Raudzens u. Shetter 1982; Hahn u. Latchaw 1983) und gehen, ebenso wie der Verlust der Wellen III–V, mit einer schlechten Prognose einher.

Einige Probleme des intraoperativen Monitorings sind nicht gelöst: So führt die Notwendig-keit, eine hohe Anzahl akustischer Reizantworten aufzusummieren, zu einer Verzögerung des Feedbacks für den Neurochirurgen (Daube 1989). Auch ist fraglich, ab welchem Grad Verände-rungen der FAEP relevant werden. Nuwer (1986) gibt diesbezüglich als Grenzwert eine Latenz-verzögerung der Welle V um 0,5 ms und/oder eine Erniedrigung der Amplitude um 30 % an. Die Entscheidung, ob es sich um harmlose, vorübergehende, oder aber um für das weitere Vorgehen relevante FAEP-Veränderungen handelt, ist intraoperativ schwierig zu treffen. Nuwer (1986) gibt den Zeitraum einer „harmlosen" Veränderung mit 15 min an. Andererseits berichten Grun-dy et al. (1981a, b) über eine Erholung der AEP in einem Zeitraum von mehr als 3 h. Schließlich ist unklar, ob eine Änderung des chirurgischen Prozedere, wie sie Grundy (1984) empfiehlt, zu einem besseren Verlauf führt, oder ob es sich um eine vom operativen Vorgehen unabhängige Besserung handelt. In Einzelfällen kann auch eine Korrektur des chirurgischen Vorgehens und eine versuchte Therapie nichts an dem durch die FAEP-Veränderungen angezeigten fatalen Verlauf ändern (Raudzens u. Shetter 1982).

3.4.3.3 Interventionelle Neuroradiologie

Die interventionelle Neuroradiologie benützt okkludierende und rekanalisierende Kathetertechniken. Dabei haben sich die okkludierenden Techniken als therapeuti-sche Verfahren, z. B. bei Gefäßmißbildungen, alleine oder mit anschließenden neuro-chirurgischen Operationen bewährt (Debrun et al. 1982; Vinuela u. Fox 1983; Zeu-mer et al. 1985; Buchner et al. 1987). Auch die rekanalisierenden Maßnahmen mittels selektiver lokaler Thrombolyse, z. B. bei Basilaristhrombose, sind zumindest in bezug auf die angiographisch nachweisbare Rekanalisation erfolgreich (Hacke et al. 1982; Zeumer et al. 1983).

Da die klinische Überwachung der Patienten meist durch die Grunderkrankung oder die Narkose eingeschränkt ist, sind neurophysiologische Methoden wie die wiederholte Registrierung der FAEP als objektive Information über den Funktionszustand des Hirnstammes wichtig (Hacke 1985; Hacke et al. 1982, 1983, 1985; Buchner et al. 1987).

Hacke et al. (1982) zeigen in einer eindrucksvollen Falldarstellung die Normalisierung der FAEP nach selektiver intraarterieller Lysetherapie eines akuten Basilarisverschlusses. Buchner et al. (1987) berichten über die Embolisation eines Hämangioblastoms, bei der wegen FAEP-Abweichungen die Lage des Katheters kurzfristig geändert wurde, worunter eine Erholung der pathologisch veränderten FAEP resultierte.

Literatur

Ainslie PJ, Boston JR (1980) Comparison of brainstem auditory evoked potentials for monaural and binaural stimuli. Electroencephalogr Clin Neurophysiol 49: 154–173

Amadeo M, Shagass C (1973) Brief latency click – evoked potentials during waking and sleep in man. Psychophysiology 10: 244–250

Anderson DC, Bundlie S, Rockswold GL (1984) Multimodality evoked potentials in closed head trauma. Arch Neurol 41: 369–382

Bobbin RP, May JG, Lemoine RL (1979) Effects of pentobarbital and ketamine on brainstem auditory potentials. Arch Otolaryngol 105: 467–470

Brierley JB, Adams JH, Graham D, Simpson JA (1971) Neocortical death after cardiac arrest: A clinical, neurophysiological, and neuropathological report of two cases. Lancet II: 560–565

Brix R (1984) The influence of attention on the auditory brainstem evoked responses. Acta Otolaryngol (Stockh) 98: 89–92

Brown RH, Chiappa KH, Brooks EB (1981) Brainstem auditory evoked responses in 22 patients with intrinsic brainstem lesions: Implications for clinical interpretations. Electroencephalogr Clin Neurophysiol 51: 38 P

Brunko E, Delecluse F, Herbaut AG, Levivier M, Zegers de Beyl D (1985) Unusual pattern of somatosensory and brainstem auditory evoked potentials after cardio-respiratory arrest. Electroencephalogr Clin Neurophysiol 62: 338–342

Buchner H, Brückmann H, Ferbert A, Zeumer H, Hacke W (1987) Elektrophysiologisches Monitoring bei neuroradiologischen Eingriffen. In: Poeck K, Hacke W, Schneider R (Hrsg) Verhandlungen der Deutschen Gesellschaft für Neurologie, Bd 4. Springer, Berlin Heidelberg New York Tokyo, S 391–400

Buettner UW (1989) Akustisch evozierte Potentiale (AEP) In: Stöhr M, Dichgans J, Diener HC, Buettner UW. Evozierte Potentiale, 2. Aufl. Springer, Berlin Heidelberg New York Tokyo, S 383–453

Buettner UW, Stöhr M, Koletzki E (1983) Brainstem auditory evoked potential abnormalities in vascular malformations of the posterior fossa. J Neurol 229: 247–254

Caird DM, Klinke R (1987) The effect of inferior colliculus lesions on auditory evoked potentials. Electroencephalogr Clin Neurophysiol 68: 237–240

Campbell KB, Baroli EA (1986) Human auditory evoked potentials during natural sleep: The early components. Electroencephalogr Clin Neurophysiol 65: 142–149

Campbell JK, Houser OW, Stevens JC, Wahner HW, Backer HL jr, Folger WN (1978) Computed tomography and radionuclide imaging in the evaluation of ischemic stroke. Radiology 126: 695–702

Cant BR, Hume AL, Judson JA, Shaw NA (1986) The assessment of severe head injury by short-latency somatosensory and brainstem auditory evoked potentials. Elektroencephalogr Clin Neurophysiol 65: 188–195

Chiappa KH (1982) Physiologic localization using evoked responses: Pattern shift visual, brainstem auditory and short latency somatosensory. In: Thompson RA, Green JR (eds) New perspectives in cerebral localization. Raven Press, New York, pp 63–114

Chiappa KH (ed) (1990) Evoked potentials in clinical medicine, 2nd edn. Raven Press, New York

Chu NS, Squires KC, Starr A (1978) Auditory brainstem potentials in chronic alcohol intoxication and alcohol withdrawal. Arch Neurol 35: 596–602

Church MW, Williams HL (1982) Dose- and time-dependent effects of ethanol on brainstem auditory evoked responses in young adult males. Electroencephalogr Clin Neurophysiol 54: 161–174

Cohen MS, Britt RH 81982) Effects of sodium pentobarbital, ketamine, halothane and chloralose on brainstem evoked responses. Anesth Analg 61: 338–343

Collet L, Duclaux R (1986) Auditory brainstem evoked responses and attention. Contribution to a controversial subject. Acta Otolaryngol (Stockh) 101: 439–441

Curio G, Oppel F, Scherg M (1987) Peripheral origin of BAEP wave II in a case with unilateral pontine pathology: A comparison of intracranial and scalp records. Electroencephalogr Clin Neurophysiol 66: 29–33

Daube JR (1989) Electrophysiological monitoring of neural function during surgery. In: Lüders H (ed) Advanced evoked potentials. Kluwer, Boston, pp 241–269

Debrun G, Vinuela F, Fox A, Drake CG (1982) Embolization of cerebral arteriovenous malformations with bucrylate. J Neurosurg 56: 615–627

Deutsch E, Sohmer H, Weidenfeld J, Zelig S, Chowers J (1983) Auditory nerve-brainstem evoked potentials and EEG during severe hypoglycemia. Electroencephalogr Clin Neurophysiol 55: 714–716

Diehl C (1990) Akustische und somatosensibel evozierte Potentiale bei Patienten mit hypoxischem Koma. Dissertation, Tübingen

Döring WH, Daub D (1980) Acoustically evoked responses under sedation with diazepam. Arch Otorhinolaryngol 227: 522–525

Drummond JC, Todd MM, Sang UH (1985) The effect of high dose sodium thiopental on brainstem auditory and median nerve somatosensory evoked responses in humans. Anesthesiology 63: 249–254

Engelbrecht R (1990) Somatosensorisch evozierte Potentiale (SEP) nach Medianusstimulation und frühe akustisch evozierte Potentiale (FAEP) bei Patienten mit spontanen intrakraniellen Blutungen. Dissertation, Tübingen

Epstein CM, Stappenbeck R, Karp HR (1980) Brainstem auditory evoked responses in palatal myoclonus. Ann Neurol 7: 592

Erickson DL, Ausman JI, Chou S (1977) Prognosis of seventh nerve palsy following removal of large acoustic tumors. J Neurosurg 47: 31–34

Facco E, Martini A, Zuccarello M, Chiaranda M, Trincia G, Ori C, Giron GP (1983) Auditory brainstem responses in posttraumatic comatose patients: Assessment of brainstem damage and prognostic implications. Intensive Care Med 9: 200

Faught E, Oh SJ (1985) Brainstem auditory evoked responses in brainstem infarction. Stroke 16(4): 701–705

Ferbert A, Riffel B, Buchner H, Ullrich A, Stöhr M (1985) Evozierte Potentiale in der neurologischen Intensivmedizin – eine Standortbestimmung. Aktuel Neurol 12: 193–198

Ferbert A, Buchner H, Bruckmann H, Zeumer H, Hacke W (1988) Evoked potentials in basilar artery thrombosis: Correlation with clinical und angiographic findings. Electroencephalogr Clin Neurophysiol 69: 136–147

Fischer C, Mauguière F, Echallier JF, Courjon (1982) Contribution of brainstem auditory evoked potentials to diagnosis of tumors and vascular diseases. In: Courjon J, Mauguière F, Revol M (eds) Clinical applications of evoked potentials in neurology. Raven Press, New York, pp 177-185

Friedman WA, Kaplan BJ, Gravenstein D, Rhoton AL jr (1985) Intraoperative brainstem auditory evoked potentials during posterior fossa microvascular decompression. J Neurosurg 62: 552–557

Ganes T, Lundar T (1988) EEG and evoked potentials in comatose patients with severe brain damage. Electroencephalogr Clin Neurophysiol 69: 6–13

Gilroy J, Lynn GE, Ristow GE, Pellerin RJ (1977) Auditory evoked brainstem potentials in a case of "locked-in" syndrome. Arch Neurol 34: 492–495

Goldie WD, Chiappa KH, Young RR, Brooks EB (1981) Brainstem auditory and short-latency somatosensory evoked responses in brain death. Neurology 31: 248–256

Green JB, McLeod S (1979) Short latency somatosensory evoked potentials in patients with neurological lesions. Arch Neurol 36: 846–851

Green JB, Walcoff MR, Lucke JF (1982) Comparison of phenytoin and phenobarbital effects on far-field auditory and somatosensory evoked potential interpeak latencies. Epilepsia 23: 417–421

Greenberg RP, Mayer DJ, Becker DP, Miller JD (1977) Evaluation of brain function in severe human head trauma with multimodality evoked potentials. I: Evoked brain-injury potentials, methods and analysis. J Neurosurg 47: 150–162

Greenberg RP, Newlon PG, Becker DP (1982) The somatosensory evoked potential in patients with severe head injury: Outcome prediction and monitoring of brain function. Ann NY Acad Sci 388: 683–688

Grundy BL (1984) Intraoperative monitoring of sensory evoked potentials. In: Nodar RH, Barber C (eds) Evoked potentials II. Butterworth, Boston, pp 624–631

Grundy BL, Heros RC, Tung AA, Doyle E (1981a) Intraoperative hyoxia detected by evoked potential monitoring. Anesth Analg 60: 437–439

Grundy BL, Lina A, Procopio PT, Jannetta PJ (1981b) Reversible evoked potential changes with retraction of the eighth cranial nerve. Anesth Analg 60: 835–838

Grundy BL, Jannetta PJ, Procopio PT, Lina A, Boston R, Doyle E (1982) Intraoperative monitoring of brainstem auditory evoked potentials. J Neurosurg 57: 674–681

Guerit JM, Mahieu P, Houben-Giurgea S, Herbay S (1981) The influence of ototoxic drugs on brainstem auditory evoked potentials in man. Arch Otorhinolaryngol 233: 189–199

Hacke W (1985) Neuromonitoring. J Neurol 232: 125–132

Hacke W, Berg-Dammer E, Zeumer H (1982) Evoked potential monitoring during acute occlusion of the basilar artery and selective local thrombolytic therapy. Arch Psychiatr Nervenkr 232: 541–548

Hacke W, Zeumer H, Berg-Dammer E (1983) Monitoring of hemispheric and brainstem functions with neurophysiolocical methods during interventional neuroradiology. AJNR 4: 382–384

Hacke W, Hündgen R, Zeumer H, Ferbert A, Buchner H (1985) Überwachung der therapeutischen neuroradiologischen Untersuchungs- und Therapieverfahren mittels evozierten Potentialen. Z EEG EMG 16: 93–100

Hahn JF, Latchaw JP (1983) Evoked potentials in the operating room. Clin Neurosurg 31: 389–403

Hammond EJ, Wilder BJ (1982) Short latency auditory and somatosensory evoked potentials in a patient with "locked-in" syndrome. Clin Electroencephalogr 13: 54–56

Hammond EJ, Wilder BJ, Goodman IJ, Hunter SB (1985) Auditory brainstem potentials with unilateral pontine hemorrhage. Arch Neurol 42: 767–768

Harslem R (1987) Bedeutung der Wellen VI und VII der akustisch evozierten Hirnstamm-Potentiale (AEHP) bei Patienten nach Schädel-Hirn-Traumen. Med. Dissertation, Universität Tübingen

Hashimoto I, Ishiyama Y, Tozuka G (1979) Bilaterally recorded brainstem auditory evoked responses. Their asymmetric abnormalities and lesions of the brainstem. Arch Neurol 36: 161–167

Hashimoto I, Ishiyama Y, Totsuka G, Mizutani H (1980) Monitoring brainstem function during posterior fossa surgery with brainstem auditory evoked potentials. In: Barber C (ed) Evoked potentials. University Park Press, Baltimore, pp 377–390

Hashimoto I, Ishiyama Y, Yoshimoto T, Nemoto S (1981) Brainstem auditory-evoked potentials recorded directly from human brainstem and thalamus. Brain 104: 841–859

Haupt WF (1988) Evozierte Potentiale bei Hirnstammprozessen. Thieme, Stuttgart

Hecox K, Galambos R (1974) Brainstem auditory evoked responses in human infants and adults. Arch Otolaryngol 99: 30–33

Hecox K, Cone B, Blaw ME (1981) Brainstem auditory evoked response in the diagnosis of pediatric neurologic diseases. Neurology 31: 832–840

Hinshaw DB, Thompson JR, Hasso AN et al. (1980) Infarctions of the brainstem and cerebellum: A correlation of computed tomography and angiography. Radiology 137: 105–112

Hirose G, Kitagawa Y, Chujo T (1986) Acute effects of phenytoin on brainstem auditory evoked potentials: Clinical and experimental study. Neurology 36/2: 1521–1524

Hsi MS, Ryu SJ, Chee CY (1981) Brainstem auditory evoked potentials for evaluating the prognosis of primary pontine hemorrhage. Electroencephalogr Clin Neurophysiol 52: S71

Ingram DA, Traub M, Kopelman PG, Summers BA, Swash M (1986) Brainstem auditory evoked responses in diagnosis of central pontine myelinolysis. J Neurol 233: 23–24

Jain S, Maheshwari MC (1984) Brainstem auditory evoked responses in coma due to meningoencephalitis. Acta Neurol Scand 69: 163–167

Janetta PJ, Moeller AR, Moeller MB (1984) Technique of hearing preservation in small acoustic neuromas. Ann Surg 200: 513–523

Jerger J, Neely JG, Jerger S (1980) Speech, impedance and auditory brainstem response audiometry in brainstem tumors. Arch Otolaryngol 106: 218–233

Jewett DL, Williston JS (1971) Auditory evoked far fields averaged from the scalp of humans. Brain 94: 681–696

Jones TA, Stockard JJ, Weidner WJ (1980) The effects of temperature and acute alcohol intoxication on brainstem auditory evoked potentials in the cat. Electroencephalogr Clin Neurophysiol 49: 23–30

Kaga K, Takigudi T, Myokai K, Shiode A (1979) Effects of deep hypothermia and circulatory arrest on the auditory brainstem responses. Arch Otorhinolaryngol 225: 199–205

Kingsley DP, Radue EW, Du Boulay EP (1980) Evaluation of computed tomography in vascular lesions of the vertebrobasilar territory. J Neurol Neurosurg Psychiatry 43: 193–197

Kjaer M (1979) Evaluation and graduation of brainstem auditory evoked potentials in patients with neurological diseases. Acta Neurol Scand 66: 231–242

Kjaer M (1980) Localizing brainstem lesions with brainstem auditory evoked potentials. Acta Neurol Scand 61: 265–274

Klug N (1982) Brainstem auditory evoked potentials in syndromes of decerebration, the bulbar syndrome and in central death. J Neurol 227: 219–228

Kotagal S, Rosenberg C, Rudd D, Dunkle LM, Horenstein S (1981) BAEPs in bacterial meningitis. Arch Neurol 38: 693–695

Kroiss H, Trost E, Riffel B, Stöhr M, Wengert P (in Vorbereitung) Klinisch-neurologische und elektrophysiologische Befunde unter Thiopentaltherapie

Levine RA (1981) Binaural interaction in brainstem potentials of human subjects. Ann Neurol 9: 384–393

Lumenta CB (1984) Measurement of brainstem auditory evoked potentials in patients with spontaneous intracerebral hemorrhage. J Neurosurg 60: 548–552

Lynn GE, Gilroy J, Taylor PC, Leiser RP (1981) Binaural masking-level differences in neurological disorders. Arch Otolaryngol 107: 357–362

Markand ON, Warren CH, Moorthy SS, Stoelting RK, King RD (1984) Monitoring of multimodality evoked potentials during open heart surgery under hypothermia. Electroencephalogr Clin Neurophysiol 59: 432–440

Markand ON, Byung IL, Warren C, Stoelting RK, King RD, Brown JW, Mahorned Y (1987) Effects of hypothermia on brainstem auditory evoked potentials in humans. Ann Neurol 22: 507–513

Markgraf KH (1984) Die Anwendung akustisch evozierter Cochlea- und Hirnstammpotentiale in der Audiometrie von Kindern mit besonderer Berücksichtigung der Schalleitungsstörungen. Med. Dissertation, Universität München

Marsh RR, Frewen TC, Sutton LN, Potsic WP (1984a) Resistance of the auditory brainstem response to high barbiturate levels. Otolaryngol Head Neck Surg 92: 685–688

Marsh RR, Yamane H, Potsick WP (1984b) Auditory brainstem response and temperature: Relationship in the Guinea pig. Electroencephalogr Clin Neurophysiol 57: 289–293

Maurer K (1987) Akustisch evozierte Potentiale (AEP) – Praktische Durchführung und Normwerte. EEG Labor 9: 201–212

Maurer K, Rochel M (1982) Brainstem auditory evoked potentials (BAEP) in childhood – normative data and diagnostic usefullness in children with neoplastic lesions in the brainstem. In: Rothenberger A (ed) Event-related potentials in children. Developments in neurology, Vol G. Elsevier, Amsterdam

Maurer K, Lowitsch K, Stöhr M (1988) Evozierte Potentiale. Atlas mit Einführungen. Enke, Stuttgart

Mervaala E, Keränen T, Tiihonen P, Riekkinen P (1987) The effects of carbamazepine and sodium valproate on SEPs and BAEPs. Electroencephalogr Clin Neurophysiol 68: 475–478

Michalewski HJ, Thompson LW, Patterson JR, Bowman TE, Litzelman D (1980) Sex differences in the amplitudes and latencies of the human auditory brainstem potential. Electroencephalogr Clin Neurophysiol 48: 351–356

Minami T, Kurokowa T, Inoue T, Takaki S, Goyaq N, Yoshida M, Kishikawa T (1984) Primary brainstem hemorrhage in a child-usefullness of auditory brain response (ABR). Neuropediatrics 15: 99–101

Mitchell DE, Adams JH (1973) Primary focal impact damage to the brainstem in blunt head injuries. Does it exist? Lancet II: 215–218

Mizrah EM, Maulsby RL, Forst JD (1983) Improved wave V resolution by dual-channel brainstem auditory evoked potential recording. Electroencephalogr Clin Neurophysiol 55: 105–107

Moeller AR, Jannetta PJ (1982) Evoked potentials from the inferior colliculus in man. Electroencephalogr Clin Neurophysiol 53: 612–620

Moeller AR, Jannetta PJ (1983) Interpretation of brainstem auditory evoked potentials: Results from intracranial recordings in humans. Scand Audiol 12: 125–133

Moeller AR, Jannetta PJ, Bennett M, Moeller M (1981) Intracranially recorded responses from the human auditory nerve: New insights into the origin of brainstem evoked potentials (BSEPs). Electroencephalogr Clin Neurophysiol 52: 18–27

Moeller AR, Jannetta PJ, Sekhar (1988) Contribution from the auditory nerve to the brainstem auditory evoked potentials (BAEPs): Results of intracranial recording in man. Electroencephalogr Clin Neurophysiol 71: 198–211

Morocutti C, Pozzessere G, Floris R, Sancesario G, Argentino C (1985) Brainstem auditory evoked responses in cerebral vascular diseases. In: Morocutti C, Rizzo P (eds) Evoked potentials. Neurophysiological and clinical aspects. Elsevier, Amsterdam, pp 211-222

Morris HH, Lüders H, Dinner DS, Lesser RP, Wyllie E (1989) Clinical use of evoked potentials: A review. In: Lüders H (ed) Advanced evoked potentials. Kluwer, Boston, pp 143–159

Mustafa KY, Aneja JS, Khogali M, Nasreldin A, Avar J (1988) Effect of hyperthermia on brain auditory evoked potentials in the conscious sheep. Electroencephalogr Clin Neurophysiol 71: 133–141

Newlon PG, Greenberg RP, Enas GG, Becker DP (1983) Effects of therapeutic phenobarbital coma on multimodality evoked potentials recorded from severely head-injured patients. Neurosurgery 12: 613–619

Nuwer MR (1986) Evoked potential monitoring in the operating room. Raven Press, New York

Oh SJ, Kuba T, Soyer A, Choi IS, Bonikowski FP, Vitek J (1981) Lateralization of brainstem lesions by brainstem auditory evoked potentials. Neurology 31: 14–18

Ojemann RG, Levine RA, Montgomery WM, McGaffigan P (1984) Use of intraoperative auditory evoked potentials to preserve hearing in unilateral acoustic neuroma removal. J Neurosurg 61: 938–948

Olphen AF van, Rodenburg M, Verwey C (1978) Distribution of brainstem responses to acoustic stimuli over the human scalp. Audiology 17: 511–518

Ommaya AK, Gennarelli TA (1974) Cerebral concussion and traumatic unconsciousness correlation of experimental and clinical observations on blunt head injuries. Brain 97: 633–654

Ottaviani F, Almadori G, Calderazzo AB, Frenguelli A, Paludetti G (1986) Auditory brainstem (ABRs) and middle latency auditory responses (MLRs) in the prognosis of severely head-injured patients. Electroencephalogr Clin Neurophysiol 65: 196–202

Özdamar Ö, Kraus N, Stein L (1983) Auditory brainstem responses in infants recovering from bacterial meningitis. Arch Otolaryngol 109: 13–18

Peters G (1970) Klinische Neuropathologie. Thieme, Stuttgart

Piatt HR, Radtke RA jr, Erwin CW (1985) Limitations of brainstem auditory evoked potentials for intraoperative monitoring during posterior fossa operation: Case report and technical note. Neurosurgery 16: 818–821

Picton TW, Hillyard SA, Krausz H, Galambos R (1974) Human auditory evoked potentials. I: Evaluation of components. Electroencephalogr Clin Neurophysiol 36: 179–190

Portenoy RK, Kurtzberg D, Arezzo JC, Sands GH, Miller A, Vaughan HG (1985) Return to alertness after brainstem hemorrhage. A case with evoked potential and roentgenographic evidence of bilateral tegmental damage. Arch Neurol 42: 85–88

Ragazzoni A, Amantini A, Rossi L, Pagnini P, Arnetoli G, Marini P, Nencioni C, Versaci A, Zappoli R (1982) Brainstem auditory evoked potentials and vertebral-basilar reversible ischemic attack. In: Courjon J, Mauguière F, Revol M (eds) Clinical applications of evoked potentials in neurology. Raven Press, New York, pp 187–194

Raudzens PA, Shetter AG (1982) Intraoperative monitoring of brainstem auditory evoked potentials. J Neurosurg 57: 341–348

Reisecker F, Witzmann A, Löffler W, Leblhuber F, Deisenhammer E, Valencak E (1987) Zum Stellenwert früher akustischer und somatosensorisch evozierter Potentiale in der Überwachung und prognostischen Beurteilung des Komas unter Barbiturattherapie – vergleichende Untersuchungen mit Klinik und EEG. Z EEG EMG 18: 36–42

Riffel B (1989) Evozierte Potentiale in der Intensivmedizin. In: Stöhr M, Dichgans J, Diener HC, Buettner UW. Evozierte Potentiale, 2. Aufl. Springer, Berlin Heidelberg New York Tokyo, S 465–512

Riffel B, Stöhr M, Trost E, Ullrich A, Graser W (1987) Frühzeitige prognostische Aussage mittels evozierter Potentiale beim schweren Schädel-Hirn-Trauma. Z EEG EMG 18: 192–199

Riffel B, Stöhr M, Graser W, Trost E, Baumgärtner H (1989) Frühzeitige Prognose beim schweren Schädel-Hirn-Trauma mittels Glasgow-Koma-Score und evozierter Potentiale. Anaesthesist 38: 51–58

Rodin E, Chayasirsobhon S, Klutke G (1982) Brainstem auditory evoked potential recording in patients with epilepsy. Clin Electroenceph 13: 154–161

Rodin E, Tahir S, Austin D, Andaya L (1985) Brainstem death. Clin Electroencephalogr 16: 63–71

Ropper AH (1983) The CNS in Guillain-Barré syndrome. Arch Neurol 40: 397–398

Ropper AH, Chiappa KH (1986) Evoked potentials in Guillain-Barré syndrome. Neurology 36: 587–590

Rosenhall U, Björkmann G, Pedersen K, Kall A (1985) Brainstem auditory evoked potentials in different age groups. Electroencephalogr Clin Neurophysiol 62: 426–430

Rossini PM, Kula RW, House WJ, Cracco RQ (1982) Alteration of brainstem auditory evoked responses following cardio-respiratory arrest and resuscitation. Electroencephalogr Clin Neurophysiol 54: 232–234

Rowe J (1981) The brainstem auditory evoked response in neurological disease: A review. Ear Hearing 2: 41–51

Rowe MJ III (1978) Normal variability of the brainstem auditory evoked response in young and old adult subjects. Electroencephalogr Clin Neurophysiol 44: 459–470

Samra SK, Lilly DJ, Rush NL, Kirsch MM (1984) Fentanyl anesthesia on human brainstem auditory evoked potentials. Anesthesiology 61: 261–265

Scherg M, Cramon D von (1985) A new interpretation of the generators of BAEP waves I–V: Results of a spatio-temporal dipole model. Electroencephalogr Clin Neurophysiol 62: 290–299

Scherg M, Speulda E (1982) Brainstem auditory evoked potentials in the neurologic clinic: Improved stimulation and analysis methods. In: Courjon J, Mauguière F, Revol M (eds) Clinical applications of evoked potentials in neurology. Raven Press, New York, pp 211–218

Schiff JA, Cracco RQ, Cracco JB (1985) Brainstem auditory evoked potentials in Guillain-Barré syndrome. Neurology 35: 771–773

Schwarz G, Litscher G, Pfurtscheller G, List FW (1990) Multimodal evozierte Potentiale und Herzratenvariabilität bei komatösen Patienten – Teil 3: Elektrophysiologische Befunde bei entzündlichen Erkrankungen des Gehirns. Z EEG EMG 21: 35–41

Schwarz J (1989) Klinische und neurophysiologische Parameter bei komatösen Patienten unter Barbiturattherapie. Dissertation, Tübingen

Seales DM, Torkelson RD, Shuman RM, Rossiter VS, Spencer JD (1981) Abnormal brainstem auditory evoked potentials and neuropathology in "locked-in" syndrome. Neurology 31: 893–896

Sersen EA, Majkowski J, Clausen J, Heaney GM (1984) Statedependent variations in brainstem auditory evoked responses in human subjects. Percept Mot Skills 59: 731–738

Sohmer H, Feinmesser M (1973) Routine use of electrocochleography (cochlear audiometry) on human subjects. Audiology 12: 167–177

Sohmer H, Gafni M, Chisin R (1978) Auditory nerve and brainstem responses. Comparison in awake and unconscious subjects. Arch Neurol 35: 228–230

Squires KC, Chu NS, Starr A (1978a) Auditory brainstem potentials with alcohol. Electroencephalogr Clin Neurophysiol 45: 577–584

Squires KC, Chu NS, Starr A (1978b) Acute effects of alcohol on auditory brainstem potentials in humans. Science 201: 174–176

Starr A (1976) Auditory brainstem responses in brain death. Brain 99: 543–554

Starr A, Achor LJ (1975) Auditory brainstem responses in neurological disease. Arch Neurol 32: 761–768

Starr A, Hamilton AE (1976) Correlation between confirmed sites of neurologic lesions and abnormalities of far-field auditory brainstem responses. Electroencephalogr Clin Neurophysiol 41: 595–608

Starr A, Ainslie RN, Martin WH, Sanders S (1977) Development of auditory function in newborn infants revealed by auditory brainstem potentials. Pediatrics 60: 831–842

Stern BJ, Krumholz A, Weiss HD, Goldstein P, Harris KC (1982) Evaluation of brainstem stroke using brainstem auditory evoked responses. Stroke 13: 705–711

Stockard JE, Stockard JJ, Westmoreland B, Corfits JL (1979) Brainstem auditory-evoked responses – Normal variation as a function of stimulus and subject characteristics. Arch Neurol 36: 823–831

Stockard JJ, Rossiter VS (1977) Clinical and pathologic correlates of brainstem auditory response abnormalities. Neurology 27: 316–325

Stockard JJ, Sharbrough FW (1980) Unique contributions of short-latency somatosensory evoked potentials in patients with neurological lesions. Prog Clin Neurophysiol 7: 231–263

Stockard JJ, Rossiter VS, Wiederholt WC, Kobayashi RM (1976) Brainstem auditory evoked responses in suspected central pontine myelinolysis. Arch Neurol 33: 726–728

Stockard JJ, Rossiter VS, Jones TA, Sharbrough FW (1977) Effects of centrally acting drugs on brainstem auditory responses. Electroencephalogr Clin Neurophysiol 43: 550–551

Stockard JJ, Stockard JE, Sharbrough FW (1978a) Nonpathologic factors influencing brainstem auditory evoked potentials. Am J EEG Technol 18: 177–209

Stockard JJ, Stockard JE, Tinker JA (1978b) Effects of hypothermia on the human brainstem auditory response. Ann Neurol 3: 368–379

Stockard JJ, Stockard JE, Sharbrough FW (1980) Brainstem auditory evoked potentials in neurology: Methodology, interpretation, clinical application. In: Aminoff MJ (ed) Electrodiagnosis in clinical neurology. Churchill Livingstone, Edinburgh, pp 370–413

Stöhr M, Trost E, Ullrich A, Riffel B, Wengert P (1986) Bedeutung der frühen akustisch evozierten Potentiale bei der Feststellung des Hirntodes. Dtsch Med Wochenschr 40: 1515–1519

Stöhr M, Riffel B, Trost E, Baumgärtner H (1987) Akustisch und somatosensibel evozierte Potentiale im Hirntod. Nervenarzt 58: 658–664

Sutton LN, Frewen T, Marsh R, Jaggi I, Bruce DA (1982) The effects of deep barbiturate coma on multimodality evoked potentials. J Neurosurg 57: 178–185

Thivièrge J, Côté R (1987) Brainstem auditory evoked response (BAER): Normative study in children and adults. Electroencephalogr Clin Neurophysiol 68: 479–484

Towle VL, Babikian V, Maselli R, Berstein L, Spire J-P (1985) A comparison of multimodality evoked potentials, computed tomography findings and clinical data in brainstem vascular infarcts. In: Morocutti C, Rizzo PA (eds) Evoked potentials, neurophysiological and clinical aspects. Elsevier, Amsterdam, pp 383–390

Tsubokawa T, Nishimoto H, Yamamoto T, Kitamura M, Katayama Y, Moriyasu N (1980) Assessment of brainstem damage by the auditory brainstem response in acute severe head injury. J Neurol Neurosurg Psychiatry 43: 1005–1011

Vinuela F, Fox AJ (1983) Interventional neuroradiology and the management of arteriovenous malformations and fistulas. Neurol Clin 1: 131–154

Watanabe E, Schramm J, Strauss C, Fahlbusch R (1989) Neurophysiologic monitoring in posterior fossa surgery. Acta Neurochir (Wien) 98: 118–128

Wiederholt WC, Kobayashi RM, Stockard JJ, Rossiter VS (1977) Central pontine myelinolysis. A clinical reappraisal. Arch Neurol 34: 220–223

York DH (1986) Correlation between a unilateral midbrain-pontine lesion and abnormalities of brainstem auditory evoked potentials. Electroencephalogr Clin Neurophysiol 65: 282–288
Zeumer H, Hacke W, Ringelstein EB (1983) Local intraarterial thrombolysis in vertebrobasilar thromboembolic disease. AJNR 4: 401–404
Zeumer H, Brückman H, Adelt D, Hacke W, Ringelstein EB (1985) Balloon embolization in the treatment of basilar aneurysms. Acta Neurochirurg 78: 136–141
Zöllner C, Karnahl T (1977) Registrierung der frühen akustisch evozierten Potentiale bei monauraler und binauraler Beschallung. Larnyngol Rhinol 56: 925–931

Kapitel 4
Somatosensorisch evozierte Potentiale (SEP)

B. Riffel, B. Sommer-Edlinger und H. Kroiss

Bei der Untersuchung der somatosensorisch evozierten Potentiale (SEP) in der Intensivmedizin wird meist der N. medianus am Handgelenk stimuliert. Falls vier Verstärker vorhanden sind, erfolgen Ableitungen der nach rostral fortgeleiteten Impulswelle über dem Erbschen Punkt, den Dornfortsätzen C7 und C2 sowie dem sensiblen Kortex. Falls nur zwei Kanäle zur Verfügung stehen, empfiehlt sich die Ableitung über dem unteren Halsmark (C7) und dem Kortex (C'_3 bzw. C'_4). Medikamente beeinflussen die zentrale Überleitungszeit zwischen dem negativen Hauptgipfel bei C7 (N13a) und dem kortikalen Primärkomplex (negative Hauptkomponente N20/nachfolgende Positivität P25) nur wenig, ebenso wie die Amplituden dieser Reizantworten (s. 4.3.2.6). Die dem Primärkomplex N20/P25 folgenden Wellen mittlerer und später Latenz sind demgegenüber pharmaka- und vigilanzabhängig und finden deshalb in der Intensivmedizin wenig Berücksichtigung.

Spinale Läsionen unterhalb C8/Th1 sind nur durch SEP-Ableitungen nach Beinnervenstimulation erfaßbar. Vorwiegend wird dazu der N. tibialis hinter dem Innenknöchel stimuliert; die Ableitung erfolgt bei zwei Ableitestellen über L1 (negative Hauptkomponente N22) und dem sensiblen Kortex $C_{z'}$ (positive Hauptkomponente P40), bei vier Ableitestellen zusätzlich über L5 (negative Hauptkomponente N18) und C2 (negative Hauptkomponente N30). Beim spinalen Monitoring im Zusammenhang mit operativen Eingriffen können andere Ableitestellen gewählt werden.

Nach Stimulation des N. medianus läuft die Impulswelle über den peripheren Nerven und den Armplexus via Hinterwurzeln zum Hinterhorn, in dem die Welle N13a als postsynaptisches Potential generiert wird. Parallel dazu laufen Impulse in den Hintersträngen (Funiculus cuneatus) zum Hinterstrangkern (Nucleus cuneatus) in der kaudalen Medulla oblongata. Hier entsteht die Welle N13b als negative Hauptkomponente über C2. Schließlich läuft die Impulswelle über den Lemniscus medialis zum Thalamus und von dort zum sensiblen Kortex. Hier wird N20/P25 als primäre kortikale Reizantwort abgeleitet.

SEP-Untersuchungen erlauben einen Blick auf die „physiologische Anatomie" von Rückenmark, Hirnstamm und Großhirn (Chiappa 1989). Sie können deshalb bei die sensiblen Bahnen einbeziehenden, primär supratentoriellen Läsionen und diffusen zerebralen Erkrankungen pathologisch verändert sein und dadurch die Schädigung dokumentieren; dies gilt z. B. für Schädel-Hirn-Traumata, supratentorielle Blutungen, Subarachnoidalblutungen und andere primär supratentorielle Prozesse, die globale hypoxische Hirnschädigung, sowie für toxische und metabolische Enzephalopathien. Bei einigen dieser Erkrankungen sind sie bei der Lokalisation des Prozesses hilfreich. Schließlich stellen sie ein gutes Maß für den Grad der Schädigung dar und erlauben damit eine Prognose.

Auch Hirnstammläsionen können durch SEP-Untersuchungen erfaßt werden, falls die sensiblen Bahnen in die Schädigung einbezogen sind. Zur Topodiagnostik von Hirnstammläsionen eignen sich allerdings die frühen akustisch evozierten Potentiale (FAEP), welche ausschließlich im Hirnstamm (bzw. im N. acusticus) generiert werden, besser. Schließlich werden die SEP bei spinalen Prozessen und zum Monitoring der Rückenmarksfunktion und der zerebralen Funktion eingesetzt.

4.1 Übersicht und Indikationen

4.1.1 Primär supratentorielle Läsionen und diffuse zerebrale Erkrankungen
(Tabelle 4.1)

Beim *Schädel-Hirn-Trauma* sind SEP-Untersuchungen in der Prognosenstellung allen sonstigen Zusatzuntersuchungen überlegen. So bedeuten z. B. bilateral fehlende Skalpantworten eine sehr schlechte bis infauste Prognose. Verlaufsuntersuchungen der SEP erlauben das frühzeitige Erkennen von Komplikationen. In der Topodiagnostik ergänzen die SEP den klinisch-neurologischen Befund und die neuroradiologischen Untersuchungen. Ähnliches gilt für supratentorielle *Blutungen* und *Subarach-*

Tabelle 4.1. Indikationen zur Ableitung der SEP bei primär supratentoriellen Läsionen und diffusen zerebralen Erkrankungen

Schädel-Hirn-Trauma Supratentorielle Blutungen	In der *Topodiagnostik* ergänzen SEP die bildgebenden Verfahren. In der *Verlaufskontrolle* und besonders der *Prognosenstellung* sind die SEP anderen Zusatzmethoden überlegen: Bilateral fehlende Skalpantworten sind prognostisch infaust. Bei erhaltenen Potentialen korreliert das Ausmaß der SEP-Veränderungen mit dem Grad der verbleibenden psychosozialen Behinderung
Subarachnoidalblutungen	Falls im Stadium IV (nach Hunt u. Hess) die Skalpantworten bilateral fehlen, erübrigt sich eine Operation
Supratentorielle Infarkte	In der Frühphase (Tag 1–3) *topodiagnostisch* hilfreich. Zur *Verlaufskontrolle* bei ungünstigem Verlauf relevant, um eine Beeinträchtigung der gegenseitigen Hemisphäre festzustellen. In der *Prognosenstellung* ist bei einseitigem Ausfall der Skalpantworten eine funktionelle Wiederherstellung nicht zu erwarten
Supratentorielle Tumoren	SEP können zu *Verlaufskontrollen* eingesetzt werden
Globale hypoxische Hirnschädigung	Zur *Verlaufskontrolle* und *Prognosenstellung* sind die SEP geeignet. Fehlende Skalpantworten sind prognostisch infaust. Bei erhaltenen kortikalen Reizantworten ist eine zerebrale Erholung möglich
Toxische Enzephalopathie	Erhaltene und weitgehend normale SEP bei verschiedenen Intoxikationen sprechen für eine gute *Prognose* hinsichtlich der zerebralen Erholung

noidalblutungen. Im Stadium IV nach Hunt u. Hess kann, falls der kortikale Primärkomplex beidseits fehlt, auf einen operativen Eingriff verzichtet werden, da die Prognose ohnehin infaust ist. Bei supratentoriellen *Infarkten* sprechen einseitig ausgefallene kortikale Reizantworten für eine schlechte Prognose hinsichtlich einer funktionellen Wiederherstellung. In der Frühphase mit negativem CT-Befund sind SEP-Untersuchungen bei Infarkten auch topodiagnostisch relevant. Bei supratentoriellen *Tumoren* können SEP-Abeilungen allenfalls im Rahmen von Verlaufsuntersuchungen interessant sein. Eine *globale hypoxische Hirnschädigung* betrifft vorwiegend thalamo-kortikale Strukturen und führt entsprechend zu SEP-Veränderungen. Erhaltene Skalpantworten dokumentieren die zerebrale Erholungsfähigkeit, während fehlende Skalpantworten prognostisch infaust sind. Auch bei *toxischen Enzephalopathien* sind die meist normalen SEP Hinweis auf eine gute zerebrale Prognose. Erfahrungen über den Einsatz der SEP bei *metabolischen Enzephalopathien* und bei *entzündlichen Hirnerkrankungen* fehlen bislang weitgehend.

4.1.2 Primäre Hirnstammläsionen (Tabelle 4.2)

Die Bahnen, die die Tiefensensibilität leiten, werden in den Hinterstrangkerngebieten der kaudalen Medulla oblongata umgeschaltet. Von dort kreuzen die Fasern des Lemniscus medialis rostral der Pyramidenbahn und steigen medial zwischen den unteren Oliven und an der Grenze zwischen Brückenfuß und Brückenhaube auf. Wenn die Hinterstrangkerngebiete oder der Lemniscus medialis in eine Hirnstammläsion einbezogen sind, finden sich pathologische SEP-Veränderungen. Bei allen lateral lokalisierten Prozessen (z. B. bei einer isolierten Schädigung des Tractus spinothalamicus mit klinisch faßbarer dissoziierter Sensibilitätsstörung) und bei Prozessen, die nur den Brückenfuß oder dorsale Anteile der Brückenhaube betreffen, sind keine SEP-Veränderungen zu erwarten.

Bei *Hirnstammblutungen* ermöglichen SEP-Ableitungen in Ergänzung zum klinischen und computertomographischen Befund die Schädigung bzw. den Funktionsausfall zu lokalisieren. Bei bilateral fehlendem, kortikalen Primärkomplex ist die Prognose schlecht. Bei *Hirnstamminfarkten* sind die neuroradiologischen Verfahren wenig zuverlässig. SEP-Untersuchungen dienen dazu, eine ischämische Läsion näher einzugrenzen und das Betroffensein bzw. die Aussparung des Lemniscus medialis zu

Tabelle 4.2. Indikationen zur Ableitung der SEP bei primären Hirnstammläsionen

Hirnstammblutungen	SEP ergänzen die bildgebenden Verfahren in der *Topodiagnostik* und sind hilfreich für *Verlaufskontrolle* und *Prognose*: Bilateral fehlende, kortikale Antworten sind prognostisch in der Regel infaust
Hirnstamminfarkte	Hilfreich zur *Topodiagnostik*, da Hirnstamminfarkte in den bildgebenden Verfahren oft nicht erfaßt werden. Wichtig für *Verlaufskontrolle* und *Prognose*: Ausmaß der SEP-Veränderungen korreliert zur Bewußtseinstrübung; bilateral fehlende Skalpantworten sprechen für eine schlechte Prognose
Hirnstammtumoren	SEP können zu *Verlaufskontrollen* eingesetzt werden

erfassen. Ausgeprägte SEP-Veränderungen gehen in der Regel mit einem Koma einher. Bilateral fehlende Skalpantworten sind mit einer schlechten Prognose verbunden. Bei *Hirnstammtumoren* sind SEP-Untersuchungen in bezug auf die funktionelle Ausdehnung des Prozesses gelegentlich interessant, jedoch für Prognose und Therapie nicht relevant.

4.1.3 Spinale und periphere Läsionen (Tabelle 4.3)

SEP-Untersuchungen stellen bei spinalen Läsionen eine Funktionsprüfung der Hinterstränge dar: Entsprechend korrelieren SEP-Befunde mit dem klinischen Befund der Tiefensensibilität. Bei ausschließlich dissoziierter Sensibilitätsstörung sind die SEP normal (Giblin 1960; Halliday u. Wakefield 1963).

Die Wahl des Stimulationsortes und der Ableitepunkte richtet sich nach der vermuteten Höhe des Prozesses: Bei Läsionen im mittleren oder oberen Zervikalmark eignen sich die SEP nach Medianus- und Tibialisstimulation (bevorzugte Ableitung nach klinischer Prädominanz der Symptome), bei Läsionen in Höhe C 8/Th 1 die SEP nach Ulnaris- und Tibialisstimulation. Bei allen kaudaleren Läsionen gelingt die Erfassung einer Schädigung nur mittels Beinnervenstimulation (z. B. des N. tibialis).

Bei Läsionen in Höhe C 6/7 ist häufig schon N 13a, die über C 7 abgeleitete negative Hauptkomponente nach Medianusstimulation, pathologisch. Höhergelegene Läsionen gehen mit normalem N 13a und pathologischen Reizantworten über

Tabelle 4.3. Indikationen zur Ableitung der SEP bei spinalen und peripheren Läsionen

Spinales Trauma	Bei polytraumatisierten bewußtseinsgetrübten Patienten hilfreich zur *Topodiagnostik*. Wichtig für *Verlaufskontrolle* und *Prognose*: Fehlende Reizantworten (besonders falls keine Erholung der Potentiale innerhalb von 7 Tagen erfolgt) sprechen für eine schlechte Prognose hinsichtlich der funktionellen Wiederherstellung
Vaskuläre Myelopathie	SEP-Ableitungen sind normal, falls nur die vorderen 2/3 des Rückenmarks in die Schädigung einbezogen sind, ansonsten in variablem Ausmaß erniedrigt
Spinale Raumforderung	SEP hilfreich in *Differentialdiagnose* zur Multiplen Sklerose: Bei spinaler Raumforderung Amplitudenerniedrigung und nur geringe Verzögerung der rostral der Schädigungsstelle abgeleiteten Potentiale; bei Multipler Sklerose ausgeprägte Latenzverzögerung
Myelitis	SEP hilfreich in *Differentialdiagnose* zur Multiplen Sklerose und in der *Prognosenstellung*
Guillain-Barré-Syndrom	SEP belegen den demyelinisierenden Prozeß, wenn sich dieser auf proximale Abschnitte des peripheren Nervensystems beschränkt und die Nervenleitgeschwindigkeiten daher normal sind
Traumatische Armplexusparese	Bei polytraumatisierten bewußtseinsgetrübten Patienten oft hinweisend auf die *Diagnose*. Differenzierung zwischen reiner Plexusläsion, Wurzelausriß und kombinierter Schädigung möglich

C 2 und dem Kortex einher. Bei Läsionen unterhalb Th 1 sind die SEP nach Armnervenstimulation normal, während sich pathologische kortikale Reizantworten nach Beinnervenstimulation registrieren lassen. N 22 (über L 1) ist bei Prozessen oberhalb des Lumbosakralmarkes normal ableitbar, während Läsionen im Lumbosakralmark zu einer Deformierung auch dieser Komponente führen.

Beim *spinalen Trauma*, der *vaskulären Myelopathie*, der *spinalen Raumforderung* und der *Myelitis* kommt es zu SEP-Veränderungen, die dem Schädigungsgrad der Hinterstränge parallel laufen. Beim *spinalen Trauma* ist häufig das Rückenmark im Gesamtquerschnitt betroffen; ein komplettes traumatisches Querschnittssyndrom bedingt bei Stimulation unterhalb der Läsionsstelle einen Verlust der oberhalb der Läsionsstelle generierten Potentiale. Der bilaterale Ausfall der kortikalen Reizantworten, insbesondere bei Kontrollableitungen einige Tage nach dem Trauma, ist prognostisch in bezug auf eine Funktionserholung sehr ungünstig. Bei reversiblen Läsionen geht die Erholung der SEP-Antwort der klinischen Erholung oft voraus, so daß SEP-Befunde zur Prognosenstellung herangezogen werden können. Fehlende kortikale Reizantworten sind bei der *vaskulären Myelopathie* eher erholungsfähig als beim spinalen Trauma; beim häufigsten akuten vaskulären Syndrom (dem Spinalis-anterior-Syndrom) sind die Hinterstränge von der Schädigung ausgespart und damit die SEP-Befunde normal. Bei einer *spinalen Raumforderung* helfen SEP-Ableitungen durch die fehlenden oder gering ausgeprägten Latenzverzögerungen in der Differentialdiagnose zur Multiplen Sklerose. Wie bei allen bisher genannten, spinalen Prozessen (außer der Multiplen Sklerose) finden sich auch bei der *Querschnittsmyelitis* wegen eines primär axonalen Schädigungstyps vorwiegend Amplitudenreduktionen und Potentialausfälle, während Latenzveränderungen, zumindest größeren Ausmaßes, ungewöhnlich sind.

Bei *peripheren Läsionen* empfiehlt sich die zusätzliche Ableitung der SEP über einer peripheren Ableitestelle, bei Armnervenstimulation über der Ellenbeuge, bei Beinnervenstimulation über der Kniekehle und/oder der Glutealfalte. Latenzverzögerungen zwischen den Potentialen am Erbschen Punkt und N 13a (über C 7) bzw. zwischen der Kniekehle (bhw. Glutealfalte) und N 22 (über L 1) beweisen eine proximale Läsion des peripheren Nervensystems wie beim *Guillain-Barré-Syndrom*. Bei *traumatischen Armplexusparesen* objektivieren SEP-Untersuchungen das Ausmaß der Läsion und tragen zur Unterscheidung eines infraganglionären, supraganglionären und gemischten Schädigungstyps bei.

4.1.4 Monitoring (Tabelle 4.4)

Das Monitoring der *Hirnfunktion* durch SEP-Ableitungen ist nur sinnvoll, wenn die durch den operativen Eingriff gefährdete Hirnregion die entsprechende somatosensorische Leitungsbahn einbezieht. Dies bedeutet, daß bei Operationen an der A. carotis interna oder der A. cerebri media das Monitoring mittels eines Medianus-SEP erfolgen sollte, während bei Gefährdung der von der A. cerebri anterior versorgten Region das SEP-Monitoring nach Tibialisstimulation sinnvoll sein kann (Grundy et al. 1982a; Buchthal et al. 1988).

SEP-Befunde reflektieren u. a. die Beeinträchtigung des regionalen Blutflusses. Beim Ausfall des kortikalen SEPs ist der regionale Blutfluß in der Regel so erniedrigt,

Tabelle 4.4. Indikationen zum Monitoring mittels der SEP

Hirnfunktion	Bei *Karotisendarterektomie*: Verlust der Skalpantwort (falls Abklemmung nicht toleriert, meist innert 2 min) zeigt postoperatives Defizit an, falls keine erfolgreiche Korrektur erfolgt.
	Bei *Aneurysmaoperationen*: Normale SEP – kein neurologisches Defizit; Ausfall der Skalpantwort über 20 min – postoperatives Defizit
	Bei *Operationen im Bereich der hinteren Schädelgrube*: Ergänzung zum FAEP-Monitoring.
	Bei Eingriffen der *interventionellen Neuroradiologie*: Erhaltene SEP bei probeweisen Gefäßverschlüssen sprechen dafür, daß die Maßnahme toleriert wird
Rückenmarksfunktion	Bei *Skolioseoperationen* und anderen *neurochirurgisch-orthopädischen Eingriffen*: Amplitudenerniedrigung um mehr als 50% und Latenzverlängerung um mehr als 10% sind Alarmzeichen
	Neurochirurgische Eingriffe bei spinalen Tumoren: Die tolerable Radikalität des Vorgehens wird durch SEP-Untersuchungen mitbestimmt
	Operative Eingriffe an der Aorta: Die Dauer der Abklemmphase wird durch SEP-Untersuchungen mitbestimmt; Verlust der kortikalen Reizantworten zwingt zur Änderung oder Beendigung des Vorgehens
	Bei *Eingriffen der interventionellen Neuroradiologie*: Probeweise Okklusionen unter Beobachtung der SEP-Veränderungen sinnvoll

daß es – falls keine Korrektur erfolgt – nach 20–30 min zu einem bleibenden neurologischen Defizit kommt (Branston u. Symon 1980). Der Verlust der kortikalen SEP-Antwort zwingt also den Operateur zur raschen Korrektur, während ein normales SEP Hinweis auf eine ausreichende Blutversorgung ist, was dem Operateur Zeit zum ruhigen Vorgehen gibt (Nuwer 1986).

Bei Wirbelsäulen- und Rückenmarksoperationen besteht das Risiko einer intraoperativen *Rückenmarksschädigung*, die in Narkose unbemerkt bleibt. Deshalb werden zur Überwachung häufig somatosensorisch evozierte Potentiale eingesetzt, die – stellvertretend für das gesamte Rückenmark – die Funktion der Hinterstränge überwachen. Neben der üblichen Oberflächenableitung haben sich Ableitungen mit Nadelelektroden zwischen den Dornfortsätzen (Lueders et al. 1982) und epidurale Ableitungen (Jones et al. 1982, 1983; Schramm 1985) bewährt.

4.2 Methodik

4.2.1 Stimulation

Zur Nervenstimulation werden überlicherweise Oberflächenelektroden verwendet. Zunächst ist der Hautwiderstand am jeweiligen Reizort durch leichtes Abschmirgeln der Haut sowie durch Einreiben von Elektrodencreme zu senken und darauf zu achten, daß die Reizelektrode genau über dem zu stimulierenden Nerv gut befestigt liegt, wobei sich die Kathode proximal befindet. Falls mittels Oberflächenelektrode keine ausreichende Nervenstimulation erreicht wird oder ein störender Reizartefakt besteht, können feine Nadelelektroden verwendet werden, die subdermal liegen sollen (Wiederholt 1980; Chiappa 1989). Der Widerstand sollte 5 kΩ nicht überschreiten.

An der oberen Extremität stimuliert man üblicherweise sukzessive rechts und links; eine bilaterale Stimulation sollte nur ausnahmsweise intraoperativ zur Überwachung der Rückenmarksfunktion durchgeführt werden, insbesondere dann, wenn eine präoperative Untersuchung einen Amplitudenzuwachs nach bilateraler Reizung ergab. Stimuliert wird der N. medianus in Höhe des Handgelenkes mit einem Rechteckimpuls kurzer Dauer (0,1–0,2 ms), möglichst von einem Stimulator mit Konstantstromausgang (Giblin 1980) und einer Frequenz von 5,3/s; Frequenzen von 5,0/s sind wegen der möglichen Interferenz mit Netzstrom zu vermeiden. Bei minimaler oder nur fraglich vorhandener kortikaler Reizantwort ebenso wie zur Registrierung späterer SEP-Anteile mit Latenzen über 100 ms ist eine Reizfrequenz von 1,3/s vorzuziehen. Da bei Intensivpatienten die sensible Schwelle meist nicht bestimmt werden kann, wählt man die Stromstärke 4 mA über der motorischen Reizschwelle (6–20 mA); bei muskelrelaxierten Patienten wird mit 20 mA stimuliert. Erfolgt die Erstuntersuchung während neuromuskulärer Blockade, so ist der Reizort dann optimal gewählt, wenn die registrierten Potentiale keinen weiteren Amplitudenzuwachs aufweisen. Die Dauer einer Messung einschl. Vorbereitung und Anlegen der Elektroden beträgt ca. 30 min.

Bei der Überwachung von Operationen an Rückenmark und Wirbelsäule stimuliert man meist den N. tibialis in Höhe des Innenknöchels, da dort auch intraoperativ ggf. eine Kontrolle und Korrektur der Reizelektrode möglich ist. Falls eine präoperative Untersuchung nach bilateraler Stimulation zu einer Amplitudensteigerung der Reizantwort geführt hat, ist hier ausnahmsweise eine bilaterale Stimulation zulässig (Stöhr 1988). Gereizt wird mit einem Rechteckimpuls von 0,1 ms Dauer und einer Frequenz von 5,3/s. Die Reizstärke wird 4 mA über der motorischen Stelle gewählt. Im Fall einer neuromuskulären Blockade läßt sich die Reizstärke ermitteln, indem man die Intensität allmählich steigert, bis die Amplitude keinen weiteren Zuwachs zeigt (Nuwer 1986).

Beim intraoperativen Monitoring des Rückenmarkes besteht neben der Stimulation eines peripheren Nerven die Möglichkeit, das Rückenmark direkt zu stimulieren. Von Tamaki et al. (1981) wird eine Stimulationstechnik über eine epidurale Elektrode beschrieben. Hierbei wird ein Rechteckstrom von 0,3 ms mit einer Frequenz von 30–50/s verwendet; die hohe Reizrate ist möglich, da die Leitungsbahnen zwischen Stimulations- und Ableiteort keine Synapsen aufweisen. Die Besonderheit dieser Technik liegt darin, daß das Rückenmark rostral stimuliert wird und die Ableitung subarachnoidal in Höhe der Cauda equina erfolgt; somit kann auch orthodrome Pyramidenbahnaktivität erfaßt werden. Allerdings ist die Überwachung motorischer Bahnen seit kurzem auf einfachere Weise mittels der motorisch evozierten Potentiale (s. Kap. 6) möglich.

4.2.2 Ableitungstechnik

Bei bewußtlosen Patienten werden subkutan plaziert feine Nadelelektroden (z.B. Disa-Platinelektroden Typ 25 C04), bei wachen Patienten mit Kontaktpaste gefüllte Oberflächenelektroden verwendet.

Die Ableitung erfolgt bei *Armnervenstimulation* vom Erbschen Punkt (2 cm oberhalb der Mitte der Klavikula), oberhalb der Dornfortsätze C 7 und C 2 sowie über der Handregion der kontralateralen sensiblen Rinde ($C_{3'}$/$C_{4'}$) (Abb. 4.1). Es hat sich bewährt, die Elektroden statt der üblicherweise empfohlenen Plazierung von 2 cm hinter C_3 bzw. C_4 3 cm dahinter anzulegen, da eine Okzipitalverlagerung keine wesentliche, eine Verlagerung vor den Sulcus centralis jedoch eine erhebliche Formänderung zur Folge hat (Stöhr 1989). Die Ableitung sollte monopolar erfolgen (Giblin 1980).

Bei frontomedianer (F_z) Plazierung der Referenzelektrode findet man die beste Ausprägung der SSEP, insbesondere des Beginns der primären kortikalen Reizantwort (N 20), und die geringste Artefakteinstreuung. Die Wahl einer Referenzelektrode an Ohr, Kinn oder extrakephal (Hand, Bein) hat den Vorteil, vor N 20 mehrere subkortikal generierte positive Komponenten zur Darstellung zu bringen, die zusätzliche diagnostische Informationen liefern können (Cracco 1973, 1980), führt jedoch vermehrt zu Artefakten.

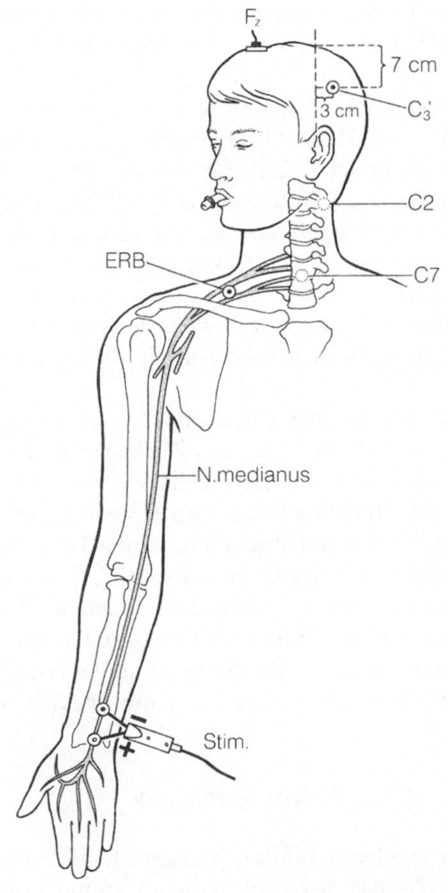

Abb. 4.1. Stimulation und Ableitung eines Medianus-SEP

Die Analysezeit beträgt üblicherweise 50 ms, zur Miterfassung der Komponenten mittlerer Latenz 120 ms. Als Filtereinstellung empfiehlt sich eine obere Grenzfrequenz von 1500 Hz, die bei stärkerer Muskelartefakteinstreuung bis auf 1000 Hz herabgesetzt werden kann (Desmedt et al. 1974) sowie eine untere Filtereinstellung von 30 Hz. Letztere ist abhängig von der Analysezeit und kann bei einer Untersuchung der späten Komponenten bis 1 Hz heruntergesetzt und bei der Ableitung von kurzen Komponenten der Nacken-SEP bis auf 100 Hz heraufgesetzt werden (Wiederholt 1980). Die Registrierung mittlerer SEP-Anteile erfolgt am besten mit einer Einstellung von 5–1500 Hz. Als Verstärkung wird eine Sensitivität von 5 mcV/Div eingestellt. Eine Darstellung der sehr niedrigen SEP-Komponenten gelingt nur durch Aufsummierung von 500–2000 Reizantworten (Averaging). Generell empfiehlt sich ein Averager mit automatischer Artefaktunterdrückung, um intermittierende Artefakte zu eliminieren. Aufgezeichnet und gespeichert werden jeweils zwei Durchläufe mit meist 1000 gemittelten Reizantworten.

Nach *Beinnervenstimulation* erfolgen die Ableitungen über dem Lumbosakralmark (über Dornfortsatz Th 12 oder L 1) und über der sensiblen Rinde ($C_{z'}$ 3 cm hinter C_z in der Mitte des Scheitels). Um eine genauere Schädigungslokalisation zu erhalten, ist es bei manchen Fragestellungen vorteilhaft, zusätzlich über der Cauda equina (über dem Dornfortsatz L 5) und dem zerviko-okzipitalen Übergang (oberhalb HWK 2) abzuleiten, wobei Cracco (1980) die Registrierung mittels bipolarer Technik empfiehlt. Nuwer (1986) verwendet für das intraoperative Monitoring ebenfalls eine bipolare Technik, um so durch nahe beeinanderliegende Elektroden über der kortikalen Fußregion Artefakteinstreuung zu vermeiden. Bei monopolarer Ableitung hat sich in eigenen Untersuchungen eine abdominale Referenz knapp unterhalb des Nabels oder seitlich in Höhe des Beckenkammes bewährt, da diese nur geringe Muskel- und EKG-Artefakteinstreuung mit sich bringt (Stöhr 1989). Die Referenzelektrode für die Ableitung über C 2 und C_z liegt bei F_z. Die Analysezeit beträgt 130 ms. Für die kortikale Reizantwort wird eine Filtereinstellung von 5–1500 Hz, für die spinalen Potentiale von 30–1500 Hz gewählt.

Die Ableitung kann nicht nur mittels Oberflächen- oder subkutan plazierter Nadelelektroden, sondern auch im Rahmen des intraoperativen Monitoring mittels invasiver Technik vorgenommen werden. Dabei erfolgt die Ableitung von Potentialen mittels epidural (Shimoji et al. 1971, 1977; Caccia et al. 1976; Jones 1982; Jones et al. 1982, 1983; Schramm 1985), subarachnoidal (Ertekin 1973, 1976), subdural (Whittle et al. 1984a, b) bzw. im Ligamentum interspinale (Lueders et al. 1982) plazierter Nadelelektroden. Schließlich wird eine Ableitetechnik von Dornfortsätzen einer oder mehrerer Wirbel beschrieben (Maccabee et al. 1983; LaMont et al. 1983); letztere Methode weist allerdings oft schlecht ausgeprägte Amplituden auf, hat jedoch den Vorteil, daß die Elektroden nicht verrutschen können. Die beiden letztgenannten Methoden schließen eine Verletzung epiduraler und radikulärer Strukturen aus. Auch die subarachnoidale Ableitung in Höhe der Cauda equina (Magladery et al. 1951) ist risikoarm.

Zusammengefaßt empfiehlt sich für das intraoperative Rückenmarksmonitoring eine epidurale Registrierung (Schramm 1985) oder die Ableitung mit zwischen den Dornfortsätzen eingestochenen Nadelelektroden (Lueders et al. 1982), wobei zusätzlich die kaudal (Lumbosakralmark und/oder Glutealfalte und/oder Kniekehle) des zu überwachenden Rückenmarkabschnittes generierten Potentiale registriert werden sollten, um technische Fehler (z. B. Verrutschen der Reizelektrode) rechtzeitig zu erkennen. Der Vorteil invasiver Reiz- und Ableitetechniken liegt in den höheren Amplituden, der Vorteil peripherer Stimulation und oberflächlicher Ableitung besteht darin, daß diese vor dem Eingriff und über das Op-Ende hinaus fortgeführt werden können.

4.2.3 Probleme der Ableitung in der Intensivmedizin

Hier gilt das unter Abschn. 3.2.3 Gesagte. Die Ableitung erfolgt auf der Intensivstation mittels eines fahrbaren Gerätes, das mit vier Kanälen ausgestattet sein sollte. Vor der Messung sollte eine zeitliche Absprache mit dem dort arbeitenden Personal vorangehen und während der Messung ein Abschalten aller verzichtbaren Überwachungsgeräte, Heizdecken usw. erfolgen. Vor jeder Untersuchung ist die Körperkerntemperatur zu prüfen und ggf. zu korrigieren (s. 4.3.2.5). Die Hauttemperatur der untersuchten Gliedmaße kann vernachlässigt werden, wenn spinale Reizantworten und das Potential vom Erbschen Punkt mitregistriert werden, da diese dann als Bezugspunkt für die Latenzen der weiter rostral generierten SEP dienen. Können nur die kortikalen SEP abgeleitet werden, so muß die Hauttemperatur der untersuchten Gliedmaße auf 34–35 °C angehoben werden, um temperaturbedingte Latenzverzögerungen zu vermeiden. Ein großer Störfaktor sind Muskelartefakte; deshalb sollte man den Patienten bequem lagern und besonders den Tonus der Nackenmuskulatur minimieren. Um ein Verrutschen der Elektroden bei unruhigen Patienten auf der Intensivstation oder bei bewußtlosen Patienten im Rahmen eines intraoperativen Monitorings zu verhindern, können die oberen bzw. unteren Extremitäten fixiert werden. Die Bewegung der stimulierten oder einer anderen Gliedmaße kann – ebenso wie Berührungsreize – zu Veränderungen, insbesondere zu einer Amplitudenminderung frontaler und parietaler SEP-Komponenten führen (Abbruzzese et al. 1981; Kakigi u. Jones 1985; Cohen u. Starr 1987). Eine Lageänderung des Armes kann das Erbsche Potential beeinflussen, so daß die Armhaltung während der Messung konstant bleiben muß. Bei verletzten Patienten kann das Anlegen der Reizelektrode durch Gips- oder Verbandmaterial an den Extremitäten erschwert sein. Ist eine Lockerung der Verbände, um Zugang zum Handgelenk bzw. Innenknöchel zu erhalten, nicht möglich, so wählt man einen zugänglichen, meist proximal gelegenen Reizort, z. B. Ellenbeuge oder Kniekehle. Ist das Anlegen der Ableitelektrode an der Kopfhaut durch Verbände, Nahtmaterial oder Hirndrucksonden nicht an der üblichen Stelle möglich, so werden die Elektroden in okzipitaler Richtung verlagert, da dies nahezu keine Veränderung der registrierten Reizantworten zur Folge hat (Stöhr 1989). Bei lumbaler Ableitung kann es ebenfalls zu Schwierigkeiten bei der Elektrodenplazierung kommen; hier ist es vorteilhaft, die Elektroden anzubringen, wenn der Patient durch eine zweite Person in Seitenlage gehalten wird, und dann in Rückenlage abzuleiten. Bei der intraoperativen Überwachung des Rückenmarkes liegt der Patient ohnehin in Bauchlage.

Eine seltene Ursache von Artefakten speziell beim intraoperativen Monitoring ist die Anwesenheit von subdural gelegener Luft. McPherson et al. (1985b) und Shubert et al. (1986) beschreiben bei Patienten, die sich intraoperativ in sitzender Haltung befinden, eine kortikale Amplitudenminderung um 50% und mehr, bzw. den fast vollständigen Verlust des kortikalen Potentials in einem Fall, und folgern, daß dies auf unter die Ableitelektrode aufgestiegene Luft zurückzuführen ist.

4.3 Auswertung der SEP

4.3.1 Medianus- und Tibialis-SEP (Generatoren)

Die SSEP nach Medianusstimulation lassen sich in frühe (0–20 ms), mittlere (20–60 ms) und späte (ab 60 ms) Potentiale untergliedern. Der Impulsweg verläuft vom Arm durch den Plexus brachialis über Hinterwurzeln, Hinterstränge, Nucleus cuneatus und Lemniscus medialis zum ventralen posterolateralen Thalamuskern (VPL) und von dort über die innere Kapsel zur Postzentralregion. Das triphasische über dem Erbschen Punkt registrierte Potential (EP) entspringt im kaudalen Anteil des Armplexus (Abb. 4.2). Die über den Dornfortsätzen C7 und C2 registrierten Komponenten besitzen eine negative Vorwelle (N 11) und einen ebenfalls negativen Hauptgipfel (N 13). Die über C7 abgeleiteten Wellen haben ihren Ursprung in der Hinterwurzeleintrittszone (N 11a) bzw. im Hinterhorn (N 13a). Die bei C2 registrierten Komponenten entspringen dem Funiculus cuneatus (N 11b) bzw. dem Nucleus cuneatus oder dessen unmittelbarer Umgebung (N 13b) (Allison et al. 1982; Stöhr u. Riffel 1982; Stöhr 1989; Stöhr et al. 1987; Stöhr u. Riffel 1985; Desmedt u. Chéron 1981).

Bei SSEP-Ableitung von der Kopfhaut fällt P 15, eine kleine, jedoch deutlich ausgeprägte Vorwelle mit diffuser Skalpverteilung auf, deren Ursprung im ventro-postero-lateralen Kern des Thalamus anzunehmen ist (Maugière et al. 1982; Stöhr u. Riffel 1982). N 20/P 25 bezeichnet den kortikalen Primärkomplex, dessen Ursprung in der primären sensiblen Rinde (Desmedt et al. 1976) liegt. Die dem kortikalen Primär-komplex folgenden Wellen stehen vermutlich mit der Erregungsausbreitung in den parietalen Assoziationsfeldern in Zusammenhang. Leitet man die kortikale Reizant-wort statt gegen eine frontomediane Referenz (F_z) gegen eine extrakephale Referenz (Cracco u. Cracco 1976; Desmedt u. Chéron 1980) ab, so geht die gesamte in Rücken-mark und Hirnstamm generierte Fernfeldaktivität (P9, P11, P13, P14) mit ein, was für bestimmte Fragestellungen von Wert sein kann.

Bei Stimulation des N. tibialis läuft die Impulswelle über den peripheren Nerv, die Hinterwurzel, den Funiculus gracilis, den in der Medulla oblongata gelegenen Nucleus gracilis und den ventropostero-lateralen Thalamuskern der Gegenseite zum Kortex. Die Registrierung über L 5 ergibt ein Antwortpotential mit niedriger positiver Vorwelle und zwei aufeinanderfolgenden negativen Potentialen. Das erste (N 18) re-präsentiert die über die Cauda equina aszendierende Impulswelle. Die über L 1 abge-leitete lumbosakrale Reizantwort entspricht postsynaptischer Hinterhornaktivität. N 30 (über C 2) ist nur bei guter Entspannung zu registrieren und wird nach unserer Beobachtung im Nucleus gracilis oder dessen unmittelbarer Nachbarschaft generiert (Riffel u. Stöhr 1982; Stöhr 1989). Ableitungen über der Beinrepräsentation des somatosensiblen Cortex ($C_{z'}$) zeigen eine primär positive Auslenkung (P 40) mit einer nur angedeuteten oder fehlenden initialen Negativität. Als Generator von P 40 wird die primäre sensible Rinde angesehen.

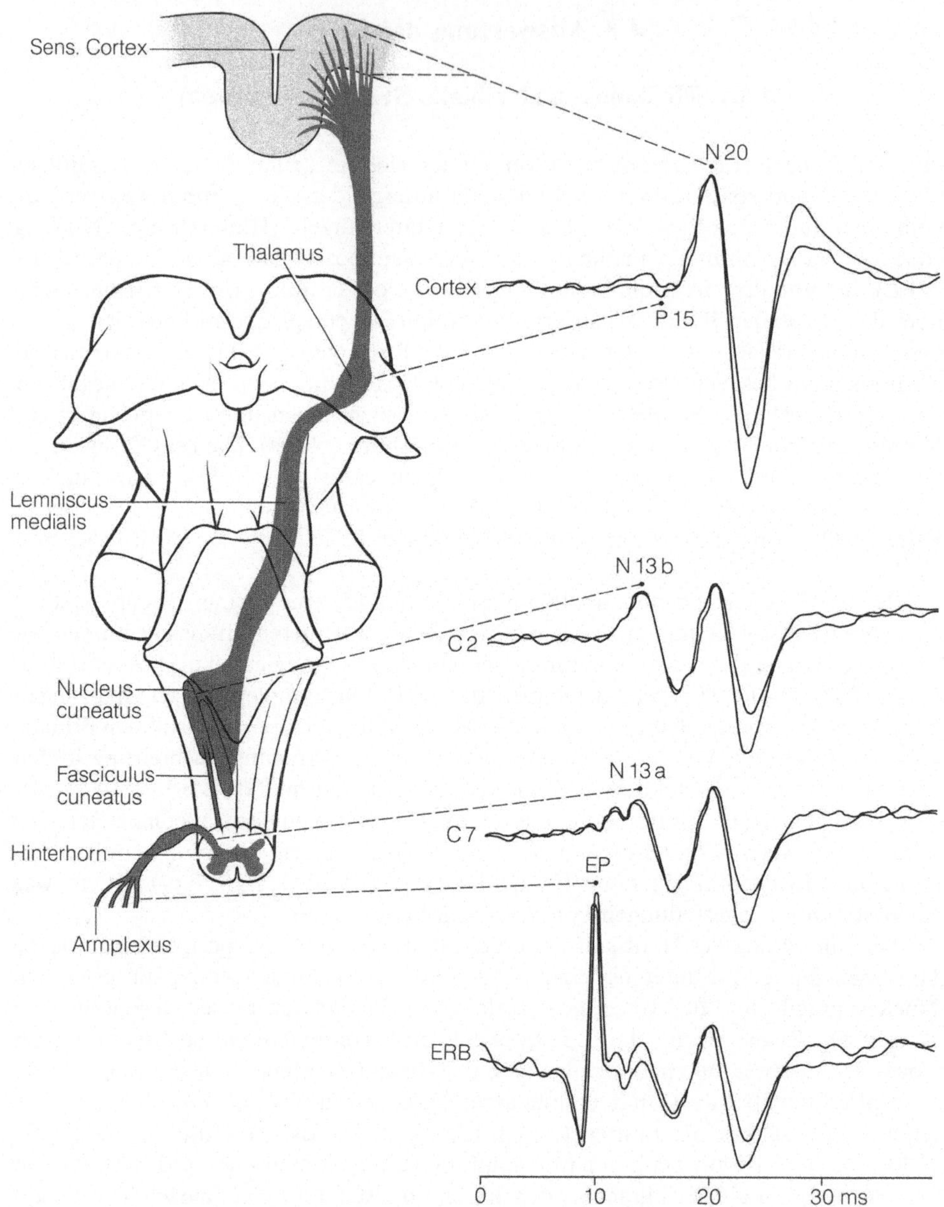

Abb. 4.2. Generatoren der SSEP nach Medianusstimulation

4.3.2 Krankheitsunabhängige Einflußgrößen auf die SEP

4.3.2.1 Geschlecht

Die absolute Latenz der frühen kortikalen SEP-Anteile nach Armnervenstimulation ist bei Männern etwas länger als bei Frauen, was vermutlich in Zusammenhang mit der unterschiedlichen Arm- und Körperlänge steht (s. 4.3.2.3). Green et al. (1982b) fanden bei Frauen um rund 1 ms kürzere zentrale Überleitungszeiten als bei Männern, was von Mervaala et al. (1988) nicht bestätigt werden konnte. Auch Allison et al. (1983) fanden keine signifikanten Geschlechtsunterschiede für die zentrale Überleitungszeit und die Seitendifferenz der N 20-Latenz; auch für die frühe kortikale Reizantwort (P 40) nach Beinnervenstimulation findet sich für körperlängenkorrigierte Werte kein Geschlechtsunterschied (Ebensperger 1980).

4.3.2.2 Alter

Nach Armnervenstimulation zeigen N 13a und N 13b ein Anwachsen der Latenzen und eine Abnahme der Amplitude mit zunehmendem Alter (Hume et al. 1982; Allison et al. 1983; Strenge u. Grundel 1983), während die Seitendifferenzen und die Latenzintervalle N 13a–N 13b ebenso wie die zentrale Überleitungszeit N 13a–N 20 weitgehend unabhängig davon sind (Allison et al. 1983; Desmedt u. Chéron 1980). Hume et al. (1982) beschreiben ein Konstantbleiben der zentralen Überleitungszeit zwischen dem 10. und 49. Lebensjahr und eine Verlängerung um 0,3 ms in der 5. und 6. Dekade mit daran anschließender Stabilisierung. Die Zunahme der Latenz von N 20 mit dem Alter beruht somit vorwiegend auf der verlangsamten Nervenleitgeschwindigkeit im peripheren sensiblen Neuron; ihre Seitendifferenz zeigt keinen signifikanten Altersunterschied (Allison et al. 1983). Die Amplitude von N 20 nimmt im Gegensatz zum EP-Potential und den zervikalen Reizantworten (N 13) im Alter zu.

Auch nach Beinnervenstimulation zeigt sich eine Altersabhängigkeit der SSEP-Latenzen (Ebensperger 1980), die wohl größtenteils auf die verlangsamte periphere NLG zurückgeführt und durch Messung der Latenzdifferenz bei der empfohlenen zusätzlichen Registrierung der lumbosakralen Reizantwort (N 22) weitgehend ausgeschaltet werden kann. Kakigi (1987) beschreibt darüber hinaus eine geringe Verlängerung der spinalen Überleitungszeit N 22/N 30 sowie des Latenzintervalls N 30–P 40.

Für das Kindesalter fanden Cracco et al. (1975, 1979), daß die periphere wie auch die spinale Leitungsgeschwindigkeit bei Neugeborenen etwa die Hälfte von Erwachsenen beträgt; die periphere Geschwindigkeit erreicht mit ca. 3 Jahren, die spinale nicht vor dem 5. Lebensjahr das Niveau des Erwachsenenalters.

4.3.2.3 Körpergröße

Die Latenz einzelner SEP-Komponenten und die jeweilige Körpergröße stehen in einer linearen Beziehung zueinander. Wenn die Latenzen der zervikalen und kortikalen Reizantworten nach Armnervenstimulation relativ zum Erbschen Potential gemessen werden, kann die Körpergröße vernachlässigt werden. Nach Beinnervenstimulation sind die Auswirkungen der Beinlänge und besonders der Körperlänge so ausgeprägt (Ebensperger 1980), daß eine Körperlängenkorrektur bei alleiniger Ableitung von P40 unbedingt erforderlich ist. Bei einer Körpergröße über 1,80 m ist auch das Latenzintervall N22–P40 körperlängenkorrigiert zu bewerten (s. Tabelle 4.6).

4.3.2.4 Vigilanz

Keine nennenswerte Beeinflussung von N13 im Schlaf konnten Allison et al. (1980) sowie Cracco (1980) finden. Ebenso bleibt der kortikale Primärkomplex durch Änderungen der Bewußtseinslage meist unbeeinflußt.

4.3.2.5 Körpertemperatur

Der Faktor Hauttemperatur kann unberücksichtigt bleiben, wenn man das EP-Potential bzw. die lumbosakrale Reizantwort N22 als Bezugspunkt für die Latenzen der nachfolgenden Komponenten nimmt. Gravierend kann sich eine Veränderung der Körperkerntemperatur auf die Ausprägung der SEP auswirken. Dubois et al. (1981) beschreiben nach therapeutisch induzierter Hyperthermie von 42 °C den Verlust der kortikalen Reizantworten mit Wiederauftreten der frühen Komponenten bereits zu Beginn der Abkühlungsphase.

Tierexperimentell führt eine Senkung der Körperkerntemperatur um 6 °C zu einer erheblichen Latenzzunahme und Formänderung der spinalen und kortikalen Potentiale, wobei nach Wiederherstellung der Normaltemperatur die spinalen Reizantworten bald, die kortikalen verzögert ihre ursprüngliche Form und Latenz annehmen.

Die zentrale Überleitungszeit (N13a–N20) nimmt nach Hume u. Cant (1981) um 0,1 ms/°C, nach Nuwer (1986) um 6,6%/°C Temperaturabfall zu. Die zentrale Überleitungszeit nimmt bei progredienter Temperaturabnahme logarhythmisch und stärker als die periphere Leitungszeit zu (Hume u. Durkin 1986). Bei einer Körperkerntemperatur von ca. 28 °C kommt es zu einer Verdopplung der zentralen Überleitungszeit (Hume u. Durkin 1986). Bis zu einer Temperatur von 25 °C sind die frühen Potentiale immer und zwischen 20° und 25 °C häufig erhalten (Grundy et al. 1984; Markand et al. 1984), während sie unterhalb 20 °C ausfallen (Markand et al. 1984 a).

4.3.2.6 Pharmaka (einschl. Narkotika)

Gegenüber den in der Intensivmedizin häufig eingesetzten *Barbituraten* erweisen sich die frühen SEP-Anteile bis zum kortikalen Primärkomplex sehr stabil; die Potentiale mittlerer und später Latenz werden jedoch erheblich beeinflußt und können sogar ausfallen (Abrahamian et al. 1963; Allison et al. 1963; Albe-Fessar et al. 1970; Clark u. Rosner 1973; Kaplan 1977; Sutton et al. 1982). Hume et al. (1979) fanden in einer Studie keine Beziehung zwischen Phenobarbital-Serumspiegeln (0–146 mcg/ml) und der zentralen Überleitungszeit nach Medianusstimulation; in einer anderen Untersuchung zeigte sich ein geringer Einfluß auf die frühen Potentialanteile mit einer Zunahme der zentralen Überleitungszeit von 0,002 ms/mcmol/l bei Phenobarbital;

allerdings trug die kombinierte Auswirkung des Barbiturates und der Körpertemperatur nur zu 4% der Schwankung bei. Chiappa (1989) sieht bei Patienten, die im EEG ein Burst-suppression-Muster oder sogar eine Nullinie aufweisen, eine normale zentrale Überleitungszeit, was bereits von anderen Autoren beschrieben wurde (Kaplan 1977; Ganes u. Lundar 1988; Lundar et al. 1983; Newlon et al. 1982). Auch eigene Untersuchungen ergaben unter Thiopentaltherapie im üblichen Dosisbereich keine Änderung der spinalen und kortikalen Reizantworten (s. Abb. 3.6) (Schwarz 1989; Kroiss et al., in Vorbereitung). Bei einer dreimal so hohen Thiopentaldosis, wie sie zum Verschwinden der EEG-Aktivität erforderlich ist und somit weit über dem normalen Dosisbereich liegt, nahmen gemäß einer Untersuchung von Drummond et al. (1985) die Latenzen der spinalen Anteile um 4%, die von N 20 um 14% zu, während die zentrale Überleitungszeit sich um 40% verlängerte. Gleichzeitig nahmen die Amplituden der spinalen Potentiale um 30%, die des kortikalen Primärkomplexes um 60% ab.

Die ebenfalls häufig in der Intensivmedizin benötigten Tranquilizer können zu geringen Veränderungen der SEP führen. *Diazepam* in einer Dosierung von 0,1 mg/kg KG als Bolus verabreicht, führt nach 1 min zu einer Amplitudenabnahme der SEP-Anteile früher bis mittlerer Latenz (20–120 ms) und zum Verlust der Komponenten zwischen 200 und 400 ms (Grundy et al. 1979). Nach höherdosierter Bolusgabe von Diazepam (0,2 mg/kg KG) zeigen auch die spinalen evozierten Potentiale eine Amplitudenabnahme bis zu 20% (Kaieda et al. 1981).

Der Opiatabkömmling *Fentanyl* beeinflußt auch in hoher Dosierung die frühen kortikalen Reizantworten nicht, dagegen die SEP mittlerer und später Latenz (Grundy et al. 1980; Hume u. Durkin 1986). In einer Dosierung von 8 mcg/kg kam es in einer Studie von Shimoji u. Kano (1975) zu einer 50%igen Amplitudenminderung der spinalen Komponenten. In einer Untersuchung von Pathak et al. (1984) folgte dem Verabreichen von Morphin bzw. Fentanyl bei Kombination mit einer Lachgasnarkose (60%) eine Latenzzunahme des Primärkomplexes. Morphin (1 mg/kg KG) führt wie Fentanyl zu einer Amplitudenabnahme der spinalen Potentiale bis zu 30% (Maruyama et al. 1980); diese Änderung ist durch die Gabe von Naloxon reversibel.

Der Einfluß *halogenierter Inhalationsanästhetika* ist beim intraoperativen SEP-Monitoring zu berücksichtigen. So beschreiben Hume u. Durkin (1986) nach Inhalationsnarkose mit Isofluran in einer Konzentration von 0,25–2,0% eine dosisabhängige Verlängerung der zentralen Überleitungszeit (N 13a–N 20) bis zu 13% und eine Abnahme der N 20-Amplitude bei unveränderter Latenz des N 13- und EP-Potentials, was mit den Untersuchungen von Samra et al. (1985) sowie Clark u. Rosner (1973) übereinstimmt. Letztere weisen außerdem auf eine Amplitudenminderung oder gar einen Verlust der dem Primärkomplex folgenden Komponenten hin, ein Befund, der auch tierexperimentell gesehen wurde (Kavan u. Julien 1974). Enfluran (Fujioka et al. 1984) bedingt eine Amplitudenminderung (75%) der frühen kortikalen Komponente und einen Verlust der mittleren und späten SEP-Anteile. Halothan verursacht nach Symon u. Wang (1986) eine Verlängerung von N 13a–N 20 bis auf 9 ms. Wang et al. (1985) konnten feststellen, daß sogar bei einer Halothankonzentration von 6,5% Skalppotentiale ableitbar waren, allerdings verlängerte Halothan die Latenzen der kortikalen Komponenten dosisabhängig, bei einer Konzentration von 1,5% um 20%.

Tierexperimentell verursacht Halothan in einer Konzentration von 0,5% eine Latenzzunahme früher SSEP, in höherer Dosierung sogar einen Potentialverlust

(Land u. Lai 1982). Generell werden daher halogenierte Inhalationsanästhetika mit Vorsicht in der SEP-Diagnostik eingesetzt und *Lachgas* aufgrund geringerer SEP-Beeinflussung verwendet (Brown et al. 1984; Nuwer 1986). Allerdings wurde auch nach Gabe von Lachgas eine Amplitudenreduktion der kortikalen SEP bei normalen spinalen Komponenten beobachtet (Chapman u. Benedetti 1979; Chapman et al. 1982, 1983; Johnson et al. 1983). McPherson et al. (1985 a) verglichen Lachgas mit Enfluran und Isofluran bei Patienten, bei denen die Narkose mit Fentanyl und Thiopental eingeleitet worden war. Lachgas verursachte in einer Konzentration von 50% eine stärkere Amplitudenminderung von 40% als Enfluran und Isofluran (0,5–1%) mit jeweils 20% – ein unerwartetes Ereignis, da viele Op-Teams Enfluran und Isofluran wegen des allgemein angenommenen Amplitudenverlustes vermeiden.

Nach Tibialisstimulation fanden Salzman et al. 1986) eine signifikante Amplitudenminderung von P40, die jedoch in keinem Fall 50% überstieg. Die Autoren empfehlen deshalb durchaus den Einsatz von Halothan beim intraoperativen Monitoring.

Antiepileptika zeigen in Abhängigkeit von Stoffgruppe und Dosierung Veränderungen der SEP: Green et al. (1982 b) beschreiben für Phenytoin im therapeutischen Bereich (10–20 mcg/ml) keinen signifikanten Einfluß auf die SEP. Bei Serumspiegeln über 20 mcg/ml zeigten sich jedoch eine Zunahme der zentralen Überleitungszeit und der N 20-Latenz. In dieser Studie hatten weder Carbamazepin noch Primidon einen Einfluß auf die SSEP. Mervaala et al. (1987) fanden dagegen unter therapeutischen Carbamazepin-Dosen eine signifikant verlängerte zentrale Überleitungszeit und eine N 20-Verzögerung, die, wie auch im Fall von Phenytoin (s. oben), mit den Carbamazepin-Serumspiegeln korrelierte. Valproinat und Phenobarbital zeigen keinen Einfluß auf die SSEP (Green et al. 1982 a).

Bei Überdosierung von Amytriptylin und Meprobamat kam es in drei Fällen zu einer Verlängerung der zentralen Überleitungszeit (Rumpl et al. 1988).

Generell gilt, daß bei der Ableitung von SEP die Verabreichung ZNS-wirksamer Medikamente (vor allem Barbiturate, Lidocain und Narkotika) als Bolus vermieden werden sollte. Ist diese unumgänglich, so ist dies bei der SEP-Auswertung zu berücksichtigen.

4.3.3 Normwerte und Auswertekriterien (Tabellen 4.5 und 4.6)

Bei Auswertung der SEP nach Armnervenstimulation werden berücksichtigt das Vorhandensein bzw. Fehlen des kortikalen Primärkomplexes (und evtl. späterer Komponenten), die Latenzen des EP-Potentials, der zervikalen Komponenten N 13a und N 13b, des kortikalen Primärkomplexes N 20/P 25 sowie die Amplituden von N 13a, N 13b und N 20. Daraus lassen sich die zentrale Überleitungszeit (N 13a – N 20) sowie der Amplitudenquotient N 20/N 13a errechnen (Abb. 4.3). Ferner werden die Seitendifferenzen der Latenzen und Amplituden berücksichtigt. Überleitungszeiten sind aussagekräftiger als isoliert betrachtete Absolutlatenzen; vor allem die zentrale Überleitungszeit N 13a–N 20 (ZÜZ) ist ein wichtiger Parameter in der SEP-Diagnostik von Intensivpatienten. Unter Berücksichtigung der 2,5-fachen Standardabweichung sind Werte über 7,2 ms als pathologisch zu werten. Da Amplitudenwerte individuell stark streuen, sind sie von begrenzter Aussagekraft, während der Amplitudenquotient N 20/N 13a eine große diagnostische und prognostische Bedeutung besitzt.

Tabelle 4.5. Medianus-SEP-Normwerte

Latenzen (ms)	EP	N 13a	N 13b	N 20	P 25
Oberer Grenzwert (m + 2,5 SD)	12,4	15,8	15,9	22,3	27,8
max. Seitendifferenz	0,74	0.7	0.74	1,1	3,3

Latenzintervall (ms) N 13a – N 20 (ZÜZ): max. Intervall 7,2

Amplituden (mcV)	N 13a	N 13b	N 20 – P 25
Unterer Grenzwert	0,6	0,6	0,6
Amplitudenquotient	N 20/N 13a		
Mittelwert	1,42		
Streubreite	0.71 – 2,4		

Tabelle 4.6. Tibialis-SEP-Normwerte. (Aus Riffel et al. 1984)

Latenzen (ms)	N 18	N 22	N 30	P 40
Oberer Grenzwert (m + 2,5 SD)	21,4	25,8 (15,1*)	34,3	43,9 (25,9*)
max. Seitendifferenz	1,5	1,2	1,9	2,1

Latenzinvervalle (ms)	N 30 – P 40	N 22 – P 40
Max. Intervall (m + 2,5 SD)	12,9	21,3

Amplitudenquotient	N 22/N 18	P 40/N 22
Streubreite	1,1 – 6,6	0,85 – 27,3

*) körperlängenkorrigierter Wert (Meßwert dividiert durch Körperlänge in Metern)

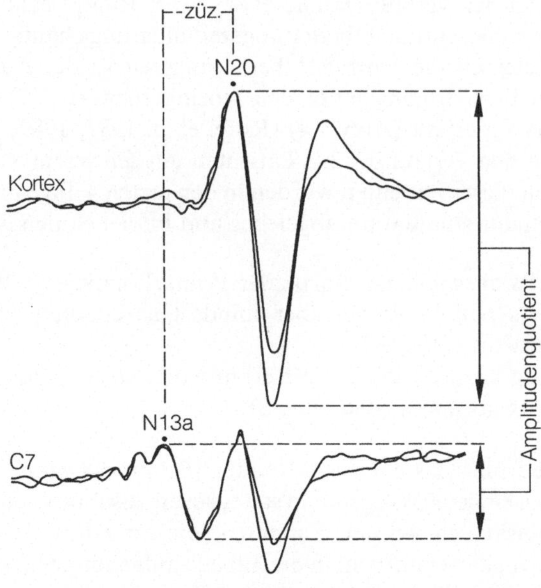

Abb. 4.3. Auswertung des Medianus-SEP (Amplitudenmessung N 20/P 25; N 13a/nachfolgende Positivität)

Bei der Auswertung der SEP nach Tibialisstimulation ist die Körpergröße der Patienten zu berücksichtigen; bei Patienten, die kleiner als 1,60 m und größer als 1,80 m sind, müssen körperlängenkorrigierte Werte (aktueller Wert dividiert durch die Körpergröße) herangezogen werden.

4.4 Intensivmedizinische Einsatzmöglichkeiten

4.4.1 Primär supratentorielle Läsionen und diffuse zerebrale Erkrankungen

4.4.1.1 Schädel-Hirn-Trauma

Mit Hilfe der klinisch-neurologischen Untersuchung kann die Schwere eines Schädel-Hirn-Traumas gut eingeschätzt werden (Gerstenbrand u. Lücking 1970; Plum u. Posner 1972; Jennett u. Teasdale 1981), falls zentralnervös wirksame Pharmaka die Beurteilbarkeit nicht beeinträchtigen. Da allerdings schädel-hirn-traumatisierte Patienten häufig sediert, relaxiert und beatmet sind, besteht Bedarf an pharmakostabilen Funktionsparametern. Neben den FAEP werden deshalb zunehmend die somatosensorisch evozierten Potentiale (SEP) eingesetzt, um die Lokalisation und das Ausmaß einer Funktionsstörung nach einem Schädel-Hirn-Trauma zu erfassen, die Prognose abzuschätzen und den Verlauf zu überwachen (Greenberg et al. 1977a, b; Rappaport et al. 1977; Riffel et al. 1987, 1989).

Beurteilt werden die SEP meist in bezug auf die zentrale Überleitungszeit (N 13a – N 20 nach Medianusstimulation) und auf Veränderungen des kortikalen Primärkomplexes. Je stärker die zentrale Überleitungszeit verzögert ist (Normgrenzwert 7,2 ms), desto ungünstiger ist der Verlauf (Hume et al. 1979; Rumpl et al. 1983). Leichtere Schädigungen lassen die zentrale Überleitungszeit allerdings häufig unverändert. Ein sensitiverer Parameter als die zentrale Überleitungszeit ist der Amplitudenquotient N 20/N 13a, dessen Erniedrigung unter den Normgrenzwert (0,7) auch eine leichte Schädigung zuverlässig erfaßt (Abb. 4.4) (Riffel et al. 1987, 1989; Riffel 1989).

Tabelle 4.7 zeigt den Verlauf bei 243 Patienten mit schwerem Schädel-Hirn-Trauma. Bei den meisten dieser Patienten wurden in den ersten 4 Tagen nach dem Trauma die SEP nach Medianusstimulation abgeleitet und in vier Stufen gradiert:

Grad I: Beidseits ausgefallener kortikaler Primärkomplex (N 20/P 25).
Grad II: Beidseits pathologische, aber mindestens einseitig erhaltene kortikale Reizantwort (N 20/P 25).
Grad III: Einseitig normale kortikale Reizantwort; Gegenseite pathologisch.
Grad IV: Beidseits normales Medianus-SEP.

Der Verlauf wurde frühestens nach 16 Monaten (Schnitt 38 Monate) nach der Glasgow-Outcome-Scale eingeteilt (vegetative state; severe disability; moderate disability; good recovery). Zusätzlich wurden Patienten, die im Hirntod oder im zentralen Herz-Kreislauf-Versagen verstarben, in die Tabelle aufgenommen. (Nicht berücksichtigt wurden 45 Patienten, die an extrazerebralen Komplikationen, z. B. einer Pneumonie, verstarben.)

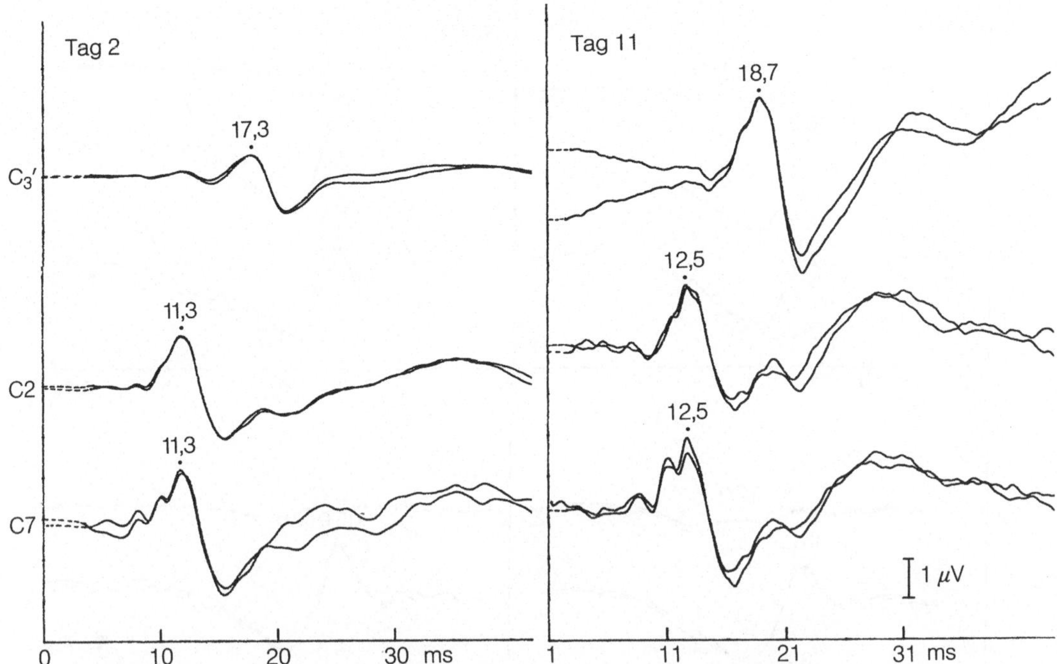

Abb. 4.4. Schädel-Hirn-Trauma mit günstiger Prognose. Medianus-SEP rechts: Am 2. Tag gering amplitudengeminderte kortikale Reizantwort, die am 11. Tag deutlich angewachsen ist (identischer Befund nach Stimulation links). 15jähriger, komatöser Patient mit offener Schädelfraktur links okzipital und eqiduralem Hämatom; Restitutio ad integrum

Tabelle 4.7. Initiale SEP-Gradierung und Verlauf bei 243 Patienten nach schwerem Schädel-Hirn-Trauma

Initiale SEP-Gradierung	BD	VS	SD	MD	GR
I	50	—	2	1	—
II	11	3	17	23	4
III	—	—	—	12	11
IV	—	—	—	5	11

(*BD* Brain death oder zentrales Herz-Kreislauf-Versagen; *VS* Vegetative state; *SD* Severe disability; *MD* Moderate disability; *GR* Good recovery)

Fast alle Patienten mit bilateral fehlendem kortikalen Primärkomplex verstarben im Verlauf; alle Patienten mit bilateral normalem SEP (SEP-Gradierung IV) überlebten mit leichter oder ohne Behinderung.

Ein beidseits fehlender, kortikaler Primärkomplex geht mit einer sehr schlechten bis infausten Prognose einher (Abb. 4.5) (Hume u. Cant 1981; Greenberg et al. 1982; Walser et al. 1983; Anderson et al. 1984; Riffel et al. 1987; Haupt u. Schuhmacher 1988). 56 der 59 Patienten mit schwerem Schädel-Hirn-Trauma und beidseits fehlendem N 20/P 25 bei der Erstuntersuchung (oder im Verlauf) verstarben. Zwei Patienten überlebten schwerbehindert und sind ständig pflegebedürftig (Abb. 4.6). Ein 3½ jähriges Mädchen überlebte mit nur mäßiger Behinderung. Beim bilateralen Ausfall des

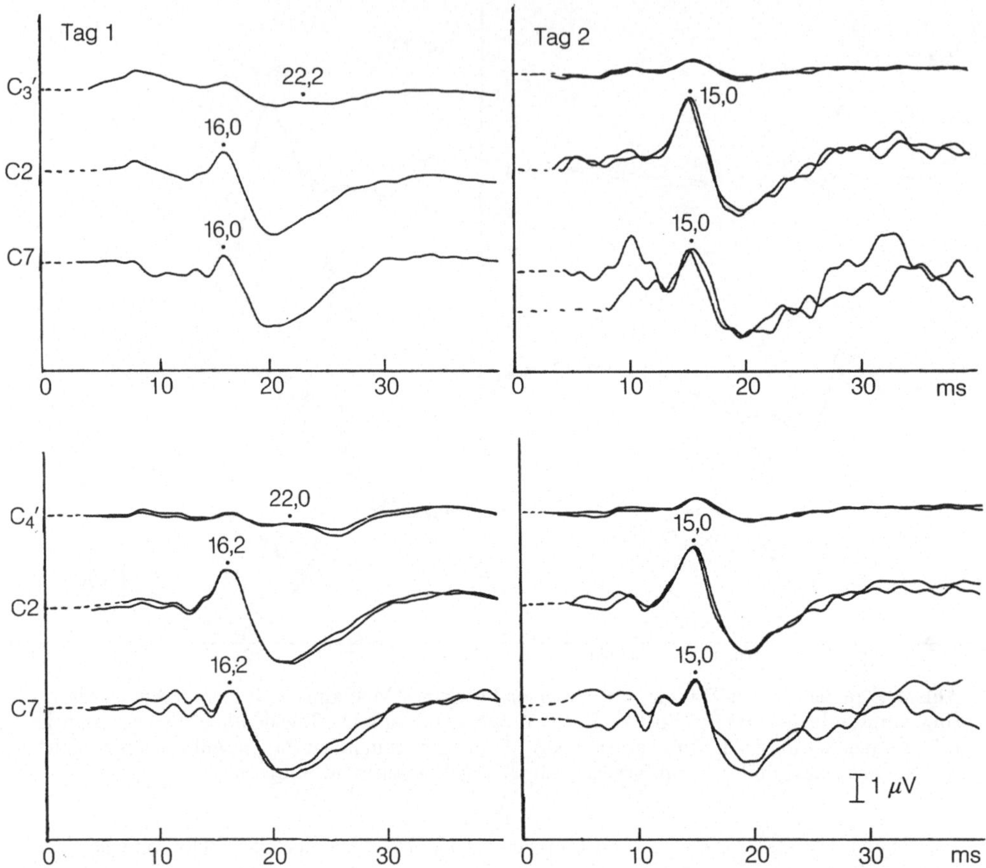

Abb. 4.5. Schädel-Hirn-Trauma mit ungünstiger Prognose. Minimale kortikale Reïzantwort der Medianus-SEP am 1. Tag, die am 2. Tag nach dem Schädel-Hirn-Trauma fehlen. 23jähriger Patient mit malignem Hirnödem nach Schädel-Hirn-Trauma; Hirntod am 4. Tag nach dem Trauma

kortikalen Potentials und bei entsprechender klinischer Konstellation kann beim erwachsenen Patienten der Abbruch der intensivmedizinischen Therapie erwogen werden.

Die SEP eignen sich für die Prognose nach schwerem Schädel-Hirn-Trauma von den evozierten Potentialen am besten; sie sind sowohl zuverlässig in der Voraussage eines guten als auch eines schlechten Verlaufs. Mit Hilfe der SEP gelingt es, die Genauigkeit der klinischen Prognose zu verbessern, wohingegen dies mit dem Einsatz von Schädel-Computertomogramm und Hirndruckmessung nicht möglich ist (Narayan et al. 1981; Newlon u. Greenberg 1984).

Das Schädel-Computertomogramm kann zwar strukturelle Läsionen gut erfassen und ist deshalb nach einem Schädel-Hirn-Trauma unerläßlich (Rumpl 1987); es gibt auch gewisse Hinweise auf die Prognose (Gennarelli et al. 1982; Langfitt et al. 1986). In bezug auf die Einschätzung einer Hirnfunktionsstörung und die Genauigkeit der Prognose sind neurophysiologische Funktionsparameter wie die SEP jedoch besser geeignet als neuroradiologische Methoden (Tsubokawa et al. 1980; Cant et al. 1984; Ottaviani et al. 1986).

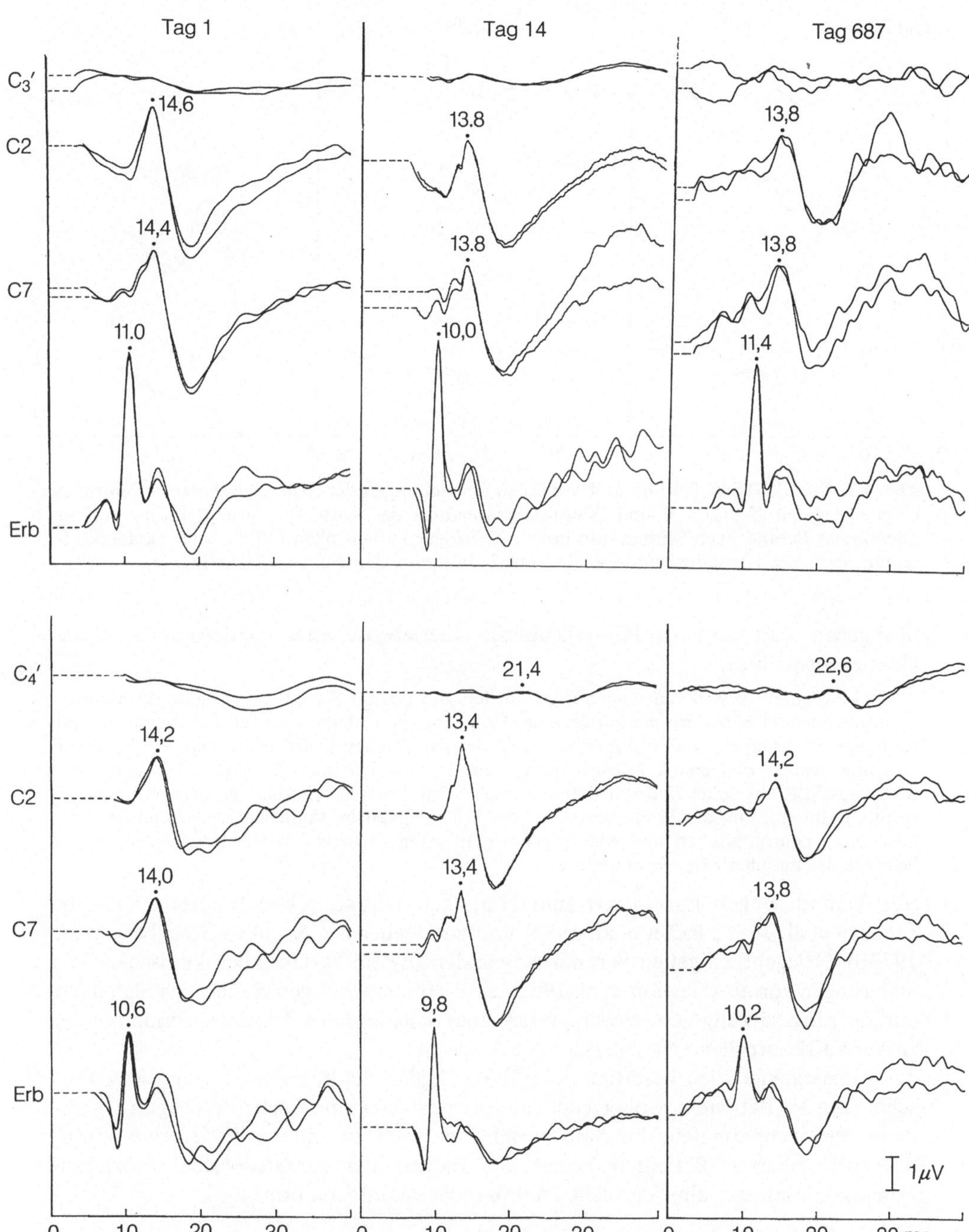

Abb. 4.6. Schädel-Hirn-Trauma und bilateral fehlende Skalpantwort. Medianus-SEP: Am 1. Tag nach dem Schädel-Hirn-Trauma fehlen die kortikalen Reizantworten beidseits. Am 14. Tag ist links eine minimale kortikale Reizantwort erkennbar, die 2 Jahre später noch etwas angewachsen ist. Rechts fehlt die kortikale Reizantwort weiterhin. 21jähriger Patient, der trotz bilateralem Verlust der Skalp-SEP überlebte, allerdings schwer behindert blieb

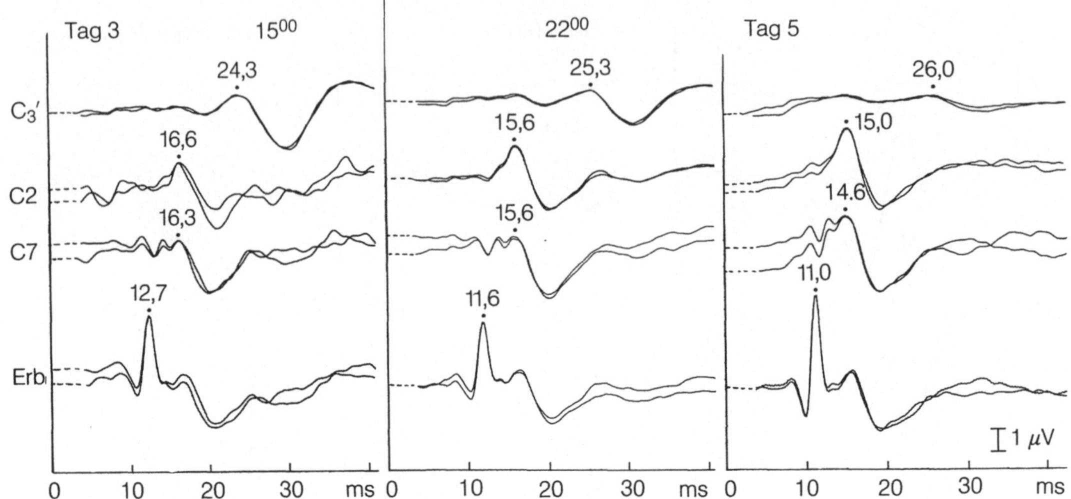

Abb. 4.7. Schädel-Hirn-Trauma und Verlaufsuntersuchungen der SEP. Zunahme der zentralen Überleitungszeit N13a/N20 und Amplitudenabnahme des kortikalen Potentials im Verlauf (identischer Befund nach Stimulation links). 23jähriger Patient nach Unfall beim Skateboardfahren; malignes Hirnödem und Hirntod am 7. Tag nach dem Schädel-Hirn-Trauma

SEP geben nicht nur einen Hinweis auf die Überlebenschance, sondern auch auf die Überlebensqualität.

113 Patienten bzw. deren Angehörige wurden von uns im Schnitt 36 Monate nach einem schweren Schädel-Hirn-Trauma mittels eines Fragebogens nach der sozialen Reintegration und nach dem Bestehen eines neurologischen und/oder psychischen Defizites befragt. Bei 85 dieser Patienten war in den ersten 4 Tagen nach dem Trauma bei noch komatösem Zustand ein Medianus-SEP abgeleitet und die Befunde nach Schweregraden gradiert worden. Mangelnde soziale Reintegration, das Weiterbestehen von Abhängigkeit im täglichen Leben und der Verbleib eines neurologischen und/oder psychoorganischen Defizits korrelierten signifikant zur Schwere der initialen SEP-Veränderung.

SEP-Veränderungen korrelieren zum klinischen Befund (Greenberg et al. 1977b; Lindsay et al. 1981; Riffel et al. 1987) und zur Dauer des Komas (Greenberg et al. 1977b). Gelegentlich gehen Veränderungen der SEP im Verlauf auch klinischen Veränderungen voraus (Newlon et al. 1982). SEP-Untersuchungen eignen sich also nicht nur zur Einschätzung des Schweregrades eines Schädel-Hirn-Traumas, sondern auch zu Verlaufskontrollen (Abb. 4.7).

In manchen Fällen bestätigen die SEP lediglich die klinisch-neurologische Einschätzung des Patienten, wobei jeder Intensivmediziner eine solche Bestätigung, gerade bei Problempatienten, durchaus zu schätzen weiß. In anderen Fällen und besonders bei sedierten Patienten bringt der Einsatz der somatosensibel evozierten Potentiale wichtige, klinisch nicht erfaßbare Zusatzinformationen.

4.4.1.2 Supratentorielle Blutungen und Subarachnoidalblutungen

Bei *supratentoriellen intrazerebralen Blutungen* finden sich SEP-Veränderungen auf der Seite der Läsion, falls diese die sensiblen Leitungsbahnen einbezieht. Die in den bildgebenden Verfahren gut darstellbaren Blutungen dienen oft als Beispiel einer genau lokalisierbaren, umgrenzten zerebralen Läsion, anhand derer sich Ausfallsmuster der evozierten Potentiale und damit zusammenhängende Fragen, wie die Generatorlokalisation, studieren lassen (Anziska u. Cracco 1980; Mauguière u. Courjon 1981; Wong et al. 1982; Stöhr et al. 1983a).

Beim Abbruch der sensiblen Leitungsbahnen auf der Seite der Blutung ist der kortikale Primärkomplex ausgefallen; dieser einseitige Ausfall geht mit einer schlechten Prognose in bezug auf die funktionelle Wiederherstellung einher, nicht jedoch mit einer schlechten Prognose quoad vitam (Abb. 4.8). Erst wenn durch die Größe der Blutung und die begleitende Raumforderung auch die kontralaterale Hemisphäre oder Hirnstammstrukturen in Mitleidenschaft gezogen werden, kommt es zu bilateralen SEP-Veränderungen und hierzu parallel zu einer Verschlechterung der Überlebenschance. Der bilaterale Ausfall des kortikalen Primärkomplexes ist prognostisch infaust (Reisecker et al. 1985, 1987; Engelbrecht 1990).

Wir sahen 26 komatöse Patienten mit supratentoriellen intrazerebralen Blutungen, bei denen die SEP nach Medianusstimulation abgeleitet wurden. Das SEP über der primär nicht betroffenen Hemisphäre war nie schlechter als auf der Seite der Blutung. Bei frontal und okzipital gelegenen Blutungen waren die SEP entweder normal oder bilateral leicht verändert. Neun Patienten mit bilateral fehlendem N 20/P 25 verstarben. Kein Patient überlebte diesen Befund um mehr als 3 Tage. Von den 5 Patienten mit bilateral normalem SEP verstarb keiner an den direkten Folgen der Blutung.

Auch bei Reisecker et al. (1985, 1987) wurde das beidseitige Fehlen der kortikalen SEP in einer Gruppe von 19 komatösen Patienten mit intrakraniellen Blutungen von keinem überlebt. Das Ausmaß der SEP-Veränderungen wies auf die Einschränkung der Überlebensqualität hin und war in der Prognose genauer als der Glasgow-Koma-Score und das EEG.

Bei *Subarachnoidalblutungen* können die SEP in der manchmal schwierigen Entscheidung, eine Frühoperation durchzuführen, Hilfestellung bieten: Soporöse Patienten mit neurologischen Ausfällen [Stadium IV nach Hunt u. Hess (1968)] und normalen oder gering veränderten SEP sollten der Frühoperation zugeführt werden, während bei Patienten mit gleichem klinischen Bild und fehlenden kortikalen Reizantworten eine Operation unterbleiben kann, da die Prognose infaust ist.

Blaszyk et al. (1983) fanden fehlende kortikale Reizantworten in 70% der Patienten, deren schlechter klinischer Zustand eine Operation ausschloß. Fehlende kortikale Reizantworten gehen bei Subarachnoidalblutungen zuverlässig mit einer schlechten Prognose einher (Blaszyk et al. 1983; Symon u. Wang 1986; Engelbrecht 1990).

Eine Zunahme der zentralen Überleitungszeit korreliert mit der Verschlechterung des klinischen Befundes (Fox u. Williams 1984; Wang et al. 1984; Symon u. Wang 1986). Eine signifikante Interhemisphärendifferenz der zentralen Überleitungszeit soll mit einer schlechten Prognose einhergehen (Symon u. Wang 1986). Nach unseren Erfahrungen ist allerdings, wie beim Schädel-Hirn-Trauma, der Amplitudenquotient N 20/N 13a ein sensiverer Parameter als die zentrale Überleitungszeit, um eine zerebrale Schädigung zu erfassen und prognostisch zu beurteilen (Engelbrecht 1990).

Die Hoffnung, daß SEP-Veränderungen eine klinische Verschlechterung von Patienten mit Subarachnoidalblutungen zuverlässig voraussagen, hat sich nicht erfüllt (Fox u. Williams 1984; Symon u. Wang 1986). Dies mag daran liegen, daß die Anzahl der Ableitungen nicht unbegrenzt erhöht werden kann (Symon u. Wang 1986). Die

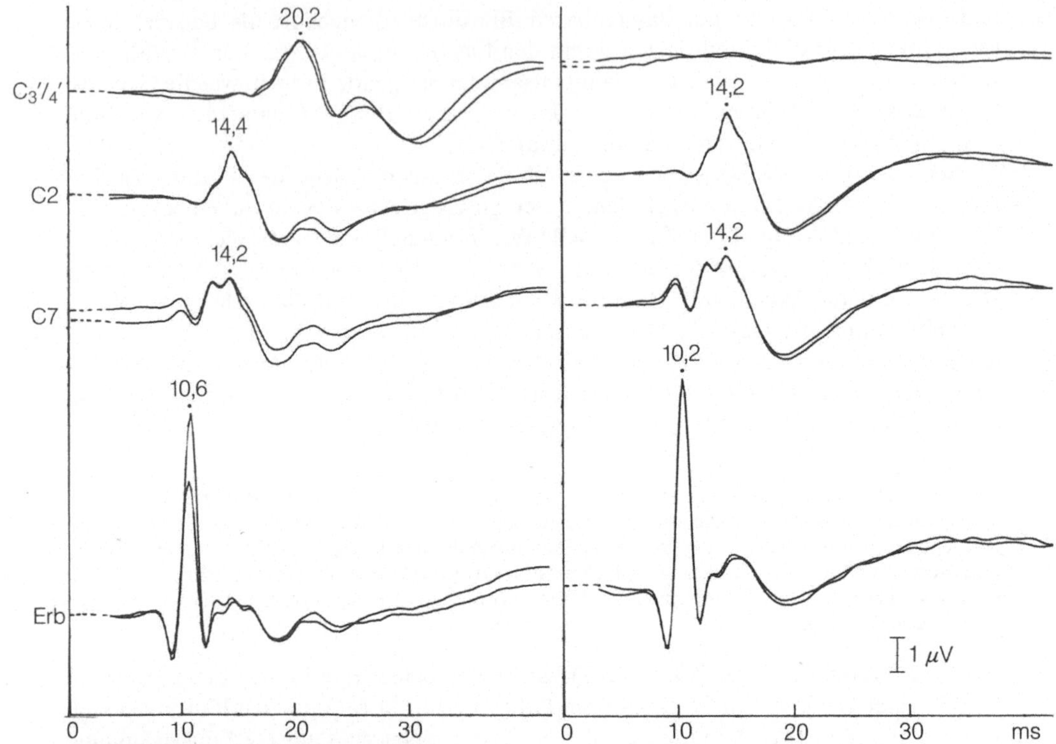

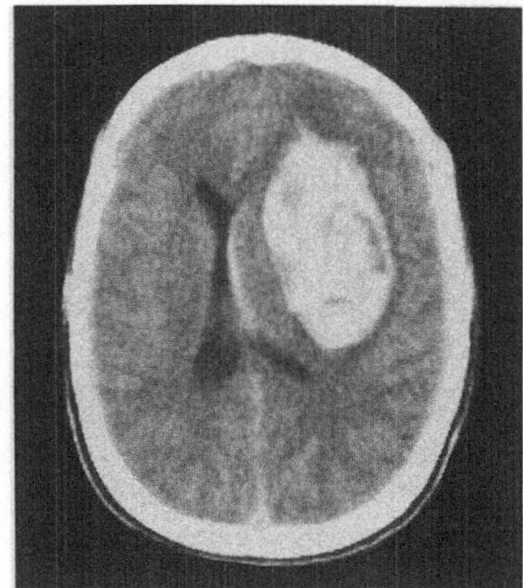

Abb. 4.8. Intrazerebrale Blutung. Medianus-SEP: Links-kortikal ist N 20/P 25 normal, rechts-kortikal fehlt die Reizantwort. Im Schädel-CT intrazerebrale Massenblutung rechts

transkranielle Doppler-Sonographie dürfte eine bessere Möglichkeit darstellen, ein drohendes ischämisches Defizit zu erkennen.

4.4.1.3 Supratentorielle Infarkte

Bei einem Infarkt der A. cerebri media kommt es über der betroffenen Hemisphäre zu einer Erniedrigung oder einem Ausfall der kortikalen Primärantwort N 20/P 25, während die thalamische Komponente P 15 erhalten ist. Ein zusätzlicher Ausfall von P 15 wird bei Läsion des ventropostero-lateralen Thalamuskerns, teilweise auch bei Prozessen im Centrum semiovale, die nahe an den Thalamus heranreichen, gesehen (Stöhr et al. 1983 a).

Anders als bei einer Blutung haben die SEP beim ischämischen Insult diagnostische und teilweise auch lokalisatorische Relevanz. Dies gilt besonders für die Frühphase, in der sich ein Insult schädel-computertomographisch häufig nicht darstellen läßt. Bei bewußtseinsgetrübten Patienten mit neurologischer Halbseitensymptomatik sprechen ein unauffälliges Schädel-Computertomogramm und ein einseitig erniedrigtes oder ausgefallenes kortikales SEP für einen großen Mediainsult.

Von 100 Patienten mit zerebrovaskulären Insulten hatten in den 2 Wochen nach dem Ereignis 71 % ein pathologisches SEP, 41 % einen pathologischen CT-Scan (Pavot et al. 1983). Bei 20 Patienten mit ischämischem Insult und normalem Schädel-CT wurden in 7 Fällen pathologische SEP registriert (Wu et al. 1985).

Der Grad der SEP-Veränderung korreliert gut mit einem verbleibenden funktionellen Defizit (Pavot et al. 1983). Bei einseitig komplettem Ausfall des kortikalen Primärkomplexes ist die Prognose bezüglich einer Wiederherstellung mit fehlendem oder nur geringem neurologischen Defizit ungünstig (Vredeveld 1981, 1985). Von 42 Patienten mit einseitig ausgefallenem kortikalen Primärkomplex zeigte nur einer eine deutliche Funktionsverbesserung der paretischen Seite (LaJoie et al. 1982).

Auch Reisecker (1988a, b) fand bei Patienten mit komplettem Schlaganfall eine verlängerte zentrale Überleitungszeit und eine Erniedrigung des Amplitudenquotienten N 20/N 13a. Andere konnten eine Korrelation zwischen Latenzverlängerung und fehlender Erholung nicht nachweisen (Vredeveld 1985). – Interessanterweise können auf der nichtbetroffenen Seite gegenüber einer normalen Population erhöhte kortikale Amplituden gemessen werden, was auf eine Hemmung inhibitorischer Systeme zurückgeführt wird (Nakashima et al. 1985; Reisecker et al. 1986; Reisecker 1988 a).

Wenn es beim ausgedehnten Mediainfarkt zu einer Raumforderung mit Kompression der gegenseitigen Hirnhälfte kommt, zeigen sich auch Veränderungen der kontralateral registrierten SEP (Ferbert et al. 1985).

4.4.1.4 Supratentorielle Tumoren

Bei Hirntumoren mit Läsion des lemniskalen Systems ergeben sich prinzipiell gleichartige Befunde wie bei zerebralen Blutungen und ischämischen Insulten. Die mit Abstand häufigste Veränderung besteht in einer Amplitudenreduktion und Deformierung der kortikalen Reizantwort bis hin zu ihrem Ausfall. Gelegentlich findet sich auch eine isolierte Normabweichung der dem kortikalen Primärkomplex folgenden Anteile, selten auch eine Amplitudenerhöhung der kortikalen Reizantwort als Enthemmungsphänomen (Stöhr 1989).

In der Topodiagnostik von Hirntumoren sind die SEP entbehrlich. Ein begrenzter Nutzen mag sich in der Intensivmedizin durch SEP-Verlaufsuntersuchungen ergeben, insbesondere wenn durch die supratentorielle Raumforderung eine Einklemmung droht.

4.4.1.5 Globale hypoxische Hirnschädigung

Besonders in der Frühphase nach hypoxischer Hirnschädigung, wenn grundlegende Entscheidungen für die weitere Therapie anstehen, ist die Prognose hinsichtlich einer zerebralen Erholungsfähigkeit oft fraglich. Klinische Kriterien sind in diesem Zeitraum nicht hinreichend zuverlässig (Caronna 1979). Auch das meist schwer allgemeinveränderte EEG gibt keine klare prognostische Auskunft (Bassetti u. Scollo-Lavazzari 1987; Riffel 1989). Neuroradiologische Untersuchungen wie das Schädel-CT sind in der Initialphase meist unauffällig und zur Prognose nicht brauchbar. In dieser Situation sind SEP-Untersuchungen eine wichtige Hilfe für die anstehenden Entscheidungen über das weitere therapeutische Vorgehen.

Da eine globale zerebrale Hypoxämie neben dem Kleinhirn und den Stammganglien vorwiegend thalamokortikale Strukturen betrifft (Brierley et al. 1971), sind die SEP gut geeignet, um eine hypoxische Hirnschädigung zu erfassen (Ganji u. Peters 1981; Zegers de Beyl et al. 1984; Walser et al. 1985; Riffel 1989; Diehl 1990). Bei der schlechten klinischen Prognose nach globaler zerebraler Hypoxämie wundert es nicht, daß bei 56 von uns untersuchten Patienten in fast 40 % der kortikale Primärkomplex bilateral fehlte und die SEP nur in 23 % bei der Erstuntersuchung normal waren (Tabelle 4.8) (Riffel 1989). Auch Zegers de Beyl et al. (1984) fanden nur in ca. 20 % ihrer Patienten mit globaler zerebraler Hypoxämie normale kortikale Reizantworten.

Alle von uns gesehenen Patienten mit bilateral fehlenden kortikalen Reizantworten verstarben im Verlauf (s. Abb. 3.21 sowie Tabelle 4.8). Auch andere Autoren halten einen beidseits fehlenden kortikalen Primärkomplex beim Koma nach globaler zerebraler Hypoxämie für prognostisch infaust (Zegers de Beyl et al. 1984; Walser et al. 1985; Haupt u. Szelies-Stock 1988; Haupt u. Schumacher 1988). Da der bilaterale Ausfall von N 20/P 25 nicht auf dem Abbruch der Impulswelle in einem umschriebenen Hirngebiet beruht, sondern auf einer ausgedehnten Schädigung thalamokortikaler Strukturen, gilt die infauste Prognose bei bilateral fehlendem N 20/P 25 für besonders zuverlässig (Zegers de Beyl et al. 1984).

Patienten mit normalen SEP verstarben in der Regel nicht an hirnorganischen Komplikationen (Zegers de Beyl et al. 1984; Riffel 1989; Diehl 1990); vielmehr ist die Prognose bezüglich der zerebralen Erholung günstig (s. Abb. 3.19). Daß viele dieser

Tabelle 4.8. Initialbefunde der SEP bei Patienten nach globaler zerebraler Hypoxie und klinischer Verlauf

	Wiedererlangung des Bewußtseins	Hirntod	Tod im Organversagen
Bilateral normales SEP (n = 13)	39 %	—	61 %
Zumindest einseitig erhaltene kortikale Reizantwort (n = 22)	14 %	18 %	61 %
Kortikaler Primärkomplex bilateral fehlend (n = 21)	—	43 %	57 %

Patienten im Verlauf dennoch versterben, hängt mit der schlechten Prognose der zum hypoxischen Hirnschaden führenden Grunderkrankung zusammen.

Das Ausmaß der SEP-Veränderungen korreliert mit dem Grad des verbleibenden neurologischen Defizits (Diehl 1990). Dabei sind Amplitudenparameter und insbesondere der Amplitudenquotient $N20/N13a$ sensitiver als die zentrale Überleitungszeit, um eine zerebrale Schädigung zu erfassen (Walser et al. 1985; Diehl 1990).

4.4.1.6 Entzündliche Hirnerkrankungen

Bei einer Meningitis bakterieller oder viraler Ursache ergeben SEP-Untersuchungen normale Befunde, während bei einer Enzephalitis je nach dem Ausmaß der Schädigung SEP-Veränderungen zu erwarten sind.

4.4.1.7 Toxische Enzephalopathien

Die subkortikalen SEP-Komponenten und der kortikale Primärkomplex sind bei Intoxikationen in der Regel normal, während nachfolgende Potentialanteile erheblich erniedrigt oder ausgefallen sein können. Normale SEP sprechen für eine gute Prognose hinsichtlich der zerebralen Erholung; in der Regel kommt es bei intoxikierten Patienten, falls die Akutphase überstanden wird, zu einer Restitutio ad integrum. Allerdings versterben einige Patienten mit Intoxikationen an Organkomplikationen, über deren Prognose SEP-Untersuchungen natürlich nichts aussagen.

Intoxikationen durch Barbiturate führen zu keinen Veränderungen der frühen SEP-Anteile, wohl aber zu schweren Allgemeinveränderungen im EEG bis zum Burst-suppression-Muster oder zur Nullinie. Dies gilt für Patienten mit Barbiturateinnahme in suizidaler Absicht (eigene Beobachtungen) ebenso wie für die therapeutische Barbituratgabe (Abrahamian et al. 1963; Sutton et al. 1982; Schwarz 1989). Der Einfluß einer gleichzeitigen Unterkühlung ist zu berücksichtigen, wobei es bei einer Hypothermie von 28 °C zu einer Verdoppelung der zentralen Überleitungszeit der SEP und einer erheblichen Amplitudenreduktion kommt (Hume u. Durkin 1986), bei einer Körpertemperatur unter 20 °C zu einem Ausfall der SEP (Markand et al. 1984 a).

Die frühen SEP-Anteile sind auch pharmakostabil bei Intoxikationen mit Psychopharmaka [Bromazepam (Lexotanil), Chlorprothixen (Truxal)] und bei Mischintoxikationen (Barbiturate mit Benzodiazepinen, bzw. mit Kodein, bzw. mit Methaqualon; Benzodiazepine mit Chlorprothixen; Bromide mit Methaqualon) (eigene Beobachtung). Rumpl et al. (1988) fanden demgegenüber verzögerte zentrale Überleitungszeiten bzw. pathologische Seitendifferenzen der zentralen Überleitungszeit bei 3 komatösen Patienten nach Amitriptylin (2 Patienten) und Meprobamatintoxikation (1 Patient), jedoch ebenfalls keinen Ausfall der Potentiale.

4.4.2 Primäre Hirnstammläsionen

4.4.2.1 Hirnstammblutungen

Bei Hirnstammblutungen werden häufig die Faserbündel des Lemniscus medialis geschädigt, so daß es zu einem Abbruch der somatosensorischen Impulswelle und einem Ausfall des kortikalen Primärkomplexes kommt (Abb. 4.9). Die in der kaudalen Medulla oblongata generierte Welle N 13b ist demgegenüber normal ableitbar, falls der zerviko-medulläre Übergang nicht in die Schädigungszone einbezogen ist (Stöhr 1989).

Wir sahen 7 Patienten mit pontiner Blutung; die jeweils normalen Reizantworten über C 2 schlossen eine computertomographisch oft schwer beurteilbare Ausdehnung

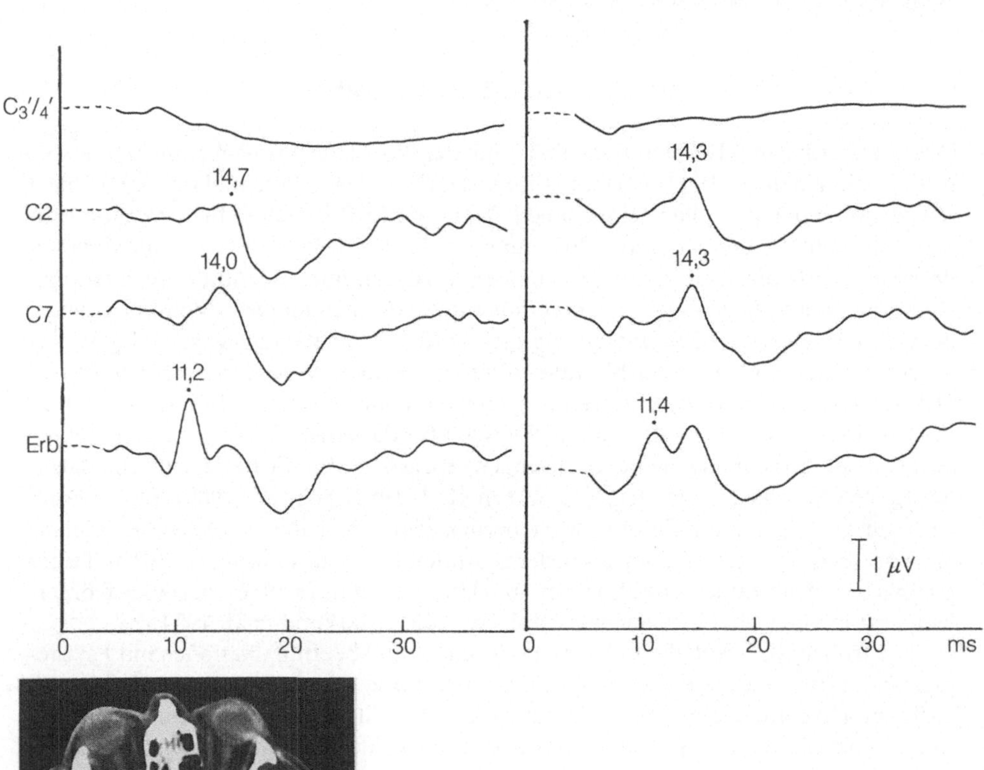

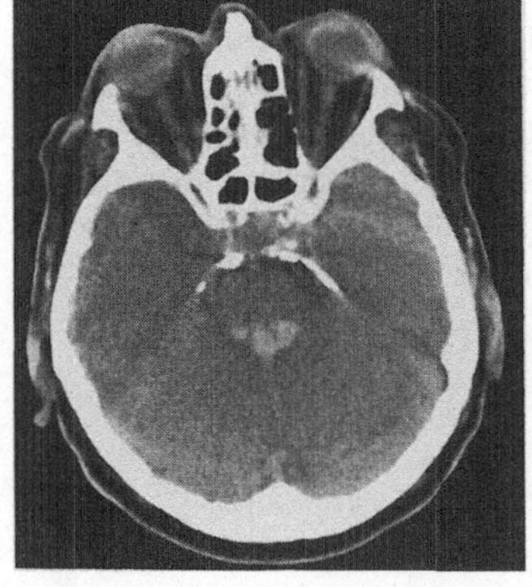

Abb. 4.9. Hirnstammblutung. Medianus-SEP: Beidseits fehlende kortikale Reizantworten. Im Schädel-CT Blutung in der Brückenhaube. 75jähriger Patient mit akuter Bewußtlosigkeit; bei Klinikaufnahme Kornealreflex beidseits ausgefallen, Pupillen stecknadelkopfgroß und reagierend, auf Schmerzreize Streckung beider Arme. Zwei Tage nach dem Blutungsereignis verstorben

bis in die kaudale Medulla oblongata aus. Fünf Patienten mit bilateralem Ausfall des Skalppotentials und ein Patient mit einseitigem Ausfall von N 20/P 25 bei gegenseitiger Deformierung des Potentials verstarben an Blutungsfolgen. Ein Patient zeigte einseitig eine normale kortikale Reizantwort; dieser Patient überlebte, wenn auch mit schwerem neurologischen Defizit (Engelbrecht 1990). Chiappa et al. (1980) fanden bei einem Patienten mit vorwiegend linksseitiger Blutung in Höhe des Mittelhirns nach rechtsseitiger Medianusstimulation einen Ausfall von N 20, während „Wave B" (= N 13b) normal war.

SEP-Ableitungen ermöglichen in Ergänzung des klinischen und computertomographischen Befundes die funktionelle Ausdehnung einer Hirnstammblutung zu bestimmen, und geben einen Hinweis auf die Prognose.

4.4.2.2 Hirnstamminfarkte

Beim Hirnstamminfarkt kommt es zu SEP-Veränderungen, wenn der Lemniscus medialis in die Schädigungszone einbezogen ist. Dies ist bei einigen häufigen Gefäßsyndromen (z. B. beim Wallenberg-Syndrom (dorsolaterale Medulla oblongata) oder beim Weber-Syndrom (Mittelhirnfuß)) bei typischer Infarktausdehnung nicht der Fall, so daß die SEP hierbei normal sind (Stöhr 1989).

Auch beim „Locked-in-Syndrom", das auf einer Infarzierung im Bereich des Brückenfußes beruht, sind die SEP-Befunde je nach Ausdehnung der Schädigung in ventrale Anteile der Brückenhaube mit etwaiger Einbeziehung des Lemniscus medialis variabel: der kortikale Primärkomplex kann bilateral normal sein bzw. uni- oder bilateral verzögert, erniedrigt oder ausgefallen (Noel u. Desmedt 1975; Cant 1980; Hammond u. Wilder 1982; Ferbert et al. 1988). Ferbert et al. (1988) beschreiben bei 6 Patienten im „Locked-in-Syndrom" in zwei Fällen bilateral normale SEP, in drei Fällen einseitig normale SEP mit gegenseitiger Erniedrigung oder einem Ausfall von N 20/P 25, und in einem Fall einen bilateralen Ausfall des Skalppotentials.

Bilateral fehlende Skalpantworten sind auch beim Hirnstamminsult mit einer ungüstigen Prognose verbunden (Ferbert et al. 1985). Das Ausmaß der SEP-Veränderungen geht meist dem Grad der Bewußtseinstrübung parallel, da die Lemnisci mediales in unmittelbarer Nachbarschaft der mittelliniennah gelegenen retikulär aktivierenden Systeme verlaufen (Towle et al. 1985; Ferbert et al. 1988).

Da die Schädel-Computertomographie beim Hirnstamminfarkt besonders in der Frühphase, aber auch im Verlauf, oft negative Ergebnisse liefert (Hinshaw et al. 1980; Kingsley et al. 1980), sind die SEP zur Dokumentation der Läsion eine Hilfe. Mittels des kombinierten Einsatzes von FAEP (s. Kap. 3) und SEP gelingt gelegentlich eine genaue Lokalisation der Funktionsschädigung.

4.4.2.3 Hirnstammtumoren

Bei Tumoren rostral der Hinterstrangkerne sind die spinalen Reizantworten einschließlich der über C 2 abgeleiteten negativen Komponente N 13b normal, während die kortikalen Reizantworten in unterschiedlichem Ausmaß erniedrigt und verzögert sind (Wang et al. 1982; Stöhr 1989).

4.4.2.4 Pontine Myelinolyse

Bei der pontinen Myelinolyse sind die über den Dornfortsätzen C 7 und C 2 abgeleiteten zervikalen Reizantworten regelrecht, während der kortikale Primärkomplex stark erniedrigt, jedoch nicht wesentlich verzögert ist (Stöhr 1989).

4.4.3 Spinale und periphere Läsionen

4.4.3.1 Rückenmarksverletzungen

SEP-Untersuchungen stellen eine Funktionsprüfung lediglich der Hinterstränge und nicht des gesamten Rückenmarks dar. Da jedoch beim traumatischen Querschnittssyndrom die Schädigung der Hinterstränge der Läsion des gesamten Rückenmarks häufig parallelgeht, werden SEP-Untersuchungen herangezogen, um eine Querschnittsläsion zu diagnostizieren und im Schweregrad abzuschätzen. Eine spezifische Überprüfung der motorischen Bahnen beim spinalen Trauma ist neuerdings durch die Magnetstimulation (s. Kap. 6) möglich.

Ein komplettes traumatisches Querschnittssyndrom geht mit einem Ausfall der kortikalen Reizantworten einher, wenn ein unterhalb oder in Höhe der Rückenmarksläsion eintretender peripherer Nerv stimuliert wird (Abb. 4.10) (Perot 1973; Rowed et al. 1978). Bei akuten inkompletten Läsionen besteht eine gute Beziehung zwischen der Schwere der Schädigung und der SEP-Veränderungen hinsichtlich der Amplitudenreduktion des kortikalen Primärkomplexes (Young 1982; Stöhr 1989); im Verlauf kommt es auch zu leichten Verzögerungen der Reizantwort (Dorfman et al. 1980; Young 1982). SEP-Untersuchungen dienen also dazu, eine Querschnittsläsion zu diagnostizieren und in ihrem Schweregrad zu erfassen, was besonders beim polytraumatisierten bewußtseinsgestörten Patienten wichtig ist.

Auch die Lokalisation einer traumatischen Querschnittsläsion ist durch SEP-Untersuchungen möglich, was allerdings nur bei nichtkooperativen Patienten relevant ist. Läsionen oberhalb C 6 gehen nach Medianusstimulation mit einem normalen negativen Peak bei C 7 (N 13a) einher, während das Potential bei C 2 (N 13b) deformiert oder ausgefallen ist. Bei Schädigungen in Höhe C 6/7 ist bereits N 13a, die negative Hauptkomponente über C 7, deformiert. Läsionen im zervikothorakalen Übergang sind mit SEP-Untersuchungen nach Ulnarisstimulation, daruntergelegene Läsionen mittels Beinnervenstimulation erfaßbar (Riffel et al. 1983; Riffel u. Stöhr 1985).

Bei akuten Rückenmarksläsionen bis herab zum Segment L 3 ist die über dem Dornfortsatz L 1 ableitbare Antwort N 22 normal ausgeprägt (Shimoji et al. 1973; Ertekin et al. 1980; Sedgwick et al. 1980), im Spätstadium jedoch häufig pathologisch verändert (Lehmkuhl et al. 1984). Wenn das Lumbosakralmark kaudal von L 3 geschädigt ist, ist auch im akuten Stadium N 22 deformiert oder ausgefallen (Ertekin et al. 1980), während N 18 (abgeleitet über dem Dornfortsatz L 5) erhalten bleibt.

Eine noch genauere Schädigungslokalisation ist möglich durch die zeitaufwendige Technik der Segmentstimulation (Baust et al. 1972; Jörg 1977; Schramm et al. 1980) oder durch die simultane Potentialaufzeichnung über mehreren Rückenmarkssegmenten (Cracco et al. 1980).

SEP-Untersuchungen sind im Frühstadium einer Rückenmarksverletzung hilfreich zur Abschätzung der Prognose (Bricolo et al. 1976; Dimitrijevic et al. 1980; Ziganow u. Rowed 1980). Ausgefallene kortikale Reizantworten können als Indiz für eine schlechte Prognose hinsichtlich einer Funktionserholung gelten (York et al. 1983), besonders wenn sich die SEP nicht innerhalb von 7 Tagen erholen (Rowed et al. 1978).

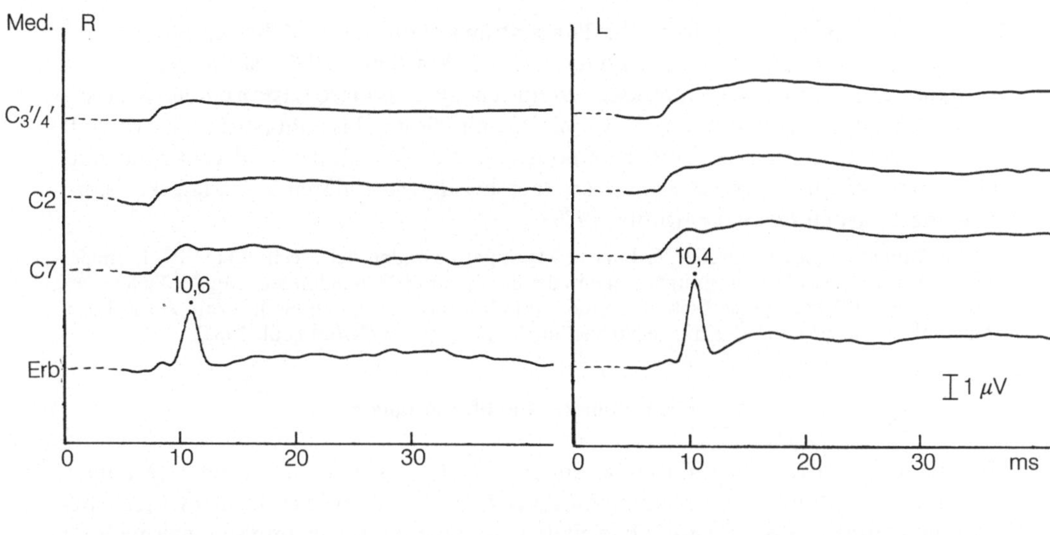

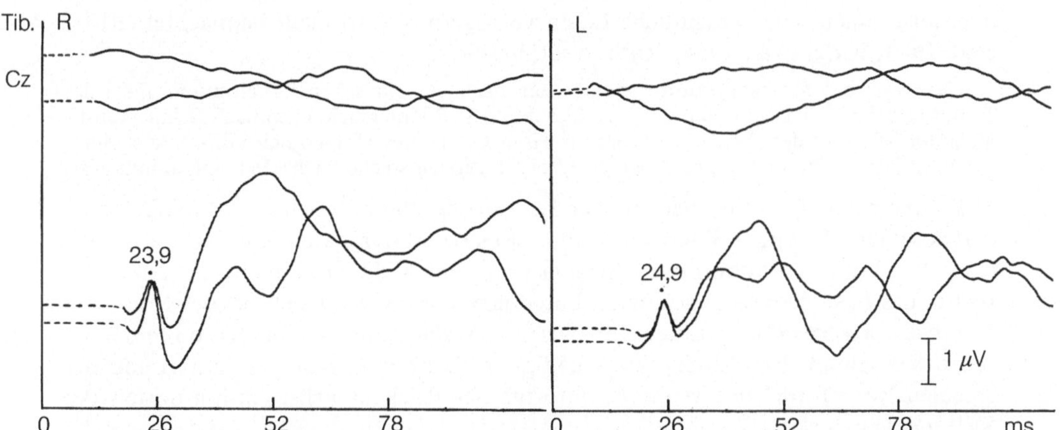

Abb. 4.10. Traumatischer Querschnitt. Medianus-SEP: Reizantworten über dem Erbschen Punkt bilateral normal, weitere Reizantworten fehlen. Tibialis-SEP: Normale Reizantworten über dem Lumbosakralmark, fehlende Reizantworten kortikal. 20jähriger Patient mit traumatischem Querschnitt bei C 5/C 6

Manchmal kann bei klinisch als komplett imponierenden Querschnittssyndromen durch erhaltene kortikale SEP die partielle Intaktheit der Hinterstränge belegt werden, was zur Ausschöpfung aller therapeutischen Möglichkeiten ermuntert (Iob et al. 1980; Sedgwick et al. 1980). Üblicherweise geht die Normalisierung der SEP-Antwort einer klinischen Erholung voraus (Rowed et al. 1978; Chehrazi et al. 1981).

4.4.3.2 Vaskuläre Myelopathien

Akute ischämische Rückenmarksschäden beschränken sich häufig auf umschriebene Querschnittsareale, besonders auf das Versorgungsgebiet der A. spinalis anterior. Da beim Spinalis-anterior-Syndrom die Hinterstränge von der Schädigung ausgenommen sind, sind die SEP in diesen Fällen normal (Matthews 1980; Stöhr 1989).

Falls der gesamte Rückenmarksquerschnitt in die vaskuläre Läsion einbezogen ist, findet sich eine Deformierung und Amplitudenminderung bis zum Ausfall der rostral der Schädigung generierten SEP-Komponenten. Ein Ausfall der SEP geht zwar mit einer ungünstigen Prognose einher, ist aber bei der vaskulären Rückemarksläsion zumindest partiell reversibel (Stöhr 1989).

Bei Patienten mit chronischer vaskulärer Myelopathie finden sich wechselnde SEP-Befunde je nach dem Grad der Hinterstrangläsion und der damit parallelgehenden Störung der Tiefensensibilität. Die SEP-Pathologie besteht in einer Amplitudenerniedrigung bis hin zum Ausfall der Potentiale bei normalen oder nur leicht verlängerten Latenzen (Riffel et al. 1983).

4.4.3.3 Spinale Raumforderungen

Spinale Raumforderungen führen bei entsprechender Lokalisation zu einer partiellen oder totalen Leitungsunterbrechung im Bereich der Hinterstränge. Dementsprechend sind die rostral von der Läsion abgeleiteten Antwortpotentiale amplitudenerniedrigt oder ausgefallen; eine wesentliche Latenzverzögerung wird nicht beobachtet (Riffel et al. 1983; Riffel et al. 1984; Riffel u. Stöhr 1985).

Die Wahl des Stimulationsortes richtet sich nach der klinischen Lokalisation: Falls der Tumor unterhalb Th 1 vermutet wird, kann er durch SEP-Untersuchungen nach Beinnervenstimulation erfaßt werden. Bei einem Prozeß in Höhe C 8/Th 1 empfehlen sich SEP-Untersuchungen nach Ulnarisstimulation, bei höhergelegenen Läsionen solche nach Medianusstimulation.

SEP-Untersuchungen sind bei spinaler Raumforderung hilfreich in der Differentialdiagnose zur Multiplen Sklerose: Während es bei der spinalen Raumforderung zu einer Amplitudenreduktion mit fehlender (bzw. nur leichter) Latenzverzögerung der rostral des Läsionsortes abgeleiteten Potentiale kommt, zeigt sich bei der Multiplen Sklerose vorwiegend eine Latenzverzögerung. Verlaufsuntersuchungen dokumentieren das Ausmaß der Hinterstrangschädigung. Bei der operativen Entfernung der spinalen Raumforderung ist ein Monitoring der Rückenmarksfunktion mittels der SEP möglich (s. 4.4.4.2).

In der Lokalisation einer spinalen Raumforderung sind die gelegentlich empfohlenen, aufwendigen SEP-Untersuchungen (Terao u. Araki 1975; Jörg 1977) der Klinik und den neuroradiologischen Zusatzmethoden unterlegen (Stöhr 1989).

4.4.3.4 Myelitis

Eine akute Querschnittsmyelitis führt in der Regel, je nach dem Ausmaß der Hinterstrangläsion, zu einer Erniedrigung oder sogar zum Ausfall der rostral vom Schädigungsort abgeleiteten Potentiale ohne signifikante Latenzverzögerung (Terao u. Araki 1975; Riffel et al. 1983). Verlaufsuntersuchungen zeigen eine gute Übereinstimmung zwischen der Normalisierung der SEP und der klinisch feststellbaren Besserung (Terao et al. 1980).

Ropper et al. (1982) fanden bei 12 Patienten mit akuter Querschnittsmyelitis (unterhalb des Zervikalmarkes) normale visuell und akustisch evozierte Potentiale. Auch die SEP-Befunde nach Medianusstimulation waren normal. Die Autoren schließen daraus, daß es sich bei der akuten

Querschnittsmyelitis um eine von der multiplen Sklerose verschiedene Krankheitsentität handelt, da man bei einer disseminiert entzündlichen Erkrankung Latenzveränderungen mehrerer Arten von evozierten Potentialen erwarten würde.

4.4.3.5 Guillain-Barré-Syndrom

Bei der Polyneuroradikulitis Guillain-Barré können SEP-Befunde die Verlangsamung der Nervenleitung in proximalen Anteilen des peripheren Nervensystems belegen, was besonders bei normalen Nervenleitgeschwindigkeiten in distaleren Abschnitten bedeutsam ist (Stöhr et al. 1983 b; Brown u. Feasby 1984; Walsh et al. 1984; Riffel u. Stöhr 1985; Ropper u. Chiappa 1986). Die Stimulation von Beinnerven ist dabei meist sensitiver als die Armnervenstimulation (Ropper u. Chiappa 1986).

In der Regel findet sich nach Medianusstimulation eine Verzögerung zwischen dem Potential am Erbschen Punkt und der negativen Hauptkomponente N 13a über den Dornfortsatz C 7; die zentrale Überleitungszeit ist normal. Gelegentlich kommt es auch zum Ausfall der zervikalen Reizantwort, was die Unterscheidung zwischen einer Lokalisation der Schädigung im proximalen Anteil des peripheren Nervensystems oder im zugeordneten Rückenmarkssegment unmöglich macht. Nach Tibiliasstimulation ist die Latenzdifferenz zwischen einem über der Kniekehle (bzw. der Glutealfalte) registrierten Potential und dem Potential über dem Lumbosakralmark (N 22) verzögert, die Überleitungszeit zwischen N 22 und dem Kortex normal. Auch hier kann es zu einem Ausfall von N 22 mit dann fehlender Lokalisationsmöglichkeit kommen.

SEP-Untersuchungen sind hilfreich in der Diagnose des Guillan-Barré-Syndroms und in der Abgrenzung zur akuten Polyneuritis (bei gleichzeitiger peripherer Nervenleitgeschwindigkeitsmessung) bzw. bei begleitenden Hirnnervenausfällen (Miller-Fisher-Syndrom) in der Differentialdiagnose zum Hirnstammprozeß (Abb. 4.11).

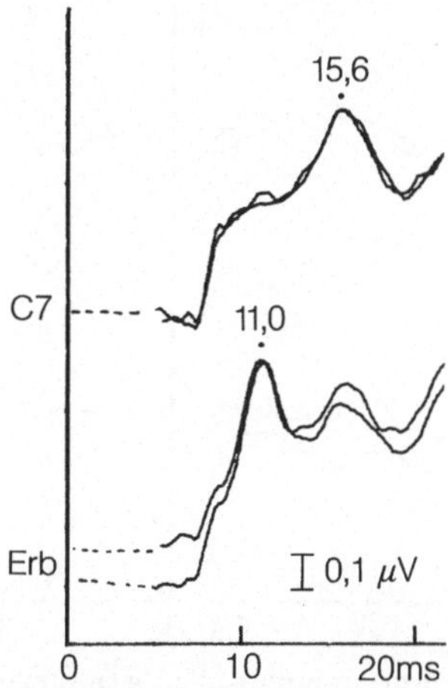

Abb. 4.11. Fisher-Syndrom. Die tetraplegische Patientin mit Hirnnervenausfällen hat im Medianus-SEP eine Verlängerung der Erb/C 7-Überleitungszeit (bei normaler zentraler Überleitungszeit). Der Befund spricht für eine proximale Läsion im peripheren Nervensystem und gegen einen Hirnstammprozeß

4.4.3.6 Traumatische Armplexusparese

Beim polytraumatisierten Patienten sind Armplexusparesen nicht selten. Ein pathologischer SEP-Befund kann beim bewußtseinsgetrübten Patienten auf die Armplexusläsion hinweisen und die Läsion lokalisieren (Abb. 4.12). Besonders im Verlauf ist die Unterscheidung zwischen infraganglionärem, supraganglionärem und gemischten Schädigungstyp wichtig (Stöhr et al. 1981). Bei dem klinischen Verdacht auf eine obere Armplexusläsion empfiehlt sich die SEP-Ableitung nach Medianusstimulation, beim Verdacht auf eine untere Armplexusläsion die SEP-Untersuchung nach Ulnarisstimulation.

Eine Schädigung distal des Spinalganglions führt zur Erniedrigung der über dem Erbschen Punkt abgeleiteten Reizantwort, wobei Amplitudenreduktionen um mehr als 40% gegenüber der gesunden Seite verwertbar sind (Jones 1979; Stöhr et al. 1981). Bei einer isolierten Schädigung proximal des Spinalganglions – z.B. beim Wurzelausriß – ist das Potential über dem Erbschen Punkt normal ableitbar, während die vom Nacken ableitbare Komponente N13a erniedrigt oder ausgefallen ist. Bei kombinierten supra- und infraganglionären Schädigungen sind sowohl das Potential über dem Erbschen Punkt als auch das Nackenpotential erniedrigt, wobei das Ausmaß der Veränderung eine Einschätzung des jeweiligen Schädigungsgrades erlaubt.

SEP-Untersuchungen ergänzen in der Lokalisationsdiagnostik andere neurophysiologische Untersuchungen und den Myelographiebefund. Die exakte Lokalisation

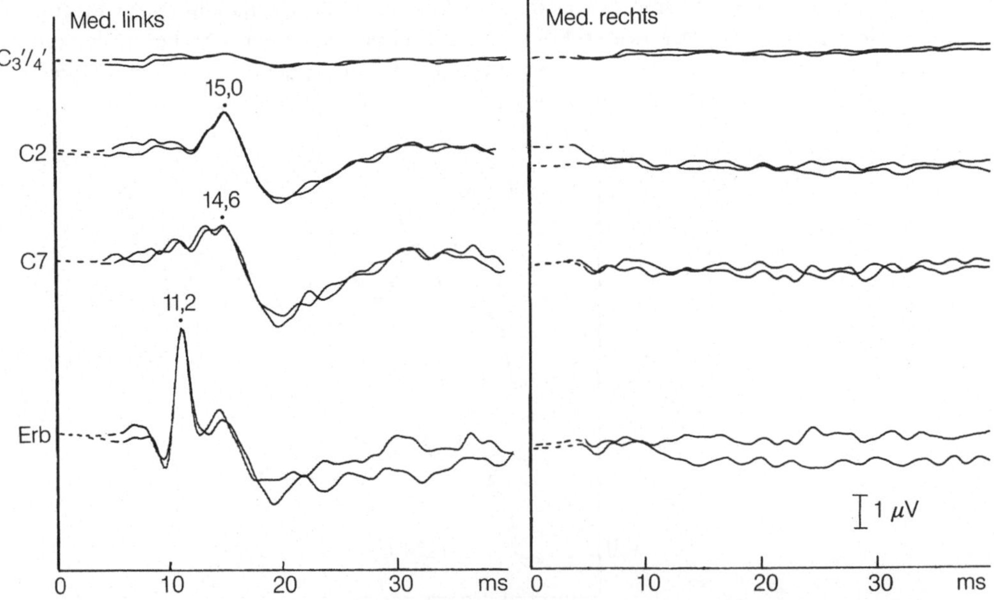

Abb. 4.12. Schädel-Hirn-Trauma mit traumatischer Armplexusparese rechts. Medianus-SEP: Nach Stimulation links fehlende kortikale Reizantwort, nach Stimulation rechts fehlende Reizantwort bereits über dem Erbschen Punkt. Hinweise auf eine bis dahin nicht erkannte Armplexusläsion links im Rahmen des Polytraumas. Der 29jährige Motorradfahrer verstarb 3 Tage nach dem Trauma

der Schädigung ist wichtig für die prognostische Beurteilung und die Indikation für eine etwaige Operation (Drake 1964). Bei einem Wurzelausriß ist die Prognose sehr schlecht und ein operativer Eingriff nicht sinnvoll. Bei einer im Bereich des Plexus gelegenen Läsion besteht die Chance der Erholung und – bei vermuteter Kontinuitätsunterbrechung – die Indikation zur Operation (Millesi et al. 1973).

4.4.4 Monitoring

4.4.4.1 Überwachung der Hirnfunktion

Bei der *Karotisendarterektomie* werden zur Überwachung SEP- und EEG-Ableitungen eingesetzt, während sich die Messung des Stumpfdrucks als unzuverlässig erwiesen hat (Ferguson 1982; Meneghetti et al. 1984). Bei Unterschreitung einer kritischen Durchblutung kommt es zur Erniedrigung des Skalp-SEPs und zur Verlängerung der zentralen Überleitungszeit; im Verlauf schließlich zum Verlust des Skalppotentials (Ganji et al. 1984; Haupt et al. 1985). Der Ausfall des kortikalen SEPs gilt als Kriterium für die Notwendigkeit eines Shunts, und durch Einlage eines Shunts kann es zur Normalisierung einer SEP-Veränderung kommen (Grundy et al. 1981; Jacobs et al. 1983; Markand et al. 1984b). Falls das Abklemmen der A. carotis interna nicht toleriert wird, kommt es in der Regel innerhalb von 2 min zum Verlust der Reizantwort (Markand et al. 1984b; Russ u. Fraedrich 1984), gelegentlich allerdings auch erst nach 10 min (Nuwer 1986). Der irreversible Verlust des Skalppotentials zeigt ein postoperatives neurologisches Defizit zuverlässig an (Haupt et al. 1985).

Von 25 Patienten mit Karotisdesobliteration zeigten zwei ipsilateral zur Abklemmung einen Verlust des Skalppotentials; der eine Patient mit 8,5 min Abklemmzeit hatte postoperativ eine schwere Hemisymptomatik, der andere mit 4 min Abklemmzeit und Erholung des Potentials nach Flußwiederherstellung kein neurologisches Defizit (Jacobs et al. 1983; Ganji et al. 1984). Russ u. Fraedrich (1984) berichten über einen Patienten, bei dem es innerhalb von 2 min nach Abklemmung zum SEP-Verlust kam. Trotzdem wurde (ohne Shunt) 20 min lang weiteroperiert. Nach Flußwiederherstellung erholte sich das SEP innerhalb von 2 min, blieb aber erniedrigt und verzögert. Nach Operationsende konnte eine passagere Hemisymptomatik festgestellt werden.

Bilaterale SEP-Veränderungen können auf eine globale Mangeldurchblutung, z. B. im Rahmen eines systemischen Blutdruckabfalles, hinweisen (Hargadine 1985; Haupt et al. 1985).

Die Wahrscheinlichkeit, daß postoperativ ein neuropsychologisches Defizit verbleibt, ist größer, wenn die Erniedrigung der kortikalen Potentiale 50% überschreitet (Brinkman et al. 1984; Cushman et al. 1984).

Auch bei *Aneurysmaoperationen* werden, um möglichst in Blutleere operieren zu können, Gefäße temporär geklippt. SEP-Untersuchungen nach Medianusstimulation können zum Monitoring bei Aneurysmen der A. carotis interna, der A. cerebri media und der A. basilaris dienen. Bei normalen SEP während der Operation tritt in der Regel kein neurologisches Defizit auf. Auch der Verlust des Skalppotentials (z. B. im Rahmen einer Abklemmung der A. cerebri media) wird ohne neurologische Ausfälle toleriert, wenn der Fluß innerhalb von 2 min wiederhergestellt wird. Länger beobachtete Potentialverluste gehen mit passageren neurologischen Ausfällen einher, während ein Potentialausfall über 20 min meist mit einem permanenten neurologischen Defizit verbunden ist (Carter et al. 1984; Symon et al. 1984; Wang et al. 1984; Symon u. Wang 1986; Buchthal et al. 1988).

Bei *kardiopulmonalen Bypass-Operationen* unter Hypothermie verlängert sich die zentrale Überleitungszeit um 6,6% pro Grad Celsius Temperaturabfall; die kortikalen Potentiale sind unterhalb einer Temperatur von 18–20 °C nicht mehr nachweisbar (Coles et al. 1984; Markand et al. 1984a). Bei Operationen mit weniger ausgeprägter Hypothermie können SEP-Untersuchungen zum Monitoring eingesetzt werden, wobei allerdings noch kaum praktische Erfahrungen vorliegen (Hacke 1985a; Nuwer 1986).

Bei *Operationen im Bereich der hinteren Schädelgrube* ergänzen SEP-Untersuchungen das Monitoring mittels der FAEP (McPherson et al. 1984; Piatt et al. 1985). Eine Verlängerung der zentralen Überleitungszeit um mehr als 1 ms, eine Interhemisphärendifferenz von über 1 ms und eine Amplitudenerniedrigung um mehr als 50% des Ausgangswertes gelten als kritische Grenze und verlangen eine Änderung des operativen Vorgehens (Gentili et al. 1985).

Hacke et al. (1985b) berichten über den Einsatz der SEP zum Monitoring während *interventioneller Neuroradiologie*. Beim Probeverschluß der A. carotis interna (z. B. bei die Arterie umwachsenden Tumoren der Schädelbasis, bei Aneurysmen, bei Carotis-cavernosus-Fisteln) kann, falls die Skalpantwort 10 min lang stabil bleibt, die Arterie auf Dauer abgeklemmt werden. Auch Auswirkungen therapeutischer Embolisationen (z. B. bei arteriovenösen Malformationen) können nach Einführung eines Ballonkatheters und passagerem Verschluß eines zuführenden Gefäßes mit SEP-Untersuchungen abgeschätzt werden. Schließlich können SEP-Untersuchungen während einer lokalen Lyse der A. basilaris oder der A. cerebri media zum Monitoring dienen. Komatöse Patienten bei Basilaristhrombose, deren Skalpantworten bilateral fehlen, sollten nicht lysiert werden, da von einer schweren Hirnstammläsion auszugehen ist. Auch die perkutane transluminale Angioplastie hirnversorgender Arterien kann mittels SEP-Untersuchungen überwacht werden (Hacke et al. 1982a, b; Hacke 1985b; Hacke et al. 1985a, b).

4.4.4.2 Überwachung der Rückenmarksfunktion

Bei *Skoliose-Operationen* wird das Risiko der postoperativen Paraplegie mit 1,7% (MacEwen et al. 1975) bzw. neuerdings mit 0,5% (Daube 1989) angegeben. Dem deshalb oft durchgeführten Aufwachtest (Vauzelle et al. 1973) haften Risiken an (Engler et al. 1978; Nuwer 1986), und in manchen Fällen kann es bis zum Aufwachen aus der Narkose bereits zur irreversiblen Rückenmarksschädigung gekommen sein. Die deshalb eingesetzten SEP haben sich zum Monitoring der Rückenmarksfunktion bewährt (Engler et al. 1978; Nash et al. 1978; Spielholz et al. 1979; Jones et al. 1982, 1983; Maccabee et al. 1983; Brown et al. 1984; Nuwer u. Dawson 1984; Schramm 1985; Whittle et al. 1986). Dabei sind eine Amplitudenerniedrigung um 30–50% und eine Latenzverlängerung um 10% Anlaß zur Überprüfung der operativen Parameter (Narkosetiefe, Blutdruck, Körpertemperatur) und ggf. des operativen Vorgehens, ausgeprägtere Veränderungen ernste Alarmzeichen (Jones et al. 1983; Nuwer 1986).

Auch bei der operativen Entfernung von *spinalen Raumforderungen* und *Mißbildungen* sowie bei anderen neurochirurgischen Eingriffen (z. B. Densresektionen) werden SEP mit Gewinn eingesetzt (Spetzler et al. 1979; Macon et al. 1982). Eine Erniedrigung des Skalp-SEP um bis zu 70% muß dabei nicht notwendigerweise von einem postoperativen neurologischen Defizit gefolgt sein, während der Verlust des kortikalen Potentials in der Regel mit einem Defizit einhergeht (Gundy et al. 1982b; Whittle et al. 1986).

Nuwer u. Dawson (1984) berichten über den Fall einer thorakalen arteriovenösen Malformation, bei der wegen des plötzlichen Verlustes der kortikalen Reizantwort eine Ligatur weiterer zuführender Gefäße unterblieb, worauf es zu einer Erholung des kortikalen Potentials kam und postoperativ keine neuen neurologischen Ausfälle festgestellt wurden.

Bei *operativen Eingriffen an der Aorta* mit passagerem Aortenverschluß kommt es häufig zu vaskulären spinalen Läsionen, die – wenn sie den Rückenmarksquerschnitt betreffen – durch SEP-Untersuchungen erfaßt werden können. Beim Ausfall der kortikalen Reizantwort über 30 min ist eine postoperative Paraplegie die Regel (5 von 6 Patienten, beobachtet von Krieger u. Spencer 1985), während der Verlust über einige Minuten toleriert werden kann (Laschinger et al. 1983). Daran sollte sich das operative Vorgehen orientieren (Nuwer 1986).

Bei spinaler Angiographie und therapeutischer Embolisation wurden SEP zum Monitoring von Berenstein et al. (1984) sowie Young u. Berenstein (1985) eingesetzt. Obwohl das Gefäßterritorium der A. spinalis anterior die Hinterstränge nicht miteinbezieht, fanden die Autoren bei Angiographie der A. spinalis anterior in fast allen Fällen eine deutliche Amplitudenreduktion der SEP, die sich innerhalb von 2–4 min erholten. Durch Injektionen oder versuchsweise Ballonokklusionen kam es innerhalb von 1–2 min, also überraschend schnell, zu SEP-Veränderungen, die jeweils Anlaß zur Änderung des Vorgehens waren. Die Autoren sind der Auffassung, daß dadurch postoperative neurologische Ausfälle vermieden werden konnten.

Beim spinalen Monitoring durch SEP ist es wichtig zu wissen, wie oft falsch-negative Fälle beobachtet werden, wie oft also die intraoperativ abgeleiteten SEP stabil sind und dennoch anschließend ein erhebliches neurologisches Defizit besteht. Brown et al. (1984) berichten über mehr als 300 operative Eingriffe an Wirbelsäule und Rückenmark, bei denen es siebenmal zum Verlust der kortikalen SEP kam. Viermal wurde daraufhin das therapeutische Prozedere geändert, und es kam zu einer Erholung der Potentiale und zu keinem postoperativen neurologischen Defizit. Dreimal gelang dies nicht, alle 3 Patienten hatten postoperativ neurologische Ausfälle. Falschnegative Fälle wurden in dieser Serie nicht beobachtet. Leichte und passagere neurologische Ausfälle trotz intraoperativ stabiler SEP sind allerdings nicht ungewöhnlich (Tamaki et al. 1984; Wilber et al. 1984). Lesser et al. (1986) berichten über 600 überwachte Wirbelsäulen- und Rückenmarksoperationen, bei denen sechsmal falsch-negative SEP-Befunde beobachtet wurden. Allerdings entwickelten sich die neurologischen Ausfälle bei 3 der 6 Patienten erst postoperativ. Auch andere berichten über einzelne, falsch-negative Fälle (Ginsburg et al. 1985; Molaie 1986), wobei in einem Fall ein postoperatives Brown-Sequard-Syndrom nicht vorhergesehen wurde, weil die Stimulation bilateral simultan erfolgte (Molaie 1986). Dinner et al. (1986) schätzten aufgrund ihres Patientenguts, daß die Wahrscheinlichkeit postoperativer neurologischer Ausfälle bei stabilen intraoperativen SEP bei 1,9% liegt, bei ausgeprägten SEP-Veränderungen aber bei 43%.

Literatur

Abbruzzese G, Ratto S, Favale E, Abbruzzese M (1981) Proprioceptive modulation of somatosensory evoked potentials during active or passive finger movements in man. J Neurol Neurosurg Psychiatry 44: 942–949

Abrahamian HA, Allison T, Goff WR, Rosner BS (1963) Effects of thiopental on human cerebral evoked responses. Anaesthesiology 24: 650–657

Albe-Fessar D, Besson JM, Abdelmoumene M (1970) Action of anesthetics on somatic evoked activities. Int Anesthesiol Clin 8: 129–164

Allison T, Goff WR, Abrahamian HA, Rosner BS (1963) The effects of barbiturate anesthesia upon human somatosensory evoked responses. Electroencephalogr Clin Neurophysiol (Suppl) 24: 68–75

Allison T, Goff WR, Williamson PD, van Gilder JC (1980) On the neural origin of early components of the human somatosensory evoked potential. In: Desmedt JE (ed) Clinical use of cerebral, brainstem and spinal somatosensory evoked potentials. Karger, Basel

Allison T, Wood CC, McCarthy G, Hume AL, Goff WR (1982) Short latency somatosensory evoked potentials in man, monkey, cat and rat: Comparative latency analysis. In: Courjon J, Maugière F, Revol M (eds) Advances in Neurology, Vol 32: Clinical applications of evoked potentials in neurology. Raven Press, New York, pp 303–312

Allison T, Wood CC, Goff WR (1983) Brain stem auditory, pattern-reversal visual and short latency somatosensory evoked potentials: Latencies in relation to age, sex and brain and body size. Electroencephalogr Clin Neurophysiol 55: 619–636

Anderson DC, Bundlie S, Rockswold GL (1984) Multimodality evoked potentials in closed head trauma. Arch Neurol 41: 369–382

Anziska B, Cracco RQ (1980) Short latency somatosensory evoked potentials: studies in patients with focal neurological disease. Electroencephalogr Clin Neurophysiol 49: 227–239

Bassetti C, Scollo-Lavizzari G (1987) Der Wert des EEG zur Prognose bei postanoxischen Komata nach kardiozirkulatorischem Stillstand. Z EEG EMG 18: 97–100

Baust W, Ilsen HW, Jörg J, Wambach G (1972) Höhenlokalisation von Rückenmarksquerschnitts-Syndromen mittels corticaler Reizantworten. Nervenarzt 43: 292–304

Berenstein A, Young W, Ransohoff J, Benjamin V, Merkin H (1984) Somatosensory evoked potentials during spinal angiography and therapeutic transvascular embolization. J Neurosurg 60: 777–785

Blazcyk B, Zawirski M, Jarratt JA, Jakubowski J (1983) Measurement of central conduction time in patients with subarachnoid haemorrhage – Is it worth doing? J Neurol Neurosurg Psychiatry 46: 371

Branston NM, Symon L (1980) Cortical EP, blood flow and potassium changes in experimental ischemia. In: Barber C (ed) Evoked potentials. University Park Press, Baltimore, pp 527–530

Bricolo A, Ore GD, da Pian R, Faccioli F (1976) Local cooling in spinal cord injury. Surg Neurol 6: 101–106

Brierley JB, Adams JH, Graham D, Simpson JA (1971) Neocortical death after cardiac arrest: A clinical, neurophysiological and neuropathological report of two cases. Lancet II: 560–565

Brinkman SD, Braun P, Ganji S, Morrell RM, Jacobs LA (1984) Neuropsychological performance one week after carotid endarterectomy reflects intra-operative ischemia. Stroke 15: 497–503

Brown RH, Nash CL, Berilla JA, Amaddio MD (1984) Cortical evoked potential monitoring: A system for intraoperative monitoring of spinal cord function. Spine 9: 256–261

Brown WF, Feasby TE (1984) Sensory evoked potentials in Guillain-Barré polyneuropathy. J Neurol Neurosurg Psychiatry 47: 288–291

Buchthal A, Belopavlovic M, Mooij JJA (1988) Evoked potential monitoring and temporary clipping in cerebral aneurysm surgery. Acta Neurochir (Wien) 93: 28–36

Caccia MR, Ubiali E, Andreussi L (1976) Spinal evoked responses recorded from the epidural space in normal and diseased humans. J Neurol Neurosurg Psychiatry 39: 962–972

Cant BR (1980) Somatosensory and auditory evoked potentials in patients with disorders of consciousness. In: Desmedt JE (ed) Clinical uses of cerebral brainstem and spinal somatosensory evoked potentials. Karger, Basel, pp 282–291

Cant BR, Hume AL, Judson JA (1984) The assessment of head injuries by somatosensory and brainstem auditory evoked potentials. Electroencephalogr Clin Neurophysiol 58: 41

Caronna JJ (1979) Diagnosis, prognosis and treatment of hypoxic coma. In: Fahn S, Davis JN, Rowland LP (eds) Cerebral hypoxia and its consequences. Raven Press, New York, pp 1–15

Carter LP, Raudzens PA, Gaines C, Crowell RM (1984) Somatosensory evoked potentials and cortical blood flow during craniotomy for vascular disease. Neurosurgery 15: 22–28

Chapman CR, Benedetti C (1979) Nitrous oxide effects on cerebral evoked potential: Partial reversal with a narcotic antagonist. Anesthesiology 51: 135–138

Chapman CR, Colpitts YM, Benedetti C, Butler S (1982) Eventrelated potential correlates of analgesia: Comparison of fentanyl, acupuncture and nitrous oxide. Pain 14: 327–337

Chapman CR, Schimek F, Gehrig JD, Gerlach R, Colpitts YH (1983) Effects of nitrous oxide, transcutaneous electrical stimulation and their combination on brain potentials elicited by painful stimulation. Anesthesiology 58: 250–256

Chehrazi B, Parkinson J, Bucholz R (1981) Evoked somatosensory potentials to common peroneal nerve stimulation in man. J Neurosurg 55: 733–741

Chiappa KH (ed) (1989) Evoked potentials in clinical medicine, 2nd edn. Raven Press, New York

Chiappa KH, Choi S, Young RR (1980) Short latency somatosensory evoked potentials following median nerve stimulation in patients with neurological lesions. In: Desmedt JE (ed) Progress in clinical neurophysiology, Vol 7. Karger, Basel, pp 264–281

Clark DL, Rosner BS (1973) Neurophysiologic effects of general anesthetic. I. The electroencephalogram and sensory evoked responses in man. Anesthesiology 38: 564–582

Cohen LG, Starr A (1987) Localization, timing and specifity of gating of somatosensory evoked potentials during active movement in man. Brain 110: 451–467

Coles JG, Taylor MJ, Pearce JM, Lowry NJ, Stewart DJ, Trusler GA, William WG (1984) Cerebral monitoring of somatosensory evoked potentials during profoundly hypothermic circulatory arrest. Circulation 70 (Suppl I): I96–I102

Cracco JB, Cracco RQ, Graziani LJ (1975) The spinal evoked response in infants and children. Neurology 25: 31–36

Cracco JB, Cracco RQ, Stolove R (1979) Spinal evoked potential in man: A maturational study. Electroencephalogr Clin Neurophysiol 46: 58–64

Cracco RQ (1973) Spinal evoked response: Peripheral nerve stimulation in man. Electroencephalogr Clin Neurophysiol 35: 379–386

Cracco RQ (1980) Scalp-recorded potentials evoked by median nerve stimulation: Subcortical potentials, traveling waves and somatomotor potentials. In: Desmedt JE (ed) Clinical uses of cerebral, brainstem and spinal somatosensory evoked potentials. Karger, Basel, pp 1–14

Cracco RQ, Cracco JB (1976) Somatosensory evoked potentials in man: Far-field potentials. Electroencephalogr Clin Neurophysiol 41: 460–466

Cracco RQ, Cracco JB, Sarnowski R, Vogel HB (1980) Spinal evoked potentials. In: Desmedt JE (ed) Clinical uses of cerebral, brainstem and spinal somatosensory evoked potentials. Karger, Basel, pp 87–104

Cushman L, Brinkman SD, Ganji S, Jacobs LA (1984) Neuropsychological impairment after carotid endarterectomy correlates with intraoperative ischemia. Cortex 20: 403–412

Daube R (1989) Electrophysiologic monitoring of neural function during surgery. In: Lüders H (ed) Advanced evoked potentials. Klüwer, Boston

Desmedt JE, Chéron G (1980) Central somatosensory conduction in man: Neural generators and interpeak latencies of the far-field components recorded from neck and right or left scalp and earlobes. Electroencephalogr Clin Neurophysiol 50: 382–403

Desmedt JE, Chéron G (1981) Prevertebral (oesophageal) recording of subcortical somatosensory evoked potentials in man: The spinal P13 component and the dual nature of the spinal generators. Electroencephalogr Clin Neurophysiol 52: 257–275

Desmedt JE, Brunko E, Debecker J, Carmeliet J (1974) The system bandpass required to avoid distorsion of early components when averaging somatosensory evoked potentials. Electroencephalogr Clin Neurophysiol 37: 407–410

Desmedt JE, Brunko E, Debecker J (1976) Maturation of the somatosensory evoked potentials in normal infants and children, with special reference to the early N1 component. Electroencephalogr Clin Neurophysiol 40: 43–58

Diehl C (1990) Akustische und somatosensibel evozierte Potentiale bei Patienten mit hypoxischem Koma. Dissertation, Tübingen

Dimitrijevic MR, Prevec TS, Sherwood A, McKay WB, Butinar D, Brecelj J (1980) Somatosensory perception and cortical evoked potential in established paraplegia. In: Symposium International, Applications cliniques des potentiels évoqués en neurologie. Résumés. Lyon, p 101 (Abstracts)

Dinner DS, Lüders H, Lesser RP, Morris HH, Barnett G, Klemm G (1986) Intraoperative spinal somatosensory evoked potential monitoring. J Neurosurg 65: 807–814

Dorfman LJ, Perkash I, Bosley TM, Cummins KL (1980) Use of cerebral evoked potentials to evaluate spinal somatosensory function in patients with traumatic and surgical myelopathies. J Neurosurg 52: 654–660

Drake CG (1964) Diagnosis and treatment of lesions of the brachial plexus and adjacent structures. Clin Neurosurg 11: 110–127

Drummond JC, Todd MM, San UH (1985) The effect of high dose sodium thiopental on brainstem auditory and median nerve somatosensory evoked responses in humans. Anesthesiology 63: 249–254

Dubois M, Coppola R, Buchsbaum MS, Lees DE (1981) Somatosensory evoked potentials during whole body hyperthermia in humans. Electroencephalogr Clin Neurophysiol 52: 157–162

Ebensperger H (1980) Somatosensorisch evozierte kortikale Potentiale nach elektrischer Stimulation des N. tibialis. Untersuchungen an Normalpersonen und an Patienten mit Multipler Sklerose. Dissertation, Universität Tübingen

Engelbrecht R (1990) Somatosensorisch evozierte Potentiale (SEP) nach Medianusstimulation und frühe akustisch evozierte Potentiale (FAEP) bei Patienten mit spontanen intrakraniellen Blutungen. Dissertation, Tübingen

Engler LG, Spielholz NI, Bernhard WN, Danziger F, Merkin H, Wolff T (1978) Somatosensory evoked potentials during Harrington instrumentation for scoliosis. J Bone Joint Surg [Am] 60: 528–532

Ertekin C (1973) Human evoked electrospinogram. In: Desmedt JE (ed) New developments in electromyography and clinical neurophysiology, Vol 2. Karger, Basel, pp 344–351

Ertekin C (1976) Studies on the human evoked electrospinogram: The origin of the segment evoked potentials. Acta Neurol Scand 53: 21

Ertekin C, Mutlu R, Sarica Y, Uckardesler L (1980) Electrophysiological evaluation of the afferent spinal roots and nerves in patients with conus medullaris and cauda equina lesions. J Neurol Sci 48: 419–433

Ferbert A, Riffel B, Buchner H, Ullrich A, Stöhr M (1985) Evozierte Potentiale in der neurologischen Intensivmedizin. Eine Standortbestimmung. Aktuel Neurol 12: 193–198

Ferbert A, Buchner H, Bruckmann H, Zeumer H, Hacke W (1988) Evoked potentials in basilar artery thrombosis: Correlation with clinical and angiographic findings. Electroencephalogr Clin Neurophysiol 69: 136–147

Ferguson GG (1982) Intra-operative monitoring and internal shunts: are they necessary in carotid endarterectomy? Stroke 13: 287–289

Fox JE, Williams B (1984) Central conduction time following surgery of cerebral aneurysms. J Neurol Neurosurg Psychiatry 47: 875

Fujioka J, Shimizu H, Maruyamo Y, Taga K, Kumagai Y, Shimoji K, Honma T, Nakamura T, Takahashi H (1984) The effects of enflurane on somatosensory evoked responses simultaneously recorded from brain, spinal cord and peripheral nerve in man. Masui 33: 698–702

Ganes T, Lundar T (1988) EEG and evoked potentials in comatose patients with severe brain damage. Electroencephalogr Clin Neurophysiol 69: 6–13

Ganji S, Peters G (1981) Somatosensory evoked potentials and EEG in comatose patients. Electroencephalogr Clin Neurophysiol 51: 67–69

Ganji S, Brinkman SD, Morell RM, Shirley JG, Jacobs LA (1984) Long latency somatosensory evoked potentials during carotid endarterectomy. In: Nodar RH, Barber C (eds) Evoked potentials, Vol II. Butterworth, Boston, pp 589–593

Genarelli TA, Spielman GM, Langfitt TW et al. (1982) Influence of the type of intracranial lesion on outcome from severe head injury. J Neurosurg 56: 26–32

Gentili F, Lougheed WM, Yamashiro K, Corrado C (1985) Monitoring of sensory evoked potentials during surgery of skull base tumors. Can J Neurol Sci 12: 336–340

Gerstenbrand F, Lücking CH (1970) Die akuten traumatischen Hirnstammschäden. Arch Psychiat Nervenkr 213: 264–281

Giblin DR (1960) The effect of lesions of the nervous system on cerebral responses to peripheral nerve stimulations. Electroencephalogr Clin Neurophysiol 12: 262

Giblin DR (1980) Scalp-recorded somatosensory evoked potentials. In: Aminoff MJ (ed) Electrodiagnosis in clinical neurology. Churchill Livingstone, Edinburgh, pp 415–450

Ginsburg HH, Shetter AG, Raudzens PA (1985) Postoperative paraplegia with preserved intraoperative somatosensory evoked potentials. J Neurosurg 63: 296–300

Green JB, Walcoff MR, Lucke JF (1982a) Comparison of phenytoin and phenobarbital effects on far-field auditory and somatosensory evoked potential latencies. Epilepsia 23: 417–421

Green JB, Walcoff MR, Lucke JF (1982a) Phenytoin prolongs farfield somatosensory and auditory evoked potential interpeak latencies. Neurology 32: 85–88

Greenberg RP, Becker DP, Miller DJ (1977a) Evaluation of brain function in severe human head trauma with multimodality evoked potentials. II: Localisation of brain dysfunction and correlation with posttraumatic neurological conditions. J Neurosurg 47: 163–177

Greenberg RP, Mayer DJ, Becker DP, Miller JD (1977b) Evaluation of brain function in severe human head trauma with multimodality evoked potentials. I: Evoked brain-injury potentials, methods and analysis. J Neurosurg 47: 150–162

Greenberg RP, Newlon PG, Becker DP (1982) The somatosensory evoked potentials in patients with severe head injury: Outcome prediction and monitoring of brain function. Ann NY Acad Sci 388: 683–688

Grundy BL, Brown RH, Greenberg PS (1979) Diazepam alters cortical evoked potentials. Anesthesiology 51: 38

Grundy BL, Brown RH, Berilla JA (1980) Fentanyl alters somatosensory cortical evoked potentials. Anesth Analg 59: 544–545

Grundy BL, Sanderson AC, Webster MW, Richey ET, Procopio P, Karanjia PN (1981) Hemiparesis following carotid endarterectomy: Comparison of monitoring methods. Anesthesiology 55: 462–466

Grundy BL, Nelson PB, Lina A, Heros RC (1982a) Monitoring of cortical somatosensory evoked potentials to determine the safety of sacrificing the anterior cerebral artery. Neurosurgery 11: 64–67

Grundy BL, Nelson PB, Doyle E, Procopio PT (1982b) Intraoperative loss of somatosensory evoked potentials predicts loss of spinal cord function. Anesthesiology 57: 321–322

Grundy BL, McPhail J, Bottoms C, Jolly L, Cullivan J (1984) Effect of hypothermia on somatosensory evoked potentials during cardiopulmonary bypass. Electroencephalogr Clin Neurophysiol 58: 41

Hacke W (1985a) Neuromonitoring. J Neurol 232: 125–133

Hacke W (1985b) Neuromonitoring during interventional neuroradiology. Cent Nerv Syst Trauma 2 (2): 123–136

Hacke W, Berg-Dammer E, Zeumer H (1982a) Evoked potential monitoring during acute occlusion of the basilar artery and selective local thrombolytic therapy. Arch Psychiatr Nervenkr 232: 541–548

Hacke W, Zeumer H, Berg-Dammer E (1982b) Monitoring of hemispheric and brainstem functions with neurophysiological methods during interventional neuroradiology. Am J Neuroradiol 4: 383–384

Hacke W, Hundgen R, Zeumer H, Ferbert A, Buchner H (1985a) Überwachung der therapeutischen neuroradiologischen Untersuchungs- und Therapieverfahren mittels evozierten Potentialen. Z EEG EMG 16: 93–100

Hacke W, Buchner H, Ferbert A, Zeumer H, Böcker G (1985b) Evoked potential monitoring during interventional neuroradiology. Experimental aspects of special catheter techniques. In: Schramm M, Jones SI (eds) Spinal cord monitoring. Springer, Berlin Heidelberg New York Tokyo

Halliday AM, Wakefield GS (1963) Cerebral evoked potentials in patients with dissociated sensory loss. J Neurol Neurosurg Psychiatry 26: 211

Hammond EJ, Wilder BJ (1982) Short latency auditory and somatosensory evoked potentials in a patient with "locked-in" syndrome. Clin Electroencephalogr 13: 54–56

Hargadine JR (1985) Intraoperative monitoring of sensory evoked potentials. In: Rand W (ed) Microneurosurgery, 3rd edn. Mosby, St. Louis, pp 92–110

Haupt WF, Schumacher A (1988) Medianus-SEP und Prognose in der neurologischen Intensivmedizin – Eine Studie an 255 Patienten. Z EEG EMG 19: 148–151

Haupt WF, de Vleeschauwer P, Horsch S (1985) Veränderungen somatosensibel evozierter Potentiale während Karotis-Desobliteration. Diagnostische Bedeutung und mögliche Konsequenzen für die Therapie. Z EEG EMG 16: 201–205

Hinshaw DB, Thompson JR, Hasso AN et al. (1980) Infarctions of the brainstem and cerebellum: a correlation of computed tomography and angiography. Radiology 137: 105–112

Hume AL, Cant BR (1981) Central somatosensory conduction after head injury. Ann Neurol 10: 411–419

Hume AL, Durkin MA (1986) Central and spinal somatosensory conduction times during hypothermic cardiopulmonary bypass and some observations on the effects of fentanyl and isoflurane anesthesia. Electroencephalogr Clin Neurophysiol 65: 46–58

Hume AL, Cant BR, Shaw NA (1979) Central somatosensory conduction time in comatose patients. Ann Neurol 5: 379–384

Hume AL, Cant BR, Shaw NA, Cowan JC (1982) Central somatosensory conduction time from 10 to 79 years. Electroencephalogr Clin Neurophysiol 54: 49–54

Hunt WE, Hess RM (1968) Surgical risk as related to time of intervention in the repair of intracranial aneurysms. J Neurosurg 28: 14–20

Iob I, Andrioli GC, Mingrino S, Salar G (1980) CER in spinal neurotraumatology. In: Symposium International. Applications cliniques des potentiels évoqués en neurologie. Résumés, Lyon, p 100 (Abstracts)

Jacobs LA, Brinkman DS, Morell RM, Shirley JG, Ganji S (1983) Long-latency somatosensory evoked potentials during carotid endarterectomy. Am Surg 49: 338–344

Jennett B, Teasdale G (1981) Management of head injuries. Davis, Philadelphia

Johnson RM, McPherson RW, Szymanski J (1983) The effects of stimulus intensity on somatosensory evoked potentials during intraoperative monitoring. Anesthesiology 59: A365

Jones SJ (1979) Investigations of brachial plexus traction lesions by peripheral and spinal somatosensory evoked potentials. J Neurol Neurosurg Psychiatry 42: 107–116

Jones SJ (1982) Clinical applications of short-latency somatosensory evoked potentials. Ann NY Acad Sci 388: 369–387

Jones SJ, Edgar MA, Ransford AO (1982) Sensory nerve conduction in the human spinal cord: Epidural recordings made during scoliosis surgery. J Neurol Neurosurg Psychiatry 45: 446–451

Jones SJ, Edgard MA, Ransford AO, Thomas NP (1983) A system for the electrophysiological monitoring of the spinal cord during operations for scoliosis. J Bone Joint Surg [Br] 65B: 134–139

Jörg J (1977) Die elektrosensible Diagnostik in der Neurologie. Springer, Berlin Heidelberg New York

Kaieda R, Maekawa T, Takeshita H, Maruyama T, Shimizu M, Shimoji K (1981) Effects of diazepam on evoked electrospinogram and evoked electromyogram in man. Anesth Analg 60: 197–200

Kakigi R (1987) The effect of aging on somatosensory evoked potentials following stimulation of the posterior tibial nerve in man. Electroencephalogr Clin Neurophysiol 68: 277–286

Kakigi R, Jones SJ (1985) Effects on median nerve SEPs tactile stimulation applied to adjacent and remote areas of the body surface. Electroencephalogr Clin Neurophysiol 62: 252–265

Kaplan BJ (1977) Phenobarbital and phenytoin effects on somatosensory evoked potentials and spontaneous EEG in normal cat brain. Epilepsia 18: 397–403

Kavan EM, Julien RM (1974) Central nervous system effects of isoflurane (Forane). Can Anaesth Soc J 21: 390–402

Kingsley DPE, Radue EW, DuBoulay EPGH (1980) Evaluation of computed tomography in vascular lesions of the vertebrobasilar territory. J Neurol Neurosurg Psychiatry 43: 193–197

Krieger KH, Spencer FC (1985) Is paraplegia after repair of coarctation of the aorta due principally to distal hypotension during aortic cross-clamping? Surgery 97: 2–7

Kroiss H, Trost E, Riffel B, Stöhr M, Wengert P (in Vorbereitung) Klinischneurologische und elektrophysiologische Befunde unter Thiopentaltherapie

LaJoie WJ, Reddy NM, Melvin JL (1982) Somatosensory evoked potentials: Their predictive value in right hemiplegia. Arch Phys Med Rehab 63: 223–226

LaMont RL, Wasson SL, Green MA (1983) Spinal cord monitoring during spinal surgery using somatosensory spinal evoked potentials. J Pediatr Orthop 3: 31–36

Land PC, Lai JC (1982) Spinal cord versus somatosensory cortical evoked potentials during halothane anesthesia in dogs. Anesthesiology 57: A318

Langfitt TW, Obrist WD, Alavi A, Grossman RI, Zimmerman R, Jaggi J, Uzell B, Reivich M, Patton DR (1986) Computerized tomography, magnetic resonance imaging and positron emission tomography in the study of brain trauma. Preliminary observations. J Neurosurg 64: 760–767

Laschinger JC, Cunningham JN jr, Nathan IM, Knopp EA, Cooper MM, Spencer FC (1983) Experimental and clinical assessment of the adequacy of partial bypass in maintenance of spinal cord blood flow during operations on the thoracic aorta. Ann Thorac Surg 36: 417–426

Lehmkuhl D, Dimitrijevic MR, Renouf F (1984) Electrophysiological characteristics of lumbosacral evoked potentials in patients with established spinal cord injury. Electroencephalogr Clin Neurophysiol 59: 142–155

Lesser RP, Raudzens P, Lueders H, Nuwer MR, Goldie WD, Morris III HH, Dinner DS, Klem G, Hahn JF, Shetter AG, Ginsburg HH, Gurd AR (1986) Postoperative neurological deficits may occur despite unchanged intraoperative somatosensory evoked potentials. Ann Neurol 19: 22–25

Lindsay KW, Carlin J, Kennedy J, Fry J, McInnas A, Teasdale GM (1981) Evoked potentials in severe head injury – analysis and relation to outcome. J Neurol Neurosurg Psychiatry 44: 796–802

Lueders H, Gurd A, Hahn J, Andrish J, Weiker G, Klem G (1982) A new technique for intraoperative monitoring of spinal cord function. Spine 2: 110–115

Lueders H, Lesser R, Hahn J, Little J, Klem G (1983) Subcortical somatosensory evoked potentials to median nerve stimulation. Brain 106: 341–372

Lundar T, Ganes T, Lindegaard K (1983) Induced barbiturate coma: Methods for evaluation of patients. Br Care Med 11 (7): 559–562

Maccabee PJ, Levine DB, Pinkhasov EI, Cracco RQ, Tsairis P (1983) Evoked potentials recorded from scalp and spinous processes during spinal column surgery. Electroencephalogr Clin Neurophysiol 56: 569–582

MacEwen GD, Bunnel WP, Sriram K (1975) Acute neurological complications in the treatment of scoliosis: A report of the scoliosis research society. J Bone Joint Surg [Am] 57A: 404–408

Macon JB, Poletti CE, Sweet WH, Ojemann RG, Zervas NT (1982) Conducted somatosensory evoked potentials during spinal surgery. Part I: Clinical applications. J Neurosurg 57: 354–359

Magladery JW, Porter WE, Parker AM, Teasdall RD (1951) Electrophysiological studies of nerve and reflex activity in normal man. 4. The two neuron reflex and identification of certain action potentials from spinal roots and cord. Bull Johns Hopkins Hosp 88: 499–519

Markand ON, Warren CH, Moorthy SS, Stoelting RK, King RD (1984a) Monitoring of multi-modality evoked potentials during open heart surgery under hypothermia. Electroencephalogr Clin Neurophysiol 59: 432–440

Markand ON, Dilley RS, Moorthy SS, Warren C (1984b) Monitoring of somatosensory evoked responses during carotid endarterectomy. Arch Neurol 41: 375–378

Maruyama Y, Shimoji K, Shimizu M, Sato Y, Kuribayashi H, Kaiedo R (1980) Effects of morphine on human spinal cord and peripheral nervous activities. Pain 8: 63–73

Matthews WB (1980) The cervical somatosensory evoked potential in diagnosis. In: Aminoff MJ (ed) Electrodiagnosis in clinical neurology. Churchill Livingstone, Edinburgh, pp 451–467

Mauguière F, Courjon J (1981) The origin of short-latency somatosensory evoked potentials in man. A clinical contribution. Ann Neurol 9: 607–611

Mauguière F, Brunon AM, Echallier JF, Courjon J (1982) Early SEP in thalamo-cortical lesions of the lemniscal pathways in humans. In: Courjon J, Mauguière F, Revol M (eds) Clinical applications of evoked potentials in neurology. Raven Press, New York, pp 321–338

McPherson RW, Szymanski J, Rogers MC (1984) Somatosensory evoked potential changes in position-related brainstem ischemia. Anesthesiology 61: 88–90

McPherson RW, Mahla M, Johnson R, Traystman RJ (1985a) Effects of enflurane, isoflurane and nitrous oxide on somatosensory evoked potentials during fentanyl anesthesia. Anesthesiology 62: 623–633

McPherson RW, Toung TJK, Johnson RM, Rosenbaum AE, Wang H (1985b) Intracranial subdural gas: A cause of false-positive change of intraoperative somatosensory evoked potentials. Anesthesiology 62: 816–819

Meneghetti G, Deriu GP, Saia A, Giaretta D, Ballotta E (1984) Continuous intraoperative EEG monitoring during carotid surgery. Eur Neurol 23: 82–88

Mervaala E, Keränen T, Tiihonen P, Riekkinen P (1987) The effects of carbamazepine and sodium valproate on SEPs and BAEPs. Electroencephalogr Clin Neurophysiol 68: 475–478

Mervaala E, Paakonen A, Partanen JV (1988) The influence of height, age and gender on the interpretation of median nerve SEPs. Electroencephalogr Clin Neurophysiol 71: 109–113

Millesi H, Meissel G, Katzer H (1973) Zur Behandlung der Verletzungen des Plexus brachialis. Bruns' Beitr Klin Chir 220: 429–446

Molaie M (1986) False negative intraoperative somatosensory evoked potentials with simultaneous bilateral stimulation. Clin Electroencephalogr 17: 6–9

Nakashima K, Kanba M, Fujimoto K (1985) Somatosensory evoked potentials over the non-affected hemisphere in patients with unilateral cerebrovascular lesions. J Neurol Sci 70: 117–127

Narayan RK, Greenberg RP, Miller JD, Enas GG, Choi SC, Kishon PRS, Lelhort JB, Lutz HA, Becker DP (1981) Improved confidence of outcome prediction in severe head injury. J Neurosurg 54: 751–762

Nash CL Jr, Lorig RA, Schatzinger LA, Brown RH (1978) Spinal cord monitoring during operative treatment of the spine. Clin Orthop 126: 100–105

Newlon PG, Greenberg RP (1984) Evoked potentials in severe head injury. J Trauma 24 (1): 61–66

Newlon PG, Greenberg RP, Hyatt MS, Enas GG, Becker DP (1982) The dynamics of neuronal dysfunction and recovery following severe head injury assessed with serial multimodality evoked potentials. J Neurosurg 57: 168–177

Noel P, Desmedt JE (1975) Somatosensory cerebral evoked potentials after vascular lesions of the brainstem and diencephalon. Brain 98: 113–128

Nuwer MR (1986) Evoked potential monitoring in the operating room. Raven Press, New York

Nuwer MR, Dawson E (1984) Intraoperative evoked potential monitoring of the spinal cord: Enhanced stability of cortical recordings. Electroencephalogr Clin Neurophysiol 59: 318–327

Ottaviani F, Almandori G, Calderazzo AB, Frenguelli A, Paludetti G (1986) Auditory brainstem (ABRs) and middle latency auditory responses (MLRs) in the prognosis of severely head-injured patients. Electroencephalogr Clin Neurophysiol 65: 196–202

Pathak KS, Brown RM, Cascorbi HF, Nash CL jr (1984) Effects of fentanyl and morphine on intraoperative somatosensory cortical-evoked potentials. Anesth Analg 63: 833–837

Pavot AP, Ignacio D, Kuntavanish A (1983) Diagnostic and prognostic value of somatosensory evoked potentials in acute cerebrovascular accident. Electroencephalograph Clin Neurophysiol 56: 149

Perot PL (1973) The clinical use of somatosensory evoked potential in spinal cord injury. Clin Neurosurg 20: 367–381

Piatt JH jr, Radtke RA, Erwin CW (1985) Limitations of brainstem auditory evoked potentials for intraoperative monitoring during a posterior fossa operation: Case report and technical note. Neurosurgery 16: 818–821

Plum F, Posner JB (1972) The diagnosis of stupor and coma, 2nd edn. Davis, Philadelphia

Rappaport M, Hall K, Hopkins K, Belleza T, Berrol S, Reynolds G (1977) Evoked brain potentials and disability in brain-injured patients. Arch Phys Med Rehabil 58: 333–338

Reisecker F (1988 a) Frühe somatosensorisch evozierte Potentiale bei zerebrovaskulär ischämischen Erkrankungen – Teil II: Normwerte und Befunde bei asymptomatischen Gefäßstenosen/Verschlüssen, komplizierter Migräne, transitorisch-ischämischen Attacken, reversiblem ischämischen neurologischen Defizit, komplettem Schlaganfall und Multiinfarktdemenz. Z EEG EMG 19: 44–52

Reisecker F (1988 b) Frühe somatosensorisch evozierte Potentiale bei zerebrovaskulär ischämischen Erkrankungen – Teil III: Korrelationen zu Alter, Geschlecht, klinischen Daten, EEG, Emissions- und Transmissions-Computertomographie. Z EEG EMG 19: 55–61

Reisecker F, Witzmann A, Löffler W, Leblhuber F, Deisenhammer E, Valencak E (1985) Somatosensorisch evozierte Potentiale bei komatösen Patienten, ein Vergleich mit klinischem Befund, EEG und Prognose. Z EEG EMG 16: 87–92

Reisecker F, Witzmann A, Deisenhammer E (1986) Somatosensory evoked potentials (SSEPs) in various groups of cerebrovascular ischaemic disease. Electroencephalogr Clin Neurophysiol 65: 260–268

Reisecker F, Witzmann A, Löffler W, Leblhuber F, Deisenhammer E, Valencak E (1987) Zum Stellenwert früher akustischer und somatosensorisch evozierter Potentiale in der Überwachung und prognostischen Beurteilung des Komas unter Barbiturattherapie – vergleichende Untersuchungen mit Klinik und EEG. Z EEG EMG 18: 36–42

Riffel B (1989) Evozierte Potentiale in der Intensivmedizin. In: Stöhr M, Dichgans J, Diener HC, Buettner UW. Evozierte Potentiale, 2. Aufl. Springer, Berlin Heidelberg New York Tokyo, pp 465–512

Riffel B, Stöhr M (1982) Spinal and subcortical somatosensory evoked potentials after stimulation of the tibial nerve. Arch Psychiat Nervenkr 232: 251–263

Riffel B, Stöhr M (1985) SEP bei proximalen Läsionen des peripheren Nervensystems und bei Rückenmarkserkrankungen. Aktuell Neurol 12: 35–37

Riffel B, Stöhr M, Ebensperger H, Petruch F (1983) Somatosensorisch evozierte Potentiale nach Tibialisstimulation in der Differentialdiagnose von Rückenmarkserkrankungen. Aktuel Neurol 10: 147–151

Riffel B, Stöhr M, Körner S (1984) Spinal and cortical potentials following stimulation of the posterior tibial nerve in the diagnosis and localization of spinal cord diseases. Electroencephalogr Clin Neurophysiol 58: 400–407

Riffel B, Stöhr M, Trost E, Ullrich A, Graser W (1987) Frühzeitige prognostische Aussage mittels evozierter Potentiale beim schweren Schädel-Hirn-Trauma. Z EEG EMG 18: 192–199

Riffel B, Stöhr M, Graser W, Trost E, Baumgärtner H (1989) Frühzeitige Prognose beim schweren Schädel-Hirn-Trauma mittels Glasgow-Koma-Score und evozierter Potentiale. Anaesthesist 38: 51–58

Ropper AH, Chiappa KH (1986) Evoked potentials in Guillain-Barré-Syndrome. Neurology 36: 587–590

Ropper AH, Miett T, Chiappa KH (1982) Absence of evoked potential abnormalities in acute transverse myelopathy. Neurology 32: 80–82

Rowed DW, McLean JA, Tator CH (1978) Somatosensory evoked potentials in acute spinal cord injury: prognostic value. Surg Neurol 9: 203–210

Rumpl E (1987) Neurotraumatologie. In: Elger CE, Dengler R (Hrsg) Jahrbuch der Neurologie. Regensberg & Biermann, Münster, S 119–135

Rumpl E, Prugger M, Gerstenbrand F, Hackl JM, Palhua A (1983) Central somatosensory conduction time and short latency somatosensory evoked potentials in post-traumatic coma. Electroencephalogr Clin Neurophysiol 56: 583–596

Rumpl E, Prugger M, Battista HJ, Badry F, Gerstenbrand F, Dinestl F (1988) Short latency somatosensory evoked potentials and brainstem auditory evoked potentials in coma due to CNS depressant drug poisoning. Preliminary observations. Electroencephalogr Clin Neurophysiol 70: 482–489

Russ W, Fraedrich G (1984) Intraoperative detection of cerebral ischemia with somatosensory cortical evoked potentials during carotid endarterectomy: Presentation of a new method. Thorac Cardiovasc Surg 32: 124–126

Salzman SK, Beckman AL, Marks MG, Naidu R, Bunnel WP, MacEwen GD (1986) Effects of halothane on intraoperative scalp-recorded somatosensory evoked potentials to posterior tibial nerve stimulation in man. Electroencephalogr Clin Neurophysiol 65: 36–45

Samra SK, Vanderzant CW, Tornow MA, Sackellares JC (1985) Effect of isoflurane anesthesia on somatosensory evoked potentials. Electroencephalogr Clin Neurophysiol 61: 19 P

Schramm J (1985) Spinal cord monitoring: Current status and new developments. Cent Nerv Syst Trauma 3: 207–227

Schramm J, Oettle GJ, Pickert T (1980) Clinical application of segmental somatosensory evoked potentials (SEP) – experience in patients with non-space occupying lesions. In: Barber C (ed) Evoked potentials. MTP Press, Lancaster, pp 455–464

Schwarz J (1989) Klinische und neurophysiologische Parameter bei komatösen Patienten unter Barbiturattherapie. Dissertation, Tübingen

Sedgwick EM, El-Negamy E, Frankel H (1980) Spinal cord potentials in traumatic paraplegia and quadriplegia. J Neurol Neurosurg Psychiatry 43: 823–830

Shimoji K, Kano T (1975) Evoked electrospinogram: Interpretation of origin and effects of anesthetics. Int Anesthesiol Clin 13: 171–189

Shimoji K, Higashi M, Kano T (1971) Epidural recording of spinal electrogram in man. Electroencephalogr Clin Neurophysiol 30: 236–239

Shimoji K, Kano T, Morioka T, Ikezono E (1973) Evoked spinal electrogram in a quadriplegic patient. Electroencephalogr Clin Neurophysiol 35: 659–662

Shimoji K, Matsuki M, Shimizu M (1977) Wave-form characteristics and spatial distribution of evoked spinal electrogram in man. J Neurosurg 46: 304–313

Shubert A, Zornow M, Drummond JC, Luerssen TG (1986) Loss of cortical evoked responses due to intracranial gas during posterior fossa craniectomy in the seated position. Anesth Analg 65: 203–206

Spetzler RF, Selman WR, Nash CL jr, Brown RH (1979) Transoral microsurgical odontoid resection and spinal cord monitoring. Spine 4: 506–510

Spielholz NI, Benjamin MV, Engler GL, Ransohoff J (1979) Somatosensory evoked potentials during decompression and stabilization of the spine. Spine 4: 500–505

Stöhr M (1988) Somatosensorisch evozierte Potentiale. In: Maurer K, Löwitzsch K, Stöhr M. Evozierte Potentiale. Enke, Stuttgart, S130–178

Stöhr M (1989) Somatosensible Reizantworten von Rückenmark und Gehirn (SEP). In: Stöhr M, Dichgans J, Diener HC, Buettner UW. Evozierte Potentiale, 2. Aufl. Springer, Berlin Heidelberg New York Tokyo, S23–277

Stöhr M, Riffel B (1982) Short-latency somatosensory evoked potentials to median nerve stimulation: Components N13–P13, N14–P14, P15, P16 and P18 with different recording methods. J Neurol 228: 39–47

Stöhr M, Riffel B (1985) Generatoren der somatosensorisch evozierten Potentiale nach Armnervenstimulation. Z EEG EMG 16: 130–133

Stöhr M, Riffel B, Buettner UW (1981) Somatosensible evozierte Potentiale in der Diagnostik von Armplexusläsionen. Z EEG EMG 12: 195–197

Stöhr M, Dichgans J, Voigt K, Buettner UW (1983a) The significance of somatosensory evoked potentials for localization of unilateral lesions within the cerebral hemispheres. J Neurol Sci 61: 49–63

Stöhr M, Buettner UW, Wiethölter H, Riffel B (1983b) Combined recordings of compound nerve action potentials and spinal evoked potentials in differential diagnosis of spinal root lesions. Arch Psychiatr Nervenkr 233: 103–110

Stöhr M, Riffel B, Trost E, Ullrich A (1987) Short-latency somatosensory evoked potentials in brain death. J Neurol 234: 211–214

Strenge HA, Gundel A (1983) Multivariate analysis of somatosensory evoked potential parameters in normal adults. Arch Psychiatr Nervenkr 233: 499–508

Sutton LN, Frewen T, Marsh R, Jaggi I, Bruce DA (1982) The effects of deep barbiturate coma on multimodality evoked potentials. J Neurosurg 57: 178–185

Symon L, Wang AD (1986) Somatosensory evoked potentials: Their clinical utility in patients with aneurysmal subarachnoidal hemorrhage. In: Cracco RQ, Bodis-Wollner J (eds) Evoked potentials. Liss, New York, pp 390–401

Symon S, Wang AD, Costa e Silva IE, Gentili F (1984) Perioperative use of somatosensory evoked responses in aneurysm surgery. J Neurosurg 60: 269–275

Tamaki T, Tsuji H, Inoue S, Kobayashi H (1981) The prevention of iatrogenic spinal cord injury utilizing the evoked spinal cord potentials. Int Orthop 4: 313–317

Tamaki, Nogucchi T, Takano H, Tsuji H, Nakagawa T, Imai K, Inoue S (1984) Spinal cord monitoring as a clinical utilization of the spinal evoked potentials. Clin Orthop 184: 58–64

Terao A, Araki S (1975) Clinical application of somatosensory evoked response for the localization and the level diagnosis of neuronal lesions. Folia Psychiatr Neurol Jpn 29: 341–354

Terao A, Nomura N, Fukunaga H, Matsuda E (1980) Detection of spinal cord lesion using skin electrode recording of spinal evoked potential. Folia Psychiatr Neurol Jpn 33: 525–531

Towle VL, Babikian V, Maselli R, Bernstein L, Spire JP (1985) A comparison of multimodality evoked potentials, computed tomography findings and clinical data in brainstem vascular infarcts. In: Morocutti C, Rizzo PA (eds) Evoked potentials. Neurophysiological and clinical aspects. Elsevier, Amsterdam

Tsubokawa T, Nishimoto H, Yamamoto T, Kitamura M, Katayama Y, Moriyasu N (1980) Assessment of brainstem damage by the auditory brainstem response in acute severe head injury. J Neurol Neurosurg Psychiatry 43: 1005–1011

Vauzelle C, Stagnara P, Jouvinroux P (1973) Functional monitoring of spinal cord activity during spinal surgery. Clin Orthop 93: 173–178

Vredeveld JW (1981) Predictive somatosensory evoked potentials. Electroencephalogr Clin Neurophysiol 52: 40

Vredeveld JW (1985) The N20 somatosensory evoked potential and outcome of acute stroke: predictive value? EEG Journal 62: 6P

Walser H, Aebersold H, Glinz W (1983) Die Prognose des schweren Schädel-Hirn-Traumas mit Hilfe von neurophysiologischen Parametern. Z EEG EMG 13: 79–83

Walser H, Mattle H, Keller HM, Janzer R (1985) Early cortical median nerve somatosensory evoked potentials. Prognostic value in anoxic coma. Arch Neurol 42: 32–38

Walsh JC, Yiannikas C, McLeod JG (1984) Abnormalities of proximal conduction in acute idiopathic polyneuritis: Comparison of short latency evoked potentials in F-waves. J Neurol Neurosurg Psychiatry 47: 197–200

Wang AD, Symon L, Gentili F (1982) Conduction of sensory action potentials across the posterior fossa in infratentorial space-occupying lesions in man. J Neurol Neurosurg Psychiatry 45: 440–445

Wang AD, Cone J, Symon L, Costa E, Silva I (1984) Somatosensory evoked potential monitoring during the management of aneurysmal subarachnoid haemorrhage. J Neurosurg 60: 264–268

Whittle IR, Johnston IH, Besser M, Taylor TKF, Overton J (1984a) Intraoperative spinal cord monitoring during surgery for scoliosis using somatosensory evoked potentials. Anesth N Z J Surg 54: 553–557

Whittle IR, Johnston IH, Besser M (1984b) Spinal cord monitoring during surgery by direct recording of somatosensory evoked potentials. J Neurosurg 60: 440–443

Whittle IR, Johnston IH, Besser M (1986) Recording of spinal somatosensory evoked potentials for intraoperative spinal cord monitoring. J Neurosurg 64: 601–612

Wiederholt WC (1980) Early components of the somatosensory evoked potential in man, cat and rat. In: Desmedt JE (ed) Clinical uses of cerebral, brainstem and spinal somatosensory evoked potentials. Karger, Basel, pp 105–117

Wilber RG, Thompson GH, Shaffer JW, Brown RH, Nash CL jr (1984) Postoperative neurological deficits in segmental spinal instrumentation. A study using spinal cord monitoring. J Bone Joint Surg [Am] 66A: 1178–1187

Wong PKH, Lombroso CT, Matsumiya Y (1982) Somatosensory evoked potentials: Variability analysis in unilateral hemispheric disease. Electroencephalogr Clin Neurophysiol 54: 266–274

Wu ZA, Chu FL, Jan SF (1985) Short-latency somatosensory evoked potentials in patients with cerebral infarction. Electroencephalogr Clin Neurophysiol 62: 7P

York DH, Watts C, Raffensberger M, Spaginolia T, Joyce C (1983) Utilization of somatosensory evoked cortical potentials in spinal cord injury. Spine 8: 832–839

Young W (1982) Correlation of somatosensory evoked potentials and neurological findings in spinal cord injury. In: Tator CH (ed) Early management of acute spinal cord injury. Raven Press, New York, pp 153–165

Young W, Berenstein A (1985) Somatosensory evoked potential monitoring of intraoperative procedures. In: Schramm M, Jones SI (eds) Spinal cord monitoring. Springer, Berlin Heidelberg New York Tokyo

Zegers de Beyl D, Borenstein S, Dufage P, Brunko E (1984) Irreversible cortical damage in acute postanoxic coma: Predictive value of somatosensory evoked potentials. Transplant Proc 15: 98–101

Ziganow S, Rowed DW (1980) The cortical somatosensory evoked potential in acute spinal cord injuries. In: Symposium International. Applications cliniques des potentiels évoqués en neurologie. Résumés, Lyon, p 98 (Abstracts)

Kapitel 5
Visuell evozierte Potentiale

H.-U. VOELTER

5.1 Einleitung

Nachdem Dawson 1951 erstmals das Vefahren des Signal-Averaging zum Hervorheben reizbezogener EEG-Veränderungen eingesetzt hatte, sind bereits seit Anfang der 60er Jahre systematische Untersuchungen mittels visuell evozierter Potentiale (VEP) auch bei intensivmedizinisch versorgten, komatösen Patienten vorgenommen worden (Cohn 1964; Vaughan u. Katzman 1964; Bergamasco et al. 1966). Jedoch konnte sich diese Methode bis heute in ihrer Anwendung bei intensivmedizinischen Fragestellungen nicht allgemein durchsetzen, obwohl die Anwendung der VEP in der Routinediagnostik weit verbreitet ist und nahezu alle neurologischen Kliniken die Voraussetzungen zur Durchführung dieser Untersuchungsmethode erfüllen.

Im Gegensatz zu den häufiger im Rahmen der Intensivmedizin vorgenommenen Untersuchungen der akustisch (AEP) und somatosensibel evozierten Potentiale (SEP) werden mit der VEP-Methode Leitungsbahnen untersucht, welche nicht durch den Hirnstamm ziehen; tierexperimentell konnte bei Katzen auch nach Rhombenzephalektomie ein VEP ausgelöst werden (Walker et al. 1984). Wie bekannt, erfolgt die Weiterleitung optischer Reize von der Retina über den N. opticus, den Tractus opticus und nach Umschaltung des Hauptanteils der Sehnervenfasern im Corpus geniculatum laterale über die Gratioletsche Sehstrahlung zum primären visuellen Kortex (Area striata, Area 17 nach Brodman). Dieser wiederum ist mit dem ipsilateralen Assoziationskortex (Area 18 und 19) und über lange Assoziationsbahnen mit weiteren Rindenfeldern verbunden.

Das VEP repräsentiert somit Großhirnfunktionen und ist neben dem EEG eine wichtige Methode zum Nachweis möglicher Aktivität höherer Anteile des Gehirns, insbesondere auch bei primären Hirnstammläsionen (Riffel 1989). Bei nichtkooperativen Patienten – so z. B. Patienten im Koma oder Kleinkindern – erhöht sich die Bedeutung des VEP noch dadurch, daß hier durch die klinische Untersuchung allein keine sichere Beurteilung der Funktionsfähigkeit des visuellen Systems möglich ist.

5.2 Durchführung

Bei fehlender Kooperation des Patienten wird von der routinemäßig angewendeten Methode der Reizung des visuellen Systems durch Musterumkehr (Abb. 5.1) Abstand

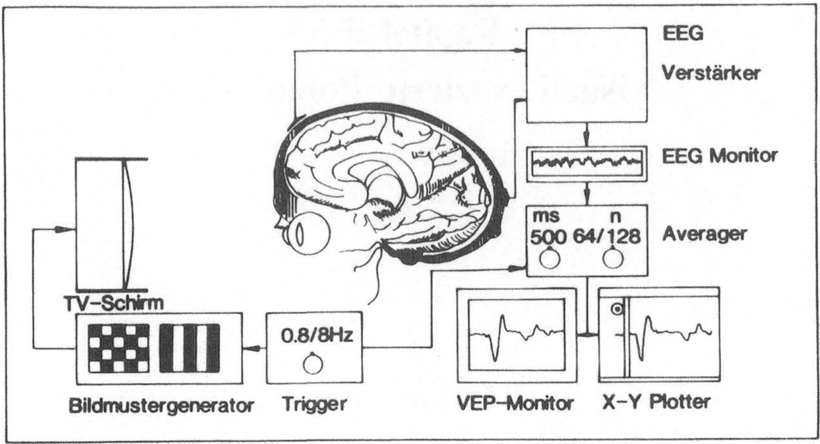

Abb. 5.1. Blockschaltdiagramm einer Anlage zur Evozierung, Ableitung und Auswertung visuell evozierter Potentiale. (Aus Altenmüller et al. 1989)

genommen. Die *Stimulation* erfolgt in diesen Fällen nicht mit Hilfe eines Bildmustergenerators, sondern mittels unstrukturierter Lichtblitze. Zur Erzeugung der Blitzreize können nahezu gleichwertig verschiedene Lichtquellen verwendet werden (Hughes et al. 1989), so z. B. die Xenon-Blitzbirne eines EEG-Stroboskops (hierbei jedoch Schallisolierung wegen des Entladungsklicks notwendig) oder eine mit Leuchtdioden bestückte Brille (Abb. 5.2). Diese sendet im roten Spektralbereich gelegene Lichtblitze aus. Desweiteren existieren Kontaktlinsen-Fotostimulatoren, welche u. a. beim intraoperativen Monitoring angewendet werden (Harding et al. 1987). Es ist wichtig, die einmal gewählten Reizparameter (möglichst hohe Leuchtdichte!) stets konstant zu halten und unter standardisierten Bedingungen anzuwenden. Während der Ableitung sind Lichtintensität und Spektralfarbe der Lichtreize stabil zu halten.

Gewünscht ist die Erzeugung eines *transienten* evozierten Potentials; hierfür muß die Frequenz der Lichtreize unter 4 Hz gehalten werden, damit die zerebrale Reizverarbeitung bei Darbietung des folgenden Reizes bereits abgeschlossen ist. Nach unseren Erfahrungen ist eine Reizfrequenz von 2,1–2,3 Hz im Sinne eines gut ausgeprägten Potentials bei möglichst kurzer Untersuchungsdauer günstig.

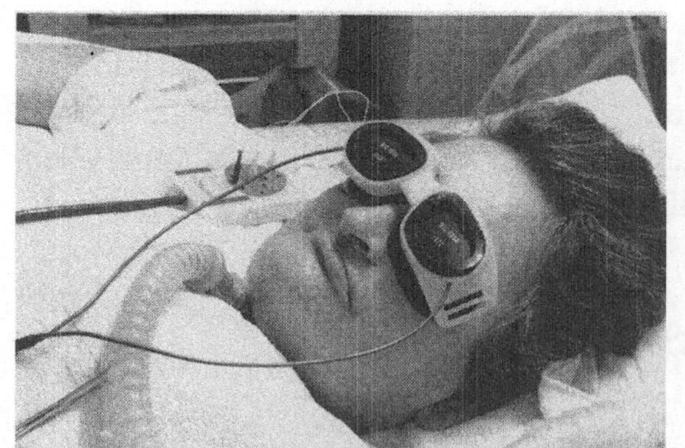
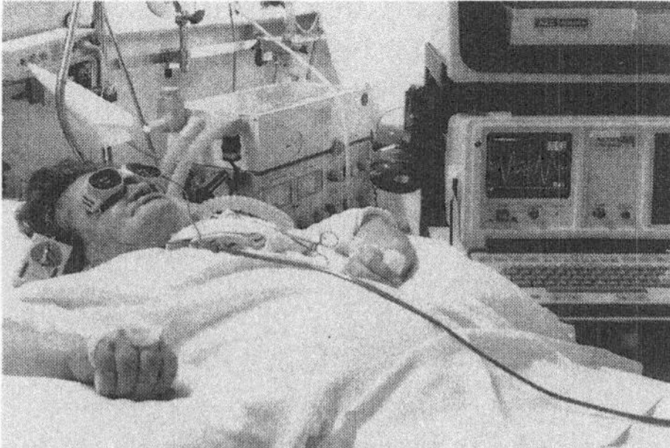

a   b

Abb. 5.2 a, b. Ableitung eines Blitzlicht-VEP mittels Leuchtdioden-Brille auf der Intensivstation

Man muß sich bewußt sein, daß es sich beim abgeleiteten transienten evozierten Potential um eine Reaktion sowohl auf Beleuchtungsänderung als auch auf Struktur des Reizmusters handelt, und daß durch Blitzstimulation nur ein Teil der retinokortikalen Verbindungen erregt wird, da diese in großem Umfang reizspezifisch sind. Ein grob strukturierter Reiz mit großem Reizfeld – wie bei Blitzlichtstimulation vorliegend – erregt vornehmlich schneller leitende parazentrale Y-Ganglienzellen, während die Musterumkehr vor allem makuläre Zellsysteme reizt (Anderson et al. 1984).

Zur *Ableitung* werden gesinterte Silber-Silberchlorid- oder Gold-Oberflächenelektroden verwendet. Die Vorbehandlung der Haut mittels Glasfaserstift und Kontaktgel bei Verwendung von Oberflächenelektroden entspricht der bei Routineableitungen. Ein Übergangswiderstand von weniger als 3 kΩ ist anzustreben. Bei komatösen und narkotisierten Patienten ist auch die Anwendung von subkutanen Nadelelektroden möglich.

Die Plazierung der Elektroden erfolgt nach dem internationalen 10–20-Schema (Jasper 1958). Dabei ist in den meisten Fällen eine unipolare Ableitung von O_z (ca. 5 cm oberhalb des Inion) zu einer sog. inaktiven Referenzelektrode bei F_z ausreichend. Auch eine Referenzelektrode am Ohr oder Mastoid ist verwendbar; hierbei spielen Lidschläge und Augenbewegungen – die allerdings bei Intensivpatienten selten stören – eine geringere Rolle, es kommt jedoch vermehrt zur Einstreuung temporobasaler EEG-Aktivität.

Als Verstärkerempfindlichkeit ist meist ein Wert von 100 mcV geeignet; als Grenzfrequenzen wählen wir 5 Hz und 100 Hz. Diese Einstellung erlaubt eine gute Darstellung des evozierten Potentials, wenn auch mit etwas längerer Latenz als bei Verwendung einer oberen Grenzfrequenz von 1000 Hz (Celesia 1982).

Während der Untersuchung (2mal ca. 100 Durchgänge monokulär) sollte das nichtbelichtete Auge von Lichtreizen abgeschirmt werden, was bei Verwendung einer Leuchtbrille problemlos möglich ist. Die ebenfalls wünschenswerte akustische und elektrische Abschirmung ist auf Intensivstationen nur unzulänglich durchführbar. Soweit möglich werden elektrische Störquellen wie Röntgenapparate, Monitore, Heizdecken, Temperatursonden etc. entfernt oder abgeschaltet.

5.3 Auswertung

Die Konfiguration der auf die beschriebene Weise evozierten visuellen Reizantwort beim Gesunden ist in Abb. 5.3 dargestellt. Dabei zeigen die durch Blitzlichtstimulation erzeugten visuell evozierten Potentiale eine deutlich größere interindividuelle Streubreite der Reizantwort bezüglich Form, Latenz und Amplitude als die durch Musterumkehr erzeugten visuellen Reizantworten. Die Standardabweichung ist beim Blitzlicht-VEP ca. 3mal größer als bei Musterumkehrreizung; außerdem sind die Potentiale etwas schlechter ausgeprägt, wobei Komponenten mit kurzer Latenz stabiler sind als solche mit längerer Latenz (Lowitzsch 1983).

Form, Latenz und Amplitude des erhaltenen kortikalen Antwortpotentials sind stark reizabhängig, und es bedarf daher in jedem Labor der Erarbeitung eigener Normwerte unter Anwendung der jeweils laborspezifischen, standardisierten Reiz-

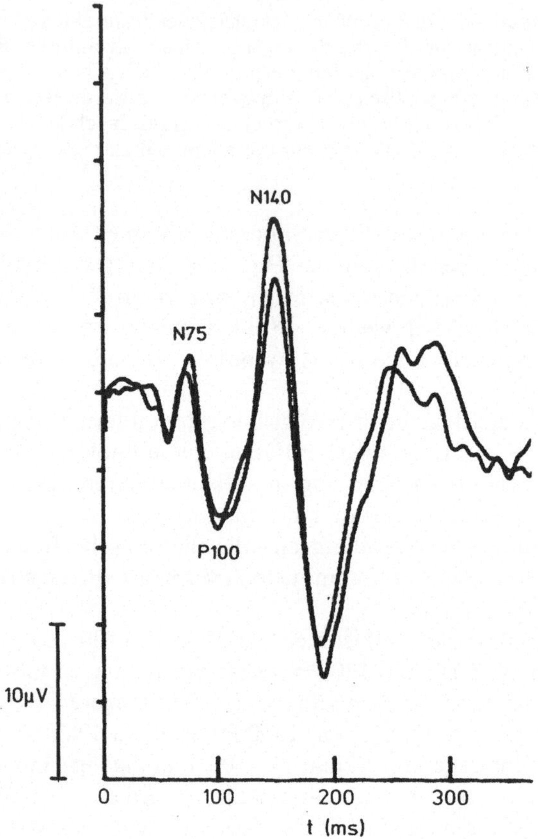

Abb. 5.3. Visuell evoziertes Potential nach Blitzlichtstimulation (O_z–F_z)

und Ableitbedingungen. Ein Zugrundelegen der laboreigenen Normwerte für Musterumkehrreizung ist nicht möglich.

Bei der Auswertung des VEP ergeben sich aus der Amplitude vorwiegend Informationen über die Anzahl der leitenden Fasern und anhand der Latenz bevorzugt
solche über den Zustand der Markscheiden. Die VEP-Komponenten im mittleren
Latenzbereich (70–140 ms) repräsentieren dabei in erster Linie die kortikale Antwort
der Area 17 und 18 nach Brodman (Ciganek 1961; Russ et al. 1984).

Am besten zur Auswertung geeignet ist die mit einer Latenz von ca. 100 ms
konstant ausgeprägte positive Welle P 100 mit vorangehender und nachfolgender
Negativität [entsprechend „IV" nach Ciganek (1961), „P 2" nach Harding (1974),
„C 2" nach Jeffreys (1971, 1977)]. Dabei zeigt P 100 beim Blitzlicht-VEP eine gute
intraindividuelle Konstanz (Lowitzsch 1983; Maurer et al. 1989; Altenmüller et al.
1989). Daher sind Verlaufsuntersuchungen bei ein und demselben Patienten besonders wichtig und dem bloßen Vergleich mit einem Normalkollektiv deutlich überlegen.
Normwerte der Komponente P 100 – ermittelt von verschiedenen Arbeitsgruppen –
sind Tabelle 5.1 zu entnehmen.

Tabelle 5.1. Mittelwert und Standardabweichung für P100 nach Blitzlichtstimulation (n = Anzahl der untersuchten Patienten)

Autor	Jahr	n	Mittelwert	Standardabweichung
Ciganek	1961	45	94,2 ms	± 7,1 ms
Kooi et al.	1964/1979	248	100–140 ms	
Richey et al.	1971	50	118 ms	
Lowitzsch et al.	1976	30	106,3 ms	±14,7 ms
Wilson u. Keyser	1980	50	114 ms	± 1,8 ms
Lowitzsch et al.	1980	31	114,1 ms	± 8,2 ms
Rappaport et al.	1981	27	102 ms	±13,6 ms

5.4 Beeinflussung der VEP durch innere und äußere Faktoren

Die visuell evozierten Potentiale werden außer durch methodische Besonderheiten (s. 5.2) von zahlreichen inneren und äußeren Faktoren beeinflußt.

5.4.1 Einflüsse von seiten des Patienten

Alter: Mit Erreichen des 5. Lebensjahres ergeben sich keine signifikanten Unterschiede mehr zwischen Kindern und Erwachsenen. Mit zunehmendem Alter kommt es (infolge Abnahme der Nervenleitgeschwindigkeit, zunehmender Miosis und Trübung der brechenden Medien) zu einer Latenzverlängerung von P100 bei gleichbleibender Amplitude (Celesia u. Daly 1977; Halliday 1982); diese Veränderungen sind jenseits des 55. Lebensjahres statistisch signifikant (Lowitzsch 1983).

Geschlecht: Bei Frauen zeigt sich eine durchschnittlich 3,5–4 ms kürzere Latenz von P100, was am ehesten auf eine Größendifferenz des Kopfes und die bei Frauen im Mittel geringfügig höhere Körpertemperatur zurückzuführen sein dürfte (Guthkelch et al. 1987; Halliday 1982).

Refraktion: Refraktionsfehler sollten möglichst korrigiert werden; ein Einfluß auf das Blitzlicht-VEP ist jedoch fraglich.

Pupillenweite: Bei Miosis ist eine Latenzzunahme (Hawkes u. Stow 1981), bei Mydriasis (retinale Leuchtdichte nimmt zu!) eine Abnahme der Latenzen zu verzeichnen. Es ergeben sich dabei Latenz-Unterschiede für P100 bis zu 12 ms. Bei Verlaufsuntersuchungen sollte daher auf vergleichbare Bedingungen (Medikamente, Raumhelligkeit) geachtet werden.

Aufmerksamkeit: Die Aufmerksamkeit des Patienten ist ohne Einfluß auf die Latenz von P100 (Lowitzsch 1983); bei mangelnder Aufmerksamkeit ist lediglich die Amplitudenausprägung schlechter.

Unruhe und Muskelartefakte: Diese stören die visuell evozierten Potentiale nach eigenen Erfahrungen weniger als die Ableitung von akustisch und somatosensibel evozierten Potentialen, können aber bei stärkerer Ausprägung eine Kurvendeformierung hervorrufen.

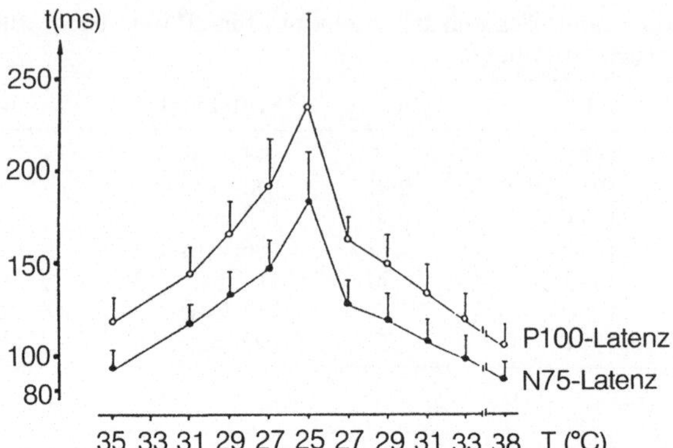

Abb. 5.4. N 75- und P 100-Latenz in Abhängigkeit von der Körpertemperatur; *Ordinate*: Latenz in ms ($\bar{x}$ + S$_{\bar{x}}$), *Abszisse*: Nasopharyngealtemperatur. (Modifiziert nach Russ et al. 1984)

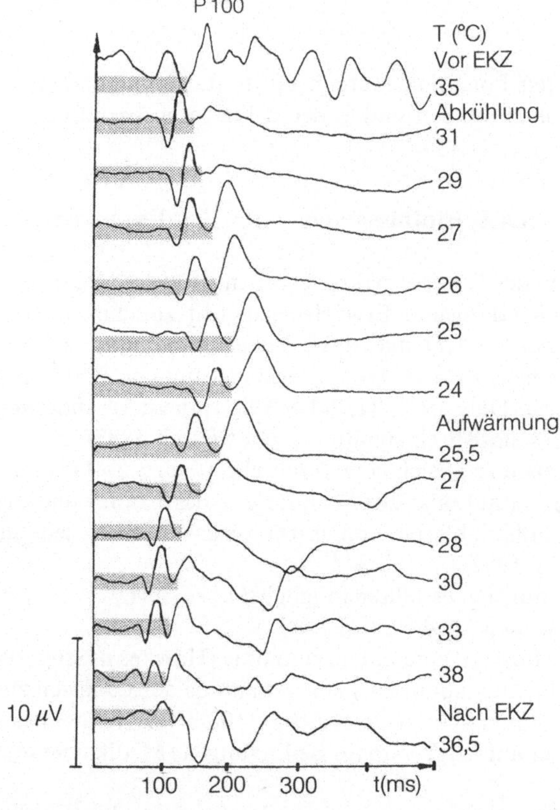

Abb. 5.5. Visuell evozierte Potentiale während kontrollierter Hypothermie und extrakorporaler Zirkulation (Einzelheiten s. Text). ▒ = P 100-Latenz; EKZ = extrakorporale Zirkulation. (Modifiziert nach Russ et al. 1984)

Körpertemperatur: Bezüglich der Körpertemperatur zeigt sich das VEP deutlich weniger stabil als die FAEP (Stockard et al. 1978) und SEP. Bei einer Körperkerntemperatur von unter 25 °C ist ein VEP nicht mehr konstant nachweisbar (Markand et al. 1984).

Die von FitzGibbon et al. (1984) durchgeführten Versuche, bei denen Probanden bei vollem Bewußtsein auf eine Körperkerntemperatur von 33,5 °C abgekühlt wurden, zeigten noch keine signifikante Änderung des VEP; es ließ sich jedoch auch schon bei diesen Temperaturen eine Tendenz zur Latenzzunahme und zur Amplitudenabnahme erkennen. Eine Bestätigung dieser Tendenz fand sich bei Russ et al. (1984). Unter kontrollierter Hypothermie bei extrakorporaler Zirkulation resultierte ab Werten um 31 °C ein progredienter Ausfall der späten VEP-Anteile sowie eine zunehmende Latenzverlängerung (Abb. 5.4 und 5.5).

Geringe Erhöhungen der Körpertemperatur (z. B. Fieber) führen zu leichten Latenzverkürzungen (Stockard et al. 1979), während es bei ausgeprägter Hyperthermie (ca. 42 °C) zum Verschwinden des visuell evozierten Antwortpotentials kommen soll (Harris et al. 1962; Dubois et al. 1981).

Blutdruck: Eine arterielle Hypotension hat nach Smith (1975) geringe Auswirkungen auf die Amplitude (tendenziell sinkend) und die Latenz (ansteigend). Auch bei tierexperimentellen Studien (Dong et al. 1983) wurde der Verdacht auf eine Amplitudenreduktion unter arterieller Hypotension geäußert. Nach Russ et al. (1984) sind beim Menschen keine VEP-Veränderungen festzustellen, solange der Perfusionsdruck (p arteriell – p venös) über 40 mm Hg liegt.

Blutgase: Bei Abfall des pO_2 wurden tierexperimentell VEP-Veränderungen gefunden, während der pH-Wert des Blutes sowie der pCO_2 (zwischen 20 und 50 mm Hg) ohne Einfluß auf das VEP sind (Russ et al. 1982; Woods et al. 1982).

5.4.2 Pharmaka-Einflüsse

Die visuell evozierten Potentiale unterliegen einer stärkeren pharmakogenen Beeinflussung als SEP und AEP. Die Einflüsse der wichtigsten pharmakologischen Wirkstoffe auf das VEP sind – soweit Untersuchungen vorliegen – in Tabelle 5.2 zusammengefaßt.

Bezüglich der Wirkung von *Barbituraten* auf das VEP fand die Mehrzahl der Untersucher (z. B. Sutton et al. 1982; Domino 1963, 1967; Newlon et al. 1983; Chi et al. 1989) eine reversible Latenzverlängerung und Amplitudendepression bis zur Nullinie. Liegt eine vollständige Kurvendepression vor, wird zu diesem Zeitpunkt meist auch ein Nullinien-EEG abgeleitet; bei Sutton et al. (1982) war das VEP jedoch bei einem Teil der Patienten resistenter gegenüber Barbituraten als das EEG.

Unterschiedliche Ergebnisse wurden bezüglich der Wirkung von *chronischem Alkoholkonsum* auf das VEP veröffentlicht: Von mehreren Autoren wurde eine Amplitudenreduktion der späten VEP-Komponenten unter chronischem Alkoholkonsum berichtet (Coger et al. 1971; Porjesz u. Begleiter 1979; Salamy et al. 1980; Simpson et al. 1981; Posthuma u. Visser 1982). Ob auch eine Beeinflussung der Latenz vorliegt, wird unterschiedlich beurteilt: Hetzler et al. (1981) und Seppäläinen et al. (1981) beschreiben eine signifikante Latenzzunahme; nach Chan et al. (1986) sowie Altenmüller et al. (1989) sind Latenzveränderungen in unterschiedlicher Häufigkeit und Ausprägung möglich, während Kupersmith et al. (1982) und Haan et al. (1983) normale VEP-Latenzen ermittelten.

Die *akute Alkoholintoxikation* ist nach Skalká et al. (1986) ohne Einfluß auf das VEP. Der Einfluß weiterer Drogen auf das VEP ist u. a. bei Shagass (1972) beschrieben.

Tabelle 5.2. Einfluß verschiedener Pharmaka auf Latenz und Amplitude des VEP

Pharmaka	Latenz	Amplitude	Autor	Jahr
Barbiturate	↑	↓	Sutton et al.	1982
Benzodiazepine	–	↓	Pockberger et al.	1982
Carbamazepin	↑	–	Rockstroh et al.	1987
Chlorpromazin	↑	?	Bartel et al.	1988
Enfluran	↑	↑↑	Burchiel et al.	1975
Etomidate	↑	↓	Russ et al.	1982
Halothan	↑	–	Uhl et al.	1980
Iopamidol i. th.	↑	?	Broadbridge et al.	1984
Isofluran	↑	↓	Chi u. Field	1986
Natrium-Gamma-Hydroxybutyrate	↑	?	Desbordes et al.	1982
Neuroleptanalgesie	↑	–	Russ et al.	1982
N₂O (Stickoxydul)	–	↓	Domino	1967
Promethazin	–	↓	Corssen u. Domino	1964
Sufentanil	↑	?	Bovill u. Sebel	1982

Ohne Einfluß: Propranolol und Femoxetin (Nyrke et al. 1984), Valproinsäure (Harding 1985), Iohexal intrathekal (Broadbridge et al. 1984).

Nach intrathekaler Gabe von *Iopamidol* (z. B. Solutrast) kommt es nach ca. 24 h zu einer etwa 3 Tage dauernden Latenzverzögerung im VEP. Es ist nach derartigen Untersuchungen daher ein Sicherheitsabstand von 4 Tagen zu empfehlen, bevor ein VEP abgeleitet wird. Unter *Iohexal* (z. B. Omnipaque) tritt dieser Effekt nicht auf (Broadbridge et al. 1984).

Allgemein kann gesagt werden, daß alle Sedativa, Anästhetika sowie alle adrenerg oder cholinerg wirksamen Substanzen potentiell zu einer Depression der VEP führen können (Borbely 1973) (Tabelle 5.2).

5.5 Indikationen für VEP-Ableitungen

5.5.1 Koma

Mit zunehmender Komatiefe tritt zunächst ein Ausfall der späten Komponenten ein (Cohn 1964; Vaughan u. Katzman 1964) (Abb 5.6). Angesichts der technischen Schwierigkeiten sowie der zahlreichen negativen Einflußfaktoren, welche eine artefaktfreie Darstellung der späten VEP-Komponenten mittels Blitzlichtstimulation auf der Intensivstation oftmals nicht erlauben, erscheint es jedoch wünschenswert, sich bei der Beurteilung des VEP auf die besser ausgeprägten und reproduzierbaren früheren Komponenten (vor allem P 100) stützen zu können. 1970 fanden Bergström u. Nyström bei Patienten mit organischer Läsion des Zerebrums keine signifikante Korrelation zwischen Häufigkeit von VEP-Veränderungen und Wachheitsgrad dieser Patienten. Sie schlossen hieraus auf verschiedene Mechanismen zur Beeinflussung der Bewußtseinslage einerseits und der VEP andererseits.

Eine deutliche Verbesserung der Aussagefähigkeit des VEP bei komatösen Patienten konnte in jüngster Zeit durch eine Modifikation der Ableitung erreicht werden

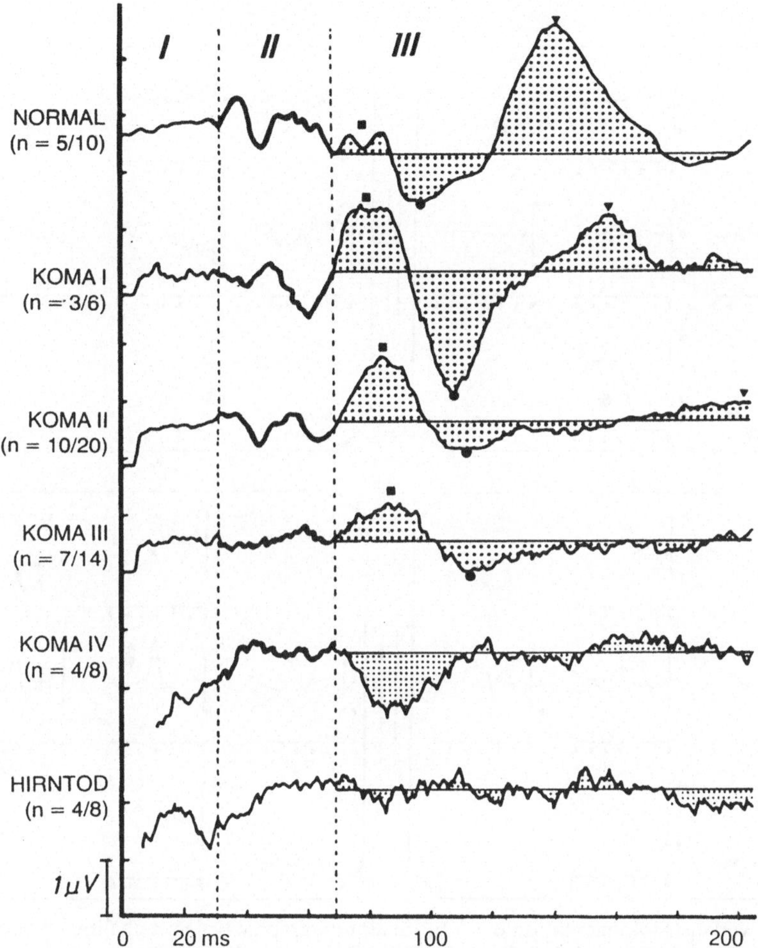

Abb. 5.6. Blitzlicht-VEP bei 28 komatösen Patienten in verschiedenen Komastadien (Gruppendurchschnitt). Mit zunehmender Komatiefe deutliche Amplitudenminderung, zunächst der späten VEP-Komponenten. Im Hirntod nur noch okzipitales Elektroretinogramm. ● = P100; I = bis 30 ms, II = bis 70 ms, III über 70 ms; n = Anzahl untersuchter Patienten/Augen. (Aus Lowitzsch 1990)

(Pfurtscheller et al. 1985 a; Schwarz 1988; Schwarz et al. 1988; Schwarz 1990). Diese Autoren führten zusätzlich zur okzipitalen Ableitung ($0_1 - 0_2$) Ableitungen zentral ($C_z - C_3$, $C_z - A_1$, $C_z - C_4$) und frontal ($F_3 - F_4$) durch. Dieses erweiterte Ableitungsprogramm liefert Informationen über die *Skalp-Topographie* des VEP. Dabei konnten zwei Typen des Skalp-Topogramms unterschieden werden:

a) Beim Gesunden: Verteilung des VEP über dem gesamten Skalp mit annähernd gleichen Amplituden in allen untersuchten bipolaren Ableitungen und mit maximaler Amplitude bei unipolarer Vertex-Ableitung (C_z-Ohr) (Abb. 5.7.D).
b) Bei komatösen Patienten: Deutliche Amplitudenbetonung der VEP in der bipolar okzipitalen Ableitung ($0_1 - 0_2$) (Abb. 5.7.A).

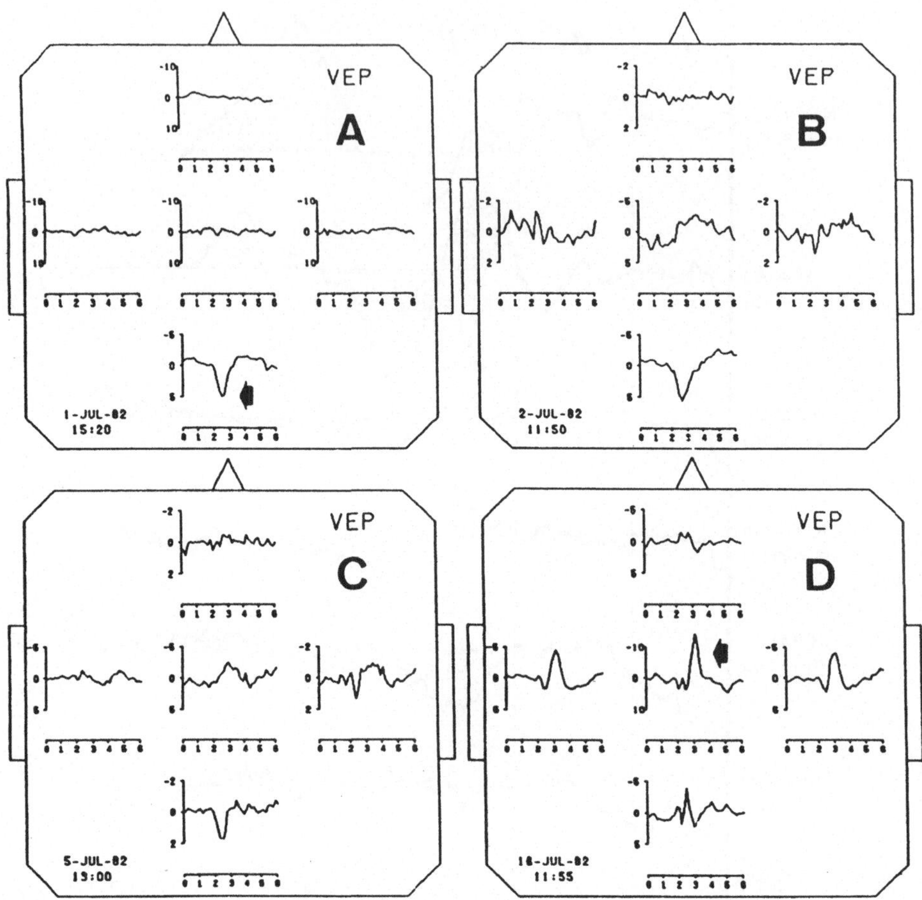

Abb. 5.7. Verlausfsdokumentation der VEP-Skalptopographie bei Enzephalitis; *A* tiefes Koma (GKS = 3), *B* und *C* Remissionsphase, *D* völlige Restitution (GKS = 15); weitere Erläuterungen s. Text. (Modifiziert nach Schwarz 1988)

Die Autoren nahmen weiterhin eine quantitative Bewertung der VEP mittels des Signalrauschverhältnisses (SNR = signal-to-noise-ratio) vor. Dieses ist definiert als Verhältnis der höchsten VEP-Amplituden zur durchschnittlichen Amplitudenhöhe der Potentiale vor Stimulation („Rauschpegel").

Bei ihren Untersuchungen konnten die Autoren keine Korrelation zwischen *okzipitalem* VEP und dem aktuellen Befinden des Patienten, quantifiziert nach der Glasgow-Koma-Skala (GKS) (Teasdale u. Jennett 1976) aufzeigen. Eine relativ hohe Korrelation (0,66) – nur wenig geringer als die Korrelation mit den SEP (0,72) – konnte jedoch zwischen GKS und *Vertex-VEP* festgestellt werden. Im Koma zeigte sich ein generalisierter VEP-Verlust mit Ausnahme eines meist monophasisch positiven okzipitalen VEP. Bei klinischer Erholung konnte eine Ausbreitung des VEP mit Übergang zum normalen Skalptopogramm beobachtet werden (Abb. 5.7).

Eine Nachuntersuchung der Patienten nach 6 Monaten mit Beurteilung des klinischen Bildes nach dem Glasgow-Outcome-Score (Jennett u. Bond 1975) ergab keine

Korrelation mit den anfänglich abgeleiteten visuell evozierten Potentialen, weder nach Bewertung der Skalptopographie, noch nach Auswertung der SNR; eine prognostische Aussagefähigkeit liegt hier also nicht vor. (s. auch 5.6).

Hypothetisch wurde die veränderte VEP-Skalptopographie im Akutstadium auf eine Alteration von extragenikulären Fasern (Cowey 1964) mit Projektionen zu Neuronen des Hirnstamms (Mesenzephalon) zurückgeführt. Es könnte sich jedoch auch um eine Läsion von Projektionen zu kortikalen optischen Assoziationsfeldern handeln, in denen normalerweise eine Erregungsverarbeitung erfolgt. Weiter wurde darauf hingewiesen, daß die Skalptopographie im Koma derjenigen entspricht, die in frühen Entwicklungsphasen des kindlichen Gehirns auftritt (Weinmann et al. 1965; Fichsel 1972). Dabei bestehen Parallelen zu den klinischen Befunden bei Defektzuständen nach schweren Schädel-Hirn-Traumen, welche bezüglich motorischer und kognitiver Funktionen oftmals einer Regression auf frühe zerebrale Entwicklungsstufen entsprechen.

5.5.2 Hirntod

Trojaborg u. Jørgensen berichteten 1973 erstmals über einen Patienten mit Verschluß der A. basilaris, der bei erloschenen Hirnstammreflexen und einem Nullinien-EEG noch über 20 h ein erhaltenes VEP gezeigt haben soll, bei welchem es sich allerdings vermutlich um ein fortgeleitetes niedergespanntes Elektroretinogramm (ERG) gehandelt hat.

Ferbert et al. (1986) beobachteten einen Patienten mit einer raumfordernden Blutung im Bereich der hinteren Schädelgrube mit einem kompletten Funktionsverlust des Hirnstamms (klinisch und gemäß AEP und SEP), der noch über 14 h ein VEP

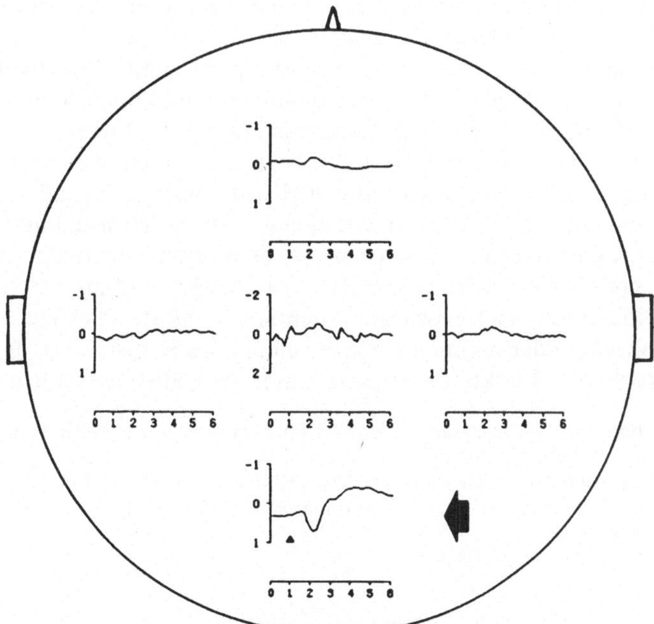

Abb. 5.8. Erhaltenes okzipitales VEP bei klinischen Zeichen des Hirntodes und Nullinien-EEG; 6jähriges Kind nach Schädel-Hirn-Trauma. (Aus Schwarz 1990)

aufwies. Allerdings zeigte in dieser Zeit auch das EEG (langsames Alpha-EEG) eine erhaltene kortikale Funktion an. Bevor der Patient verstarb, erlosch zunächst das VEP, erst im weiteren Verlauf das EEG. Dieselbe Abfolge des Erlöschens der VEP- und EEG-Aktivität wurde von Walter u. Arfel (1972) beobachtet.

Demgegenüber berichten Pfurtscheller et al. (1985b) und Schwarz (1990) von einem 6jährigen Kind, bei dem nach einem schweren Schädel-Hirn-Trauma über einen Zeitraum von 5 h nach Erlöschen aller Hirnstammreflexe und bei Vorliegen eines Nullinien-EEG noch ein deutliches okzipitales VEP (Amplitude 1 mcV, Latenz 110 ms) nachweisbar war (Abb. 5.8). Parallel dazu weisen einzelne tierexperimentelle Untersuchungen (Chang u. Kaada 1950; Noell u. Chinn 1950; Hirsch et al. 1960; Naquet u. Fernandez-Guardiola 1961) darauf hin, daß bei prolongierter Anoxie des Gehirns die VEP-Aktivität länger als die spontane EEG-Tätigkeit erhalten sein kann. Beim Menschen ist ein eindeutig erhaltenes VEP bei sonst fehlenden Zeichen erhaltener zerebraler Aktivität (klinisch und neurophysiologisch) bislang nur in diesem einen Fall beobachtet worden. Es dürften jedoch diesbezüglich auch nur geringe Erfahrungen vorliegen, da die Ableitung eines VEP bei einem nach klinischen Kriterien hirntoten Patienten bislang nur selten durchgeführt wurde. Bei Patienten mit primär infratentorieller Schädigung sollte daher vor Feststellung des Hirntodes nicht nur eine (obligate) EEG-Ableitung, sondern möglichst außerdem eine VEP-Registrierung vorgenommen werden, wobei ein erhaltenes VEP den Hirntod ausschließt.

5.5.3 Schädel-Hirn-Trauma

Zwischen dem Schweregrad eines Schädel-Hirn-Traumas und der Schwere der posttraumatischen VEP-Veränderungen zeigten sich in verschiedenen Untersuchungen gute Korrelationen, so z. B. mit einer Dezerebrations- und Dekortikationshaltung (Greenberg et al. 1977a) mit Störungen kognitiver Funktionen (Gupta et al. 1986) sowie mit der Glasgow-Koma-Skala und dem Glasgow-Outcome-Score (Lindsay et al. 1981) (s. auch 5.6). Da die Sehbahn den Hirnstamm nicht kreuzt, ergibt sich kein Zusammenhang zwischen einem Ausfall von Hirnstammreflexen und Veränderungen der VEP (Greenberg et al. 1977a, b). Erhaltene VEP bei Hirnstammareflexie sowie pathologischen akustisch und somatosensibel evozierten Potentialen sind als typischer Befund einer isolierten Hirnstammläsion zu bewerten (Abb. 5.9). Die Hauptindikation zur Ableitung visuell evozierter Potentiale bei akutem Schädel-Hirn-Trauma ist somit die primäre oder sekundäre Einbeziehung des Hirnstamms, da dadurch die Beurteilung kortikaler Funktionen mittels Klinik und SEP beeinträchtigt wird.

Im chronischen Stadium nach einem Schädel-Hirn-Trauma sollen VEP-Veränderungen mit psychosozialen Behinderungen korrelieren, sofern diese leichteren Grades sind. Hierbei zeigen sich die VEP evozierten Potentialen anderer Modalität überlegen (Newlon et al. 1982; Rappaport et al. 1977). (Bezüglich weiterer posttraumatischer VEP-Veränderungen wird auf 5.5.1, 5.5.5 und 5.6 verwiesen.)

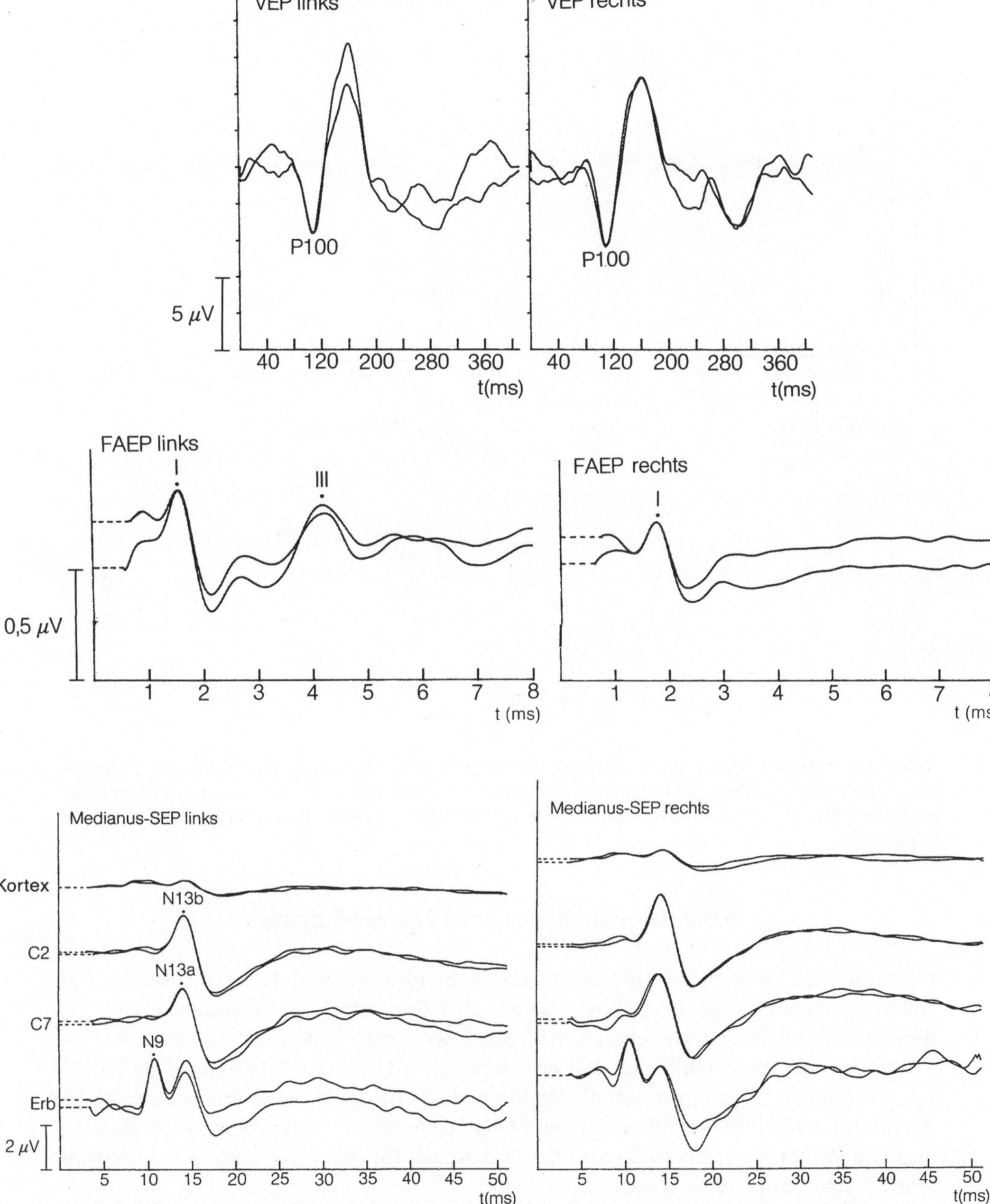

Abb. 5.9. Typische Befundkonstellation bei schwerer Hirnstammschädigung: Im Blitzlicht-VEP P 100 mit normaler Latenz und Amplitude; deutlich amplitudengeminderte Welle V links, fehlende Wellen III – V rechts der FAEP; fehlende kortikale Reizantworten im Medianus-SEP

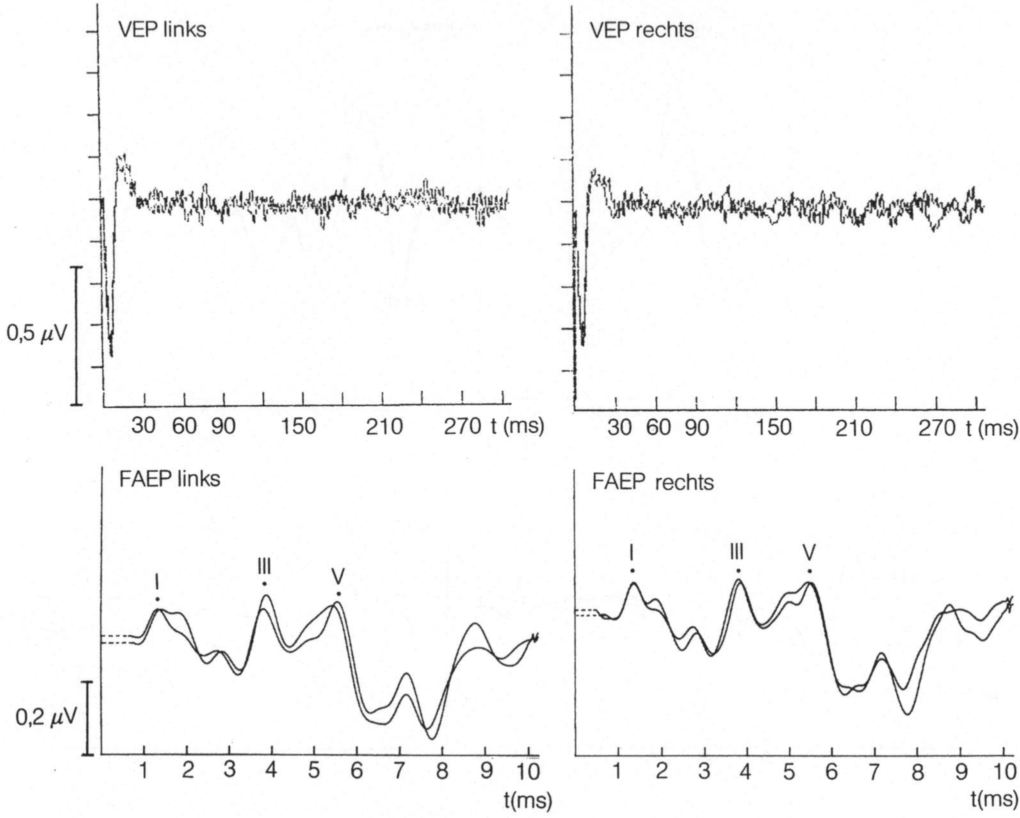

Abb. 5.10. Typische Befundkonstellation bei globalem hypoxischem Hirnschaden: Fehlende
Reizantwort im Blitzlicht-VEP bei unauffälligen FAEP-Befunden. (Im EEG schwere Allgemeinveränderung mit Burst-suppression-Muster.) 20jähriger Patient, Reanimation nach Ertrin-
kungsunfall

5.5.4 Globale hypoxische Hirnschädigung

Diese betrifft vorwiegend thalamokortikale Strukturen und führt nicht selten zu
einem „persistent vegetative state" (apallisches Syndrom) als Residualzustand. Bei
diesem Krankheitsbild korrelieren die visuell evozierten Potentiale – ebenso wie die
SEP – erwartungsgemäß besser mit dem klinischen Grad der Schädigung als FAEP-
Untersuchungen (Nakamura et al. 1988) (Abb. 5.10). Dolce et al. konnten 1972 bei
Apallikern im Schlaf- und Wachzustand verschiedenartig konfigurierte VEP ableiten,
was von Walter u. Arfel (1972) als charakteristisch für den Übergang in ein „chroni-
sches Koma" angesehen wurde.

5.5.5 Fokale zerebrale Läsionen

Auch bei fokalen Schädigungen des Gehirns, z. B. durch Blutungen, Ischämien oder
Enzephalitiden, kann sich das VEP als nützlich erweisen. Es erlaubt hierbei die

Aufdeckung oder Objektivierung einer lokalen Schädigung, sofern diese die anatomischen Strukturen der Sehbahn erfaßt.

Schwarz et al. (1988) fanden einseitige VEP-Veränderungen bei hemisphärengetrennter VEP-Ableitung [bzw. das Auftreten eines links- oder rechts-dominanten VEP bei bipolarer, okzipitaler Ableitung (0_1-0_2)], sofern eine eindeutige Hemisphärendominanz der Herdbefunde im Schädel-CT vorlag. Waren die pathologischen CT-Befunde nicht seitendifferent ausgeprägt, sondern betrafen beide Hemisphären in etwa gleicher Weise, fehlten auch die einseitigen VEP-Veränderungen.

Auch Greenberg et al. (1977a, b) erkannten die hohe Wertigkeit des VEP bei der Aufdeckung fokaler Läsionen im Bereich der Sehbahn. Drei Tage nach einem schweren Schädel-Hirn-Trauma, zu einem Zeitpunkt, zu dem die Patienten noch nicht kooperativ waren, konnte bei der klinischen Untersuchung nur bei 30% der später mit visuellem Defekt verbleibenden Patienten eine Läsion des optischen Systems festgestellt werden. Zum gleichen Zeitpunkt war jedoch bei einem weit höheren Prozentsatz, nämlich 90% dieser Patienten ein stark gestörtes VEP ableitbar (Nullinie oder ausschließliche negative Welle N95); von den später ohne visuelle Defekte verbleibenden Patienten zeigten nur 15% vergleichbare pathologische VEP-Befunde. Zur Diagnose lokalisierter Okzipitallappenläsionen im Akutstadium eines schweren Schädel-Hirn-Traumas erwies sich das VEP in dieser Arbeit als einzig zuverlässige Methode.

Mittels VEP konnten Feinsod et al. (1976a) posttraumatische Sehstörungen nach Schädel-Hirn-Traumen objektivieren; dabei ergab sich nach subjektiv empfundener Wiederherstellung des Sehvermögens auch eine Normalisierung des VEP.

5.5.6 Hydrocephalus aresorptivus

Angaben über VEP-Veränderungen bei diesem Krankheitsbild sind widersprüchlich. Sklar et al. (1979) berichten über Latenzverlängerungen, teilweise auch Änderungen der Amplitude und Konfiguration des VEP bei zunehmendem Hydrozephalus. Nach Shunt-Anlage resultierte eine Rückbildung dieser Veränderungen, während bei Shunt-Insuffizienz im weiteren Verlauf erneut Latenzverlängerungen beobachtet wurden.

Dagegen stellte McInnes (1980) nur selten VEP-Veränderungen bei Hydrozephaluspatienten fest; eine Normalisierung pathologischer Befunde nach Shunt-Anlage ergab sich in keinem Fall.

Insgesamt ist die Wertigkeit des VEP bei diesem Krankheitsbild noch nicht ausreichend geklärt; momentan kommt dem VEP hier sicher nur eine untergeordnete Rolle in der Diagnostik und Verlaufsbeobachtung zu.

5.5.7 Objektive Visusprüfung bei Neugeborenen

Bei Neugeborenen ist eine klinische Visusprüfung nicht möglich. Bei Frühgeborenen und Neugeborenen mit perinatalen Komplikationen – z. B. Sepsis – ist es jedoch von Interesse, die Funktionsfähigkeit des visuellen Systems zu überprüfen. Auch bei Säuglingen mit intrakraniellen Tumoren und Mißbildungen, bei denen ein operativer

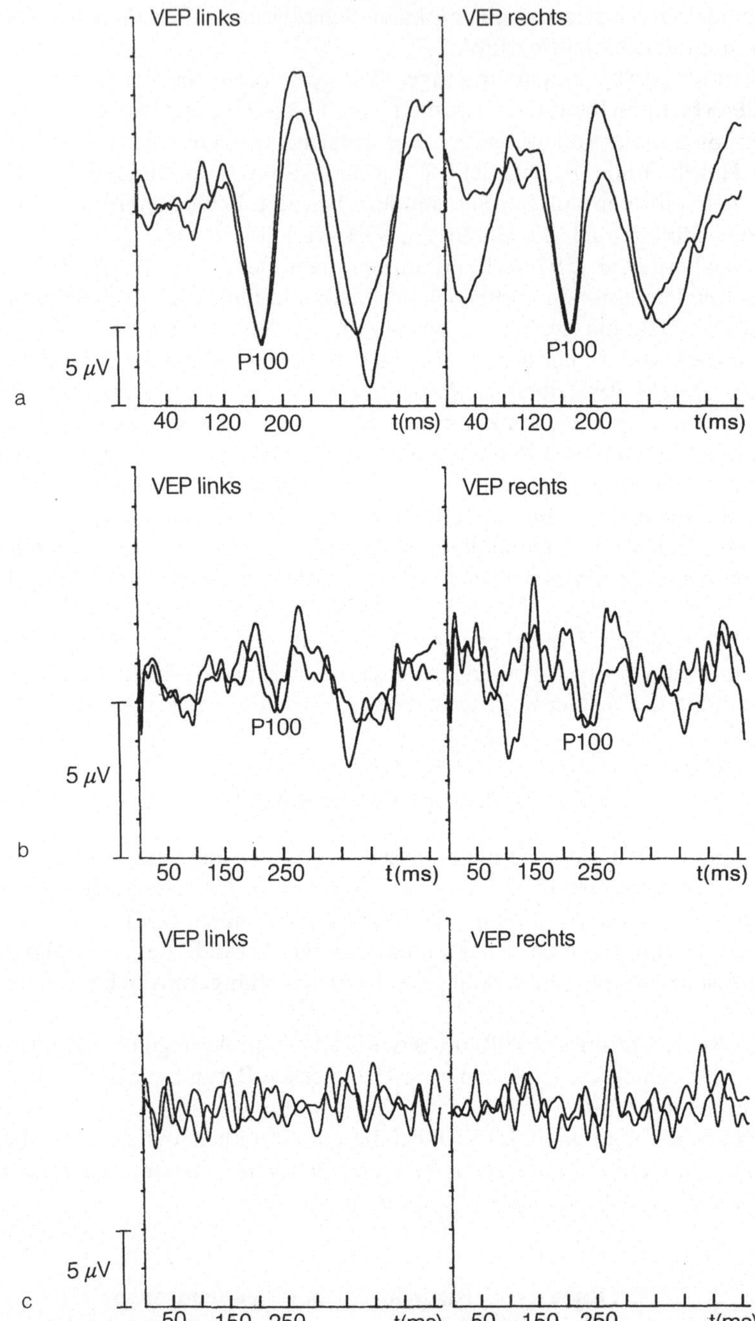

Abb. 5.11 a–c. Objektive Visusprüfung bei Neugeborenen. **a** Normalbefund mit gut ausgeprägter P 100-Komponente von normaler Latenz (links 170 ms, rechts 169 ms) und normaler Seitendifferenz. **b** Beidseits verzögerte Reizantwort (links 239 ms, rechts 242 ms) als Hinweis für eine
bilaterale Läsion der Sehbahn. **c** Beidseits fehlende Reizantwort als Hinweis für stark einge-
schränktes Sehvermögen bzw. Amaurosis

Eingriff erforderlich ist, ist es zur Operationsplanung vorteilhaft, die Funktion der Sehbahn einschätzen zu können.

Zu diesem Zweck ist das Blitzlicht-VEP geeignet. Es wird in entsprechender Weise wie beim Erwachsenen durchgeführt. Um den Säugling zu beruhigen, ist es günstig, das Kind während der VEP-Ableitung auf den Schoß einer vertrauten Person zu setzen.

Da bei Neugeborenen die Ausreifung der Sehbahn noch nicht erfolgt ist, ergeben sich deutlich verlängerte Latenzen für P100 und große interindividuelle Unterschiede. In unserem Labor ermittelten wir für Neugeborene und Frühgeborene zum Zeitpunkt des errechneten Geburtstermins (40. Schwangerschaftswoche) einen oberen Grenzwert der P100-Latenz von 229 ms und eine maximale Seitendifferenz von 30 ms. Darüberliegende Werte oder fehlende Reizantworten sprechen für eine Sehstörung, jedoch ohne daß eine sichere Aussage über deren Ausmaß möglich ist (Abb. 5.11 a–c).

5.5.8 Therapieüberwachung beim Einsatz potentiell neurotoxischer Substanzen

Auf Intensivstationen sind zahlreiche potentiell neurotoxische Substanzen, z. B. Ethambutol oder Deferoxamin, im therapeutischen Einsatz. Bereits vor Eintreten klinischer Symptome einer Opticus-Schädigung ist eine Latenzverzögerung im VEP festzustellen, welche nach Absetzen der Medikamente voll reversibel ist (Yiannikas et al. 1983; Taylor et al. 1987).

5.5.9 Postoperative Kontrollen nach neurochirurgischen Eingriffen

Nach Operationen von Raumforderungen, die die Sehbahn betreffen (z. B. Hypophysentumoren), kann das VEP zur Kontrolle der Funktionsfähigkeit des visuellen Systems eingesetzt werden. Präoperative Vergleichsbefunde sind hierbei von großer Bedeutung.

Nur am Rande sei in diesem Zusammenhang auch auf die Möglichkeit des *intraoperativen Monitoring* mittels VEP hingewiesen. Dieses kommt bei Operationen im Bereich von Orbita, Sehnerv oder Chiasma sowie intrazerebralen Eingriffen mit der Gefahr der irreversiblen Schädigung der visuellen Afferenzen in Frage. Dabei ergeben sich jedoch zahlreiche technische Schwierigkeiten sowie pharmakologische und andere krankheits- und operationsunabhängige Einflüsse (Cedzich et al. 1988), so daß eine breite, routinemäßige Anwendung bislang nicht stattfindet und eine widersprüchliche Wertung dieses Verfahrens vorliegt (Wright et al. 1973; Feinsod et al. 1976 b; Allen et al. 1981; Raudzenz 1982).

Auch in der Herzchirurgie wurden unter den Bedingungen einer extrakorporalen Zirkulation visuell evozierte Potentiale in der Hoffnung eingesetzt, drohende, durch eine Minderung des zerebralen Blutflusses bedingte hypoxische Hirnschäden frühzeitig zu erkennen (Reilly et al. 1978). Dabei sind die VEP zahlreichen operationstechnisch bedingten Einflüssen ausgesetzt, von denen die Hypothermie die bedeutendste ist (s. 5.4.1). Man muß sich weiterhin vor Augen halten, daß die mittels VEP untersuchten Neuronenverbände keineswegs die hypoxieempfindlichsten sein müssen. Bislang sind keine intraoperativen VEP-Veränderungen bekannt, die mit einer Einschränkung der postoperativen Hirnfunktion korrelieren.

5.5.10 Niereninsuffizienz

Hamel et al. (1978), Lewis et al. (1978) sowie Rossini et al. (1982) berichten von VEP-Veränderungen bei chronischer Niereninsuffizienz (Amplitudenabnahme, Latenzzunahme), welche z. T. nach Dialyse rückbildungsfähig gewesen seien. Dagegen konnten Lowitzsch et al. (1981) keine eindeutigen VEP-Veränderungen bei zwei chronisch niereninsuffizienten Patienten vor und nach der Dialyse nachweisen. Der Einfluß einer Niereninsuffizienz auf das VEP ist somit zum jetzigen Zeitpunkt noch nicht abschließend geklärt.

Bezüglich der VEP-Befunde bei *Intoxikationen* wird auf Abschn. 5.4.2 verwiesen.

5.6 Prognostische Aussagemöglichkeiten

Oftmals ist es wünschenswert, bei Patienten mit diffusen oder herdförmigen zerebralen Schädigungen eine möglichst sichere prognostische Aussage bezüglich der zerebralen Erholungsfähigkeit noch im Akutstadium der Erkrankung machen zu können. Hierbei haben sich in besonderer Weise die somatosensibel evozierten Potentiale nach Medianusstimulation als verläßlich erwiesen (s. Kap. 4). Jedoch kann auch mit Hilfe der VEP in bestimmten Fällen eine Aussage bezüglich der zerebralen Erholungsfähigkeit gemacht bzw. weiter gesichert werden.

Die wichtigsten bisherigen Untersuchungen, die sich mit der Frage der prognostischen Aussagefähigkeit der VEP befassen, ergaben unterschiedliche Ergebnisse. Zumeist wurden Patienten mit Schädel-Hirn-Traumata in die Studien aufgenommen, wobei die Anzahl der Patienten meist bei 30–50 lag.

Trojaborg u. Jørgensen (1973) fanden bei 19 komatösen Patienten mit Nullinien-EEG und erhaltenen Hirnstammreflexen ausnahmslos ein erhaltenes VEP; dabei zeigten die Patienten, die sich im weiteren Verlauf klinisch und bezüglich des EEG erholten, eine deutlich höhere Amplitude von P100 als die Patienten, die im weiteren Verlauf verstarben. Bei der bekannten hohen interindividuellen Streubreite der P100-Amplitude erscheint die prognostische Bedeutung dieses Befundes allerdings fraglich.

Lindsay et al. (1981) konnten einen signifikanten Zusammenhang zwischen VEP-Veränderungen und klinischem Bild bei Patienten mit Schädel-Hirn-Traumata nachweisen. Sie bedienten sich bei der Auswertung der visuell evozierten Potentiale einer bislang unüblichen Methode, indem einfach die Anzahl der in ihrer Amplitude über den EEG-Amplituden liegenden Wellen eines VEP hemisphärengetrennt gezählt wurde. Hierbei zeigte sich sowohl im Akutstadium als auch bezüglich des Outcomes eine gute Korrelation mit dem klinischen Bild (quantifiziert nach der Glasgow-Koma-Skala bzw. dem Glasgow-Outcome-Score). Allerdings war die Korrelation zwischen klinischem Bild und SEP-Befunden enger.

Die Untersuchung mit der größten Anzahl an Patienten wurde bislang von Greenberg et al. (1977a, b) durchgeführt. Bei den 51 in die Studie aufgenommenen Patienten konnten die Autoren lediglich einen Zusammenhang zwischen Schweregrad der VEP-Veränderungen und Komadauer feststellen – was auch für AEP- und SEP-Veränderungen zutraf –, jedoch keinen Zusammenhang zwischen VEP und definitivem Endzustand.

Pfurtscheller et al. (1985a) sahen bei ihren Untersuchungen diese Ergebnisse bestätigt; auch sie konnten keine prognostische Aussagefähigkeit des okzipitalen VEP erkennen. Bei dem von den Autoren angewendeten erweiterten Ableitungsschema (s. 5.5.1) sprach jedoch eine Ausbreitung des zuvor auf die Okzipitalregion beschränkten VEP über die gesamte Schädeloberfläche sowie ein Anstieg des Signalrauschverhältnisses des Vertex-VEP für eine Erholung kortikaler Funktionen.

1984 stellten Anderson et al. fest, daß die VEP zumindest bei der Vorhersage eines ungünstigen Verlaufs zuverlässig seien. Sie beurteilten die VEP bei Patienten mit Schädel-Hirn-Trauma, die einen Glasgow-Koma-Score von 7 oder weniger aufwiesen im Hinblick auf einen Verlust der Komplexität, eine Verminderung der späten Potentiale (später als 150 ms), sowie eine Amplitudenminderung. Alle Patienten, bei denen eine Kombination dieser drei Veränderungen oder ein Nullinien-VEP nachweisbar war, hatten nach dem Glasgow-Outcome-Score einen ungünstigen Verlauf. Jedoch war häufig auch bei geringen VEP-Veränderungen ein schlechter Krankheitsverlauf zu sehen; fehlende oder geringe Alterationen des VEP wiesen also nicht automatisch auf eine günstige Prognose hin.

Insgesamt ist die prognostische Aussagefähigkeit der visuell evozierten Potentiale im Akutstadium einer zerebralen Läsion bislang nicht eindeutig geklärt. Ein massiv verändertes VEP (z. B. ein Nullinien-VEP) stellt ein prognostisch ungünstiges Zeichen dar, wobei eine Wertung jedoch nur im Zusammenhang mit dem klinischen Befund und weiteren neurophysiologischen Untersuchungen erfolgen sollte. Eindeutig ist die Überlegenheit der somatosensibel evozierten Potentiale bei Fragestellungen bezüglich der zerebralen Prognose (s. Kap. 4). Es bleibt abzuwarten, inwieweit modifizierte Ableitungsschemata oder veränderte Auswertungskriterien der visuell evozierten Potentiale in Zukunft eine Verbesserung bringen werden.

Literatur

Allen A, Starr A, Nudleman K (1981) Assessment of sensory function in the operating room utilizing cerebral evoked potentials: A study of fifty-six surgically anesthetized patients. Clin Neurosurg 28: 457

Altenmüller E, Diener HC, Dichgans J (1989) Visuell evozierte Potentiale. In: Stöhr M, Dichgans J, Diener HC, Buettner UW. Evozierte Potentiale 2. Aufl. Springer, Berlin Heidelberg New York Tokyo S 279–381

Anderson DC, Bundlie S, Rockswold GL (1984) Multimodality evoked potentials in closed head trauma. Arch Neurol 41: 369–382

Bartel P, Blom M, van der Meyden C, de Sommers K (1988) Effects of single doses of diazepam, chlorpromazine, imipramine and trihexyphenidyl on visual-evoked potentials. Neuropsychobiology 20: 212–217

Bergamasco B, Bergamini L, Mombelli AM, Mutani R (1966) Longitudinal study of visual evoked potentials in different stages of coma. Electroencephalogr Clin Neurophysiol 21: 92

Bergström L, Nyström SH (1970) Visually evoked potentials in patients with brain lesions with or without disturbances of consciousness. Acta Neurol Scand 46: 562–572

Borbely AA (1973) Pharmacological modification of evoked brain potentials. Huber, Bern

Bovill JG, Sebel PS (1982) Visual evoked responses during sufentanil anesthesia and hypothermia. Anesthesia, Volume of Summaries, Sixth European Congress of Anesthesiology. p 155

Brazier MAB (1970) Effect of anaesthesia on visually evoked responses. Int Anesthesiol Clin 8: 103–128

Broadbridge AT, Bayliss SG, Firth R, Farrell G (1984) Visual evoked response changes following intrathecal injection of watersoluble contrast media: a possible method of assessing neurotoxicity and a comparison of metrimazide and iopamidol. Clin Radiol 35: 371–373

Burchiel KJ, Stockard JJ, Myers RR, Bickford RG (1975) Visual and auditory evoked responses during enflurane anaesthesia in man and cats. Electroencephalogr Clin Neurophysiol 39: 434

Cedzich C, Schramm J, Mengedoth CF, Fahlbusch R (1988) Factors that limit the use of flash visual evoked potentials for surgical monitoring. Electroencephalogr Clin Neurophysiol 71: 142–145

Celesia GG (1982) Clinical applications of evoked potentials. In: Niedermeyer E, Lopes da Silva F (eds) Electroencephalography. Urban & Schwarzenberg, München, pp 665–684

Celesia GG, Daly RF (1977) Effects of aging on visual evoked responses. Arch Neurol 34: 403–407

Chan YW, McLeod JG, Tuck RR, Walsh JC, Feary PA (1986) Visual evoked responses in chronic alcoholics. J Neurol Neurosurg Psychiatry 49: 945–950

Chang HT, Kaada B (1950) An analysis of primary response of visual cortex to optic nerve stimulation in cats. J Neurophysiol 13: 305–318

Chi OZ, Field C (1986) Effects of isoflurane on visual evoked potentials in humans. Anesthesiology 65: 328–330

Chi OZ, Ryterband S, Field C (1989) Visual evoked potentials during thiopentone-fentanyl-nitrous oxide anaesthesia in humans. Can J Anaesth 36(6): 637–640

Ciganek L (1961) The EEG response (evoked potential) to light stimulus in man. Electroencephalogr Clin Neurophysiol 13: 165

Coger RW, Dymond AM, Serafenitides EA, Lowenstamm D, Pearson D (1976) Alcoholism: averaged visual response amplitude-intensity slope and symmetry in withdrawal. Biol Psychiatry 11: 435

Cohn R (1964) Rhythmic after-activity in visual evoked response. Ann NY Acad Sci 112: 281

Corssen G, Domino EF (1964) Visually evoked responses in man: a method for monitoring cerebral effects of preanesthetic medication. Anesthesiology 25: 330

Cowey A (1964) Projection of the retina onto striate and peristriate cortex in the squirrel monkey. Saimir: Sciurus. J Neurophysiol 27: 366–396

Dawson GD (1951) A summation technique for detecting small signals in a large irregular background. J Physiol 115: 2

Desbordes JM, Marillaud A, Roualdès G, Badouraly MJ (1982) Le gamma hydroxybutyrate de sodium. Action sur les potentials évoqués visuels obtenues par flash. Ann Fr Anesth Reanim 1: 147

Dolce G, Fromm H, Ionescu A (1972) Reaktionspotentiale beim Apallischen Syndrom. Z EEG EMG 2: 95–100

Domino EF (1967) Effects of preanaesthetics and anaesthetic drugs on visually evoked responses. Anesthesiology 28: 184–197

Domino EF, Corssen G, Sweet RB (1963) Effects of various anaesthetics on the visually evoked responses in man. Anesth Analg Curr Res 42: 735–747

Dong WK, Bledsoe SW, Eng DY, Heavner JE, Shaw GM, Hornbein TF, Anderson JL (1983) Profound arterial hypotension in dogs: Brain electrical activity and organ integrity. Anesthesiology 58: 61

Dubois M, Coppola R, Buchsbaum MS, Lees DE (1981) Somatosensory evoked potentials during whole body hyperthermia in humans. Electroencephalogr Clin Neurophysiol 52: 157–162

Feinsod M, Hoyt WF, Wilson WB, Spire JP (1976a) Visually evoked response. Use in neurologic evaluation of posttraumatic subjective visual complaints. Arch Ophthalmol 94: 237–240

Feinsod M, Selhorst JB, Hoyt WF, Wilson CB (1976b) Monitoring optic nerve function during craniotomy. J Neurosurg 44: 29

Ferbert A, Buchner H, Ringelstein EB, Hacke W (1986) Isolated brainstem death. Case report with demonstration of preserved visual evoked potentials (VEPs). Electroencephalogr Clin Neurophysiol 65: 157–160

Fichsel H (1972) Die Veränderungen der visuellen evoked potentials während der Reifung der menschlichen Hirnrinde. Dtsch Med Wochenschr 97: 209–210

FitzGibbon T, Hayward JS, Walker D (1984) EEG and visual evoked potentials of conscious man during moderate hypothermia. Electroencephalogr Clin Neurophysiol 58: 48–54

Greenberg RP, Becker DP, Miller JD, Mayer DJ (1977a) Evaluation of brain function in severe human head trauma with multimodality evoked potentials II. Localisation of brain dysfunction and correlation with posttraumatic neurologic conditions. J Neurosurg 47: 163–177

Greenberg RP, Mayer DJ, Becker DP, Miller JD (1977b) Evaluation of brain function in severe human head trauma with multimodality evoked potentials I. Evoked brain-injury potentials, methods and analysis. J Neurosurg 47: 150–162

Gupta NK, Verma NP, Guidice MA, Kooi KA (1986) Visual evoked response in head trauma: Pattern-shift stimulus. Neurology 36: 578–581

Guthkelch AN, Bursick D, Sclabassi RJ (1987) The relationship of the latency of the visual P100 wave to gender and head size. Electroencephalogr Clin Neurophysiol 68: 219–222

Haan J, Lappe-Osthege B, Kordt G (1983) Visuell evozierte Potentiale bei Alkoholismus. Nervenarzt 54: 491–493

Halliday AM (1982) Evoked potentials in clinical testing. Churchill Livingstone, Edinburgh

Hamel B, Nourne JB, Ward JW, Teschan PE (1978) Visually evoked cortical potentials in renal failure: transient potentials. Electroencephalogr Clin Neurophysiol 44: 606

Harding GFA (1974) The visual evoked response. Adv Ophthalmol 28: 2

Harding GFA, Alford CA, Powell TE (1985) The effect of sodium valproate on sleep, reaction times and visual evoked potential in normal subjects. Epilepsia 26: 597–601

Harding GFA, Smith VH, Yorke HC (1987) A contact lens photostimulator for surgical monitoring. Electroencephalogr Clin Neurophysiol 66: 322–326

Harris AB, Erickson L, Kendig JH, Mingrino S, Goldring S (1962) Observations on selective brain heating in dogs. J Neurosurg 19: 514–521

Hawkes CH, Stow B (1981) Pupil size and the pattern evoked response. J Neurol Neurosurg Psychiatry 44: 90–91

Hetzler BE, Heilbronner RL, Griffin J, Griffin G (1981) Acute effects of alcohol on evoked potentials in visual cortex and superior colliculus of the rat. Electroenceophalogr Clin Neurophysiol 51: 69–79

Hirsch H, Bange F, Pulver G, Steffens J (1960) Evoked responses of the cat's visual cortex to optic tract stimulation at temperatures between 39 °C and 15 °C. Electroencephalogr Clin Neurophysiol 12: 679–684

Hughes JR, Fino JJ, Hart L (1989) The visual evoked potentials to the light emitting diode compared to the flash and pattern reversal stimulus. Int J Neurosci 47(3–4): 359–366

Jasper HH (1958) The ten-twenty electrode system. Electroencephalogr Clin Neurophysiol 10: 371

Jeffreys DA (1971) Cortical source locations of pattern related visual evoked potentials recorded from the human scalp. Nature 299: 502–504

Jeffreys DA (1977) The physiological significance of pattern visual evoked potentials. In: Desmedt JE (ed) Visual evoked potentials in man. Clarendon Press, Oxford, pp 134–167

Jennett B, Bond M (1975) Assessment of outcome after severe brain damage. A practical scale. Lancet I: 480–484

Kooi KA, Bagchi BK (1964) Visual response in man: normative data. Ann NY Acad Sci 112: 254

Kooi KA, Marshall RE (1979) Visual evoked potentials in central disorders of the visual system. Harper & Row, Hagerstown/MD

Kupersmith MJ, Weiss PA, Carr RE (1982) The visual evoked potentials in tobacco-alcohol and nutritional amblyopia. Am J Ophthalmol 95: 307–314

Lewis EG, Dustman RE, Beck EC (1978) Visual and somatosensory evoked potentials characteristics of patients undergoing hemodialysis and kidney transplantation. Electroencephalogr Clin Neurophysiol 44: 223

Lindsay KW, Carlin J, Kennedy J, Fry J, McInnas A, Teasdale GM (1981) Evoked potentials in severe head injury – analysis and relation to outcome. J Neurol Neurosurg Psychiatry 44: 796–802

Lowitzsch K (1983) Visuell evozierte Potentiale. In: Lowitzsch K, Maurer K, Hopf HC (Hrsg) Evozierte Potentiale in der klinischen Diagnostik. Thieme, Stuttgart

Lowitzsch K (1990) Visuell evozierte Potentiale. In: Maurer K, Lowitzsch K, Stöhr M. Evozierte
    Potentiale 2. Aufl. Enke, Stuttgart
Lowitzsch K, Kuhnt U, Sakmann C, Maurer K, Hopf HC, Schott D, Thäter K (1976) Visual
    pattern evoked responses and blink reflexes in assessment of MS diagnosis. A clinical study
    of 135 MS-patients. J Neurol 213: 17
Lowitzsch K, Rudolph HD, Trincker D, Müller E (1980) Flash and pattern reversal evoked
    visual responses in retrobulbarneuritis and controls: a comparison of conventional and TV
    stimulation techniques. In: Proceedings of the 2nd European Congress of EEG and Clinical
    Neurophysiology, Salzburg. Excerpta Medica, Amsterdam
Lowitzsch K, Göhring U, Hecking E, Köhler H (1981) Refractory period, sensory conduction
    velocity and visual evoked potentials before and after haemodialysis. J Neurol Neurosurg
    Psychiatry 44: 121
Markand ON, Warren C, Moorthy SS, Stoelting RK, King RD (1984) Monitoring of multi-
    modality evoked potentials during open heart surgery under hypothermia. Electroencepha-
    logr Clin Neurophysiol 59: 432–440
Maurer K, Lowitzsch K, Stöhr M (1989) Evoked potentials. Decker, Toronto
McInnes A (1980) Evoked potentials in hydrocephalus. Electroencephalogr Clin Neurophysiol
    50: 233
Nakamura Y, Nakatsukasa M, Ibata Y, Yamaki JT, Ohira T, Takase M, Mine T, Toya S (1988)
    Clinicophysiological study of multimodality evoked potentials and computed tomographic
    findings in persistent vegetative state. No To Shinkei 40(4): 341–350
Naquet RL, Fernandez-Guardiola A (1961) Effects of various types of anoxia on spontaneous
    and evoked cerebral activity in the cat. In: Gastaut H, Meyer JS (eds) Cerebral anoxia and
    the electroencephalogram. Thomas, Springfield/IL
Newlon PG, Greenberg RP, Hyatt MS, Enas GG, Becker DP (1982) the dynamics of neuronal
    dysfunction and recovery following severe head injury assessed with serial multimodality
    evoked potentials. J Neurosurg 57: 168–177
Newlon PG, Greenberg RP, Enas GG, Becker DP (1983) Effects of therapeutic phenobarbital
    coma on multimodality evoked potentials recorded from severely head-injured patients.
    Neurosurgery 12: 613–619
Noell W, Chinn H (1950) Failure of the visual pathway during anoxia. Am J Physiol 161:
    573–590
Nyrkė T, Kangasniemi P, Lang AH, Petersen E (1984) Steady-state visual evoked potentials
    during migraine prophylaxis by propanolol and femoxetine. Acta Neurol Scand 69: 9–14
Pfurtscheller G, Schwarz G, Gravenstein N (1985a) Clinical relevance of long-latency SEPs and
    VEPs during coma and emergence from coma. Electroencephalogr Clin Neurophysiol 62:
    88–98
Pfurtscheller G, Schwarz G, List W (1985b) Brain death and bioelectrical brain activity. Inten-
    sive Care Med 2: 149–153
Pockberger H, Petsche H, Rappelsberger P (1982) Die Wirkung des Clonazepam auf das visuell
    evozierte Potential des Menschen. Z EEG EMG 12: 14–20
Porjesz B, Begleiter H (1979) Visual evoked potentials and brain dysfunction in chronic alco-
    holics. In: Begleiter H (ed) Evoked brain potentials and behavior. Plenum Press, New York,
    p 277
Posthuma J, Visser SL (1982) Visual evoked potentials and alcohol-induced brain damage. In:
    Courjon J, Maugière F, Révol M (eds) Advances in neurology, Vol 32. Clinical application
    of evoked potentials in neurology. Raven Press, New York
Rappaport M, Hall K, Hopkins K, Belleza T, Berrol S, Reynolds G (1977) Evoked brain
    potentials and disability in brain-injured patients. Arch Phys Med Rehabil 58: 333–338
Rappaport M, Hall K, Hopkins HK, Belleza T (1981) Evoked potentials and head injury.
    1. Rating of evoked potential abnormality. Clin Electroencephalogr 12: 154–166
Raudzenz PA (1982) Intraoperative monitoring of evoked potentials. Ann NY Acad Sci 388: 308
Reilly EL, Kondo C, Brunberg JA, Doty DB (1978) Visual evoked responses during hypother-
    mia and prolonged circulatory arrest. Electroencephalogr Clin Neurophysiol 45: 100
Richey ET, Kooi KA, Tourtelotte WW (1971) Visually evoked responses in multiple sclerosis.
    J Neurol Neurosurg Psychiatry 34: 275

Riffel B (1989) Evozierte Potentiale in der Intensivmedizin. In: Stöhr M, Dichgans J, Diener HC, Buettner UW. Evozierte Potentiale, 2. Aufl. Springer, Berlin Heidelberg New York Tokyo, S 465–512

Rockstroh B, Elbert T, Lutzenberger W, Altenmüller E, Diener HC, Birbaumer N, Dichgans J (1987) Effects of the anticonvulsant carbamazepine on event related brain potentials in humans. In: Barber C, Blum T (eds) Evoked potentials, Vol III. Butterworth, Boston, pp 361–369

Rossini PM, Marchiono D, Gambi A, Albertazzi A, DiPaolo B (1982) Transient and steady state visual evoked potentials by checkerboard reversal pattern in renal diseases. In: Courjon F, Mauguière F, Revol M (eds) Clinical application of evoked potentials in neurology. Raven Press, New York, pp 125–130

Russ W, Lüben V (1982) Der Einfluß von Etomidat in hypnotischer Dosis auf das visuelle evozierte Potential (VEP). Anaesthesist 31: 483

Russ W, Lüben V, Hempelmann G (1982) Der Einfluß der Neuroleptanalgesie auf das visuelle evozierte Potential (VEP) des Menschen. Anaesthesist 31: 575

Russ W, Krumholz W, Hempelmann G (1984) Visuell evozierte Potentiale (VEP) in Anästhesie und Intensivmedizin. Anaesthesist 33: 154–160

Salamy JG, Wright JR, Faillace LA (1980) Changes in average evoked responses during abstention in chronic alcoholics. J Nerv Ment Dis 160: 19

Schwarz G (1988) Funktionsbeurteilung bewußtseinsgestörter Patienten mittels evozierter Potentiale. Klin Wochenschr 66 (Suppl XIV): 48–52

Schwarz G (1990) Dissoziierter Hirntod. Computergeschützte Verfahren in Diagnostik und Dokumentation. Springer, Berlin Heidelberg New York Tokyo

Schwarz G, Pfurtscheller G, Kopp W, Litscher G, Druschky K, List WF (1988) Multimodal evozierte Potentiale und Herzratenvariabilität bei komatösen Patienten – Teil 2: Visuell evozierte Potentiale und computertomographische Befunde. Z EEG EMG 19: 65–70

Seppäläinen AM, Savolainen K, Kovala T (1981) Changes induced by xylene and alcohol in human evoked potentials. Electroencephalogr Clin Neurophysiol 51: 148–155

Shagass C (1972) Evoked brain potentials in psychiatry. Plenum Press, New York

Simpson D, Erwin CW, Linnoila M (1981) Ethanol and menstrual cycle interactions in the visual evoked response. Electroencephalogr Clin Neurophysiol 52: 28–35

Skalka HW, Helms H, Holman J (1986) Effects of ethyl alcohol on VEP. Doc Ophthalmol 62: 47–51

Sklar FH, Ehle AL, Clark WK (1979) Visual evoked potentials: a noninvasive technique to monitor patients with shunted hydrocephalus. Neurosurgery 4: 529–534

Smith B (1975) Anesthesia for orbital injury: Observed changes in the visually evoked response at low blood pressures. Mod Probl Ophthalmol 14: 457–459

Stockard JJ, Sharbrough FW, Tinker JA (1978) Effects of hypothermia on the human auditory response. Ann Neurol 3: 368

Stockard JJ, Hughes JF, Sharbrough FW (1979) Visual evoked potentials to electronic pattern reversal: latency variations with gender, age and technical factors. Am J EEG Technol 19: 171–204

Stöhr M, Dichgans J, Diener HC, Buettner UW (1989) Evozierte Potentiale, 2. Aufl. Springer, Berlin Heidelberg New York Tokyo

Sutton LN, Frewen T, Marsh R, Jaggi I, Bruce DA (1982) The effects of deep barbiturate coma on multimodality evoked potentials. J Neurosurg 57: 178–185

Taylor MJ, Keenan NK, Gallant T, Skarf B, Freedman MH, Logan WJ (1987) Subclinical VEP-abnormalities in patients on chronic deferoxamine therapy: longitudinal studies. Electroencephalogr Clin Neurophysiol 68: 81–87

Teasdale G, Jennett B (1976) Assessment and prognosis of coma after head injury. Acta Neurochir (Wien) 34: 45–55

Trojaborg W, Jørgensen EO (1973) Evoked cortical potentials in patients with "isoelectric EEGs". Electroencephalogr Clin Neurophysiol 35: 301–309

Uhl RR, Squires KC, Bruce DL, Starr A (1980) Effect of halothane anesthesia on the human cortical visual evoked response. Anesthesiology 53: 273

Vaughan HG, Katzman R (1964) Evoked responses in visual disorders. Ann NY Acad Sci 112: 305

Walker EA, Feeney DM, Horda DA (1984) The electroencephalographic characteristics of the rhombencephalectomized cat. Electroencephalogr Clin Neurophysiol 57: 156–165

Walter S, Arfel G (1972) Responses aux stimulations visuelles dans les états de coma aigu et de coma chronique. Electroencephalogr Clin Neurophysiol 32: 27–41

Weinmann H, Creutzfeldt O, Heyde G (1965) Die Entwicklung der visuellen Reizantwort bei Kindern. Arch Psychiatr Nervenkr 207: 323–341

Wilson WSB, Keyser RB (1980) Comparison of the pattern and diffuse light visual evoked responses in definite multiple sclerosis. Arch Neurol 37: 30

Woods JR, Coppes V, Brooks DE, Freeman M, Knowles PJ, Parisi V, O'Mara P, McCarty GE (1982) Measurement of visual evoked potentials in the asphyctic fetus and during neonatal survival. Am J Obstet Gynecol 143: 944

Wright JE, Arden G, Jones BR (1973) Continuous monitoring of the visually evoked response during intra-orbital surgery. Trans Ophthalmol Soc UK 93: 311

Yiannikas C, Walsh JC, McLeod JG (1983) Visual evoked potentials in the detection of subclinical optic toxic effects secondary to ethambutol. Arch Neurol 40: 645–648

Kapitel 6
Motorisch evozierte Potentiale (MEP)

R. PFISTER

Als motorisch evozierte Potentiale (MEP) bezeichnen wir Summenaktionspotentiale, die nach Stimulation des motorischen Kortex oder motorischer Bahnen des zentralen oder peripheren Nervensystems abgeleitet werden können. MEP-Ableitungen ermöglichen somit eine objektive Funktionsdiagnostik motorischer Nervenbahnen im zentralen und peripheren Nervensystem.

Die transkranielle *elektrische* Stimulation der motorischen Hirnrinde beim wachen Menschen mit Hochvoltentladungen wurde 1980 erstmals erfolgreich durchgeführt (Merton u. Morton 1980) und ermöglicht seither eine nichtinvasive elektrophysiologische Funktionsdiagnostik des pyramidalen Systems. Das Hochspannungsreizgerät erlaubt auch die nichtinvasive transkutane Stimulation motorischer Nervenwurzeln (Merton et al. 1982; Mills u. Murray 1986) sowie die nichtinvasive Stimulation der Pyramidenbahn im Bereich des Zervikalmarkes (Snooks u. Swash 1984; Mills u. Murray 1986).

Die 1985 eingeführte transkranielle Stimulation des motorischen Kortex mit kurzen *Magnetfeldimpulsen* vermeidet die lokale Schmerzhaftigkeit der elektrischen Hochvoltstimulation (Barker et al. 1985). Der Magnetstimulator erlaubt auch die transkutane Nervenwurzelstimulation sowie zusätzlich die Stimulation proximaler, tiefliegender Abschnitte peripherer Nerven (Polson et al. 1982; Smith u. Murray 1986; Ludolph et al. 1989b; Ugawa et al. 1989; Britton et al. 1990).

6.1 Indikation der MEP in der Intensivmedizin

Da die motorisch evozierten Potentiale ein noch sehr junges diagnostisches Verfahren darstellen, liegen zu vielen diagnostischen Problemstellungen noch keine umfangreichen Erfahrungen vor. Grundsätzlich umfassen die Indikationen zur MEP-Diagnostik alle Krankheitszustände, bei denen eine Schädigung zentraler oder peripherer motorischer Bahnen vorliegt oder vermutet wird. Da die Mitarbeit des Patienten nicht unbedingt erforderlich ist, ermöglichen die MEP-Ableitungen auch bei nicht kooperationsfähigen Patienten, bei denen die klinisch-neurologische Diagnostik nur eingeschränkt möglich ist, eine objektive motorische Funktionsprüfung. Tabelle 6.1 listet intensivmedizinisch relevante Erkrankungen auf, bei denen MEP hilfreich sein können.

Tabelle 6.1. Intensivmedizinisch relevante Erkrankungen und MEP

Erkrankungen des Gehirns	Intrakranielle und intrazerebrale Blutungen Hirninfarkt Schädel-Hirn-Trauma Hirntumor Encephalitis und Encephalomyelitis einschl. multiple Sklerose Metabolische und toxische Enzephalopatien
Erkrankungen des Rückenmarkes	Vaskuläre Rückenmarkserkrankungen Entzündliche Rückenmarkserkrankungen Traumatische Rückmarksläsionen Spinale Tumoren und spinale Engesyndrome Metabolische und toxische Myelopathien (z. B. funikuläre Myelose)
Erkrankungen der Nervenwurzeln und des peripheren Nerven- systems	Kompressionssyndrome der Cauda equina Radikulitiden und Radikulopathien Polyneuroradikulitis (Guillain-Barré-Syndrom) Polyneuropathien Nervenplexusläsionen Läsionen einzelner peripherer Nerven Hirnnervenläsionen (z. B. traumatisch nach Felsenbeinfrakturen)
Neurologische Systemerkrankungen	Z. B. amyotrophe Lateralsklerose
Hysterische Lähmungen	(Ausschlußdiagnostik)

6.2 Untersuchungstechniken der MEP

6.2.1 Stimulation der motorischen Hirnrinde

6.2.1.1 Elektrische Hochvoltstimulation

Der Hochvoltstimulator erzeugt kurze elektrische Reize mit hoher Spannung (bis 750 V) und hoher Anstiegssteilheit (Anstiegszeit unter 10 mcs). Für die Stimulation des kortikalen Handareals wird die Kathode über dem Vertex (C_z) angebracht, die Anode einige Zentimeter lateral davon auf einer geraden Linie zum Meatus acusticus externus über der zu stimulierenden Hemisphäre (C 3 bzw. C 4). Für die Stimulation der unteren Extremitäten bringt man die Anode am Vertex (C_z) an und die Katode etwa 7 cm rostral davon (Claus 1989).

6.2.1.2 Magnetstimulation

Der Magnetstimulator besteht aus einer flachen elektrischen Spule, in der durch eine Kondensatorentladung ein kurzer, hoher Stromfluß erzeugt werden kann. Dieser induziert ein senkrecht zur Ebene des Stromflusses verlaufendes Magnetfeld, das ins Gewebe eindringt und dort einen Strom erzeugt, der bei flach aufgelegter Spule parallel zum Strom in der Spule in umgekehrter Richtung fließt (Claus 1989; Hess

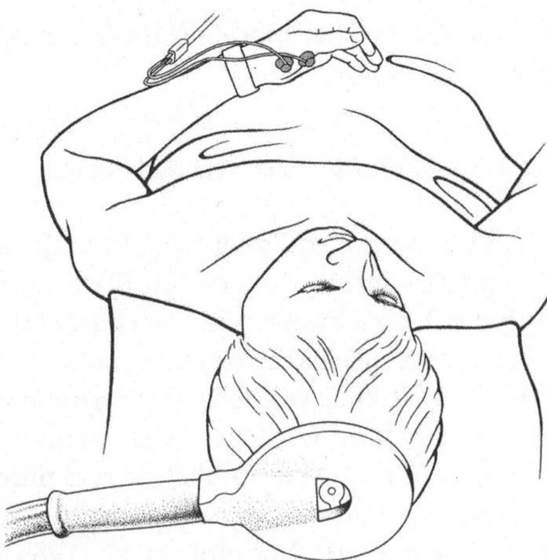

Abb. 6.1. Magnetische Kortexstimulation: Das Zentrum der flach aufgelegten Reizspule befindet sich zur Stimulation des motorischen Handareals über dem Vertex (C_z, mit Klebering markiert). Der Strom in der Spule muß zur rechtskortikalen Stimulation von oben betrachtet im Gegenuhrzeigersinn gerichtet sein. Die Ableitung vom Zielmuskel erfolgt nach der „Belly-tendon-Methode" mit aufgeklebten Oberflächenelektroden

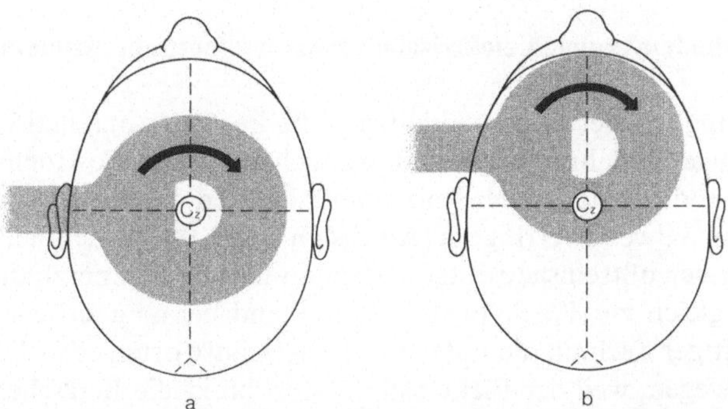

Abb. 6.2 a, b. Position der Magnetspule für die Stimulation der pyramidalmotorischen Bahnen zur oberen (**a**) und zur unteren (**b**) Extremität. Ist der Strom in der Spule von oben gesehen im Uhrzeigersinn gerichtet – schematisch durch Pfeil dargestellt – so wird überwiegend der linke motorische Kortex stimuliert, bei Stromrichtung im Gegenuhrzeigersinn der rechte motorische Kortex

1989). Gebräuchlich sind derzeit ringförmige flache Spulen mit einem Durchmesser von 6–12 cm; darauf beziehen sich die folgenden Angaben: Für die Stimulation des kortikalen Handareals wird die Spule flach auf den Kopf gelegt, und zwar so, daß sich das Zentrum der Spule über dem Vertex (C_z) befindet; für die Stimulation der linken Hemisphäre muß der Stromfluß in der Spule von oben gesehen im Uhrzeigersinn gerichtet sein, für die Stimulation der rechten Hemisphäre im Gegenuhrzeigersinn (Abb. 6.1 und 6.2a). Zur Stimulation der motorischen Rindenfelder für die unteren Extremitäten befindet sich das Spulenzentrum auf der Scheitellinie etwa 4 cm vor dem Vertex (Abb. 6.2b). Zunächst wird für den gewählten Zielmuskel die Schwellenreizstärke ermittelt, die gerade zu einer erkennbaren Reizantwort führt; für die weiteren

Stimulationen wird die Reizstärke auf der Geräteskala um etwa 20% erhöht (Claus 1989; Hess 1899; Ludolph et al. 1989a).

6.2.1.3 Fazilitation der Reizantworten

In der Routinediagnostik am kooperativen Patienten läßt man bei kortikaler Stimulation den Zielmuskel mit etwa 10% der maximalen Kraft willkürlich vorspannen; dies bewirkt eine Herabsetzung der Reizschwelle, eine Verkürzung der Latenz und eine Vergrößerung der Amplitude der Reizantworten (Claus 1989; Hess 1989). Bei bewußtseinsgetrübten Patienten ist eine willkürliche Vorinnervation nicht möglich, was bei der Auswertung der Befunde berücksichtigt werden muß (vgl. 6.3). Die kortikale magnetische Stimulation mit derzeit üblicher Technik ergibt *ohne* willkürliche Vorspannung an den unteren Extremitäten auch beim Gesunden nicht immer zuverlässige Reizantworten (Hess 1989; Ludolph et al. 1989a); dies schränkt die Aussagekraft teilweise ein. Veränderte Stimulationstechniken werden in Zukunft wahrscheinlich effektivere magnetische Reize ermöglichen (Rösler et al. 1989). Fazilitationstechniken, die keine Mitarbeit des Patienten erfordern, können wahrscheinlich die Aussagefähigkeit der MEP-Diagnostik bei bewußtseinsgetrübten und sedierten Patienten verbessern (Claus et al. 1988; Schmidt et al. 1990a; Tegenthoff 1990).

6.2.1.4 Methodenvergleich elektrische versus magnetische Stimulation

Für die Untersuchung wacher Patienten hat sich die kortikale magnetische Stimulation wegen der geringeren Schmerzhaftigkeit weitgehend gegen die Hochvoltstimulation durchgesetzt. Modifikationen der Reiztechnik können die Schmerzhaftigkeit der Hochvoltstimulation teilweise verringern (Amassian et al. 1989b; Zentner u. Neumüller 1989), und beim bewußtseinsgetrübten Patienten hat die Schmerzhaftigkeit keine Bedeutung. Im Vergleich zur Hochvoltstimulation sind bei magnetischer Kortexstimulation mit derzeitiger Technik die Latenzen der Reizantworten etwa 1,5 cm länger, wahrscheinlich deswegen, weil der Elektrostimulator direkt die Betzschen Riesenzellen reizt, der Magnetstimulator dagegen kortikale Interneurone, über welche die Betzschen Riesenzellen sekundär aktiviert werden (Mills et al. 1987; Amassian et al. 1989b; Caramia et al. 1989). Aus dem gleichen Grund können möglicherweise Medikamente, toxische Substanzen oder lokale Faktoren, wie z.B. ein Hirnödem, die Untersuchungsergebnisse nach Hochvoltstimulation und nach Magnetstimulation in unterschiedlicher Weise beeinflussen.

6.2.2 Stimulation der motorischen Nervenwurzeln

6.2.2.1 Elektrische Hochvoltstimulation

Für die Stimulation motorischer Nervenwurzeln wird die Kathode in der Mittellinie über der Wirbelsäule in Höhe der zu stimulierenden Wurzeln angebracht, die Anode ca. 5 cm oberhalb oder lateral davon (Claus 1989; Schmidt et al. 1989a). Das Stimulatorgerät ist dasselbe wie für die kortikale Stimulation.

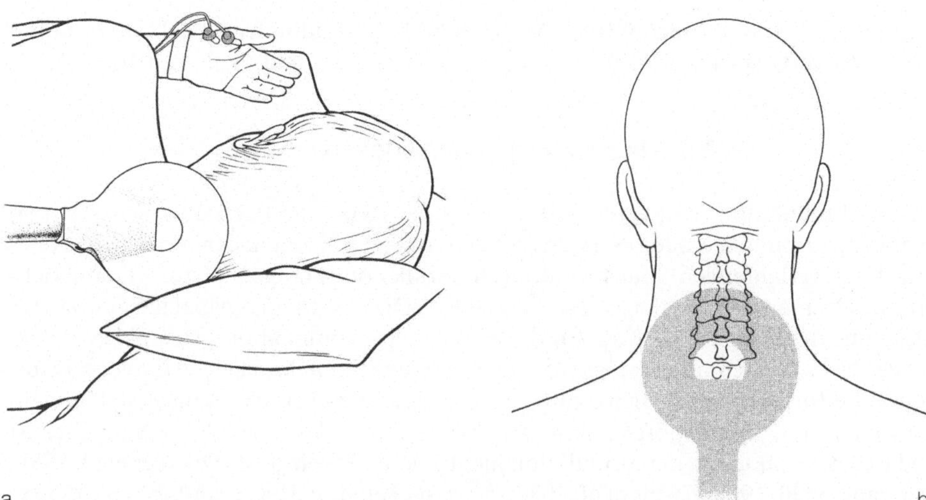

Abb. 6.3a, b. Position der Magnetspule für die Stimulation der unteren Zervikalwurzeln am liegenden Patienten. Das Zentrum der flach aufgelegten Spule liegt in der Mittellinie etwa in Höhe des Dornfortsatzes C7. Die optimale Höhe muß durch geringes Verschieben der Spule in der Mittellinie nach oben und unten für jeden Zielmuskel ermittelt werden

6.2.2.2 Magnetstimulation

Für die magneto-elektrische Wurzelstimulation wird die Reizspule flach in der Mitellinie so auf die Wirbelsäule gelegt, daß einer der beiden horizontalen Spulenabschnitte in Höhe des Austritts der stimulierten Nervenwurzel aus der Wirbelsäule liegt und der Strom in diesem Spulenabschnitt entgegengesetzt zur Austrittsrichtung der Wurzel fließt (Abb. 6.3) (Ugawa et al. 1989; Britton et al. 1990; Schmid et al. 1990b). Die Untersuchungsreizstärke liegt mindestens 20 % über der für jeden Zielmuskel bestimmten Schwellenreizstärke.

6.2.2.3 Methodenvergleich elektrische versus magnetische Stimulation

Bei der Stimulation der motorischen Wurzeln überwiegen derzeit die Vorteile der – subjektiv unangenehmeren – Hochvoltstimulation: Nur mit dem Hochvoltstimulator, nicht aber mit dem derzeitig üblichen Magnetstimulator, ist die supramaximale Stimulation der Nervenwurzeln an ihrem Austrittsort aus der Wirbelsäule möglich; zum zuverlässigen Nachweis eines proximalen inkompletten Leistungsblocks, z.B. bei der akuten Polyneuroradikulitis, ist daher nur die Hochvoltstimulation geeignet (Mills u. Murray 1985). Darüber hinaus ist derzeit nur mit dem Hochvoltstimulator zuverlässig die proximale Stimulation der Cauda equina am lumbosakralen Übergang möglich und damit die Berechnung der Leitgeschwindigkeit in der Cauda equina. Schließlich erlaubt nur der Hochvoltstimulator eine transkutane Stimulation der Pyramidenbahn selbst im Verlauf des Rückenmarkes. Die Latenzen der Reizantworten unterscheiden sich nicht und zeigen auch keine Verkürzung durch eine willkürliche Vorspannung des

Zielmuskels (Mills u. Murray 1986; Meyer et al. 1987; Ludolph et al. 1988a; Ludolph et al. 1989b; Ugawa et al. 1989; Britton et al. 1990; Schmid et al. 1990b).

6.2.3 Magnetstimulation peripherer Nerven

Für die Stimulation peripherer Nerven wird die Reizspule flach oder senkrecht so über dem zu stimulierenden Nerv angebracht, daß der Strom in den unmittelbar über dem Nerv verlaufenden Spulenwindungen parallel oder tangential zur Verlaufsrichtung des Nerven von distal nach proximal fließt. Diese Technik ergänzt die motorische Elektroneurographie (vgl. Kap. 7), da sie auch eine Stimulation proximaler, tiefliegender Nervenabschnitte ermöglicht und da sie zur Stimulation keinen direkten Hautkontakt erfordert. Bei der Bewertung der Befunde ist zu berücksichtigen, daß abhängig vom Stimulationsort oft keine supramaximale Stimulation des Nerven möglich ist und daß der exakte Ort der Stimulation nicht genau festgelegt ist (Dressler et al. 1988; Maccabee et al. 1988; Evans et al. 1988; Amassian et al. 1989a; Ludolph et al. 1989b; Meyer et al. 1989b; Olney et al. 1990).

6.2.4 Transkranielle Hirnnervenstimulation mit dem Magnetstimulator

Mit dem Magnetstimulator ist transkraniell die proximale Stimulation motorischer Hirnnerven möglich. Dazu erfolgt die Stimulation mit flach auf die Kalotte aufgelegter Reizspule mit dem Spulenzentrum etwa 3 cm hinter der Binaurikularlinie und 6 cm seitlich der Scheitellinie (Benecke et al. 1988; Schriefer et al. 1988; Meyer et al. 1989a; Rösler et al. 1989b).

6.2.5 Ableitetechnik

Die Ableitung der MEP erfolgt wie bei der motorischen Elektroneurographie (vgl. Kap. 7) nichtinvasiv, mit auf dem Zielmuskel aufgeklebten Oberflächenelektroden nach der „belly-tendon-Methode" (Abb. 6.1). Bei kortikaler Stimulation variieren Konfiguration, Latenz und Amplitude intraindividuell von Reizantwort zu Reizantwort, weshalb für jede Messung vier Einzelreize gesetzt und die kürzeste Latenz sowie die größte Amplitude gewertet werden (Claus 1989; Hess 1989). Wegen der Größe der Einzelreizantworten im 1-mV-Bereich sind Summation und Averaging überflüssig; die Untersuchungsdauer ist daher kurz. Da die Verstärkerempfindlichkeit nicht so hoch sein muß wie bei anderen elektrophysiologischen Untersuchungstechniken wie EEG, AEP und SEP, ist auch die Empfindlichkeit für elektrische Störfelder und mechanische Erschütterungen, die im intensivmedizinischen Setting unvermeidbar sind, gering.

6.2.6 Einfluß sedierender Medikamente

Benzodiazepine, Barbiturate, Fentanyl und Inhalationsnarkotika beeinträchtigen in therapeutischen Dosen die MEP nach kortikaler, elektrischer oder magnetischer Sti-

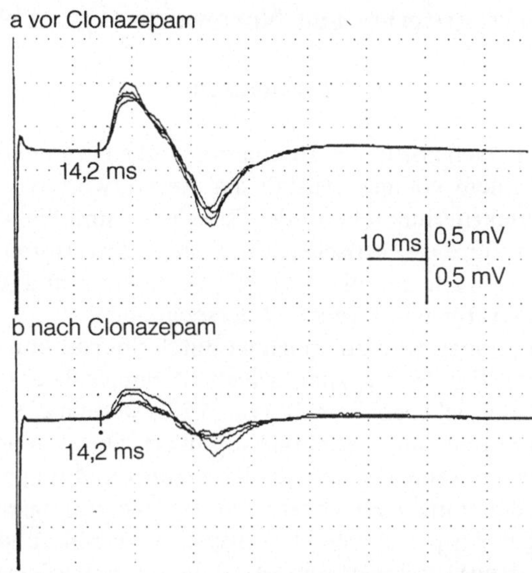

Abb. 6.4 a, b. Amplitudenminderung der MEP durch Clonazepam (Rivotril): 74jähriger Patient mit metabolisch-toxischem Hirnschaden und Myoklonien. **a** ohne Sedierung. **b** 3 min nach i. v. Gabe von 1 mg Clonazepam: Amplitudenreduktion um etwa 60 %. Kortikale Magnetstimulation mit 100 % Geräteausgangsleistung. Keine Vorinnervation. Ableitung vom M. biceps brachii links. Je vier Reizantworten superponiert

mulation. Dabei wird in erster Linie die Amplitude der Reizantworten – bis zu deren völligem Verschwinden – beeinträchtigt, weniger deren Latenz (Abb. 6.4). Das Ausmaß der Veränderungen ist dosisabhängig (Edmonds et al. 1989; Schönle et al. 1989; Zentner et al. 1989). Ob die Reizantworten nach elektrischer Kortexstimulation weniger beeinträchtigt werden als nach magnetischer Stimulation – wie theoretisch zu vermuten (vgl. 6.2.1.4) –, ist experimentell nicht geklärt.

6.2.7 Kontraindikationen

Da elektrische oder magnetische Stimuli zerebrale epileptische Foci aktivieren können (Hufnagel et al. 1990), ist die Kortexstimulation bei Epileptikern relativ kontraindiziert. Die magnetische Kortexstimulation ist darüber hinaus kontraindiziert bei Patienten mit ferromagnetischen Metallteilen im Bereich der Schädelweichteile (z. B. die früher verwendeten ferromagnetischen Metallclips bei Aneurysma-Operationen). Patienten mit Herzschrittmachern müssen von der MEP-Diagnostik ganz ausgeschlossen werden. Die elektrische oder magnetische Stimulation zervikaler Nervenwurzeln ist kontraindiziert bei Instabilität im Bereich der HWS (z. B. bei operativ noch nicht stabilisierten Frakturen und Luxationen), da die Nackenmuskulator lokal kräftig miterregt wird.

6.3 Auswertekriterien und Normwerte (vgl. Abb. 6.5)

6.3.1 Latenzen

Die Latenzen der MEP nach kortikaler Stimulation und nach spinaler Wurzelstimulation stellen – neben einem völligen Ausfall der Reizantworten – das diagnostisch zuverlässigste Auswertekriterium dar. In der Tabelle 6.2 sind die wichtigsten Normwerte aus der Literatur für die elektrische Kortex- und Wurzelstimulation angegeben, in Tabelle 6.3 die Normwerte für die magnetische Kortex- und Wurzelstimulation nach Angaben der Literatur und eigenen Untersuchungen.

Die zentrale *Überleitungszeit* wird errechnet durch Subtraktion der nach kortikaler und nach Wurzelstimulation zum selben Zielmuskel erhaltenen Latenzen (Abb. 6.5). Mit der beschriebenen Technik (vgl. 6.2.2) werden die motorischen Wurzeln im Bereich des Foramen intervertebrale stimuliert. Die Synapsenzeit im motorischen Vorderhorn des Rückenmarks und die Reizleitungszeit im proximalen Nervenwurzelabschnitt geht daher in die errechnete zentrale Überleitungszeit ein, die deshalb auch bei Erkrankungen des peripheren Nervensystems (Radikulitiden, Polyneuropathien, Mononeuropathien) verlängert sein kann; dies ist zu berücksichtigen, wenn die zentrale Überleitungszeit für die Diagnostik des pyramidalen Systems herangezogen werden soll.

Bezüglich der Unterschiede zwischen magnetischer und elektrischer Stimulation s. 6.2.1.4 und 6.2.2.3. (Literatur: Cowan et al. 1984; Hacke et al. 1987; Ludolph et al. 1987; Meyer et al. 1987; Ingram et al. 1988; Ludolph et al. 1988a, b; Caramia et al. 1989; Chu 1989; Claus et al. 1989; Ludolph et al. 1989a, b; Katz et al. 1990.)

Tabelle 6.2. Normwerte der MEP – Latenzen mit elektrischer Hochvoltstimulation [Latenzen (ms)]. (Aus Cowan et al. 1984; Hacke et al. 1987; Ludolph et al. 1987; Meyer et al. 1987; Ludolph et al. 1988a, b; Claus et al. 1989)

Ableitung	Stimulation							
	Kortex ohne Vorinnervation		Kortex mit Vorinnervation		motorische Nervenwurzel		Überleitungszeit Kortex – mot. Wurzel	
	m	m + 2,5 SD	m	m + 2,5 SD	m	m + 2,5 SD	m	m + 2,5 SD
Thenar	22,0 (max. Seitendiff. 2,0	25,2	19,5	22,0	14,0 (max. Seitendiff. 1,7)	17,7	8,0 (Kortex ohne Vorinnervation)	10,0
M. biceps brachii	12,4	15,0			5,0	6,5		
M. tibialis anterior			28,8	33,8	15,5 (Stim. bei Th 12/L 1)	19,2		
166–175 cm	28,2	30,4						
176–185 cm	30,7	36,2						
186–195 cm (Körpergröße)	32,7	36,7						

Tabelle 6.3. Normwerte der MEP – Latenzen mit Magnetstimulation [Latenzen (ms)]

Ableitung	Stimulation									
	Kortex ohne Vorinnervation		Kortex mit Vorinnervation		motorische Nervenwurzel		Überleitungszeit Kortex–Wurzel ohne kort. Vorinn.		mit kort. Vorinn.	
	m	m + 2,5 SD	m	m + 2,5 SD	m	m + 2,5 SD	m	m + 2,5 SD	m	m + 2,5 SD
Thenar	23,0	26,7 (max. Seiten- diff. 2,2)	21,0	24,2 (max. Seiten- diff. 2,0)	15,0	18,0 (max. Seiten- diff. 1,5)			7,0	9,5
Hypothenar	23,0	26,2					8,9	11,0		
155–170 cm:			19,9	21,7	12,4	14,6			7,4	9,1 (max. Seiten- diff. 2,0)
171–185 cm:			21,1	23,6	13,8	16,0				
186– cm:			20,7	23,5	14,4	16,8				
M. biceps brachii			12,1	14,7	6,2	8,1			6,0	8,2
M. tibialis anterior			28,5	33,5 (max. Seiten- dif. 3,2)					15,5	19,3
M. abductor hallucis	43,3	50,8					18,8	23,8		
155–170 cm:			38,9	42,0	24,0	26,7			15,0	17,5
171–185 cm:			41,2	45,2	24,9	28,4			16,3	19,2
186– cm:			44,2	49,3 (+2,5 bei Alter > 50)	26,8	31,8 (+2,5 bei Alter > 50)			17,3	20,0 (max. Seiten- diff. 3,0)

Latenzen zum Hypothenar und zum M. abductor hallucis sind in Abhängigkeit von der Körpergröße angegeben.
Normwerte der Latenzen zum M. abductor hallucis gelten für Personen unter 50 Jahre; bei höheren Lebensalter sind die peripheren Latenzen länger.
(Eigene Werte sowie zitiert nach Ingram et al. 1988; Hess 1989; Ludolph et al. 1989a, b; Claus et al. 1989; Caramia et al. 1989)

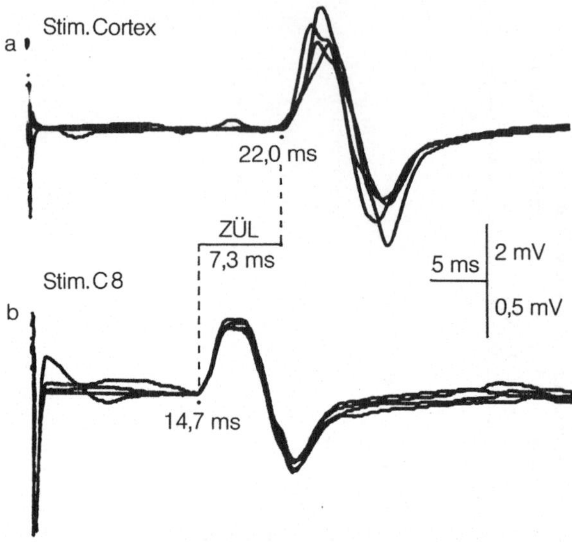

Abb. 6.5 a, b. Normalbefund. Ableitung vom M. abductor digiti minimi rechts. Körpergröße 175 cm. **a** Linkskortikale Stimulation mit 20 % oberhalb der Reizschwelle; leichte Vorinnervation. **b** Stimulation der Zervikalwurzel C8. Jeweils vier Reizantworten superponiert. Normale Latenzen und Amplituden der Reizantworten. Normale zentrale Überleitungszeit (ZÜL)

6.3.2 Schwellenreizstärken und Amplituden

6.3.2.1 Elektrische Hochvoltstimulation

Bei kortikaler Stimulation können wegen unterschiedlicher Reiztechniken und interindividueller Unterschiede keine Normwerte für die Schwellenreizstärke angegeben werden. Beim Gesunden sind mit maximaler Reizstärke in jedem Fall sowohl an den oberen, als auch an den unteren Extremitäten Antwortpotentiale abzuleiten, sowohl bei willkürlicher Vorspannung, als auch beim entspannten Muskel. Die Amplituden sind geringfügig kleiner als bei derzeit üblichen Magnetstimulationstechniken (Merton u. Morton 1980; Ludolph et al. 1987; Meyer et al. 1987; Mills et al. 1987; Caramia et al. 1989; Zentner 1989).

Bei spinaler Hochvoltstimulation können regelmäßig supramaximale Reizantworten erhalten werden, deren Amplitude infolge von Dispersionseffekten für die Handmuskulatur 50–80 %, für die Fußmuskulatur 55–75 % der Amplitude bei supramaximaler Stimulation am Hand- bzw. Sprunggelenk beträgt (Mills u. Murray 1985; Meyer et al. 1987; Hacke et al. 1987; Claus et al. 1989; Plassman u. Gandevia 1989; Britton et al. 1990).

6.3.2.2 Magnetstimulation

Mit den derzeit im Handel befindlichen Geräten liegt die Schwellenreizstärke bei kortikaler Stimulation gesunder Probanden für die entspannte Handmuskulatur bei etwa 60% der Geräteskala, für die entspannte Fußmuskulatur bei etwa 70%. Bei leichter Vorinnervation sind die Reizschwellen etwa 10% niedriger. Die interindividuellen Unterschiede sind groß. Bei entspanntem Zielmuskel ist eine fehlende Reizantwort an den unteren Extremitäten nicht immer pathologisch. Bei kortikaler magnetischer Stimulation und Ableitung vom leicht vorinnervierten M. abductor digiti minimi sind Antwortpotentiale pathologisch, die niedriger sind als 15% der Amplitude bei supramaximaler Elektrostimulation am Handgelenk (Hess et al. 1987a, b; Meyer et al. 1987; Mills et al. 1987; Caramia et al. 1989; Claus et al. 1989; Ludolph et al. 1989a).

Bei magnetischer Wurzelstimulation sind Reizschwellen und Amplituden interindividuell sehr variabel. Das Fehlen von Reizantworten ist jedoch, außer bei sehr adipösen Personen, immer als pathologisch anzusehen. Die supramaximale Stimulation der motorischen Nervenwurzeln mit dem Magnetstimulator ist nicht möglich (Ludolph et al. 1989b; Ugawa et al. 1989; Britton et al. 1990; Schmid et al. 1990b).

6.4 MEP-Befunde bei intensivmedizinisch relevanten Krankheiten und Syndromen

Die MEP-Methode stellt eine diagnostische Hilfe beim Nachweis und bei der Lokalisation zentraler und peripherer Läsionen der motorischen Leitungsbahnen dar. Dabei hängt das Ausmaß der MEP-Veränderungen eher vom Schweregrad der Paresen und weniger von der Art der Erkrankung ab, d.h. die Befunde erlauben meist keine ätiologische Differenzierung.

6.4.1 Läsionen der Großhirnhemisphären

Großhirnhemisphärenläsionen, sofern sie das pyramidale System betreffen, führen oft zum Verschwinden bzw. zu einer Amplitudenreduktion und/oder Latenzverlängerung der durch Stimulation der betroffenen Hemisphäre evozierten MEP (Ugawa et al. 1988; Macdonell et al. 1989); die Reizantworten nach radikulärer Stimulation sind normal (Abb. 6.6). Bei unkooperativen oder bewußtseinsgetrübten Patienten können die MEP dazu beitragen, einseitige Hemisphärenläsionen zu objektivieren (Tegenthoff et al. 1990). „Falsch-negative" Befunde sind aber – auch nach eigenen Erfahrungen – nicht selten (Meyer u. Zentner 1990).

6.4.2 Hirnstammläsionen

Je nach Lokalisation und Ausmaß der Schädigung entsprechen die MEP-Befunde bei Hirnstammläsionen denen bei Hemisphärenläsionen. Da Hirnstammprozesse oft zu einer bilateralen Pyramidenbahnschädigung führen, sind in diesen Fällen bei kortikaler Stimulation pathologische Reizantworten auf beiden Seiten zu erwarten.

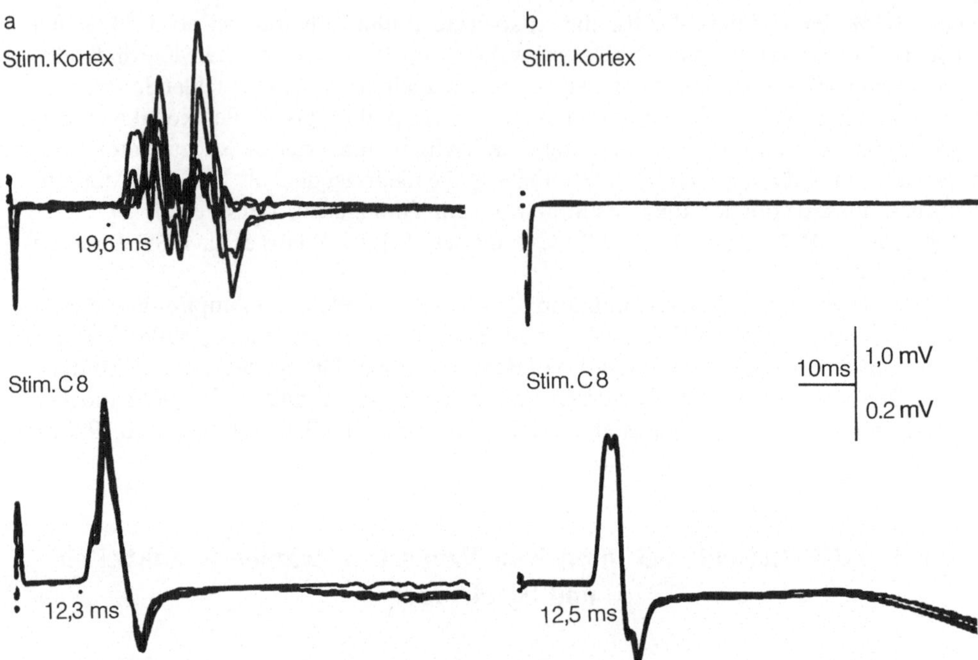

Abb. 6.6 a, b. Zerebrale Massenblutung im Stammganglienbereich links mit Hemiplegie rechts und motorischer Aphasie. **a** Ableitung vom M. abductor digiti minimi links: Normale Reizantworten sowohl bei kortikaler Stimulation (100% Ausgangsleistung; ohne Vorinnervation), als auch bei Stimulation der Wurzel C8; normale zentrale Überleitungszeit. **b** Ableitung vom M. abductor digiti minimi rechts: Fehlende Reizantwort bei kortikaler Stimulation (100% Ausgangsleistung); normale Reizantwort bei Stimulation der Wurzel C8

6.4.3 Spinale Querschnittssyndrome

Akute und chronische Querschnittssyndrome mit Einbeziehung der Pyramidenbahn führen je nach Ausmaß der Schädigung zum ein- oder beidseitigen Ausfall bzw. zur ein- oder beidseitigen Amplitudenminderung und/oder Latenzverlängerung der kortikal evozierten MEP (Thompson et al. 1987). Die zentrale Überleitungszeit kann massiv verlängert sein, die Stimulation motorischer Nervenwurzeln kaudal des Läsionsortes ergibt einen normalen Befund.

Die Abb. 6.7 zeigt die MEP nach Kortexstimulation eines Patienten mit traumatischer Querschnittsläsion im mittleren Halsmark. Die Ableitung an verschiedenen Muskeln erlaubt eine Höhenlokalisation der Schädigung.

In der Wirbelsäulen- und Rückenmarkschirurgie bewähren sich die MEP neben den SEP im operativen Monitoring (Boyd et al. 1986; Edmonds et al. 1989; Zentner 1989).

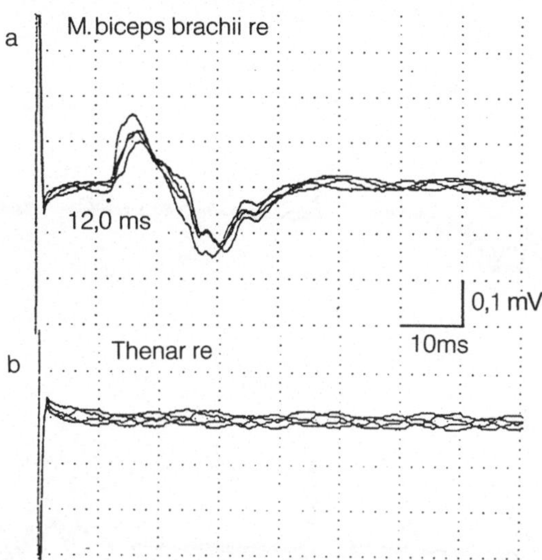

Abb. 6.7 a, b. Traumatischer Querschnitt im mittleren Halsmark. **a** Vom M. biceps brachii (Myotom C6) ist nach kortikaler Stimulation ein Antwortpotential mit normaler Latenz ableitbar. **b** Vom Thenar ist bei kortikaler Stimulation kein Antwortpotential abzuleiten. In beiden Fällen kortikale Stimulation mit 100% Geräteausgangsleistung ohne Vorinnervation. Jeweils vier Reizantworten superponiert. Keine zervikale Stimulation durchgeführt, da bei nichtstabilisierter Luxationsfraktur kontraindiziert

6.4.4 Polyneuroradikulitis

Die motorische Wurzelstimulation erlaubt die Funktionsdiagnostik der Nervenwurzeln und proximalen Nervenabschnitte, die bei der akuten Polyneuroradikulitis isoliert oder bevorzugt betroffen sein können und der konventionellen elektroneurographischen Diagnostik teilweise schwer zugänglich sind (Ludolph et al. 1988 b; Ugawa et al. 1989; Britton et al. 1990). Reine proximale Leitungsblocks ohne Leitungsverzögerung, wie sie in der Frühphase der Erkrankung auftreten können, sind bisher nur mit der elektrischen Hochvoltstimulation, nicht mit der Magnetstimulation der motorischen Wurzeln nachweisbar (vgl. 6.2.2.3).

Die Abb. 6.8 zeigt einen typischen Befund: Die Reizantworten nach Wurzelstimulation sind verspätet, amplitudengemindert und oft aufgesplittert. Die zentrale Überleitungszeit zu Muskeln der oberen Extremitäten kann leicht verlängert sein, zu Muskeln der unteren Extremitäten ist sie regelmäßig verlängert; dies ist Folge der Reizleitungsverzögerung im proximalen Abschnitt der zervikalen Vorderwurzel bzw. in der Cauda equina (vgl. 6.3.1).

6.4.5 Umschriebene periphere Nervenläsionen

Die Magnetstimulation erlaubt die transkranielle Stimulation motorischer Hirnnerven (motorischer Ast des N. trigeminus, N. facialis, N. hypoglossus) in ihrem intrakraniellen, proximalen Abschnitt. Damit ist – unabhängig von Bewußtseinslage und

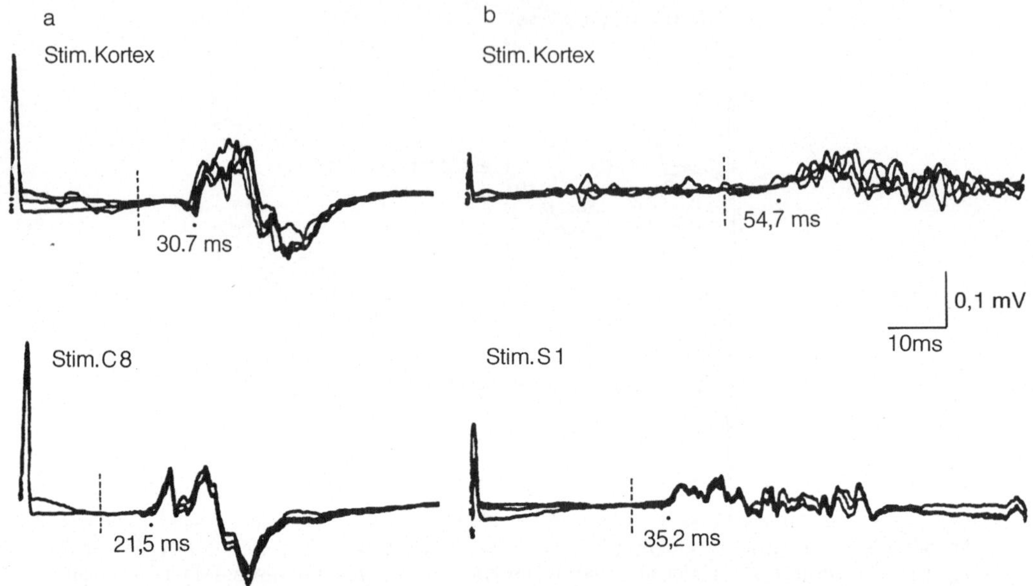

Abb. 6.8 a, b. Akute Polyneuroradikulitis Guillain-Barré. **a** Ableitung vom M. abductor digiti minimi rechts, oben bei kortikaler Stimulation, unten bei Wurzelstimulation. **b** Ableitung vom M. abductor hallucis, oben bei kortikaler Stimulation, unten bei Wurzelstimulation. Sowohl die peripheren Latenzen bei Wurzelstimulation als auch die Gesamtlatenzen bei Kortexstimulation sind deutlich verlängert; obere Normgrenzen (m + 2,5 SD) sind durch gepunktete Linien angegeben. Verlängerte und pathologisch aufgesplitterte Reizantworten. Zentrale Überleitungszeiten mit 9,2 ms **(a)** bzw. 19,5 ms **(b)** jeweils leicht verlängert (Erklärung im Text). 51jähriger Patient. Körpergröße 180 cm. Untersuchung am 14. Krankheitstag. Bei kortikaler Stimulation leichte Vorinnervation. Stimulation jeweils mit 20% oberhalb der Schwellenreizstärke. Bei kortikaler Stimulation je vier, bei Wurzelstimulation je drei Reizantworten superponiert.

Kooperation – eine rasche Objektivierung von Schäden dieser Nerven, z. B. im Rahmen von Schädelbasisfrakturen, möglich (Jaspert et al. 1990).

Bei Verletzungen peripherer Nerven, z. B. im Rahmen von Polytraumen, erweitert die Magnetstimulation die Möglichkeiten der motorischen Neurographie, da auch proximale Nervenabschnitte und Nervenwurzeln stimuliert werden können und da für die Stimulation kein Hautkontakt nötig ist.

Die Magnetstimulation des N. phrenicus erlaubt eine einfache und seitengetrennte Funktionsdiagnostik dieses Nerven und der Zwerchfellmuskulatur (Similowski et al. 1989).

6.4.6 Hysterische Lähmungen

Beim Vorliegen schwerer Monoparesen, Hemiparesen, Paraparesen oder Tetraparesen machen normale Befunde der MEP eine funktionelle, hysterische Genese sehr wahrscheinlich (Meyer et al. 1990).

6.5 Prognostische Wertigkeit der MEP

Bei komatösen Patienten nach Schädel-Hirn-Traumen oder mit metabolisch-toxischen Hirnschäden erlauben die MEP im Gegensatz zu den SEP und AEP (vgl. Abschn. 3.5 und 4.5) bisher keine zuverlässigen prognostischen Aussagen (Zentner u. Ebner 1988a; Tegenthoff 1990). Beim Schlaganfall erlauben die MEP in der Initialphase eine Abschätzung der Erholungsfähigkeit der motorischen Funktionen (Macdonell et al. 1989; Dominkus et al. 1990).

Über die prognostische Wertigkeit der MEP-Befunde bei Querschnittssyndromen liegen noch wenig detaillierte Erfahrungen vor.

Literatur

Amassian VE, Cracco RQ, Maccabee PJ (1989a) Focal stimulation of human cerebral cortex with the magnetic coil: A comparison with electrical stimulation. Electroencephalogr Clin Neurophysiol 74: 401–416

Amassian VE, Maccabee PJ, Cracco RQ (1989b) Focal stimulation of human peripheral nerve with the magnetic coil: A comparison with electrical stimulation. Exp Neurol 103: 282–289

Barker AT, Jalinous R, Freeston IL (1985) Non-invasive magnetic stimulation of the human motor cortex. Lancet I: 1106–1107

Benecke R, Meyer BU, Schönle P, Conrad B (1988) Transcranial magnetic stimulation of the human brain: responses in muscles supplied by cranial nerves. Exp Brain Res 71: 623–632

Boyd SG, Rothwell JC, Cowan JMA, Webb PJ, Morley T, Asselman P, Marsden CD (1986) A method of monitoring function in corticospinal pathways during scoliosis surgery with a note on motor conduction velocities. J Neurol Neurosurg Psychiatry 49: 251–257

Britton TC, Meyer BU, Herdmann J, Benecke R (1990) Clinical use of the magnetic stimulation in the investigation of peripheral conduction time. Muscle Nerve 13: 396–406

Caramia MD, Pardal AM, Zarola F, Rossini PM (1989) Electric vs magnetic transcranial stimulation of the brain in healthy humans: a comparative study of central motor tracts 'conductivity' and 'excitability'. Brain Res 479: 98–104

Chu NS (1989) Motor evoked potentials with magnetic stimulation: correlations with height. Electroencephalogr Clin Neurophysiol 74: 481–485

Claus D (1989) Die transkranielle motorische Stimulation. G. Fischer, Stuttgart

Claus D, Mills KR, Murray NMF (1988) Facilitation of muscle responses to magnetic brain stimulation by mechanical stimuli in man. Exp Brain Res 71: 273–278

Claus D, Brenner PM, Flügel D (1989) Die Untersuchung der zentralen motorischen Leistungszeit zur unteren Extremität; Normalbefunde und methodische Anmerkungen. Z EEG EMG 20: 165–170

Cowan JMA, Rothwell JC, Dick JPR, Thompson PD, Day BL, Marsden CD (1984) Abnormalities in central motor pathway conduction in multiple sclerosis. Lancet I: 304–307

Dominkus M, Grisold W, Jelinek V (1990) Transcranial electrical motor evoked potentials as a prognostic indicator for motor recovery in stroke. J Neurol Neurosurg Psychiatry 53: 745–748

Dressler D, Benecke R, Meyer BU, Conrad B (1988) Die Rolle der Magnetstimulation in der Diagnostik des peripheren Nervensystems. Z EEG EMG 19: 260–263

Edmonds HL, Paloheimo MPH, Backman MH, Johnson JR, Holt RT, Shields CB (1989) Transcranial magnetic motor evoked potentials (tcMMEP) for functional monitoring of motor pathways during scoliosis surgery. Spine 14: 683–686

Eisen AA, Shtybel W (1990) AAEM Minimonograph 35: Clinical experience with transcranial magnetic stimulation. Muscle Nerve 13: 995–1011

Evans BA, Litchy WJ, Daube JR (1988) The utility of magnetic stimulation for routine peripheral nerve conduction studies. Muscle Nerve 11: 1074–1078

Hacke W, Buchner H, Schnippering H, Karsten C (1987) Motorische Potentiale nach spinaler und transkranieller Stimulation: Normalwerte für die Ableitung ohne willkürliche Vorinnervation. Z EEG EMG 18: 173–178

Haghighi SS, Oro JJ (1989) Effects of hypovolemic hypotensive shock on somatosensory and motor evoked potentials. Neurosurgery 24: 246–252

Hess CW (1989) Die mittels Kortexreizung motorisch evozierten Potentiale (MEP). In: Stöhr M, Dichgans J, Diener HC, Büttner UW. Evozierte Potentiale, 2. Aufl. Springer, Berlin Heidelberg New York Tokyo, S 589–624

Hess CW, Mills KR, Murray NMF (1987a) Responses in small hand muscles from magnetic stimulation of the brain. J Physiol 388: 397–419

Hess CW, Mills KR, Murray NMF, Schriefer TN (1987b) Magnetic brain stimulation: Central motor conduction studies in multiple sclerosis. Ann Neurol 22: 744–752

Hufnagel A, Elger CE, Durwen HF, Böker DK, Entzian W (1990) Activation of the epileptic focus by transcranial magnetic stimulation of the human brain. Ann Neurol 27: 49–60

Ingram DA, Thompson AJ, Swash M (1988) Central motor conduction in multiple sclerosis: Evaluation of abnormalities revealed by transcutaneous magnetic stimulation of the brain. J Neurol Neurosurg Psychiatry 51: 487–494

Jaspert A, Kotterba S, Tegenthoff M, Malin JP (1990) Untersuchung von Hirnnervenfunktionen mittels transkranieller Magnetstimulation bei Schädel-Hirn-Verletzten. Z EEG EMG 21: 190

Katz RT, VandenBerg C, Weinberger D, Cadwell J (1990) Magnetoelectric stimulation of human motor cortex: Normal values and potential safety issues in spinal cord injury. Arch Phys Med Rehabil 71: 597–600

Ludolph AC, Elger CE, Gössling JH, Hugon J (1987) Methodik und Normalwerte für die Ableitung evozierter motorischer Potentiale nach transkranieller Stimulation beim Menschen. Z EEG EMG 18: 32–35

Ludolph AC, Spille M, Masur H, Elger CE (1988a) Methodik und Normalwerte für die Ableitung von evozierten Muskelpotentialen nach Stimulation über den motorischen Wurzeln. Z EEG EMG 19: 71–74

Ludolph AC, Spille M, Masur H, Elger CE (1988b) Befunde im peripher-motorischen System nach Stimulation der motorischen Wurzeln: Polyradikulitis, amyotrophe Lateralsklerose und Polyneuropathie. Z EEG EMG 19: 255–259

Ludolph AC, Wenning G, Masur H, Füratsch N, Elger CE (1989a) Die elektromagnetische Stimulation des Nervensystems. I: Normwerte im zentralen Nervensystem und Vergleich mit der elektrischen Stimulation. Z EEG EMG 20: 153–158

Ludolph AC, Diekämper S, Masur H, Elger CE (1989b) Die elektromagnetische Stimulation des Nervensystems. II: Normalwerte im peripheren Nervensystem und Vergleich mit elektrischen Stimulationsmethoden. Z EEG EMG 20: 159–164

Maccabee PJ, Amassian VE, Cracco RQ, Cadwell JA (1988) An analysis of peripheral motor nerve stimulation in humans using the magnetic coil. Electroencephalogr Clin Neurophysiol 70: 524–533

Macdonell RAL, Donnan GA, Bladin PF (1989) A comparison of somatosensory evoked and motor evoked potentials in stroke. Ann Neurol 25: 68–73

Merton PA, Morton HB (1980) Stimulation of the cerebral cortex in the intact human subject. Nature 285: 227

Merton PA, Morton HB, Hill DK, Marsden CD (1982) Scope of a technique for electrical stimulation of human brain, spinal cord and muscle. Lancet II: 597–600

Meyer B, Zentner J (1990) Motorisch evozierte Potentiale nach elektrischer und magnetoelektrischer Stimulation. Wertigkeit und Vergleich beider Methoden Z EEG EMG 21: 247–252

Meyer BU, Benecke R, Göhmann M, Zipper S, Conrad B (1987) Möglichkeiten und Grenzen der Bestimmung zentraler motorischer Leistungszeiten beim Menschen. Z EEG EMG 18: 165–172

Meyer BU, Britton TC, Benecke R (1989a) Investigation of unilateral facial weakness: magnetic stimulation of the proximal facial nerve and of the face-associated motor cortex. J Neurol 236: 102–107

Meyer BU, Britton TC, Benecke R (1989b) Diagnostic use of magnetic nerve stimulator. Muscle Nerve 12: 953

Meyer BU, Benecke R, Conrad B (1990) Der Einsatz der magneto-elektrischen Kortex- und Nervenreizung in der Diagnostik psychogener Lähmungen.

Mills KR, Murray NMF (1985) Proximal conduction block in early Guillain-Barré syndrome. Lancet II: 659

Mills KR, Murray NMF (1986) Electrical stimulation over the human vertebral column: Which neural elements are excited? Electroencephalogr Clin Neurophysiol 63: 582–589

Mills KR, Murray NMF, Hess CW (1987) Magnetic and electrical transcranial brain stimulation: physiological mechanisms and clinical applications. Neurosurgery 20: 164–168

Olney RK, So YT, Goodin DS, Aminoff MJ (1990) A comparison of magnetic and electrical stimulation of peripheral nerves. Muscle Nerve 13: 957–963

Plassman BL, Gandevia SC (1989) High voltage stimulation over the human spinal cord: sources of latency variation. J Neurol Neurosurg Psychiatry 52: 213–217

Polson MJR, Barker AT, Freeston IL (1982) Stimulation of nerve trunks with time varying magnetic fields. Med Biol Eng Comput 20: 243–244

Rösler KM, Hess CW, Heckmann R, Ludin HP (1989a) Significance of shape and size of the stimulating coil in magnetic stimulation of the human motor cortex. Neurosci Lett 100: 347–352

Rösler KM, Hess CW, Schmid UD (1989b) Investigation of facial motor pathways by electrical and magnetic stimulation: sites and mechanisms of excitation. J Neurol Neurosurg Psychiatry 52: 1149–1156

Schmid UD, Hess CW, Ludin HP (1989a) Methodik der elektrischen zervikalen motorischen Wurzelreizung: Einfluß der Reizparameter und Normwerte. Z EEG EMG 20: 39–49

Schmid UD, Walker G, Hess CW (1989b) Zervikale Wurzelstimulation mit Magnetimpulsen und elektrischen Reizen: Vergleich der Methoden und Normalwerte. Z EEG EMG 20: 221

Schmid UD, Date M, Sigron J, Hess CW (1990) Fazilitierung von Muskelantworten nach transkranieller Magnetstimulation durch afferente elektrische Reizsalven. Z EEG EMG 21: 188

Schmid UD, Walker G, Hess CW, Schmid J (1990b) Magnetic and electrical stimulation of cervical motor roots: technique, site and mechanisms of excitation. J Neurol Neurosurg Psychiatry 53: 770–777

Schönle PW, Isenberg C, Crozier TA, Dressler D, Machetanz J, Conrad B (1989) Changes of transcranial evoked motor responses in man by midazolam, a short acting benzodiazepine. Neurosci Lett 101: 321–324

Schriefer TN, Mills KR, Murray NMF, Hess CW (1988) Evaluation of proximal facial nerve conduction by transcranial magnetic stimulation. J Neurol Neurosurg Psychiatry 51: 60–66

Similowski T, Fleury B, Launois S, Cathala HP, Bouche P, Derenne JP (1989) Cervical magnetic stimulation: a new painless method for bilateral phrenic nerve stimulation in conscious humans. J Appl Physiol 67: 1311–1318

Smith SJM, Murray NMF (1986) Electrical and magnetic stimulation of lower limb nerves and roots. Muscle Nerve 9: 652–653

Snooks SJ, Swash M (1984) Motor concuction velocity in the human spinal cord. J Physiol 360: 50P

Tegenthoff M, Jaspert A, Kotterba S, Faig J (1990) Klinische Bedeutung motorisch evozierter Potentiale bei komatösen Patienten.

Thompson PD, Dick JPR, Asselman P, Griffin GB, Day BL, Rothwell JC, Sheehy MP, Marsden CD (1987) Examination of motor function in lesions of the spinal cord by stimulation of the motor cortex. Ann Neurol 21: 389–396

Ugawa Y, Shimpo T, Mannen T (1988) Central motor conduction in cerebrovascular disease and motor neuron disease. Acta Neurol Scand 78: 297–306

Ugawa Y, Rothwell JC, Day BL, Thompson PD, Marsden CD (1989) Magnetic stimulation over the spinal enlargements. J Neurol Neurosurg Psychiatry 52: 1025–32

Zentner J (1989) Noninvasive motor evoked potential monitoring during neurosurgical operations on the spinal cord. Neurosurgery 24: 709–712

Zentner J, Ebner A (1988a) Prognostic value of somatosensory and motor evoked potentials in patients with a non-traumatic coma. Eur Arch Psychiatr Neurol Sci 237: 184–187

Zentner J, Ebner A (1988 b) Somatosensibel und motorisch evozierte Potentiale bei der prognostischen Beurteilung traumatisch und nichttraumatisch komatöser Patienten. Z EEG EMG 19: 267–271
Zentner J, Neumüller H (1989) Modified impulse diminishes discomfort of transcranial electrical stimulation of the motor cortex. Electromyogr Clin Neurophysiol 29: 93–97
Zentner J, Kiss I, Ebner A (1989) Influence of anaesthetics – nitrous oxide in particular – on electromyographic response evoked by transcranial electrical stimulation of the cortex. Neurosurgery 24: 253–256

Kapitel 7
Neurophysiologische Methoden
in der Hirntoddiagnostik *

M. Stöhr, B. Sommer-Edlinger, H. Kroiss, K. Pfadenhauer und
B. Riffel

7.1 Definition des Hirntodes und klinische Diagnostik

Im Gehirn sind sowohl die Persönlichkeit des Menschen als auch die Gesamtheit der
nervalen und humoralen Steuerungsvorgänge repräsentiert. Damit ist sowohl unsere
spezifisch menschliche, als auch unsere biologische Existenz absolut an die funktionelle Integrität des Gehirns gebunden. Hieraus begründet sich in logisch
nachvollziehbarer Weise die Gleichsetzung des Hirntodes mit dem Individualtod. *Der
Partialtod des Gehirns ist gleichbedeutend mit dem Tod des Individuums.* Entscheidend
ist dabei ein irreversibler Funktionsausfall des *gesamten* Gehirns. Ein isolierter Ausfall des Großhirns – z. B. nach einem hypoxischen Hirnschaden – bedeutet zwar die
Auslöschung der Persönlichkeit, ist aber durchaus mit dem Überleben vereinbar,
solange die Funktion des Hirnstamms mit seinen vegetativen Zentren erhalten bleibt
(„persistant vegetative state"). Begriffe wie „cerebral death" oder „neocortical death"
sind somit irreführend und daher zu vermeiden (Abb. 7.1). Schwieriger zu beurteilen
ist der unter dem Begriff „brainstem death" gemeinte Sachverhalt einer irreversiblen
Zerstörung des Hirnstamms mit – partiell – erhaltener Großhirntätigkeit (sichtbar
z. B. in EEG-Aktivität oder erhaltenen visuell evozierten Potentialen). Hier gilt, daß
durch den Ausfall der aufsteigenden aktivierenden Formatio reticularis bewußtes
Erleben und Agieren unmöglich sind und zudem Atemstillstand und binnen kurzem
Kreislaufzusammenbruch resultieren, so daß hier nicht wie beim „cerebral death" ein
Weiterleben im vegetativen Zustand möglich ist. Dennoch empfiehlt es sich aus Gründen der Praktikabilität und Sicherheit der Hirntoddiagnostik einen solchen Zustand
nicht mit dem Tod des Individuums gleichzusetzen, sondern hierfür den irreversiblen
Funktionsausfall aller Anteile des Gehirns zu fordern, wie dies auch in allen wichtigen
Kommissionsempfehlungen geschieht (Guidelines for the determination of death
1981; Kriterien des Hirntodes 1986). Man kann somit den *Hirntod* definieren *als* einen
irreversiblen Funktionsausfall des gesamten Gehirns im Gefolge einer primären oder
sekundären Hirnschädigung. Dies bedeutet zugleich einen Ausfall der Atmung und
einen innerhalb Tagen erfolgenden Zusammenbruch der Herz-Kreislauf-Funktion
und der inneren Homöostase. Ein Überleben des Individuums ist ausgeschlossen und
die vegetativen Funktionen erlöschen selbst mit intensivmedizinischer Hilfe innerhalb
einiger Tage.

---

* Mit Unterstützung der DFG (Sto 117/5-4)

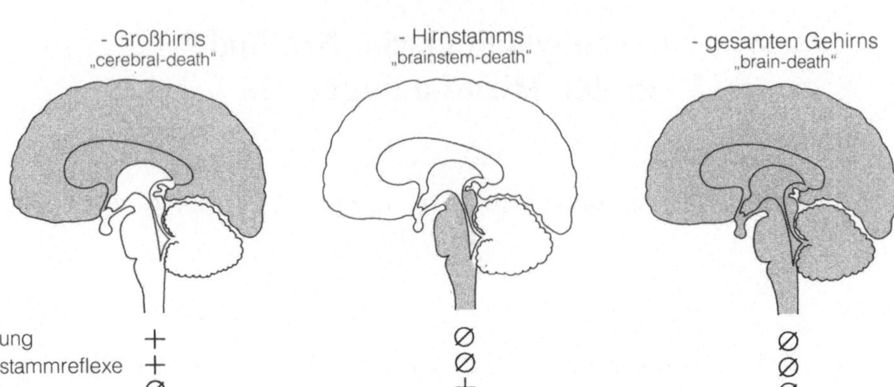

Abb. 7.1. Irreversibler Funktionsausfall des Großhirns (*„cerebral death"*), des Hirnstamms (*„brainstem-death"*), sowie des gesamten Gehirns. Nur die letztgenannte Möglichkeit rechtfertigt die Diagnose des *Hirntodes* (*brain-death*)

Aus verschiedenen Gründen *sollte der eingetretene Hirntod so rasch als möglich festgestellt werden:*

1. Die Zahl der Beatmungsplätze ist in den meisten Kliniken begrenzt. Es ist medizinisch unsinnig und sozial unverantwortlich, einen Hirntoten weiterzubeatmen und einem anderen Patienten mit Überlebenschancen diesen Beatmungsplatz vorzuenthalten.

2. Nach Eintritt des Hirntodes erscheint es als eine unnötige Verlängerung der psychischen Belastung von Angehörigen und Pflegepersonal, wenn der Eindruck entsteht, als bestünde noch eine gewisse Hoffnung auf eine Besserung des Zustandes. Für alle Beteiligten ist dann die sofortige konsequente Einstellung aller Behandlungsmaßnahmen besser als das Andauern der quälenden Ungewißheit und das Fortführen sinnlos gewordener Maßnahmen.

3. Unter sozialmedizinischen Aspekten erscheint die äußerst kostspielige Weiterführung der Intensivtherapie nach dem Eintritt des Hirntodes nicht vertretbar, da die dem Gesundheitswesen zur Verfügung stehenden Mittel nicht in dieser Weise verschleudert werden dürfen.

4. Der Hirntote kommt unter bestimmten Umständen als Organspender in Betracht. Die Organspende kann aber nicht beliebig hinausgezögert werden, sondern sollte so rasch als möglich nach eingetretenem Hirntod erfolgen, weil die potentiellen Spenderorgane durch die dem Hirntod folgenden metabolischen und Kreislaufänderungen sowie durch die eingesetzten Medikamente eine Schädigung erfahren und für die Transplantation unbrauchbar werden können.

Aus den genannten Gründen sollte die Diagnose des eingetretenen Hirntodes rasch erfolgen, wobei dies aber selbstverständlich nicht auf Kosten der Sicherheit dieser Diagnose geschehen darf. Um die nötige *Sicherheit* zu gewährleisten, sind in etlichen Ländern Kommissionsempfehlungen erarbeitet worden, mit deren Hilfe die Feststellung des Hirntodes so durchgeführt werden kann, daß sich jeder vernünftige Zweifel an dessen Richtigkeit verbietet (Kriterien des Hirntodes 1986).

Bevor überhaupt eine Untersuchung auf das etwaige Vorliegen des Hirntodes erfolgt, müssen bestimmte *Voraussetzungen* erfüllt sein: Aufgrund von Anamnese, klinischer und apparativer Diagnostik muß die Ursache der vorliegenden Hirnschädigung klar festgestellt und – sofern sich ein vernünftiger Therapieansatz ergibt – ausreichend behandelt worden sein. Kommt es trotzdem zur fortlaufenden Verschlechterung und schließlich zur Ausbildung eines reaktionslosen Komas mit Hirnstammareflexie, erfolgt zunächst eine standardisierte körperliche Untersuchung, die sich auf folgende Bereiche erstreckt:

1. Durch Verhaltensbeobachtung ist sicherzustellen, daß der Patient *keine an das Gehirn gebundene motorische Aktivität* aufweist, und zwar weder spontan, noch auf maximale, im Gesicht applizierte Schmerzreize. Augenbewegungen, Grimassieren, Singultus, Streckkrämpfe oder epileptische Anfälle schließen die Diagnose des Hirntodes aus. Die Auslösbarkeit spinaler Reflexaktivität ist dagegen auch im Hirntod öfters gegeben und reicht vom Vorhandensein der Muskeldehnungsreflexe über reizinduzierte Beuge- und Streckbewegungen von Extremitäten bis hin zu komplexeren Bewegungsmustern, durch die man sich nicht verunsichern lassen darf.

2. Zum Nachweis der *Hirnstammareflexie* ist eine Serie von Prüfungen erforderlich, wobei man am besten von den kranialen zu den kaudalen Hirnnerven fortschreitet.

   Durch Prüfung mit einer lichtstarken Taschenlampe ist zunächst der Ausfall der Lichtreaktion der Pupillen nachzuweisen, wobei diese mindestens mittelweit sein müssen. Sehr bewährt hat sich dabei die Prüfung mittels der Frenzel-Brille, unter der auch minimale Pupillenverengungen noch erkannt werden können. Auf einen nur vorgetäuschten Ausfall des Pupillen-Lichtreflexes durch Mydriatika oder parenterale Atropingabe muß geachtet werden. Die Prüfung des Kornealreflexes erfolgt in der auch sonst üblichen Weise. Ein Ausfall des okulokephalen Reflexes liegt vor, wenn die Bulbi während und nach rascher Kopfwendung zur rechten und linken Seite fixiert bleiben. Der Verlust der kalorischen Erregbarkeit des Vestibularorgans wird geprüft mittels einer Spülung jeden Gehörgangs mit Eiswasser über 1 min, nachdem eine Obstruktion der Gehörgänge ausgeschlossen und der Kopf um 30° flektiert wurde. Der vestibulo-okuläre Reflex ist ausgefallen, wenn unter diesen Bedingungen kein Nystagmus und keine tonische Bewegung eines oder beider Augen zu provozieren ist. Der über die kaudalen Hirnnerven via Medulla oblongata verlaufende Husten- und Würgreflex wird bei jedem Absaugen des Rachenraums bzw. der Trachea überprüft; im Hirntod zeigt sich eine Reaktionslosigkeit gegenüber diesen Manipulationen.

3. Sind die Ergebnisse der o. g. Prüfungen mit dem Vorliegen des Hirntodes vereinbar, schließt sich als letzte klinische Prüfung der *Apnoetest* an.

   Um einen passageren Atemstillstand nach Hyperventilation mit entsprechend niedrigem pCO_2 von einer irreversiblen Apnoe zu unterscheiden, muß bei der Durchführung des Apnoetests ein pCO_2-Spiegel erreicht werden, der eine maximale Stimulation der Atemzentren garantiert. Als ausreichend gilt ein pCO_2 von 50 mmHg (Pallis 1983) bzw. von 60 mmHg (Guidelines for the determination of death 1981). Um diesen Wert zu erreichen, sollte vor Beginn der 10minütigen Apnoephase bereits ein ausreichend hoher pCO_2 vorliegen – möglichst um 40 mmHg –, da der Anstieg pro Minute nach van Donsellar et al. (1986) nur etwa 2 mmHg beträgt. Es empfiehlt sich daher vor Beginn des Apnoetests eine Beatmung mit 95% O_2 und 5% CO_2 durchzuführen, bis der genannte Ausgangswert von etwa 40 mmHg erreicht ist. Während der 10minütigen Apnoephase werden über einen Endotrachealtubus 6 l O_2/min zugeführt, um eine organschädigende Hypoxie zu vermeiden. Kommt es unter den genannten Bedingungen zu keiner Wiederaufnahme der Atemtätigkeit, kann das Vorliegen des Atemstillstands festgestellt werden.

Nach den Richtlinien der Deutschen Bundesärztekammer (1986) reichen die beschriebenen klinischen Untersuchungsmethoden zur Feststellung des Hirntodes aus. Allerdings wird dann eine – bei Erwachsenen mit primärer Hirnschädigung – mindestens 12stündige Verlaufsbeobachtung vorgeschrieben, nach der erneut von zwei unabhängigen Untersuchern das Vorliegen von reaktionslosem Koma, Hirnstammareflexie und Apnoe festgestellt und dokumentiert werden muß. Diese Wartezeit kann entfallen, wenn mittels der unten zu besprechenden neurophysiologischen Untersuchungsmethoden bestimmte Befundkonstellationen vorliegen.

Auch wenn reaktionsloses Koma, Hirnstammareflexie und Apnoe den Funktionsausfall des Gehirns anzeigen, ist damit der Hirntod nicht schon nachgewiesen. Vielmehr gehört hierzu zusätzlich die *Feststellung der Irreversibilität des Funktionsverlustes*. Diese läßt sich nun nicht direkt nachweisen, sondern nur erschließen. Es sind letztlich Erfahrungswerte, die einen Rückschluß auf die Irreversibilität des Funktionsausfalls erlauben, wenn der eben skizzierte Zustand beim Vorliegen einer primären Hirnschädigung mindestens 12 h bestanden hat. Nach sekundärer Hirnschädigung wird die für erforderlich gehaltene Beobachtungszeit wegen der größeren Unsicherheit auf 3 Tage ausgedehnt. In jedem Fall muß außerdem ein prinzipiell reversibler Funktionsverlust des Gehirns, wie er unter verschiedenen Bedingungen möglich ist, ausgeschlossen sein. Am wichtigsten ist dabei der *Ausschluß einer Intoxikation*

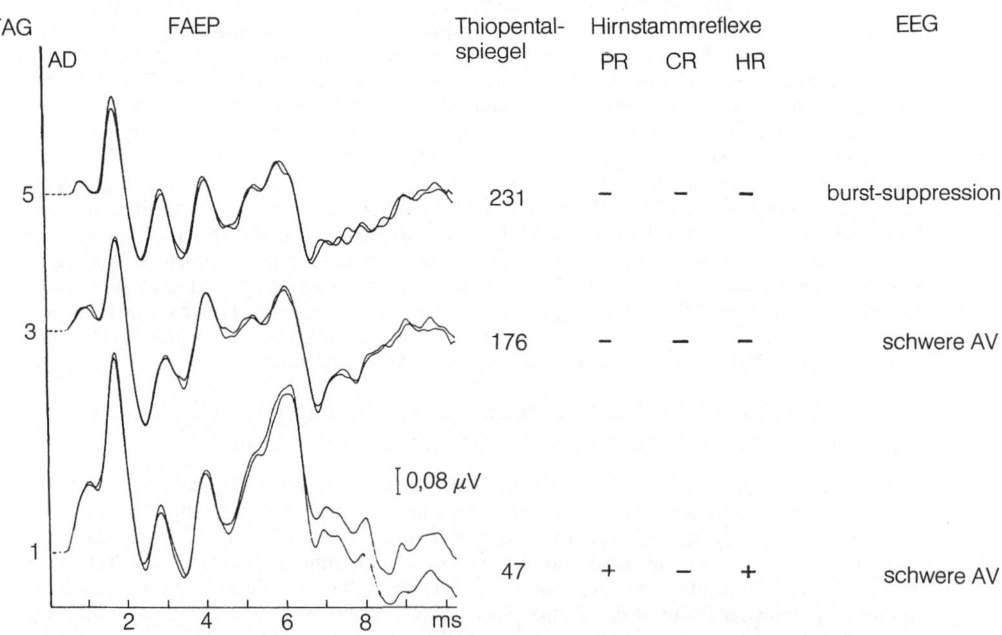

Abb. 7.2. Beeinflussung der Hirnstammreflexe durch Barbiturate. Bereits bei relativ niedrigen Thiopentalspiegeln (hier 47 mcmol/l) erlischt der Kornealreflex (*CR*), während der Pupillen-Lichtreflex (*PR*) und – als letztes – der Hustenreflex (*HR*) erst bei höheren Spiegeln ausfallen. Das EEG zeigt in Abhängigkeit vom Thiopentalspiegel eine Grundrhytmusverlangsamung und schließlich ein Burst-suppression-Muster, während die frühen akustisch evozierten Potentiale (FAEP) keine signifikanten Veränderungen der Wellen I–V aufweisen

bzw. einer therapeutischen Anwendung zentralnervös bzw. an der motorischen Endplatte wirksamer Pharmaka als Ursache oder Teilursache des Zustandbildes. Während letzteres aus den Patientenunterlagen ersichtlich ist, muß einer Vergiftung in jedem Verdachtsfall durch Fremdanamnese und toxikologische Untersuchungen nachgegangen werden, wobei sich ein Screening auf Alkohol, Schlafmittel, Drogen, Antiepileptika und Psychopharmaka empfiehlt.

Bedauerlicherweise gibt es für die meisten praktisch relevanten Pharmaka keine Grenzwerte, bei deren Unterschreitung kein signifikanter Einfluß auf Atemtätigkeit und Hirnstammreflexe mehr angenommen werden muß. In einer eigenen Studie an thiopental-behandelten Patienten mit traumatischer Hirnschädigung erwies sich der Kornealreflex als empfindlichster Parameter; dieser zeigte bereits bei Spiegeln um 30 μmol/l eine Abschwächung (Abb. 7.2). Dies bedeutet, daß bei alleiniger klinischer Prüfung mindestens ein Abfall der Thiopentalkonzentration im Serum auf weniger als 30 μmol/l erfolgt sein muß, bevor zuverlässige Untersuchungsergebnisse zu erwarten sind. Dabei muß darüber hinaus bedacht werden, daß zwischen den Wirkstoffkonzentrationen im Serum und im Gehirn Differenzen bestehen können; selbst wenn der Serumspiegel auf tolerable Weise abgefallen ist, könnte innerhalb des ZNS aufgrund unterschiedlicher Verteilungs- und Abklingquoten noch eine wirksame Konzentration vorliegen. Diese selten völlig auszuschließende pharmakogenen Einflüsse auf den aktuellen Funktionszustand des Gehirns sind mit ein Argument für den großzügigen Einsatz neurophysiologischer Untersuchungsmethoden in der Hirntoddiagnostik, zumal sich besonders die multimodale evozierten Potentiale als recht pharmakoresistent erwiesen haben.

Neben pharmakologischen Einflüssen muß nach *Stoffwechselentgleisungen, Kreislaufschock, Hyperthermie* und *Hypothermie* gefahndet werden. Lassen sich einer oder mehrere dieser Faktoren ermitteln, erfolgt eine entsprechende Behandlung mit parallellaufender Verlaufsbeobachtung. Nur wenn nach erfolgter Korrektur der entsprechenden Abweichung unverändert ein Funktionsausfall des Gehirns nachweisbar ist, kann davon ausgegangen werden, daß dieser auf eine strukturelle Schädigung des Gehirns und nicht auf primär extrazerebrale Einflüsse zurückgeht.

Einer besonderen Erwähnung bedürfen die vergleichsweise seltenen *primär infratentoriellen Läsionen* (wie z. B. Ponsblutungen oder ausgedehnte Hirnstamminfarkte). Hier können die Symptome Koma, Apnoe und Hirnstammareflexie als Lokalsymptome auftreten und mit einer noch erhaltenen Großhirnfunktion – erkennbar an EEG-Aktivität und registrierbaren VEP – einhergehen. Auch wenn die Prognose dieser Zustandsbilder infaust ist, muß das Erlöschen der EEG-Aktivität abgewartet werden, bevor der Eintritt des Hirntodes festgestellt werden kann. Bei primär infratentoriellen Läsionen ist somit die klinische Diagnostik allein nicht ausreichend, um die Diagnose des Hirntodes zu stellen; vielmehr ist hier eine zusätzliche EEG-Ableitung obligat (Kriterien des Hirntodes 1986). Wegen der manchmal nicht mit Sicherheit auszuschließenden möglichen *Kombination supra- und infratentorieller Läsionen* (z. B. bei Schädel-Hirn-Traumen, schweren Enzephalitiden oder spontanen Subarachnoidalblutungen) besteht u. E. bereits bei jedem Verdacht auf eine mögliche primäre infratentorielle Mitbeteiligung eine Indikation zur Durchführung eines Hirnstrombildes.

7.2 EEG-Ableitungen im Hirntod

7.2.1 Einleitung und Methodik

Prinzipiell ist es zwar in vielen Fällen möglich, den Hirntod alleine nach klinischen Kriterien festzustellen. Jedoch erhöhen ergänzende apparative Untersuchungen die Sicherheit der Diagnose, wobei EEG-Ableitungen besonders unter folgenden Bedingungen zweckmäßig erscheinen:

1. Die klinische Untersuchung – besonders die Prüfung der Hirnstammreflexe – ist wegen begleitender oder vorbestehender Erkrankungen (z. B. Augen- und Innenohrkrankheiten) oder Gesichtsschädelverletzungen nicht in vollem Umfang möglich.
2. Alle klinischen Kriterien des Hirntodes sind erfüllt, aber die Pupillen sind eng (Walker 1985; Chatrian 1986).
3. Eine noch bestehende Wirkung zuvor verabreichter zentralnervös wirksamer Pharmaka ist nicht mit letzter Sicherheit auszuschließen.
4. Es besteht eine primäre Erkrankung des Hirnstamms oder auch nur eine mögliche primäre Mitbeteiligung des Hirnstammes bei einer potentiell das gesamte Gehirn treffenden Erkrankung (z. B. Schädel-Hirn-Trauma, Subarachnoidalblutung, Enzephalitis). In solchen Fällen sollte die Hirntodbestimmung nie ohne ergänzende EEG-Ableitung vorgenommen werden.
5. Die klinischen Kriterien des Hirntodes sind erfüllt, jedoch kann der Hirntod noch nicht festgestellt werden, da die geforderte Wartezeit mit nachfolgender zweiter Untersuchung fehlt. Besonders bei einer geplanten Organexplantation kann diese Wartezeit entfallen und eine Hirntodfeststellung bereits bei erstmaliger Untersuchung vorgenommen werden, sofern bestimmte EEG- (bzw. FAEP) Kriterien erfüllt sind (Kriterien des Hirntodes, 1986). Darüber hinaus gibt es immer wieder Einzelbeobachtungen mit erhaltener EEG-Aktivität trotz vorliegender klinischer Hirntodkriterien (s. 7.2.3), so daß zur Erreichung einer optimalen Diagnosensicherheit generell zusätzliche EEG-Ableitungen wünschenswert erscheinen.

Um eine klare diagnostische Aussage zu garantieren, sind bestimmte *Mindestanforderungen an die EEG-Registrierung* zu stellen, wie sie von verschiedenen nationalen und internationalen Gesellschaften erhoben wurden (Hirsch et al. 1970; American EEG Society 1980; International Federation of Societies for EEG and Clinical Neurophysiology 1983) und im folgenden stichwortartig zusammengefaßt werden:

1. Prüfung der Funktionstüchtigkeit des Ableitegerätes einschl. Zubehör.
2. Anlage von mind. 8 Skalpelektroden mit einem Abstand von mind. 10 cm und gleichmäßiger Verteilung über der Kopfhaut (Abb. 7.3). Der Elektrodenabstand von mind. 10 cm führt zur Erhöhung der Amplitude und ist geeignet, die in tiefen Strukturen entstehenden elektrischen Felder mit zu erfassen (Niedermeyer u. da Silva 1987). Dabei sind bipolare Ableitungen zur Verringerung von EKG-Artefakten günstiger als Ableitungen gegen das Ohr. Die Impedanz muß zwischen 100 und 10 000 Ω liegen.

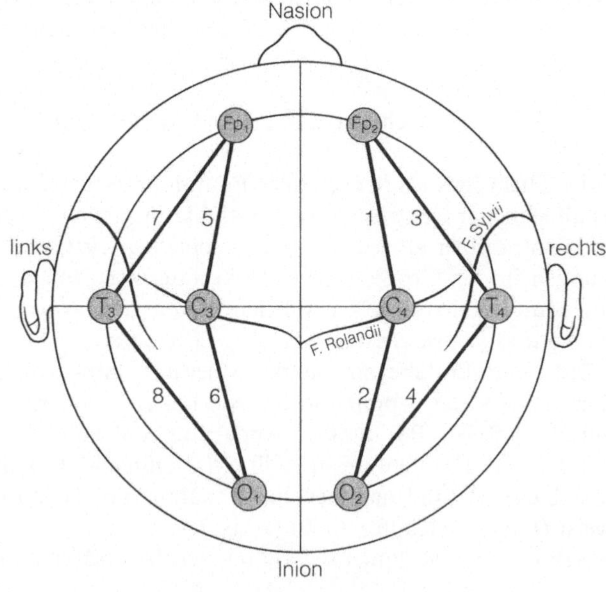

Abb. 7.3. EEG-Ableiteprogramm im Rahmen der Hirntoddiagnostik

3. Erforderliche Geräteeinstellungen: Mindestverstärkung 2–2,5 mcV/mm. Zeitkonstante 0,3–0,4 s. Frequenzfilter möglichst hoch, am besten 70 c/s.

   In den deutschen Richtlinien wird während eines Teils der Registrierperiode eine Zeitkonstante von 1,0 empfohlen, um auch Potentiale unter 0,5/s zu erfassen.

4. Mitaufzeichnung des EKG. Evtl. zusätzliche Registrierung von EMG-Artefakten.
5. EEG-Aufzeichnung über mind. 30 min. Während dieses Zeitraumes Prüfung der EEG-Reaktivität auf intensive Schmerz- und akustische Reize (evtl. auch optische Stimuli, z. B. Flickerlicht).
6. Die Ableitung muß durch eine erfahrene EEG-Assistentin vorgenommen werden, wobei eine kontinuierliche Patientenbeobachtung nötig ist, um die Zuordnung und ggf. Ausschaltung etwaiger Artefakte zu ermöglichen. Die Auswertung der Kurve muß durch einen erfahrenen Neurologen bzw. klinischen Neurophysiologen erfolgen.

   In den deutschen Richtlinien (Hirsch et al. 1970) wird darüber hinaus eine Überwachung der gesamten Ableitung von einem Arzt mit EEG-Ausbildung gefordert, was u. E. eine überzogene Forderung darstellt und nur in problematischen Fällen notwendig erscheint.

7. Sofern das EEG keine absolut eindeutige elektrische Stille zeigt, ist eine Kontrollableitung nach 6–12 h erforderlich. Der ursprünglich in den Richtlinien der deutschen EEG-Gesellschaft geforderte dreimalige Nachweis eines Nullinien-EEGs innerhalb von 24 h ist gleichfalls überzogen. Nach den Empfehlungen der wissenschaftlichen Kommission der Bundesärztekammer (1986) wird ein einmaliger

Nachweis eines Nullinien-EEGs für ausreichend erachtet, um – beim Vorliegen der klinischen Voraussetzungen – sofort den Hirntod festzustellen.

7.2.2 Typischer EEG-Befund im Hirntod

Die Definition des Hirntodes als irreversibler Funktionsverlust des Gehirns schließt bereits den Ausfall jeglicher elektrischer Hirnaktivität in sich ein. Somit zeigen EEG-Ableitungen im Hirntod über allen Hirnregionen eine isoelektrische Linie, die höchstens Schwankungen in der Größe des Verstärkerrauschens (max. 2 mcV) aufweist (Chatrian 1986). Man bezeichnet einen solchen Befund als *„Nullinien-EEG"*, *„isoelektrisches EEG"* oder *„hirnelektrische Stille"* („electrocerebral silence, ECS"). Die hirnelektrische Stille umfaßt dabei sowohl die Ableitung unter Ruhebedingungen als auch während und nach der Applikation wiederholter Schmerz- und akustischer (sowie evtl. optischer) Reize. Bei intakter Apparatur und vorschriftsmäßiger Registrierung gemäß der o. g. Empfehlungen stellt ein Nullinien-EEG einen eindeutigen und unverwechselbaren Befund dar, der zur Annahme des Hirntodes paßt, diesen aber nicht beweist (Penin u. Käufer 1969) (Abb. 7.4).

Vor der Annahme eines Nullinien-EEGs müssen besonders drei *Verwechslungsmöglichkeiten* beachtet werden:

1. Eine isoelektrische Ableitung kann z. B. bei toxischen und hypoxischen Hirnschäden nur zeitweise (über Sekunden bis zu max. 15 min) bestehen und sich mit

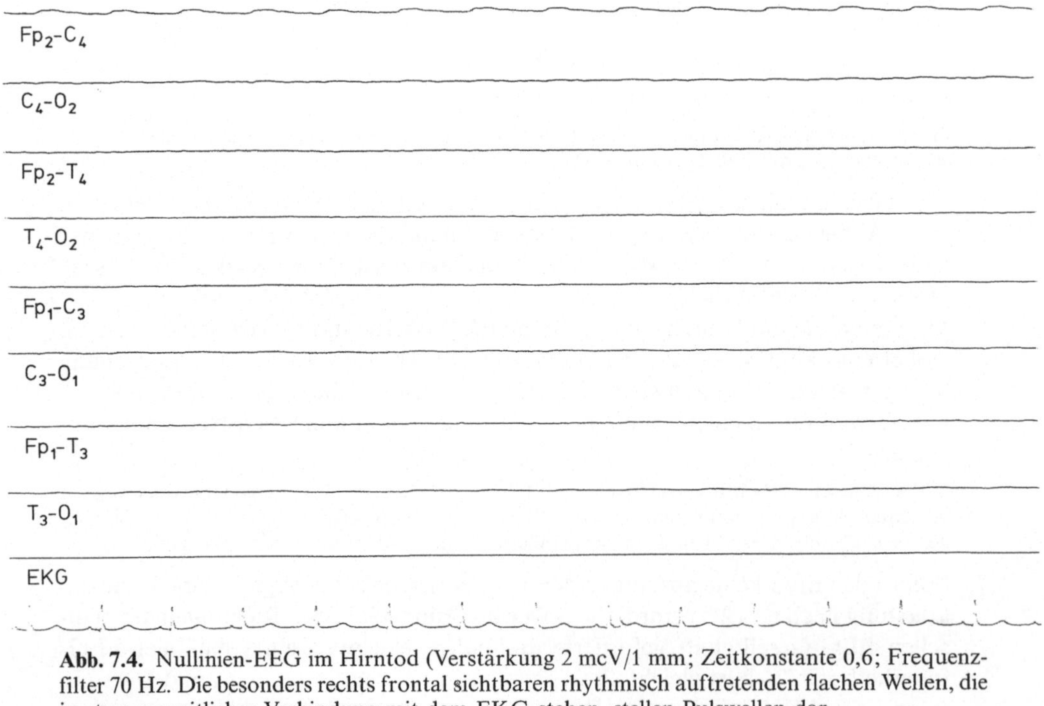

Fp_2-C_4

C_4-O_2

Fp_2-T_4

T_4-O_2

Fp_1-C_3

C_3-O_1

Fp_1-T_3

T_3-O_1

EKG

Abb. 7.4. Nullinien-EEG im Hirntod (Verstärkung 2 mcV/1 mm; Zeitkonstante 0,6; Frequenzfilter 70 Hz. Die besonders rechts frontal sichtbaren rhythmisch auftretenden flachen Wellen, die in strenger zeitlicher Verbindung mit dem EKG stehen, stellen Pulswellen dar

periodischen Ausbrüchen abwechseln („Burst-suppression-Muster", Abb. 7.5), so daß die Ableitung lange genug erfolgen muß (Hockaday et al. 1965; Pampiglione u. Harder 1968; Kubicki et al. 1970).

2. Eine hirnelektrische Stille kann auf bestimmte Regionen begrenzt sein, so daß auf eine adäquate Plazierung der Elektroden über repräsentativen Ableitestellen zu achten ist (s. Abb. 7.3), was z. B. bei ausgedehnten Skalpverletzungen und Operationswunden schwierig sein kann.

3. Niederamplitudige Delta- und Subdelta-Wellen, wie sie u. a. bei schweren diffusen Hirnschäden mit Einbeziehung der Großhirnrinde vorkommen (Chatrian 1986), können mit Grundlinienschwankungen verwechselt werden.

Bei ausreichender Sorgfalt und Kenntnis dieser Fehlerquellen kann eine Fehlinterpretation solcher Kurven als Nullinien-EEG vermieden werden. Ein größeres Problem stellen dagegen EEG-Kurven bei vermutlich hirntoten Patienten dar, die durch offensichtliche *Artefakte* kontaminiert sind. Bei starker Ausprägung solcher patienteneigener oder technischer Artefakte kann es nämlich schwerfallen zu erkennen, ob daneben noch eine EEG-Aktivität vorliegt, da diese durch die Artefakte maskiert werden kann. Hier hilft nur eine Kontrollableitung mit weitestmöglicher Artefaktausschaltung. Noch größere – manchmal sogar unlösbare – interpretatorische Schwierigkeiten machen Kurven, die Wellen und Schwankungen von mehr als 2 mcV Amplitude aufweisen, deren Ursprung im Gehirn oder außerhalb davon nicht offensichtlich ist. Hier

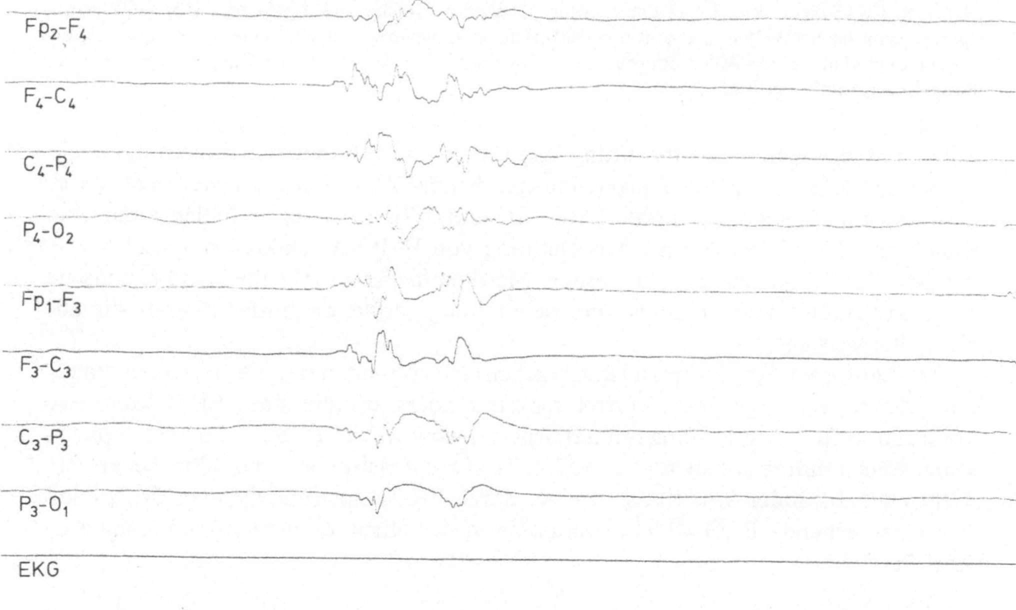

Abb. 7.5. Burst-suppression-Muster. Isoelektrische Kurvenabschnitte wechseln mit periodischen Ausbrüchen von EEG-Aktivität. Patient mit Schädel-Hirn-Trauma unter Barbiturattherapie (aktueller Spiegel 231 mcmol/l, Perfusionsdruck 65 mmHg). Klinisch: Reaktionsloses Koma und Hirnstammarreflexie. (Zeitkonstante 0,3 s, Frequenzfilter 30 Hz; Verstärkung 5 mcV/mm)

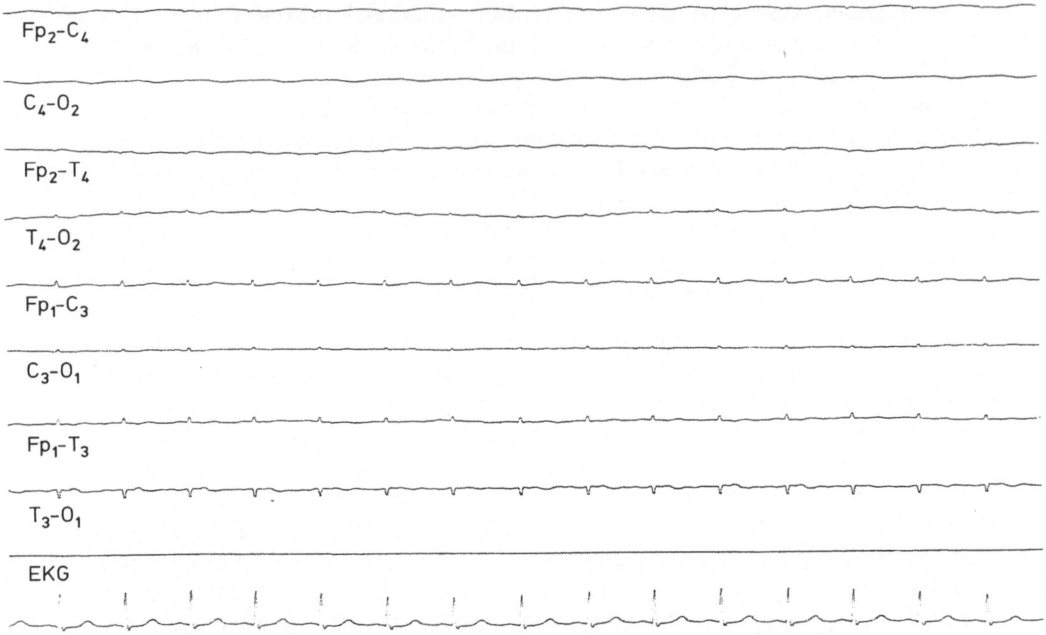

Fp$_2$-C$_4$

C$_4$-O$_2$

Fp$_2$-T$_4$

T$_4$-O$_2$

Fp$_1$-C$_3$

C$_3$-O$_1$

Fp$_1$-T$_3$

T$_3$-O$_1$

EKG

Abb. 7.6. Nullinien-EEG im Hirntod. Vorwiegend über der linken Hemisphäre zeigen sich deutliche EKG-Artefakte. Über der rechten Kopfhälfte zeigen sich bevorzugt frontotemporal flache rhythmische Wellen, die durch pulsabhängige Bewegung der zur Ableitung verwendeten Nadelelektroden bei massiver ödematöser Schwellung der Kopfhaut bei Zustand nach Entlastungskraniotomie bedingt sind

helfen nur die genaue Beobachtung des Patienten während der Ableitung sowie simultane EKG- und EMG-Aufzeichnungen bei der Zuordnung der Wellen als Artefakte oder hirneigene Potentiale (Abb. 7.6 und 7.7). In seltenen Fällen kann eine eindeutige Identifizierung und Ausschaltung von EMG-Artefakten nur nach Gabe von Muskelrelaxanzien erreicht werden. Meist einfacher zu erkennen sind technische Artefakte durch Überwachungs- und Behandlungsgeräte, die notfalls kurzfristig abgeschaltet werden.

Die häufigsten Artefaktprobleme ergeben sich von seiten des EKGs, wobei unipolare Ableitungen gegen eine Ohrreferenz besonders anfällig sind. EKG-Komplexe können u. a. zur Verwechslung mit „Sharp-and-slow-wave"-Komplexen oder triphasischen Wellen führen (Bennett et al. 1976). Bipolare Ableitungen sind selbst bei großen Elektrodenabständen von 10 cm weniger durch EKG-Einstreuungen gestört, so daß sich entsprechende EEG-Ableitprogramme in der Hirntoddiagnostik empfehlen (s. Abb. 7.3).

7.2.3 Erhaltene EEG-Aktivität trotz nachgewiesener klinischer Hirntodkriterien

Patienten mit erfüllten klinischen Hirntodkriterien (reaktionsloses Koma, Apnoe und Hirnstammareflexie) können in seltenen Fällen EEG-Aktivität aufweisen, die zwar

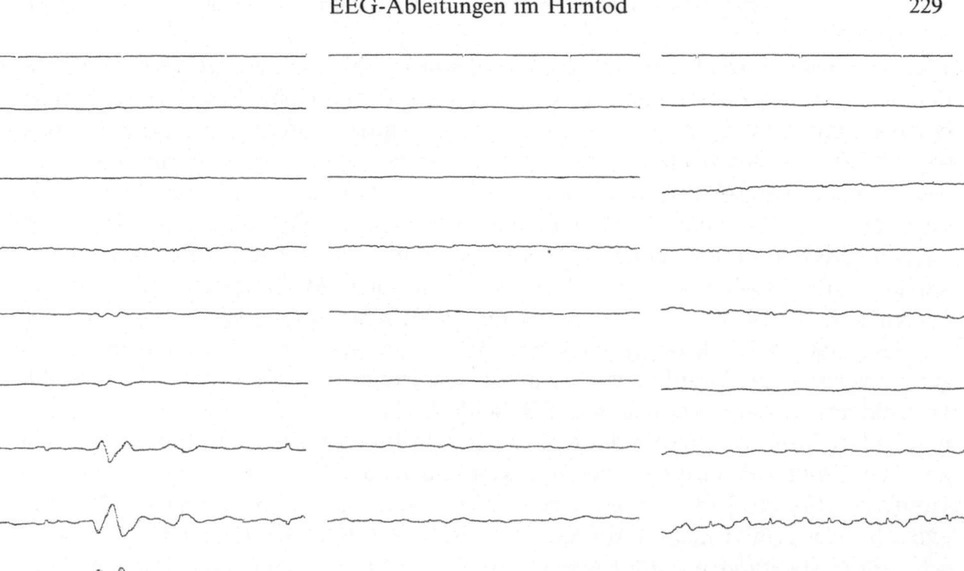

Abb. 7.7. Nullinien-EEG mit Artefakten, die erhaltene hirnelektrische Aktivität vortäuschen. *Links:* Ausbruch höhergespannter Wellen vorwiegend über den linksseitigen Ableitepunkten (Spur 5–8) beim Anstoßen an das Patientenbett. *Mitte* und *rechts:* Besonders in Spur 6–8 flache Wellen mit nicht eindeutiger Zuordnung als Artefakt oder als hirneigene Aktivität (*Mitte*). Bei 3facher Erhöhung der Verstärkerempfindlichkeit (*rechts*) zeigt sich – besonders deutlich in Spur 7 – ein EKG-synchroner, regelmäßig wiederkehrender Potentialkomplex, dessen Konfiguration hirneigene Aktivität ausschließt (Spur 1–4 rechte, Spur 5–8 linke Kopfhälfte; bipolare Ableitung; Spur 9 = Bewegungsfühler; Spur 10 = EKG)

meist nichts an der infausten Prognose ändert, aber das Vorliegen des Hirntodes zum Zeitpunkt der Ableitung ausschließt. Selbstverständlich muß eine Kontamination der Kurve durch z. B. EMG-Potentiale ausgeschlossen sein.

Dabei ist zu beachten, daß EMG-Einstreuungen in der EEG-Ableitung – sofern sie von der mimischen, Kau- oder Zungen-Schlund-Muskulatur stammen – Ausdruck einer erhaltenen Funktion der entsprechenden motorischen Hirnnervenkerne darstellen können (Hirsch et al. 1970) und dann den Hirntod ausschließen. Offenbar kommen jedoch auch spontane ektopische Einzel- und repetitive Entladungen vor, die in hyperexzitablen Axonen der betreffenden Hirnnerven entspringen und dann kein Indiz für eine partiell erhaltene Hirnstammfunktion darstellen. Schließlich sind EMG-Einstreuungen aus der Hals- und Nackenmuskulatur möglich, die bereits der spinalen Motorik zugeordnet sind.

Klinisch bedeutsam ist die Diskrepanz zwischen erfüllten klinischen und fehlenden elektroenzephalographischen Hirntodkriterien *besonders bei primär infratentoriellen Prozessen* wie z. B. Infarkten, Entzündungen, Blutungen und Raumforderungen im Hirnstamm und Kleinhirn. Hier kann die Trias Koma, Apnoe und Hirnstammarefle-xie als Lokalsymptom des Hirnstammprozesses auftreten und mit einer – passager – erhaltenen Großhirnaktivität kombiniert sein, die sich als EEG-Aktivität nachweisen läßt. Aus diesem Grund schreibt die Kommissionsempfehlung des wissenschaftlichen Beirates der Bundesärztekammer (1986) bei diesen Krankheitsbildern eine ergänzende EEG-Ableitung zwingend vor. In Einzelfällen wurde nicht nur bei primär infra- sondern auch *bei supratentoriellen Prozessen* trotz erfüllter klinischer Hirntodkriterien eine residuale EEG-Aktivität beschrieben. Hierbei handelt es sich meist um diffus oder regional auftretende flache, langsame Wellen, während höherfrequente Potentiale an EMG-Artefakte denken lassen müssen und u. U. eine Kontrolle nach Verabreichung von Muskelrelaxanzien notwendig machen (Mohandas u. Chou 1971; Jørgensen et al. 1973; Ashwal u. Schneider 1979; Klug et al. 1989).

Nach eigenen Erfahrungen kommen solche insgesamt sehr seltenen Beobachtungen vorwiegend bei Krankheitsbildern vor, die primär das gesamte Gehirn (einschl. Hirnstamm) affizieren können, wie z. B. Schädel-Hirn-Traumen, spontane Subarachnoidalblutungen und Enzephalitiden. Bei großen Infarkten oder Blutungen, die sich auf eine Großhirnhemisphäre beschränken und sekundär zu einer transtentoriellen Herniation führen, kann bei asymmetrischer Erhöhung des intrakraniellen Druckes evtl. über der primär nichtbetroffenen Hemisphäre eine vorübergehende hirnelektrische Aktivität gefunden werden, wobei eine Restperfusion über leptomeningeale Anastomosen vorstellbar ist.

Chatrian (1986) hält es für wahrscheinlich, daß unter gewissen Umständen Inseln von relativ verschontem Hirngewebe über kurze Zeiträume fähig bleiben, elektrische Aktivität zu produzieren, obwohl weite Teile des Gehirns funktionslos sind, und bezieht sich dabei auf neuropathologische Befunde mit vorwiegend fleckförmigen Veränderungen des Gehirns unter inselförmiger Aussparung von relativ intaktem Hirnparenchym (Walker et al. 1975; Moseley et al. 1976).

Von großer Bedeutung ist der Nachweis von EEG-Aktivität bei Patienten, deren Zustand mit dem des Hirntodes verwechselt werden kann, z. B. bei Sukzinylcholinüberempfindlichkeit (Tyson 1974), Locked-in-Syndrom und vor allem bei noch weitergehend de-efferentierten Patienten, bei denen selbst die vertikalen Augenbewegungen ausgefallen sind (Loeb et al. 1959; Chatrian et al. 1964).

7.2.4 Nullinien-EEG ohne Vorliegen des Hirntodes

Eine vorübergehende hirnelektrische Stelle von maximal 10–15 min Dauer kann bereits im Rahmen eines „Burst-suppression"-Musters beobachtet werden (s. Abb. 7.5). Unter den gleichen Bedingungen – also bevorzugt bei schweren *Vergiftungen* mit zentralnervös wirksamen Substanzen – gibt es aber auch ein länger persistierendes und in der Folgezeit dennoch reversibles Nullinien-EEG, so daß in solchen Fällen die gesamte 30minütige Aufzeichnung ein isoelektrisches Bild ergibt (Bennett et al. 1976). Da solche Befunde in seltenen Fällen bis zu 24 h und mehr andauern, können Kontrollableitungen während dieses Zeitraumes ein identisches Bild ergeben (Bird u. Plum 1968; Silverman et al. 1969; Haider u. Oswald 1970). Da auch die klinischen Untersuchungsergebnisse denen beim Hirntod gleichen können – mit der möglichen Ausnahme von engen und evtl. minimal reagiblen Pupillen –, müssen Intoxikationen mit Barbituraten, Benzodiazepinen, Metaqualon, Meprobamat usw. in jedem Verdachtsfall durch toxikologische Untersuchungen ausgeschlossen werden. Die dabei sichtbare schlechte Korrelation zwischen Blutspiegeln und EEG-Befunden weist darauf hin, daß entweder Blut- und Gewebsspiegel erheblich differieren, oder daß andere Faktoren, wie *Hypothermie, Kreislaufschock, metabolische und endokrine Entgleisungen* einen zusätzlichen negativen Einfluß auf die Hirnfunktion ausüben (Pallis 1983; Walker 1985). In seltenen Fällen können die letztgenannten Einflüsse sogar allein ein Nullinien-EEG nach sich ziehen, so daß diese vor jeder klinischen und elektroenzephalographischen Hirntodbestimmung korrigiert sein müssen (Körpertemperatur > 34 °C, systolischer Blutdruck > 80 mmHg, Ausgleich schwerer metabolischer Entgleisungen).

Die variable Auswirkung einer bestimmten Medikamentenkonzentration auf das EEG in Abhängigkeit von sonstigen Faktoren veranschaulicht ein Vergleich von Abb. 7.8 mit Abb. 7.5, die vom selben Patienten stammen. Bei nahezu identischen Thiopentalspiegeln von 229 bzw. 231 mcmol/l wies das EEG einmal eine hirnelektrische Stille (Abb. 7.8), bei der Kontrolle ein Burst-suppression-Muster auf (Abb. 7.5). Bei weitgehender Konstanz aller anderen Faktoren mußte hierfür ein unterschiedlicher zerebraler Perfusionsdruck von 34 bzw. 65 mmHg angenommen werden, wobei der niedrigere Wert auf eine Kombination von Blutdruckabfall und Anstieg des intrakraniellen Druckes auf 42 mmHg zurückzuführen war.

Ein Nullinien-EEG bedeutet somit nicht mehr als den Nachweis eines kortikalen Funktionsausfalls während des Ableitungszeitraums (Tabelle 7.1). Daß der Funktionsausfall teilweise nur das Großhirn und nicht das gesamte Gehirn betrifft, geht schon aus der Beobachtung von Jørgensen (1974) an 77 Patienten mit primären Hirnschäden und Nullinien-EEG hervor, von denen 29 erhaltene Hirnstammreflexe

Abb. 7.8. Weitgehend isoelektrisches EEG bei Barbiturattherapie nach schwerem gedeckten Schädel-Hirn-Trauma. Barbituratspiegel 229 mcmol/l. Zerebraler Perfusionsdruck 34 mmHg. Im Vergleich zu Abb. 7.5, die von demselben Patienten bei nahezu identischem Barbituratspiegel abgeleitet wurde, besteht die einzige Änderung in dem niedrigeren zerebralen Perfusionsdruck infolge Blutdruckabfall und Anstieg des intrakraniellen Druckes auf 42 mmHg

Tabelle 7.1. Mögliche Ursachen eines isoelektrischen EEGs

1. Hirntod
2. Hypoxischer Hirnschaden (in reversiblen Fällen maximal über 8–12 h)
3. Intoxikationen (in schweren Fällen über > 24 h persistierend)
4. Sehr selten bei Hypothermie, Kreislaufschock, schweren metabolischen Entgleisungen

Differentialdiagnose: Niedergespannte EEG-Aktivität bei schweren diffusen Hirnerkrankungen (z. B. Enzephalitis, Schädel-Hirn-Trauma, Hyperthermie, metabolischer Enzephalopathie, Hirnembolie, apallisches Syndrom usw.), die als Nullinien-EEG fehlinterpretiert wird oder wegen technisch ungenügender Ableitung (besonders zu geringer Verstärkung) nicht eindeutig erkennbar ist

als Indiz für die – zumindest partiell – erhaltene Hirnstammaktivität aufwiesen. Zudem läß sich im Hinblick auf den kortikalen Funktionsverlust nicht unterscheiden, ob dieser lediglich auf einer Unterschreitung des Funktionsstoffwechsels oder aber auf einer solchen des Strukturstoffwechsels beruht und damit irreversibel ist. Mit Ausnahme schwerer Intoxikationen ist allerdings ein Persistieren des isoelektrischen EEGs ein empirisch ermitteltes Indiz für einen irreversiblen Funktionsverlust, wobei *die zum Nachweis der Irreversibilität nötige Beobachtungsdauer* von verschiedenen Autoren unterschiedlich eingeschätzt wird und zwischen 6 h (Kugler et al. 1973), 12 h (Lücking 1969) und 24 h (Rosoff u. Schwab 1968) schwankt. Bei Kindern, in diagnostisch unklaren oder zweifelhaften Fällen und bei möglicher Beeinflussung des Zustandbildes durch Pharmaka oder Hypothermie werden noch längere Beobachtungszeiten gefordert, bevor aus einem Nullinien-EEG ein irreversibler Ausfall der Hirnfunktionen abgeleitet werden darf (Niedermeyer u. da Silva 1967).

Einer besonderen Besprechung bedürfen die Patienten mit *hypoxischen Hirnschäden* infolge eines Herz-Kreislauf-Stillstandes. Diese weisen unmittelbar nach erfolgter Reanimation (bzw. spontanem Wiedereinsetzen der Herzaktion) oft ein isoelektrisches EEG auf, das sich in der Folgezeit wieder – passager oder dauerhaft – erholt. Dies war z. B. bei 34 von 40 Patienten von Bushard u. Rittmeyer (1969) und bei 68 von 106 Patienten von Jørgensen (1974) der Fall. Bereits vor dem Wiederauftreten von EEG-Aktivität lassen sich klinisch oder mittels FAEP (s. Kap. 3) Hirnstammfunktionen nachweisen, sofern diese zuvor erloschen waren (Jørgensen u. Malchow-Møller 1978). Ein praktisch wichtiges Ergebnis einer Längsschnittuntersuchung derselben Autoren (Jørgensen u. Malchow-Møller 1981) ist die Tatsache, daß zwischen Reanimation und erstmaligem Wiederauftreten von EEG-Aktivität ein Zeitraum von bis zu 8 h liegen kann, so daß es sich bei dieser Patientengruppe verbietet, früher als 8 h nach Eintritt des hypoxischen Hirnschadens eine klinische und elektroenzephalographische Hirntoddiagnostik vorzunehmen. Bei Kindern unter 5 Jahren mit ischämisch/anoxischen Hirnschäden fanden Pampiglione et al. (1980) einen irreversiblen Funktionsverlust des Gehirns, sofern wiederholte Ableitungen ein 6–12 h persistierendes Nullinien-EEG erbrachten.

Berichte über eine angeblich reversible hirnelektrische Stille bei *Hirnembolie* (Fischgold u. Mathis 1959), *Enzephalitis* (Bental u. Leibowitz 1961; Visser 1969), *Schädel-Hirn-Trauma* (Bricolo et al. 1971) und schwerer *Hyperthermie* (Cabral et al. 1977) werden von Hughes (1978) und Chatrian (1986) bezweifelt und auf technische Unzulänglichkeiten bei der Ableitung bzw. Fehlinterpretationen zurückgeführt.

Ebenso dürften Einzelbeschreibungen von angeblich isoelektrischem EEG bei Patienten mit *apallischem Syndrom* („persistent vegetative state") (Gerstenbrand 1967; Bricolo et al. 1971; Bennett et al. 1971; Ingvar, 1971) darauf beruhen, daß zu geringe Verstärkerempfindlichkeiten gewählt oder sehr niedriggespannte Aktivität nicht berücksichtigt wurde. Chatrian (1986) vertritt die Ansicht, daß eine Erholung der EEG-Aktivität nach zweifellos festgestellter und 8 h persistierender elektrischer Stille extrem unwahrscheinlich ist, sofern pharmakogene Einflüsse, Hypothermie, Kreislaufschock sowie schwere metabolische und endokrine Störungen ausgeschlossen wurden. Zusammen mit den erfüllten klinischen Kriterien weist ein mind. 8 h persistierendes Nullinien-EEG mit hoher Sicherheit auf den eingetretenen Hirntod hin.

7.2.5 Bedeutung des EEGs in der Feststellung des Hirntodes

EEG-Ableitungen im Rahmen der Hirntoddiagnostik werden von verschiedenen – vor allem britischen – Autoren als überflüssig erachtet, wobei die folgenden *Argumente gegen einen Einsatz des EEGs* vorgebracht werden (Pallis 1982):

1. Das EEG ist irrelevant, da es keine Funktionsprüfung des Hirnstammes erlaubt.
2. Technisch befriedigende Ableitungen erfordern einen hohen Zeitaufwand sowie gut ausgebildete Ärzte und Assistenten (möglichst rund um die Uhr).
3. Selbst gut ausgebildete klinische Neurophysiologen stimmen in der Bewertung der EEG-Kurven nicht immer überein. So wurden z. B. in der „American Collaborative Study" in 12,9% interpretatorische Unstimmigkeiten festgestellt.
4. Bei der geforderten hohen Verstärkung sind artefizielle Einflüsse häufig und deren Abgrenzung gegenüber hirnelektrischer Aktivität nicht immer sicher möglich.
5. Eine hirnelektrische Stille ist nicht pathognomisch für den vorliegenden Hirntod, sondern kommt auch bei einem reversiblen kortikalen Funktionsverlust vor.
6. EEG-Ableitungen sind unnötig, da die alleinige klinische Untersuchung zur Feststellung des Hirntodes genügt.

Entgegen dieser Argumentation lassen sich verschiedene gewichtige *Gründe für den Einsatz des EEGs in der Hirntoddiagnostik* anführen:

1. Bei primär infratentoriellen Prozessen sowie bei kombiniert supra- und infratentoriellen Erkrankungen ist die klinische Diagnostik unzureichend und eine EEG-Ableitung zur Funktionsprüfung des Großhirns obligat.
2. Der klinische Alltag ebenso wie Einzelfallbeschreibungen (s. 7.2.3) belegen, daß gelegentlich EEG-Aktivität zu finden ist, obwohl die klinischen Hirntodkriterien erfüllt sind. Eine ergänzende EEG-Ableitung erhöht damit die Sicherheit der Diagnose und hilft, die ungerechtfertigte – vorzeitige – Hirntodfeststellung bei noch vorhandener Großhirnaktivität zu vermeiden.
3. Die klinische Diagnostik kann unter bestimmten Bedingungen – z. B. ausgedehnten Gesichtsschädelverletzungen, Hirnnervenläsionen, Augenerkrankungen, chronisch-respiratorischer Insuffizienz usw. – erschwert sein, so daß die Zuverlässigkeit der klinischen Untersuchungsbefunde (vor allem der Hirnstammreflexe) abnimmt und ergänzende apparative Untersuchungsverfahren indiziert erscheinen.

4. Beim Vorhandensein der klinischen Hirntodkriterien erlaubt ein zusätzliches Null-
    linien-EEG die sofortige Feststellung des Hirntodes (Kriterien des Hirntodes
    1986). Damit entfällt die belastende weitere Wartezeit für Angehörige und Be-
    handlungsteam, und es bestehen bessere Voraussetzungen für eine etwaige Organ-
    explantation.

Im Sonderfall der hypoxischen Hirnschädigung nach Reanimation muß eine mindestens
8stündige Persistenz des isoelektrischen EEGs beachtet werden (s. oben).

Selbstverständlich kann das EEG nicht in jedem Fall die gewünschte ergänzende
Information liefern, obwohl schwerwiegende Artefakte, die eine klare Beurteilung des
Kurvenbildes unmöglich machen, selten sind. Die Verfügbarkeit dieser Methode an
jeder Klinik und zu jeder Zeit ist zumindest in Deutschland durch ambulante Untersu-
chungsteams, die an die Transplantationszentren angeschlossen sind, weitgehend gewährleistet, so daß einem umfassenden Einsatz dieser Methode nichts im Wege steht.

7.3 Frühe akustisch evozierte Potentiale (FAEP)

7.3.1 Methodik

Die Ableitung der FAEP auf der Intensivstation erfolgt i. allg. in derselben Weise wie
im neurophysiologischen Labor. Bezüglich Einzelheiten darf auf Kap. 3 verwiesen
werden.

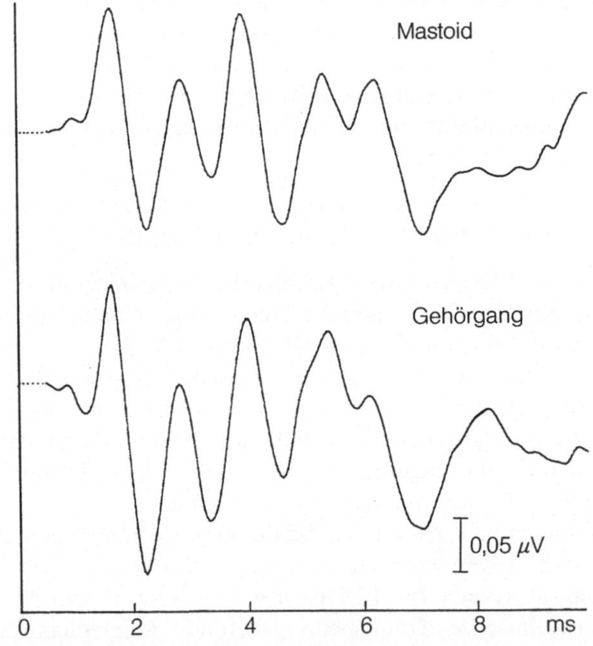

Abb. 7.9. Amplitudenzunahme der Welle I bei Ableitung mittels einer Nadelelektrode aus dem
Gehörgang. (Grand average aus je drei Ableitungen)

Wegen der besonderen Bedeutung der Welle I bei FAEP-Ableitungen im Rahmen der Hirntoddiagnostik hat sich als methodische Besonderheit die Ableitung aus dem Gehörgang mittels einer Nadelelektrode (z. B. Platinelektrode Disa-Typ 25 C 04) bewährt, da hierdurch die Amplitude der Welle I annähernd verdoppelt wird (Amplitude gegenüber simultaner Mastoidableitung 1,4–2,3mal höher) (Abb. 7.9). Als Ableiteelektrode am Skalp (C_z) muß in diesem Fall derselbe Elektrodentyp Verwendung finden.

Wegen der Möglichkeit seitendifferenter Befunde müssen auch im Rahmen der Hirntoddiagnostik immer beide Seiten getrennt untersucht und die „bessere" Seite für die Beurteilung herangezogen werden.

7.3.2 Typische FAEP-Befunde im Hirntod

Normalerweise lassen sich nach Clickstimulation eines Ohrs innerhalb der ersten 10 ms nach Reizbeginn sieben skalppositive Wellen registrieren, wobei die Wellen III–VI im Hirnstamm, die Wellen I und II im N. acusticus – und damit außerhalb des Gehirns – generiert werden (Møller et al. 1981; Scherg u. Cramon 1985; Møller et al. 1988). Frühere Annahmen, nach denen auch Welle II im Hirnstamm ihren Ursprung haben und höchstens Welle I im Hirntod erhalten bleiben soll (Starr 1976; Stockard u. Rossiter 1977) ließen sich nicht mehr halten, nachdem Uziel u. Benezech (1978), Stockard et al. (1980), Goldie et al. (1981) sowie Stöhr et al. (1986) bei zahlreichen Patienten mit nachgewiesenem Hirntod ein Erhaltensein der Wellen I und II feststellen konnten. Wie Abb. 7.10 veranschaulicht, gehen die bei zunehmendem intrakraniellen Druck häufigen – von rostral nach kaudal fortschreitenden – sekundären Hirnstammläsionen mit einem fortschreitenden Ausfall immer früherer FAEP-Komponenten einher; bei einem vollständigen Ausfall der Hirnstammfunktionen sind die Wellen III – VII bilateral ausgefallen. Die außerhalb des Hirnstammes entspringenden Wellen I und II können dagegen den Hirntod noch eine gewisse Zeit überdauern, wobei die elektrische Erregbarkeit des peripheren Anteils der Hörbahn allerdings in der Regel innerhalb einiger Stunden ebenfalls erlischt (Abb. 7.11).

Verlaufsuntersuchungen an 9 Patienten nach Eintritt des Hirntodes, die initial erhaltene Komponenten I bzw. I und II aufwiesen, zeigten deren Verlust innerhalb eines Zeitraumes zwischen 25 min und 5 1/2 h. Erfolgt somit eine FAEP-Ableitung erstmals mehrere Stunden nach eingetretenem Hirntod, ist mit einem bis dahin eingetretenen Verlust aller Wellen zu rechnen (Riffel 1989). Da der N. acusticus und das häutige Labyrinth ihre Blutzufuhr wie der Hirnstamm aus der A. basilaris oder der A. cerebellaris inferior anterior erhalten, erscheint das passagere Erhaltensein der Wellen I und II nach eingetretenem Ausfall der Hirnstammfunktion erstaunlich. Mögliche Erklärungen für dieses Phänomen sind eine größere Ischämieresistenz von Cochlea und N. acusticus, eine kollaterale Blutversorgung über Externaäste und – am wahrscheinlichsten – eine den Hirntod überdauernde Restperfusion im Versorgungsareal der A. labyrinthi infolge des im Vergleich zum Hirndruck niedrigeren intralabyrinthären Drucks (Sohmer et al. 1984).

Aufgrund der Ergebnisse verschiedener Studien sind die FAEP-Befunde im Hirntod recht einheitlich, wie anhand von zwei repräsentativen Untersuchungen gezeigt werden soll. So fanden Goldie et al. (1981) bei 35 Patienten mit erfüllten klinischen und elektroenzephalographischen Kriterien des Hirntodes 27mal einen Ausfall aller Wellen, während 6mal die Welle I (uni- oder bilateral) und 2mal die Komponenten I

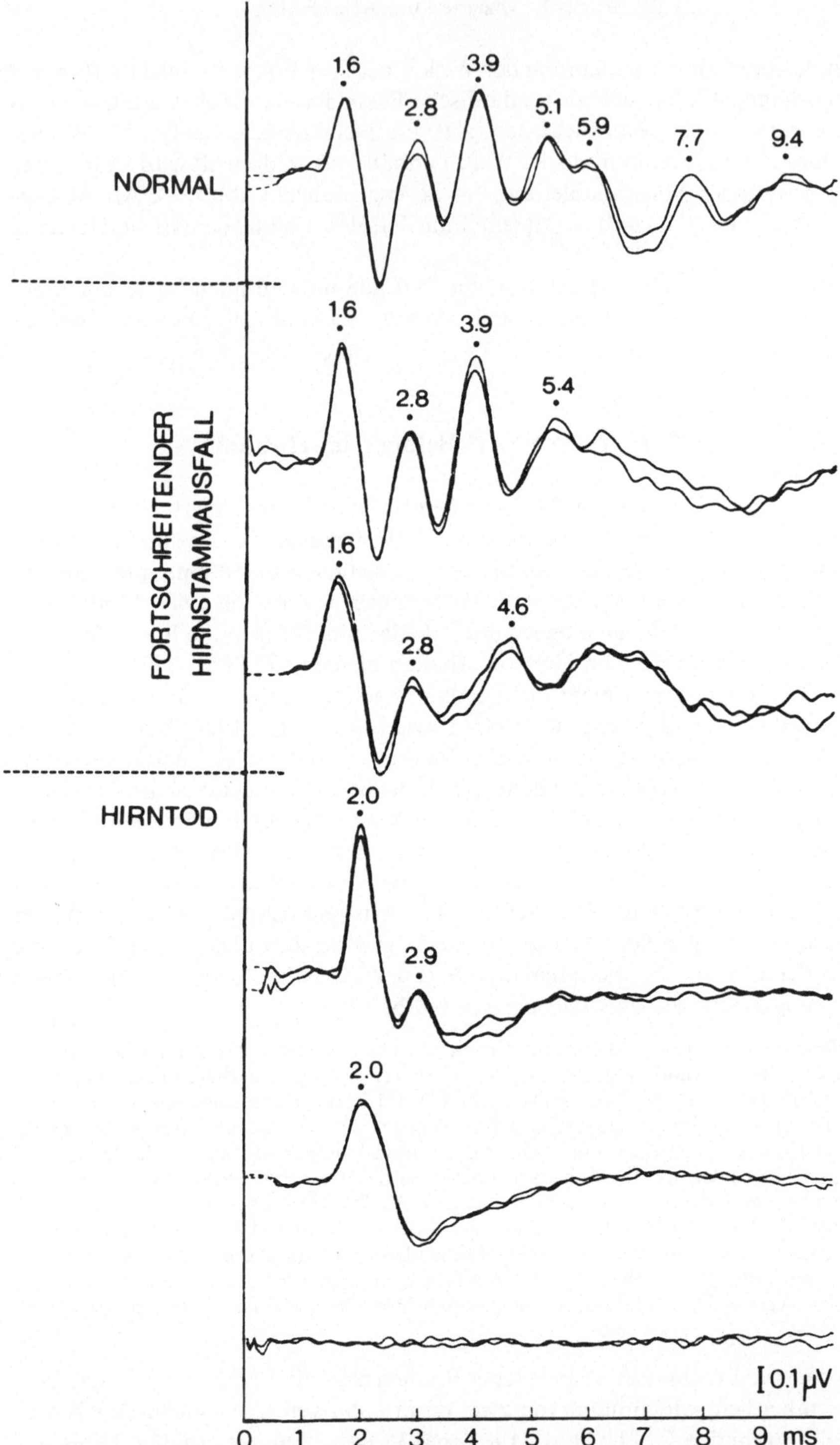

Abb. 7.10. Beim Gesunden lassen sich innerhalb der ersten 10 ms nach Reizbeginn sieben skalp-positive Komponenten registrieren (*Zeile 1*). Bei von rostral nach kaudal fortschreitender Funktionsstörung des Hirnstamms fallen zunächst die späteren Wellen aus (*Zeile 2 und 3*). Unmittelbar nach Eintritt des Hirntodes sind die im N. acusticus generierten Komponenten I und II erhalten, wobei meist innerhalb weniger Stunden zunächst ein Ausfall der Welle II, später auch der Welle I eintritt, bis schließlich ein Nullinien-AEP vorliegt

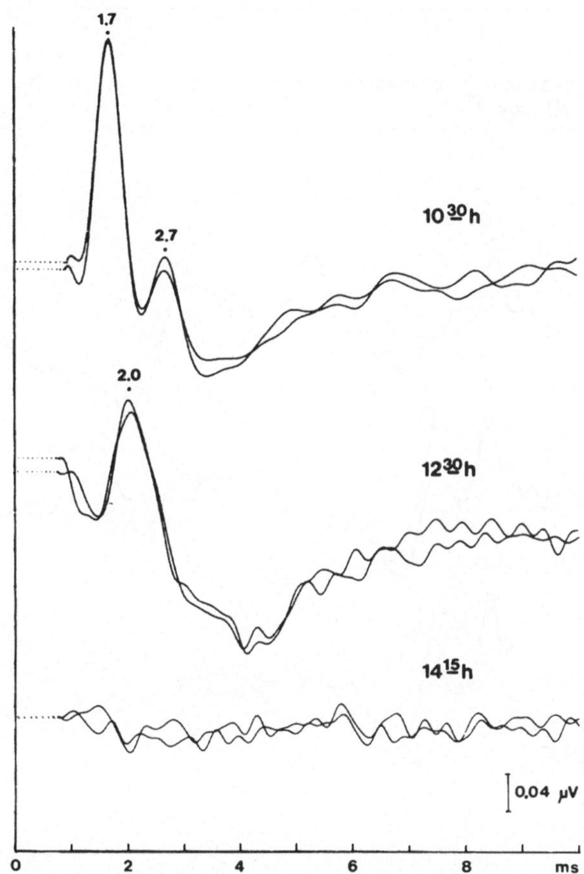

Abb. 7.11. FAEP-Muster im Hirntod. Unmittelbar nach Eintritt des Hirntodes sind die Wellen I und II erhalten, wobei Verlaufsuntersuchungen einen innerhalb weniger Stunden eintretenden Ausfall zunächst der Welle II, dann auch der Welle I belegen

und II erhalten waren. Eigene Untersuchungen erfolgten an 90 Patienten im Alter zwischen 2 und 85 Jahren mit primär supratentorieller Hirnschädigung, wobei Patienten mit Intoxikationen und unklarer Koma-Ursache ebenso ausgeschlossen wurden, wie solche mit vorbestehender Schwerhörigkeit, Felsenbeinfrakturen oder Blutansammlungen im Gehörgang (es sei denn, daß eine Voruntersuchung die Intaktheit von Cochlea und N. acusticus nachgewiesen hatte). Bei allen Patienten waren die klinischen und EEG-Kriterien des Hirntodes erfüllt. 57 dieser Patienten wiesen zu diesem Zeitpunkt ein Nullinien-AEP auf, wobei die 23 Patienten, bei denen eine Vorableitung durchgeführt wurden konnte, zuvor erhaltene FAEP-Komponenten (zumindest die Wellen I bis III) aufwiesen. Bei 20 Patienten ließen sich (ein- oder beidseitig) die Komponenten I und II, bei den restlichen 11 Patienten (ein- oder beidseitig) die Welle I registrieren. In je einem Fall von traumatischer bzw. hypoxischer Hirnschädigung waren die Wellen I–III bzw. I–V erhalten und schlossen damit die Diagnose des Hirntodes aus (Tabelle 7.2; s. auch Abb. 7.15).

Tabelle 7.2. FAEP-Befunde bei 90 Patienten mit erfüllten klinischen und elektroenzephalographischen Hirntodkriterien (primär supratentorielle Hirnschädigungen)

Nullinien-AEP (im Verlauf: n=23)	n=57
Erhaltene Welle I (ein- oder beidseitig)	n=11
Erhaltene Welle I und II (ein- oder beidseitig)	n=20
Erhaltene Wellen I–III bzw. I–V	n=2

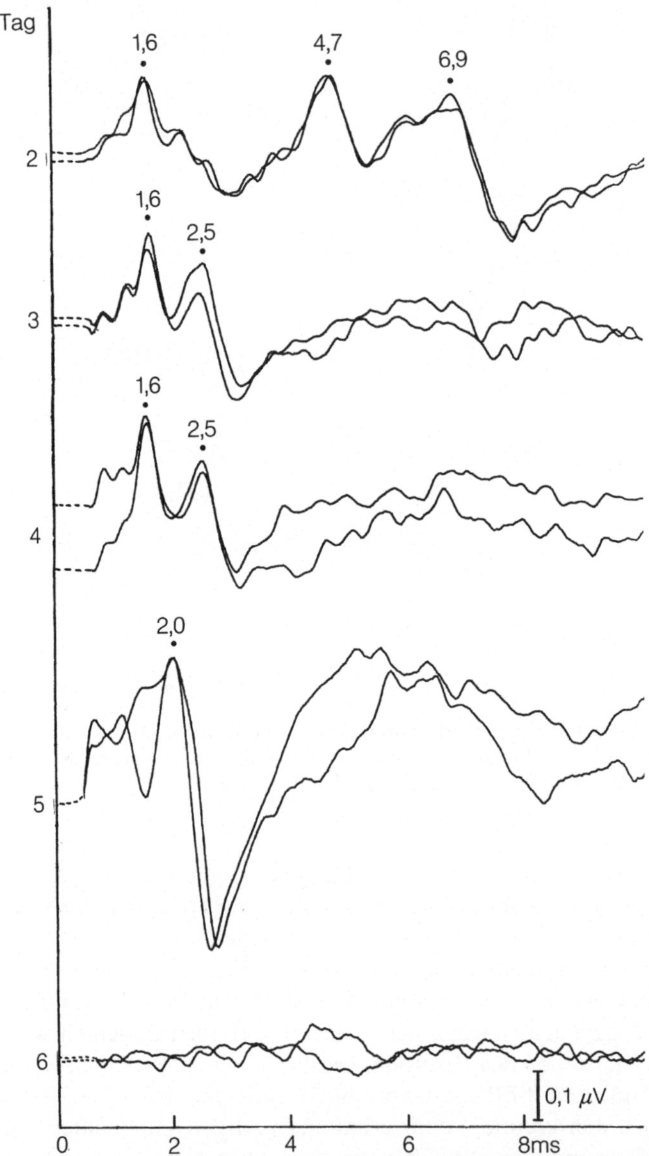

Abb. 7.12. Gedecktes Schädel-Hirn-Trauma mit primärer Mitbeteiligung des Hirnstammes und bereits initial bestehender Verlängerung des Latenzintervalles I–III auf 3,1 ms (*Zeile 1*). Zum Zeitpunkt des Eintritts des Hirntodes Zunahme der Amplitude der Welle I von 0,13 auf 0,58 mcV sowie Latenzzunahme von 1,6 auf 2,0 ms. Die Ursache der kurz vor und nach Eintritt des Hirntodes häufig zu beobachtenden Amplitudenzunahme der Welle I ist unklar; zu diskutieren ist ein Ausfall im Hirnstamm entspringender hemmender zentrifugaler Einflüsse auf die kochleären Rezeptoren

Damit zeigten in beiden Studien nahezu sämtliche Hirntodpatienten einen bilateralen Ausfall aller im Hirnstamm entspringenden Wellen und somit Befunde, die den Funktionsausfall des Hirnstamms belegen. In wenigen Ausnahmen mußte allerdings die klinische und elektroenzephalographische Hirntoddiagnose durch den Nachweis einzelner Hirnstammkomponenten der FAEP revidiert und eine weitere Verlaufsbeobachtung angeschlossen werden.

Werden erstmals einige Stunden nach Eintritt des Hirntodes Ableitungen der FAEP durchgeführt, ist aus den o. g. Gründen in einem hohen Prozentsatz mit einem Nullinien-AEP zu rechnen. Ein solcher Befund ist zwar gut mit der Annahme des Hirntodes vereinbar, jedoch weniger beweiskräftig als wenn durch eine frühere Ableitung (vor bzw. unmittelbar nach Eintritt des Hirntodes) die Intaktheit der akustischen Leitungsbahn bewiesen wurde, so daß vorbestehende Hörminderungen sowie traumatische oder toxische Schädigungen von Cochlea und N. acusticus mit Sicherheit ausscheiden. Aus diesem Grund empfehlen sich bei allen Patienten mit schwerer akuter Hirnschädigung und ungünstiger Prognose Verlaufsuntersuchungen, um die Entwicklungen des fortschreitenden Wellenverlustes aufzuzeigen (s. Abb. 7.10). Ein von rostral nach kaudal fortschreitender Ausfall der im Hirnstamm generierten akustischen Reizantworten war bisher in keinem dokumentierten Fall reversibel, so daß bei einem solchen Verlauf nicht nur der Funktionsausfall des Hirnstammes nachgewiesen ist, sondern auch das Kriterium der Irreversibilität des Funktionsausfalles als erfüllt angesehen werden kann.

Ein bei eigenen Verlaufsuntersuchungen in 11 von 18 Patienten beobachtetes, bisher nicht beschriebenes Phänomen stellt die *passagere Amplitudenzunahme der Welle I* bei progredienter sekundärer Hirnstammläsion dar, so daß diese kurz vor und nach Eintritt des Hirntodes eine maximale Amplitude aufweist (Abb. 7.12; s. auch Abb. 7.15). Als mögliche Erklärung für dieses Phänomen käme ein Ausfall hemmender zentrifugaler Einflüsse auf die kochleären Rezeptoren in Betracht. Im weiteren Verlauf resultieren dann ein Verlust von Welle II und eine progrediente Amplitudenabnahme der Welle I, bis schließlich ein isoelektrisches AEP registriert wird. Die Dauer der Welle I nimmt im Zusammenhang mit dem Ausfall der Welle II zu und erreicht annähernd denselben Wert, den zuvor die beiden Potentiale gemeinsam aufwiesen (Abb. 7.12).

7.3.3 Erhaltene Hirnstammkomponenten der FAEP trotz erfüllter klinischer Hirntodkriterien

Patienten mit schweren *Intoxikationen* durch zentralnervös wirksame Pharmaka können ein reaktionsloses Koma mit Apnoe und Hirnstammareflexie (also die klinischen Hirntodkriterien) aufweisen, während einzelne oder alle der im Hirnstamm generierten FAEP-Komponenten nachweisbar sind und die partielle Funktionsfähigkeit des Hirnstammes demonstrieren (Abb. 7.13). Ein solcher Befund ist insofern von klinischer Bedeutung, als der Nachweis der Intoxikation bei lückenhafter Anamnese infolge des Zeitaufwandes der entsprechenden Labordiagnostik oft erst verzögert gelingt (insbesondere nachts und an Wochenenden). Die Diskrepanz zwischen ausgefallener Hirnstammfunktion bei klinischer Prüfung und erhaltenen Hirnstammkomponenten der FAEP ist ein frühzeitiger Hinweis auf eine Intoxikation und damit Anlaß, trotz des „Hirntod-ähnlichen Bildes", eine Maximaltherapie durchzuführen (Starr 1977; Stockard et al. 1980). Ähnliche Diskrepanzen zwischen klinischem Bild und FAEP sahen wir auch bei zwei Kohlenmonoxid-Intoxikationen (Abb. 7.14). Da-

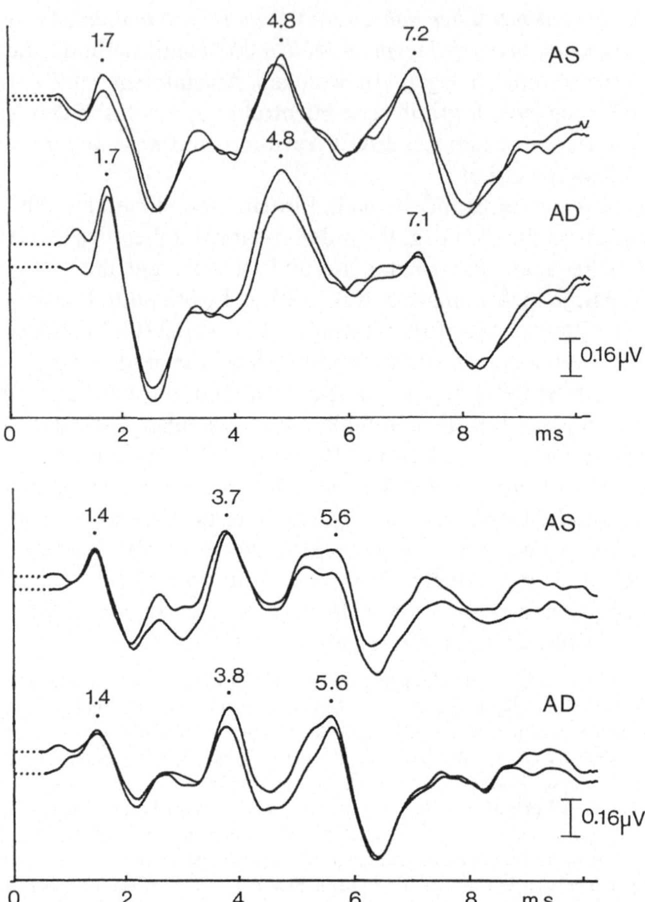

Abb. 7.13. FAEP bei schwerer Barbiturat-Intoxikation. *Oben:* Trotz Koma, Reaktionslosigkeit auf exogene Reize, Atemstillstand und Hirnstammareflexie sind die Wellen I–V der FAEP erhalten und belegen die partiell erhaltene Hirnstammfunktion. Die deutliche Latenzverzögerung der einzelnen Wellen dürfte durch eine leichte Hypothermie und einen zurückliegenden Kreislaufschock mit eingetretener leichter hypoxischer Hirnschädigung mitbedingt sein. *Unten:* 24 h später ist nach leichter Besserung des klinischen Bildes und Ausgleich der Hypothermie eine Normalisierung der FAEP-Latenzen eingetreten

gegen ist diese Befundkonstellation ohne Bedeutung zur Vermeidung einer fälschlicherweise erfolgenden Hirntodfeststellung, da diese bei unklarer Koma-Ursache und selbst der entferntesten Möglichkeit einer Intoxikation prinzipiell nicht erlaubt ist (Kriterien des Hirntodes 1986). Ob solche Diskrepanzen zwischen Hirnstammareflexie mit Apnoe und erhaltenen Hirnstammkomponenten der FAEP auch bei schweren metabolischen Entgleisungen, Kreislaufschock und Hypothermie vorkommen, ist bislang unklar. In seltenen Fällen sahen wir auch bei traumatischen und hypoxischen Hirnschäden mit klinischem Ausfall aller Hirnstammfunktionen erhaltene Wellen III bzw. III–V (Abb. 7.15) als Indiz für eine Restfunktion auf bulbopontinem Niveau, wobei kurzfristige Kontrollen ausnahmslos einen rasch nachfolgenden Verlust dieser Komponenten zeigten, so daß es sich hier um eine kurze Übergangsphase handeln dürfte.

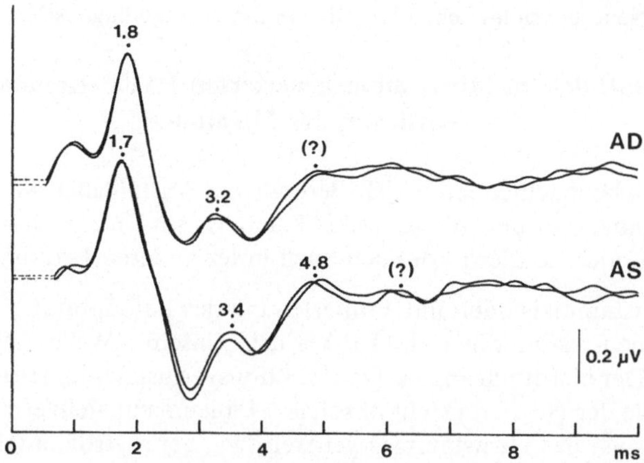

Abb. 7.14. Schwere Kohlenmonoxidvergiftung mit hypoxischer Hirnschädigung. Zum Zeitpunkt der FAEP-Ableitung sind die klinischen Kriterien des Hirntodes erfüllt. Die nach linksseitiger Stimulation auslösbare Welle III weist auf eine geringe Restfunktion des Hirnstammes hin und schließt die Feststellung des Hirntodes zu diesem Zeitpunkt aus

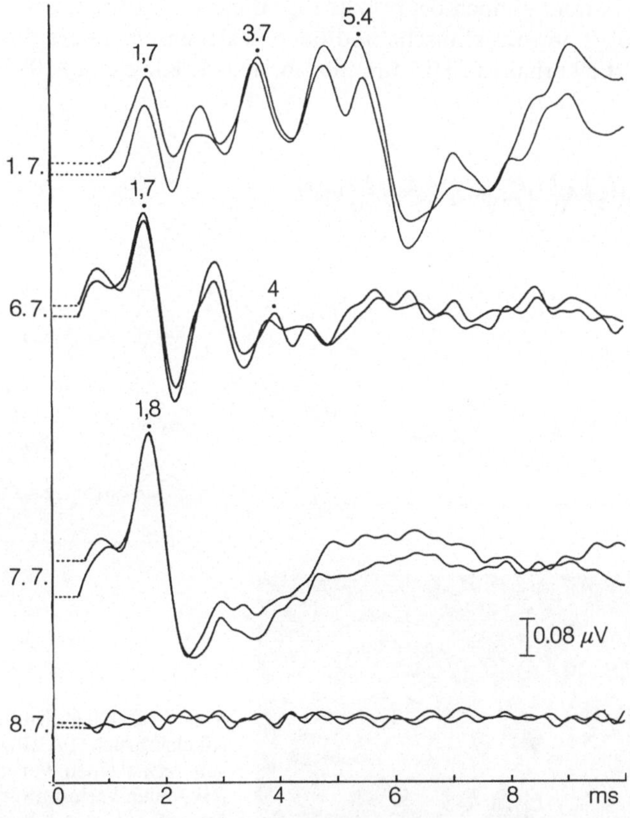

Abb. 7.15. Initial erhaltene FAEP bei schwerer hypoxischer Hirnschädigung (*Zeile 1*). Nach Eintritt des Hirntodes – aufgrund klinischer Kriterien – waren noch einzelne der im Hirnstamm entspringenden Komponenten nachweisbar und schlossen die Hirntoddiagnose aus (*Zeile 2*). Erst bei der einen Tag später durchgeführten Kontrolle waren sämtliche Hirnstammkomponenten ausgefallen, so daß die Voraussetzungen zur Feststellung des Hirntodes vorlagen (*Zeile 3*)

7.3.4 Ausfall der im Hirnstamm generierten FAEP-Komponenten ohne Vorliegen des Hirntodes

Die im Hirntod zu beobachtenden FAEP-Befunde mit Ausfall aller Wellen, außer dem fakultativen Erhaltensein der Welle I oder I und II, sind nicht beweisend für den Eintritt des Hirntodes, sondern kommen auch unter anderen Bedingungen vor:

1. Primäre Hirnstammläsionen mit Einbeziehung des bulbopontinen Niveaus können mit einem bilateralen FAEP-Verlust einschl. Welle III einhergehen (Abb. 7.16). Der hierdurch angezeigte Funktionsverlust der im Hirnstamm verlaufenden Anteile der Hörbahn steht in solchen Fällen nicht stellvertretend für einen Funktionsverlust des Hirnstammes generell (wie bei rostrokaudal progredienter sekundärer Hirnstammläsion nach transtentorieller Herniation). Selbst wenn außerdem die klinischen Hirntodkriterien erfüllt sind, bleibt die Möglichkeit einer Restfunktion des Großhirns bestehen, so daß primär infratentorielle Prozesse eine ergänzende EEG-Ableitung zur Feststellung des Hirntodes zwingend erfordern (Kriterien des Hirntodes 1986).

2. Sehr selten kommt es auch bei primär supratentoriellen Prozessen zu einem Ausfall der FAEP, obwohl klinische und/oder elektroenzephalographische Hinweise auf eine partiell erhaltene Hirnfunktion bestehen (Klug et al. 1989).

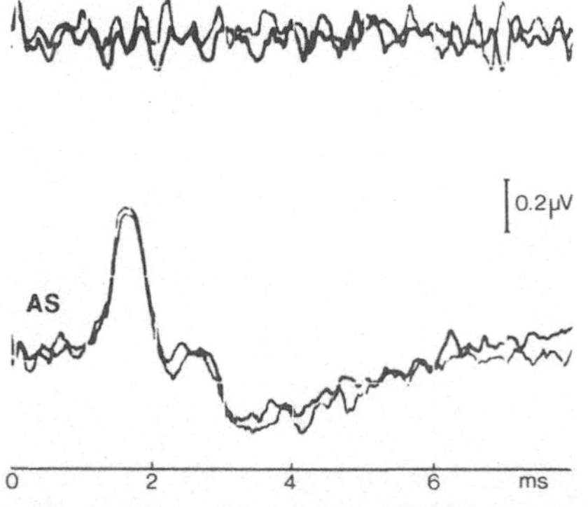

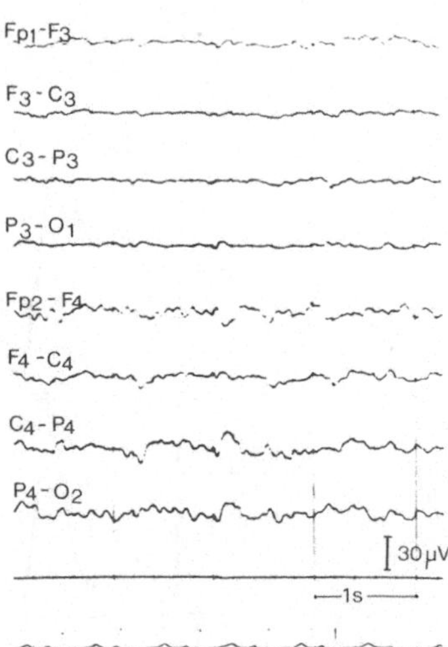

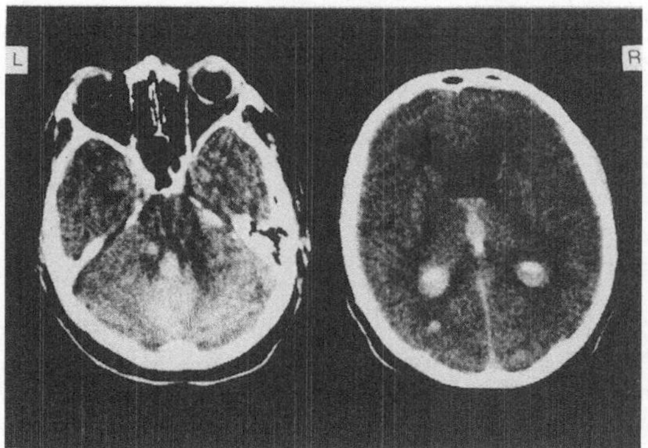

Abb. 7.16. Kleinhirnblutung mit Ventrikeleinbruch. FAEP-Ableitungen zeigen *rechts* einen Verlust aller Wellen, *links* einen Verlust außer Welle I und II. Das zu diesem Zeitpunkt abgeleitete EEG zeigt besonders über der linken Hemisphäre eine deutliche Aktivität als Hinweis auf die partiell erhaltene Großhirnfunktion

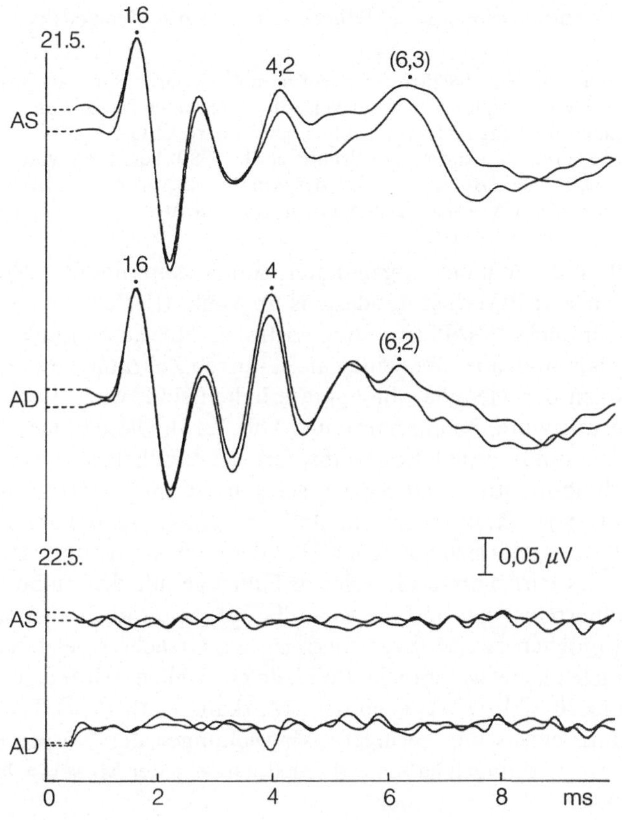

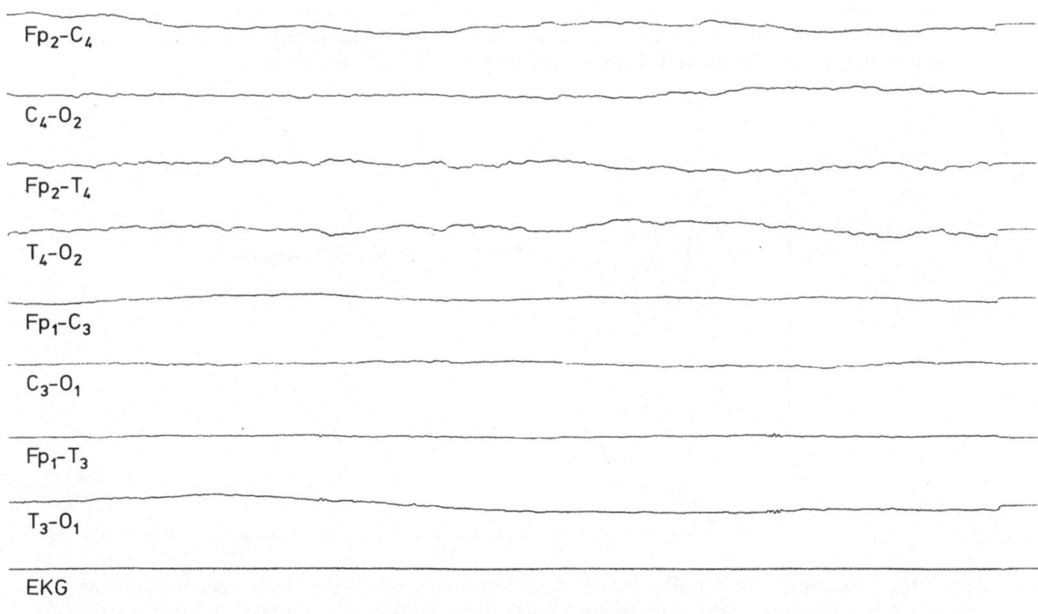

Abb. 7.17. FAEP bei schwerer spontaner Subarachnoidalblutung mit sekundärer transtentorieller Herniation. Initial pathologische Veränderung der Welle V bei gut ausgeprägten Wellen I–III beidseits. Bei der Kontrolle bilateraler Verlust aller FAEP-Komponenten. Das EEG zeigt dagegen über der rechten Großhirnhemisphäre eine deutliche Restaktivität

So beobachteten wir eine 56jährige Patientin mit schwerer Subarachnoidalblutung und sekundärer Einklemmung mit einem im Verlauf eintretenden bilateralen FAEP-Verlust, die noch 20 h danach über der rechten Großhirnhemisphäre EEG-Aktivität zeigte (Abb. 7.17). Ähnliche Beobachtungen wurden von Prange et al. (1989) berichtet, wobei allerdings keine Verlaufsuntersuchungen erfolgten, so daß der von diesen Autoren in zwei Fällen gefundene primäre Ausfall aller FAEP-Komponenten ohnehin nicht als Indiz für den eingetretenen Hirntod gewertet werden durfte.

3. Einen Sonderfall der unter 2. genannten primär supratentoriellen Prozesse mit konsekutivem FAEP-Verlust mindestens ab Welle III stellen jene Patienten dar, bei denen sämtliche Großhirn- und rostralen Hirnstammfunktionen (einschl. EEG) erloschen sind, aber über einen meist kurzen Zeitraum von wenigen Stunden Restfunktionen der Medulla oblongata erhalten sind, wie z. B. ein Hustenreflex und eine (insuffiziente) Spontanatmung (Abb. 7.18). Diese bislang bei 3 Patienten beobachtete Befundkonstellation ist insofern verständlich, als das Cochleariskerngebiet am bulbopontinen Übergang gelegen ist und dessen Funktionsausfall durchaus mit einer Restfunktion medullärer Zentren und Bahnen vereinbar ist (Abb. 7.19). Man muß sich vorstellen, daß der nach kaudal fortschreitende Funktionsverlust des Hirnstammes in solchen Fällen gerade den bulbopontinen Übergangsbereich erreicht hat und die Medulla oblongata noch ausspart.

4. Hypo- und möglicherweise Hyperthermien als Ursache eines bilateralen FAEP-Verlustes spielen keine wesentliche Rolle, da ein Wellenverlust erst bei Temperaturen von unter 20 °C bzw. 42 °C eintritt (Markand et al. 1987). Da bei vorgeschädigtem Gehirn evtl. schon geringere Abweichungen der Körpertemperatur entsprechende Auswirkungen haben, sollte jedoch bei jeder Messung der Temperaturfaktor im Auge behalten werden.

Im eigenen Krankengut wurde nur bei einer Patientin mit schwerem Schädel-Hirn-Trauma und Hypothermie von 31,8 °C ein FAEP-Ausfall gefunden, der nach Erwärmung auf knapp 37 °C partiell reversibel war (Abb. 7.20). Auch aus diesem Grund empfiehlt es sich, Hirntodbestimmungen nur bei einer Körpertemperatur von > 34 °C durchzuführen.

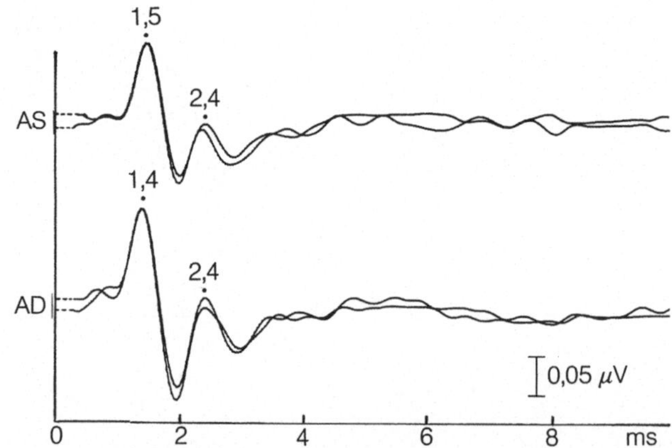

Abb. 7.18. Bilateraler Ausfall aller FAEP-Komponenten nach Welle II. Trotzdem erhaltene – wenn auch insuffiziente – Spontanatmung. (Zustand nach operativer Entfernung eines Astrozytoms mit nachfolgendem malignen Hirnödem und hierdurch bedingter transtentorieller Herniation mit progredienter Hirnstammareflexie)

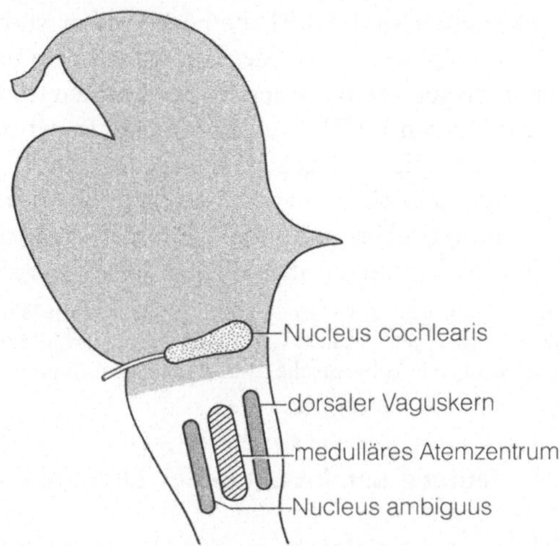

Abb. 7.19. Topische Beziehungen zwischen Cochlearis-Kerngebiet, medullärem Atemzentrum sowie den Kerngebieten der kaudalen motorischen Hirnnerven

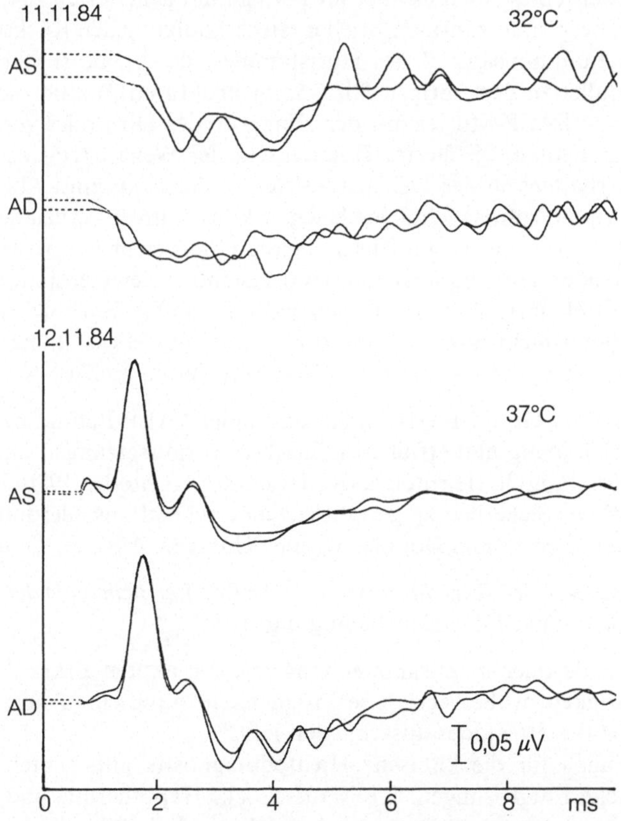

Abb. 7.20. Initiale FAEP bei 22jähriger Patientin mit schwerem gedeckten Schädel-Hirn-Trauma und Hypothermie von 31,8 °C. Bilateraler Ausfall aller FAEP-Komponenten. Nach Erwärmung auf eine Körpertemperatur von knapp 37 °C Wiederauftreten der Wellen I und II

5. Gegenüber Intoxikationen sind FAEP bemerkenswert stabil. Lediglich schwere Phenytoin-Intoxikationen beeinträchtigen die Wellenform und die Latenzen, ohne daß beim Menschen bisher – wie bei der Ratte bei Phenytoinspiegeln um 50 mcg/ml (Hirose et al. 1986) – ein FAEP-Ausfall beobachtet wurde (Riffel 1989). Dennoch sollte auf diese Möglichkeit geachtet werden.
6. Ein FAEP-Ausfall wird schließlich bei vorbestehender beiderseitiger ausgeprägter Schwerhörigkeit, traumatischer und toxischer Schädigung des N. acusticus sowie bei bilateralen Blutansammlungen im äußeren Gehörgang gefunden.

Bei Patienten mit hypoxisch-ischämischer Hirnschädigung nach Herzstillstand beobachteten Brunko et al. (1985) 2mal einen Ausfall der FAEP, trotz erhaltener Hirnstammreflexe, so daß eine weitgehend selektive ischämische Innenohrläsion angenommen werden mußte.

7.3.5 Bedeutung der FAEP in der Hirntoddiagnostik

FAEP-Ableitungen können die Feststellung des Hirntodes auf zweierlei Weise stützen:

1. Der Nachweis eines Ausfalls aller im Hirnstamm generierten FAEP-Komponenten erlaubt bei primär supratentorieller Hirnschädigung den Rückschluß auf einen generellen Funktionsausfall des Hirnstammes, da die akustische Leitungsbahn hierbei parallel zu den übrigen Hirnstammstrukturen funktionslos wird. Damit sind folgende FAEP-Muster mit der Diagnose des Hirntodes vereinbar: Ausfall aller Komponenten – isoliertes Erhaltensein der Welle I (ein- oder beidseitig) – isoliertes Erhaltensein der Wellen I + II (ein- oder beidseitig) Abb. 7.21).
2. Ein durch Verlaufsuntersuchungen belegter konsekutiver Verlust der Wellen V – III (fakultativ auch I und II) im Zusammenhang mit einer von rostral nach kaudal fortschreitenden Hirnstammläsion bei transtentorieller Herniation (s. Abb. 7.10) war bisher in keinem dokumentierten Fall rückläufig. Ein solcher Verlauf dokumentiert damit nicht nur den Funktionsverlust des Hirnstammes, sondern auch dessen Irreversibilität (Stöhr et al. 1986; Stöhr et al. 1987a).

Aus den genannten Gründen erlaubt ein passender FAEP-Befund bei primär supratentorieller Schädigung und erfüllten klinischen Voraussetzungen und Befunden die sofortige Feststellung des Hirntodes (Kriterien des Hirntodes 1986). Um eine maximale diagnostische Sicherheit zu gewährleisten, erscheint uns allerdings eine zusätzliche EEG- und ggf. SEP- und Doppler-Untersuchung (s. Abschn. 7.4 und 7.5) ratsam.

Einschränkungen der Brauchbarkeit der FAEP-Untersuchung in der Hirntoddiagnostik ergeben sich unter folgenden Bedingungen:

1. Vorbestehende oder in Zusammenhang mit der akuten Erkrankung erworbene Schwerhörigkeit, wobei sich diese Möglichkeit durch eine frühzeitige Ableitung *vor* Eintritt des Hirntodes ausschließen läßt.
2. Wie dies auch für die klinische Hirntoddiagnostik gilt, sollten zuvor schwere metabolische Entgleisungen, Kreislaufschock, Hypothermie und Intoxikationen ausgeschlossen bzw. ausreichend behandelt werden. Allerdings ist es gerade ein großer Vorzug von FAEP-Messungen, daß diese durch die genannten Faktoren

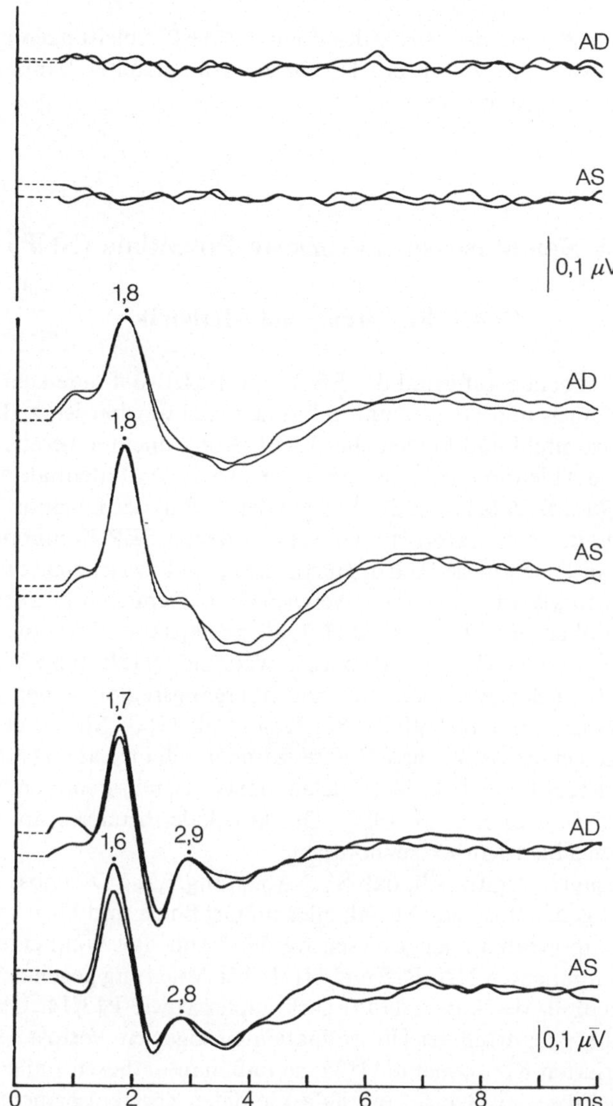

Abb. 7.21. Mit der Annahme des Hirntodes zu vereinbarende FAEP-Befunde: Ausfall aller FAEP-Komponenten (*oben*); isoliertes Erhaltenbleiben der Wellen I (uni- oder bilateral) (*Mitte*); isoliertes Erhaltenbleiben der Wellen I und II (uni- oder bilateral) (*unten*)

wesentlich geringer beeinträchtigt werden als die klinischen Funktionsparameter und das EEG (s. Abb. 7.2).

3. Bei primär infratentoriellen Läsionen stellen FAEP-Veränderungen oft nur ein Indiz für *umschriebene* Hirnstammläsionen mit Einbeziehung der Hörbahn dar und sind zur Hirntoddiagnostik ungeeignet, jedoch zur Dokumentation bulbo-ponto-mesenzephaler Schädigungen wertvoll (s. Abb. 7.12).

Neben der Feststellung des Hirntodes können FAEP-Ableitungen auch eine entscheidende Hilfe beim Ausschluß des Hirntodes trotz erfüllter klinischer Kriterien darstellen (s. Abb. 7.13 und 7.15).

7.4 Somatosensibel evozierte Potentiale (SEP)

7.4.1 Einleitung und Methodik

In allen Fällen, bei denen aufgrund der EEG- und FAEP-Befunde kein zweifelsfreier Ausfall der Großhirn- und Hirnstammfunktionen nachweisbar ist, z. B. bei artefaktgestörtem Hirnstrombild und Fehlen aller FAEP-Komponenten bereits bei der ersten Ableitung, ist eine Ableitung der somatosensibel evozierten Potentiale aufschlußreich (Stöhr et al. 1987a, b). Dabei setzt der Einsatz der SEP in der Diagnostik des Hirntodes die Kenntnis der Generatororte der verschiedenen SEP-Komponenten voraus. Die Strukturen, in denen diese Wellen entspringen, sind zwischenzeitlich in einer für praktische Bedürfnisse ausreichenden Weise geklärt. Demnach entspringt die Welle N13a (abgeleitet über dem Dornfortsatz C7) als postsynaptisches Potential von Hinterhornneuronen des kaudalen Halsmarks, während N13b (abgeleitet über dem Dornfortsatz C2) in der zervikomedullären Übergangsregion seinen Ursprung hat (Allison et al. 1982; Stöhr u. Riffel 1982; Kaji et al. 1986; Møller et al. 1986). Bei Ableitungen gegen eine extrakephale Referenz findet sich im Latenzbereich von N13b eine Positivität (P13/14), die teils dem Nucleus cuneatus, teils dem Lemniscus medialis zugeschrieben wird (Møller et al. 1986). Der kortikale Primärkomplex N20/P25 ist dem primären sensiblen Kortex zuzuordnen.

Aus dem Gesagten ergibt sich, daß SEP-Ableitungen die Diagnose des Hirntodes zu stützen vermögen, sofern ein Ausfall aller im Großhirn und Hirnstamm entspringenden SEP-Komponenten nachgewiesen werden kann. Bei Wahl einer F_z-Referenz sind dies die Komponenten N20/P25 und N13b, bei Ableitung gegen eine extrakephale Referenz gleichfalls der kortikale Primärkomplex sowie P13/14. Überraschenderweise resultiert bei einem Teil der Hirntodpatienten sogar ein Verlust der im kaudalen Halsmark generierten Komponente N13a, so daß man in diesen Fällen eine Ausweitung der Totalnekrose des Gehirns bis in die kaudalen Zervikalsegmente des Rückenmarks unterstellen muß (Stöhr et al. 1987a, b).

SEP-Ableitungen sind nach elektrischer Stimulation jedes sensiblen oder gemischten Nerven möglich. Unter den Bedingungen der Intensivstation ist es dabei vorteilhaft, einen Nerven zu stimulieren, der gut zugänglich ist sowie hohe und konstante Reizantworten evoziert. In den meisten Labors hat sich deshalb die Verwendung des N. medianus (Medianus-SEP) durchgesetzt. Unter besonderen Umständen – z. B. traumatischer Schädigung des N. medianus, des Armplexus oder der entsprechenden Zervikalwurzeln – ist aber auch die Heranziehung eines anderen Armnerven (N. ulnaris, N. radialis – Rr. superficialis) bzw. eines Beinnerven (z. B. N. tibialis) möglich.

Die Untersuchungsmethode ist – unter Berücksichtigung der Ableitebedingungen auf Intensivstationen – in Kap. 4 dargestellt.

7.4.2 Typische Medianus-SEP-Befunde im Hirntod

Trojaborg u. Jørgensen (1973) untersuchten erstmals Patienten mit schweren hypoxischen Hirnschäden und Nullinien-EEG mittels der Methode des Medianus-SEP und fanden bei allen 31 Patienten, die zusätzlich einen Verlust der Hirnstammreflexe aufwiesen, einen Ausfall der kortikalen Reizantworten. Die 19 übrigen Patienten mit erhaltenen Hirnstammreflexen zeigten – trotz des Nullinien-EEG – erhaltene kortikale Reizantworten, die allerdings nur aus dem Primärkomplex bestanden, während die normalerweise nachfolgenden späteren Wellen fehlten. Hieraus läßt sich folgern, daß zumindest bei hypoxischen Hirnschäden, die in primären kortikalen Projektionsfel-dern evozierten Reizantworten länger persistieren als die spontane – als EEG abgeleitete – elektrische Hirnaktivität und damit eine höhere Sicherheit beim Nachweis des kortikalen Funktionsausfalls versprechen. Allerdings bedeutet das bilaterale Fehlen der kortikalen Reizantworten zwar eine infauste Prognose, aber nicht – wie ursprünglich angenommen – ein zuverlässiges Kriterium des eingetretenen Hirntodes.

Detailliertere Messungen an 29 hirntoten Patienten durch Goldie et al. (1981) ergaben einen generellen bilateralen Verlust der kortikalen Reizantworten, während die „B-wave" (entsprechend N13a oder b – bei variabler Ableitung nur über der unteren oder oberen Nackenpartie) in 20 Fällen erhalten blieb, allerdings z. T. mit verlängerter Latenz und Deformierung des Potentials. Bei den neun restlichen Patienten ergab sich ein Ausfall auch der „B-wave".

Im Gegensatz dazu vertraten Anziska u. Cracco (1980) aufgrund ihrer Befunde die Ansicht, daß bei einem Teil der Hirntoten ein teilweises Erhaltenbleiben der Funktion subkortikaler Leitungsbahnen bestünde, was aufgrund aller bekannten klinischen, neurophysiologischen und neuropathologischen Befunde als äußerst unwahrscheinlich betrachtet werden muß.

Die Ergebnisse eigener SEP-Untersuchungen an 62 Hirntoten mit primär supratentorieller Hirnschädigung sind in Tabelle 7.3 zusammengefaßt. Wie zu erwarten, bestätigte sich der obligate bilaterale Ausfall der kortikalen Reizantworten. Ebenfalls sehr gut mit der Annahme des Hirntodes vereinbar ist die in 92 % gefundene pathologische Amplitudenminderung der Welle N13b, deren Ursprung im zervikomedullären Übergangsbereich anzunehmen ist (Lesser et al. 1981; Stöhr et al. 1987a; Stöhr et al. 1989a; Wagner 1989). Umgekehrt überrascht es nicht, daß diese Komponente bei 5 Patienten normal ausgeprägt war, da deren Entstehungsort an der Wasserscheide

Tabelle 7.3. SEP-Befunde bei 62 hirntoten Patienten nach primär supratentorieller Hirnschädigung

	(n)	(%)
Bilateraler Verlust der kortikalen Reizantwort (N20/P25)	62	100
Zusätzlicher Verlust[a] von N13b (C2)	57	92
Zusätzlicher Verlust[a] von N13a (C7)	18	29
Zusätzlicher Verlust von N11a (C7) bei normalem Potential vom Erbschen Punkt	5	8

[a] Ausfall oder pathologische Amplitudenminderung ($< 0{,}6\ \mu V$ absolute Amplitude bzw. – für N13b – Erniedrigung des Amplitudenquotienten N13b/N13a auf $< 0{,}72$)

zwischen intra- und extrakraniellem Gefäßgebiet (Goldie et al. 1981) ein gelegentliches Erhaltenbleiben nahelegt.

Allerdings zeigten Verlaufsuntersuchungen an einzelnen unserer Patienten einen innerhalb einiger Stunden nachfolgenden Verlust der Welle N13b, so daß deren Persistenz nur in einer Übergangsphase bestehen dürfte (Abb. 7.22).

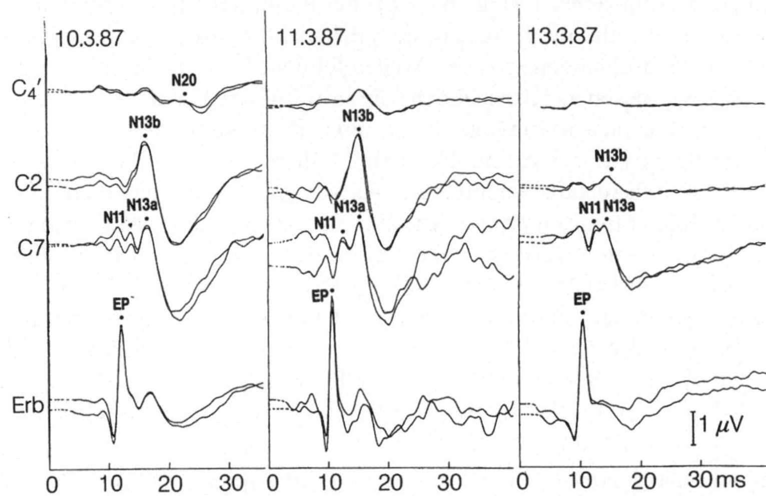

Abb. 7.22. Entwicklung der SEP-Befunde bei schwerem gedecktem Schädel-Hirn-Trauma mit nachfolgendem Hirntod. Bei der ersten Ableitung (10.03.87) ist noch ein flacher kortikaler Primärkomplex (N20) ableitbar, der bei der Kontrollableitung am folgenden Tag ausgefallen ist. Nach Eintritt des Hirntodes ist darüber hinaus auch die Komponente N13b weitgehend ausgefallen und nur noch eine flache monophasische Negativität über C2 ableitbar

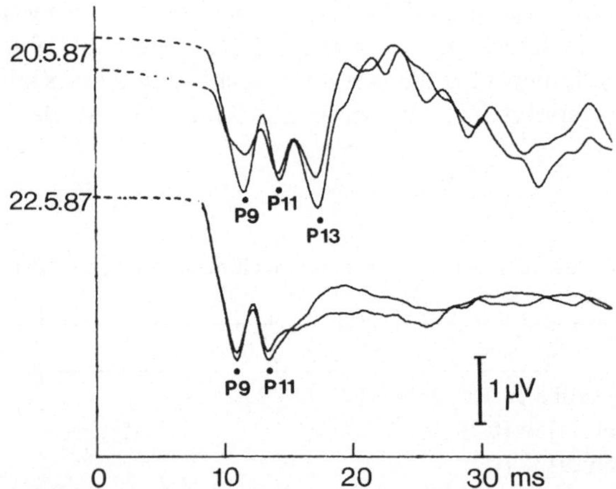

Abb. 7.23. Ableitung der Fernfeldpotentiale von der sensiblen Rinde gegen eine Handreferenz vor (20.05.87) und nach (22.05.87) Eintritt des Hirntodes. Im Hirntod resultiert ein Verlust der in Höhe des kraniozervikalen Übergangs oder des kaudalen Hirnstamms generierten Komponente P13/14

Bei Ableitungen gegen eine Handreferenz resultiert im Hirntod ein Verlust – zumindest eine pathologische Amplitudenminderung – der Komponente P13/14 (Abb. 7.23). Häufig ist P13/14 bereits ausgefallen, wenn über der oberen Nackenpartie noch eine teilweise erhaltene Negativität – entsprechend N13b – sichtbar ist (Abb. 7.24 und 7.25).

Wagner (1989) fand bei Ableitung von N13b zwischen Nasopharynx und F_z bei allen neun untersuchten Hirntoten einen Verlust dieser Welle, während die bei Ableitungen gegen eine extrakephale Referenz registrierbare Komponente „P14" (entsprechend P13/14) in zwei dieser Fälle mit niedriger Amplitude erhalten blieb und als Ausdruck von Restaktivität in der kaudalen Medulla oblongata interpretiert wurde. Eine bis zum zervikomedullären Übergang aufsteigende Impulswelle könnte auch

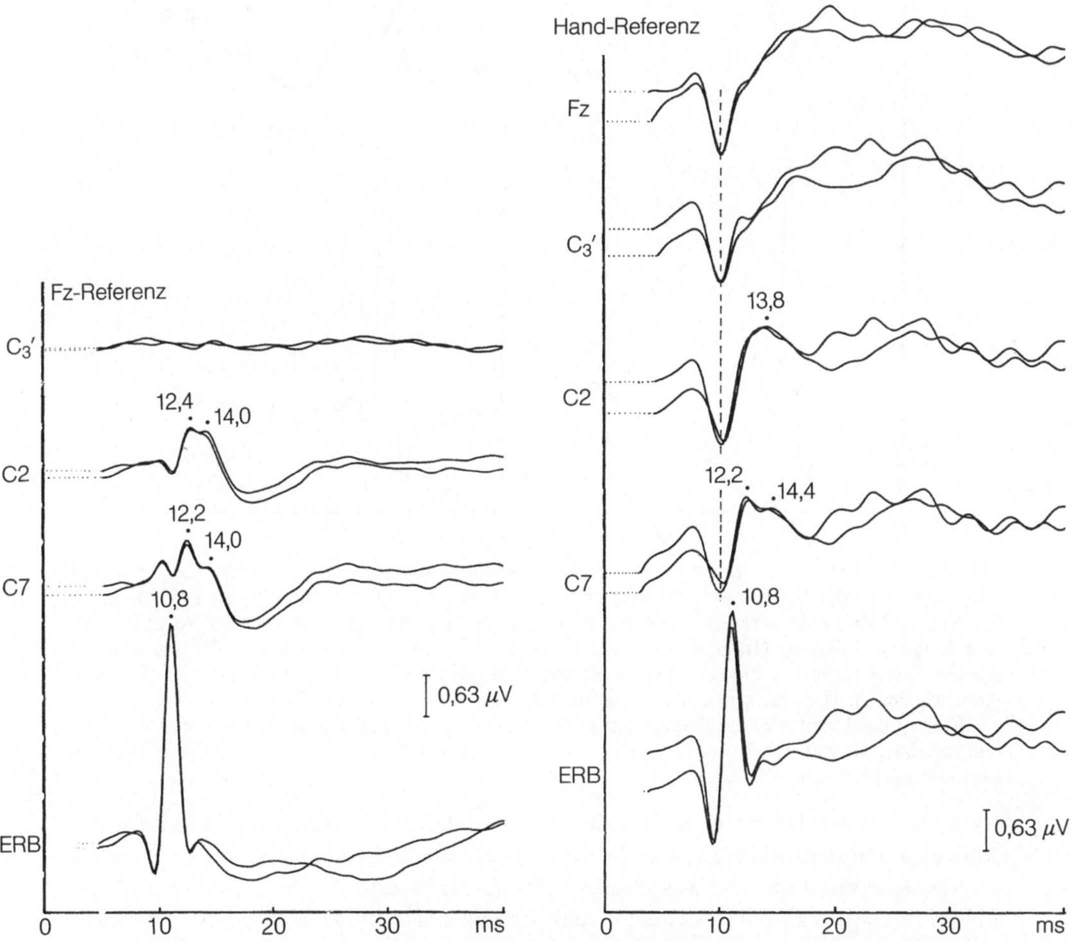

Abb. 7.24. Vergleichende F_z- und Hand-Referenz-Ableitung im Hirntod. Bei Verwendung beider Referenzen ist über C2 noch eine rudimentäre Negativität – entsprechend N13b – mit Latenzen von 14 bzw. 13,8 ms ableitbar, während die Skalpableitungen gegen eine Handreferenz keine eindeutige Komponente P13/14 mehr erkennen lassen. (Darüber hinaus zeigt auch die Komponente N13a bereits eine pathologische Amplitudenminderung)

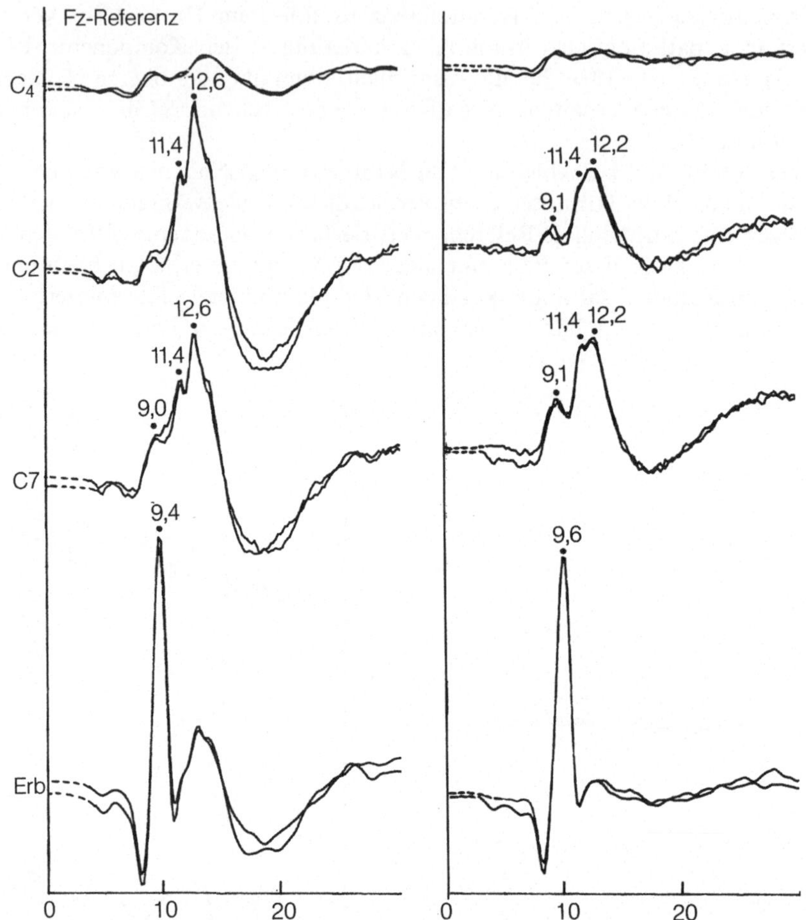

Abb. 7.25. SEP-Befunde unmittelbar vor (*linke Spalte*) und nach (*rechte Spalte*) Eintritt des Hirntodes. **a** In der F_z-Referenz-Ableitung resultiert im Hirntod eine signifikante Erniedrigung der Welle N13b. Diese wirkt darüber hinaus abgestumpft und zeigt gegenüber der Vorableitung eine Latenzverkürzung (Interpeaklatenz EP-N13b vor Eintritt des Hirntodes 3,2 ms, danach 2,6 ms). Diese Latenzverkürzung korreliert möglicherweise mit dem weiter kaudal erfolgenden Abbruch der im Halsmark aufsteigenden Impulswelle. **b** In der Hand-Referenz-Ableitung sind vor Eintritt des Hirntodes die Komponenten P9, P11 sowie – als getrennte Wellen – P13 und P14 registrierbar, die mit den Komponenten N11 und N13 korrelieren. Nach Eintritt des Hirntodes sind nur noch P9 und P11 ableitbar

erklären, warum N13b oft nicht erloschen, sondern nur mehr oder minder stark erniedrigt und deformiert ist. Mit der von uns verwendeten Ableitemethodik konnten wir die Kombination von ausgefallener Welle N13b und partiell erhaltener Welle P13/14 in keinem Fall beobachten. Vielmehr zeigte sich umgekehrt häufig die umgekehrte Kombination mit Ausfall von P13/14 und teilweisem Erhaltenbleiben von N13b (Abb. 7.26). Gelegentlich blieben aber im Hirntod beide Wellen – N13b und P13/14 – in rudimentärer Form nachweisbar (Abb. 7.27).

Bei Wahl einer F_z-Referenz könnte kritisch eingewendet werden, daß die Referenzelektrode am Skalp spinale Aktivität als positive Fernfeldaktivität abgreift und in die Ableiteelektrode bei

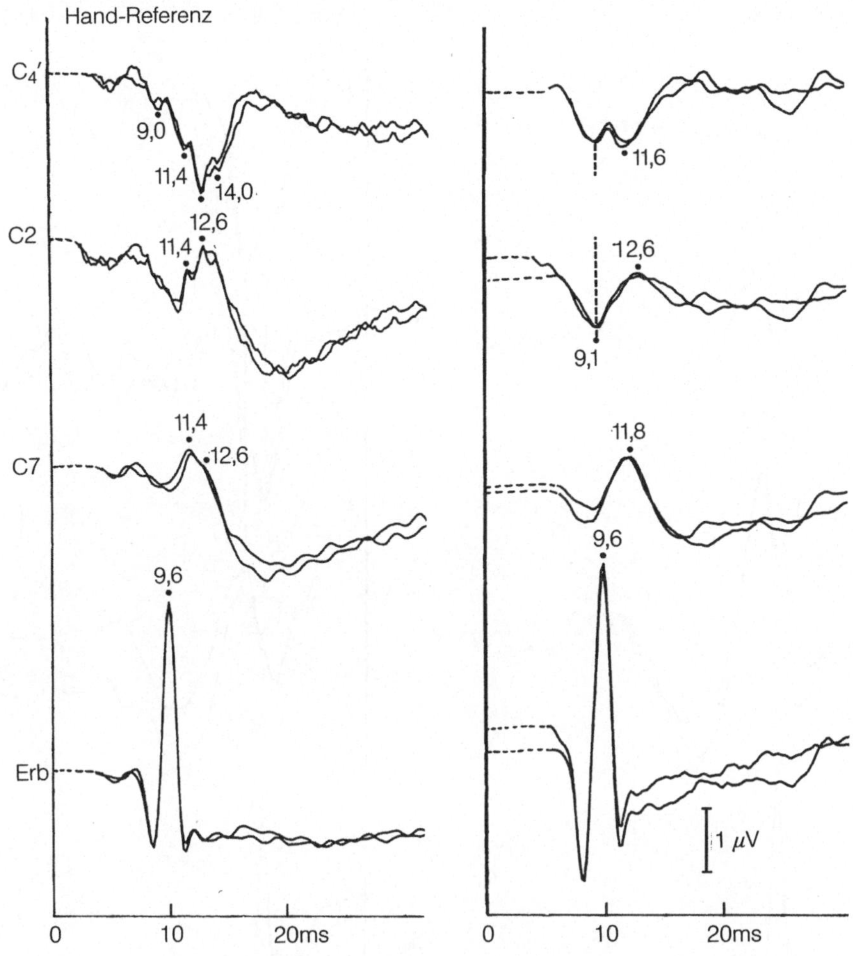

C2 als Negativität gleicher Latenz einspeist. Da der Dipol des Generators der spinalen N13a-Komponente jedoch quer im unteren Halsmark gelegen ist (Desmedt u. Cheron 1981), dürfte diese Aktivität ohne wesentlichen Einfluß auf die Skalpelektrode sein.

Überraschend ist die bei knapp einem Drittel aller Untersuchungen auftretende zusätzliche Veränderung der Komponente N13a, deren Ursprung im kaudalen Halsmark als gesichert angesehen werden kann (Allison u. Hume 1981; Desmedt u. Cheron 1981; Stöhr et al. 1989a) (s. Abb. 7.32). Dieser Befund – der gehäuft bei Kindern und Jugendlichen vorkam – belegt die fakultative Ausdehnung des zentralnervösen Funktionsverlusts auf das Halsmark, dessen Blutversorgung offenbar in variablem Ausfall über Zuflüsse von seiten der Vertebralarterien erfolgt (Stöhr et al. 1989b) (Abb. 7.28).

Der Verlust der Welle N13a kann übersehen werden, wenn keine Verlaufsuntersuchungen mit Messungen des Latenzintervalls EP-Potential-N13a (m = 3,57 ± 0,6 ms) vorgenommen werden und die verbleibende Komponente N11a als N13a fehlinterpretiert wird (Stöhr et al. 1989b). Bei exakter Ausmessung wird jedoch deutlich, daß die negative Hauptkomponente über HWK 7 in

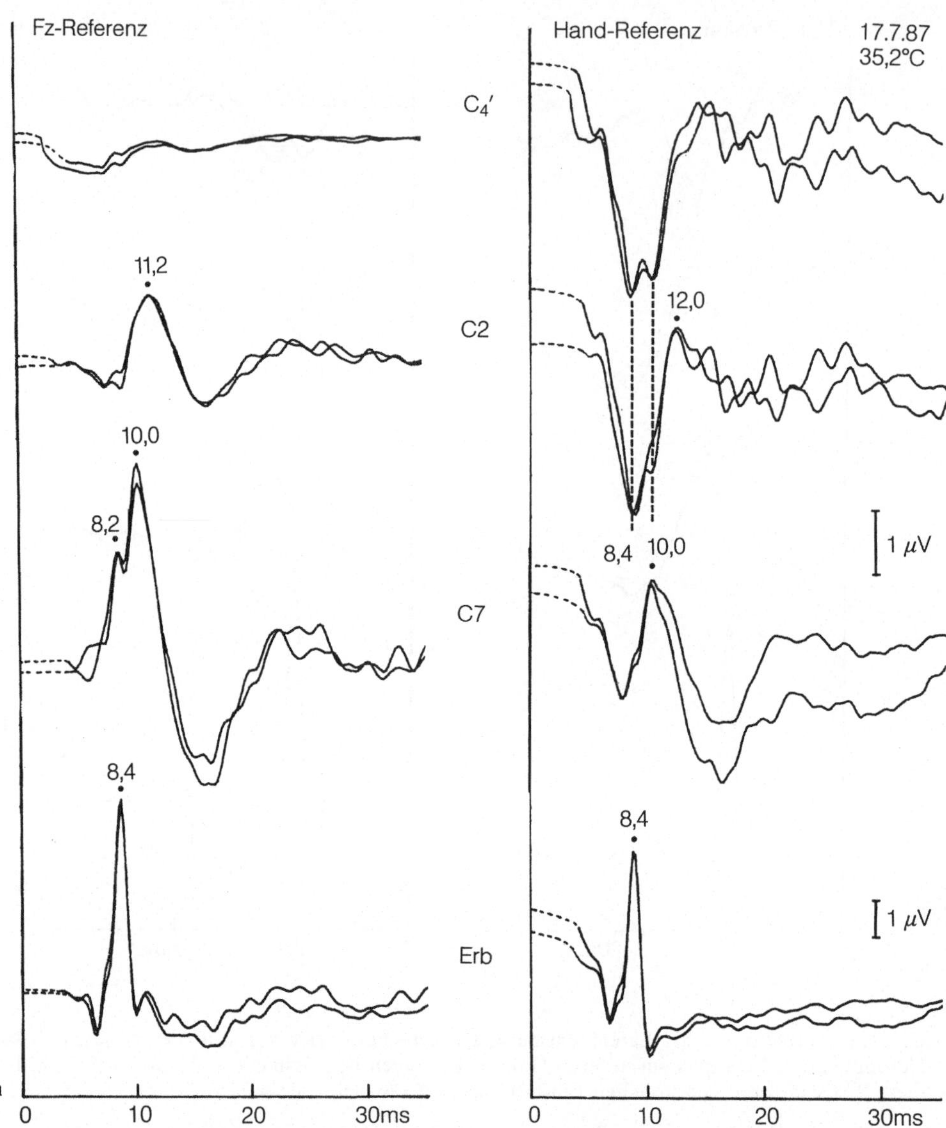

Abb. 7.26. a In der Frühphase des Hirntodes (17.07.87) zeigt die Hand-Referenz-Ableitung bereits einen Verlust von P13/14, während in der F_z-Referenz-Ableitung noch eine deutliche (wenn auch erniedrigte und deformierte) Welle N13b erhalten ist. **b** In der Spätphase (20.07.87) zeigt sich in der Hand-Referenz-Ableitung außer P9 nur noch eine rudimentäre Welle P11. In der F_z-Referenz-Ableitung ist bei C2 nur noch eine niedrige stumpfe, monophasische Welle mit deutlich kürzerer Latenz als bei der Vorableitung erkennbar, bei der es sich um die Komponente N11b handeln dürfte

diesen Fällen N11a entspricht und die gleiche Latenz besitzt wie die bei Vorableitungen im aufsteigenden Schenkel von N13a sichtbare negative Vorwelle. Bedingt durch den Ausfall von N13a wird die über HWK 7 registrierte Negativität schmaler als üblich und folgt dem EP-Potential mit einem Latenzintervall von < 1,87 ms.

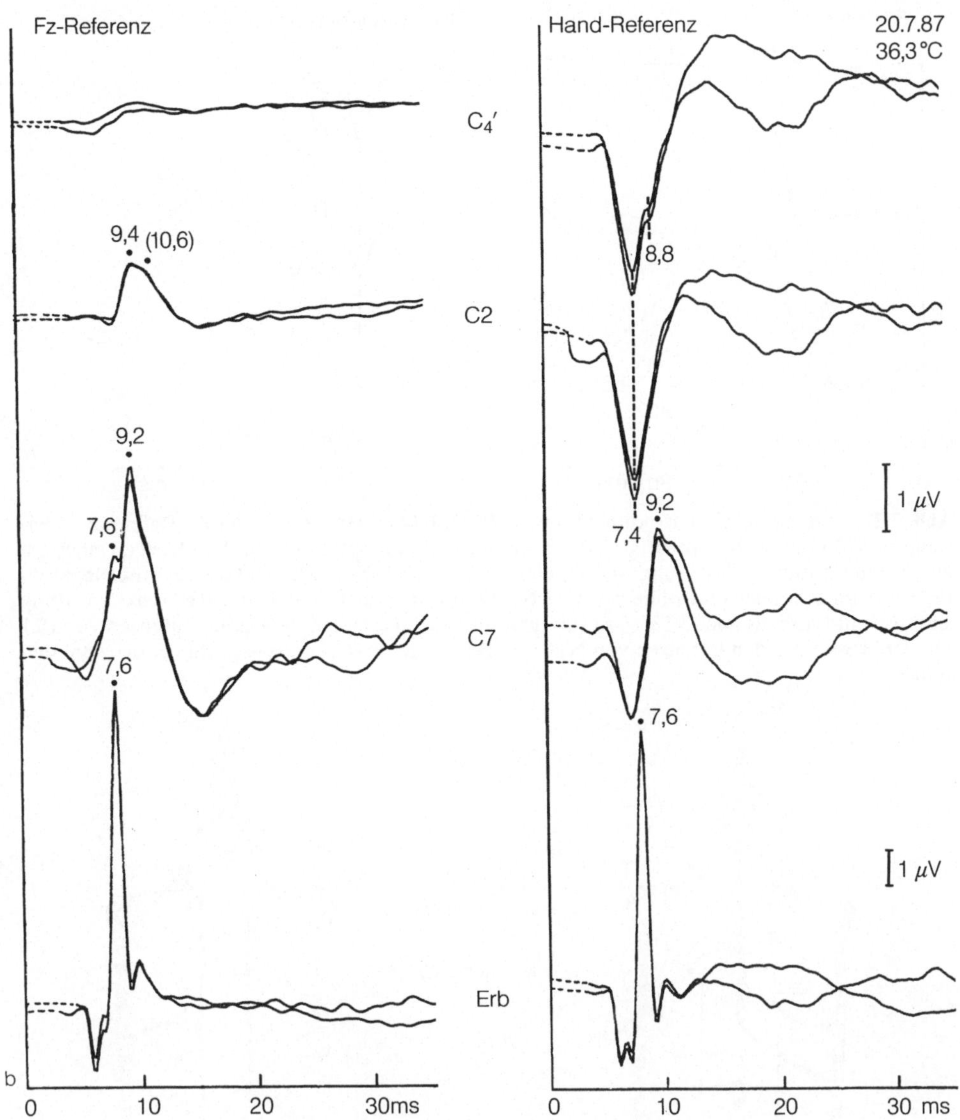

Der seltene weitere Verlust auch der in der Hinterwurzeleintrittszone generierten
Welle N11a zeigt, daß die Minderdurchblutung selbst die peripheren Anteile des
kaudalen Halsmarks einbeziehen kann (s. Abb. 7.32). Bei diesen Patienten verbleibt
einzig noch das EP-Potential über dem Erbschen Punkt (und dessen bei F_z-Referenz-
Ableitung über HWK 7 sichtbare Entsprechung in Form der Komponente N9).

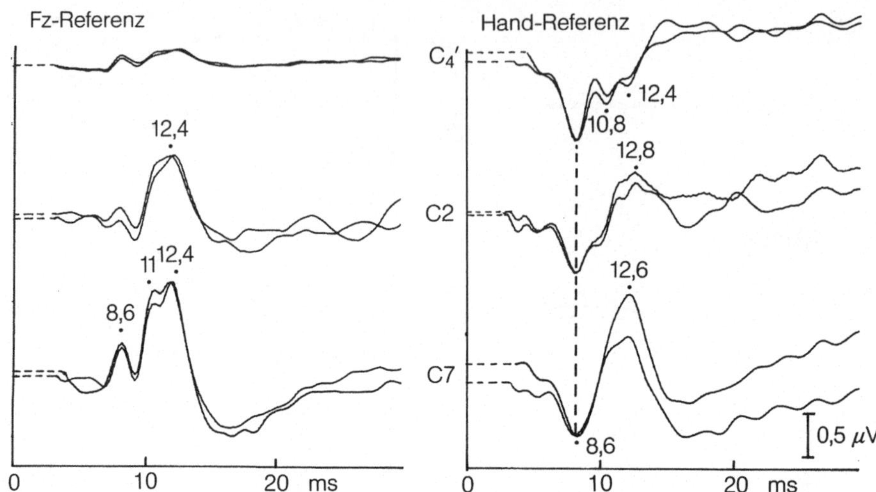

Abb. 7.27. Erhaltensein einer rudimentären Welle P13/14 im Hirntod. In der F_z Referenz-Ableitung ist N13b nur leicht erniedrigt, jedoch stumpf und monophasisch. Im Vergleich zu einer 5 h zuvor durchgeführten Ableitung ist die Latenz von N13b 1 ms kürzer und die gesamte Negativität erscheint schmaler und ohne positive Nachschwankung. In der Hand-Referenz-Ableitung sind sowohl N13b als auch P13/14 in rudimentärer Form erhalten (wobei die Latenzen von P11 und P13 besser mit den Latenzen von N11 und N13 in der F_z-Referenz-Ableitung korrespondieren)

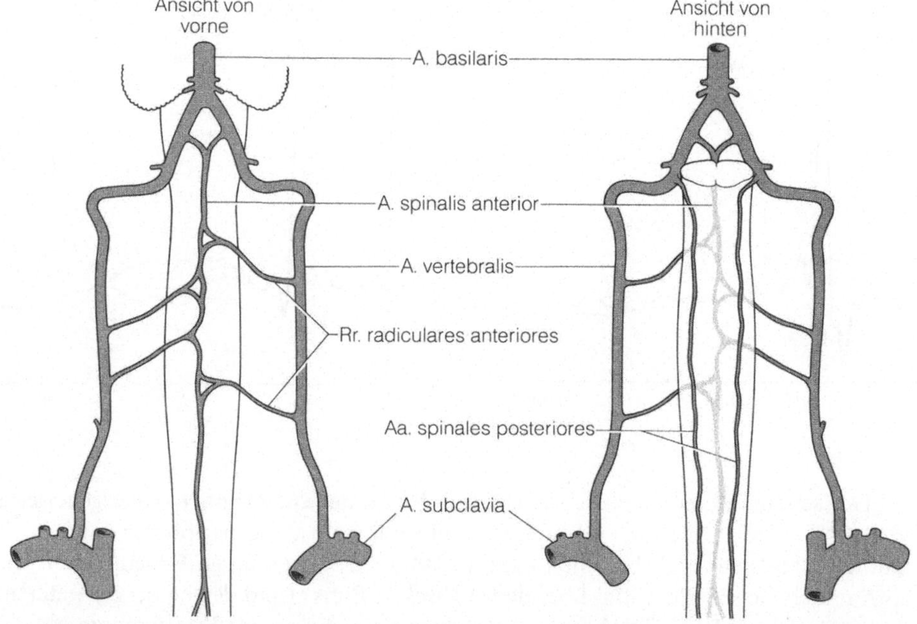

Abb. 7.28. Gefäßversorgung des Halsmarks. Sowohl die A. spinalis ant. als auch die Aa. spinales post. erhalten Zuflüsse von den Vertebralarterien. Deren Ausfall im Hirntod führt offensichtlich bei einem Teil der Individuen zu einer ischämischen Halsmarkläsion. In diesen Fällen scheint die verbleibende – interindividuell sehr variable – Blutversorgung des Halsmarks über einzelne Radikulararterien nicht ausreichend zu sein

7.4.3 Erhaltene supraspinale SEP-Komponenten trotz erfüllter klinischer Hirntodkriterien

Patienten mit reaktionslosem Koma, Ausfall der Hirnstammreflexe und Apnoe zeigen in seltenen Fällen eine erhaltene kortikale Primärantwort als Hinweis auf die (teilweise) funktionelle Integrität zerebraler Leitungsbahnen und primärer sensibler Rindenfelder (Abb. 7.29 und 7.30). Die dem Primärkomplex normalerweise folgenden, der Erregungsverarbeitung in angrenzenden Assoziationsfeldern zugeordneten späteren Wellen sind dagegen ausgefallen.

Ursächlich liegen dieser Befundkonstellation vorwiegend schwere Intoxikationen zugrunde, wobei Kombinationen mit Hypothermie, Kreislaufschock und metabolischen Entgleisungen vorkommen (Abb. 7.29). Bei schwersten Intoxikationen kann der kortikale Primärkomplex stark erniedrigt und nur bei einwandfreier Ableitetech-

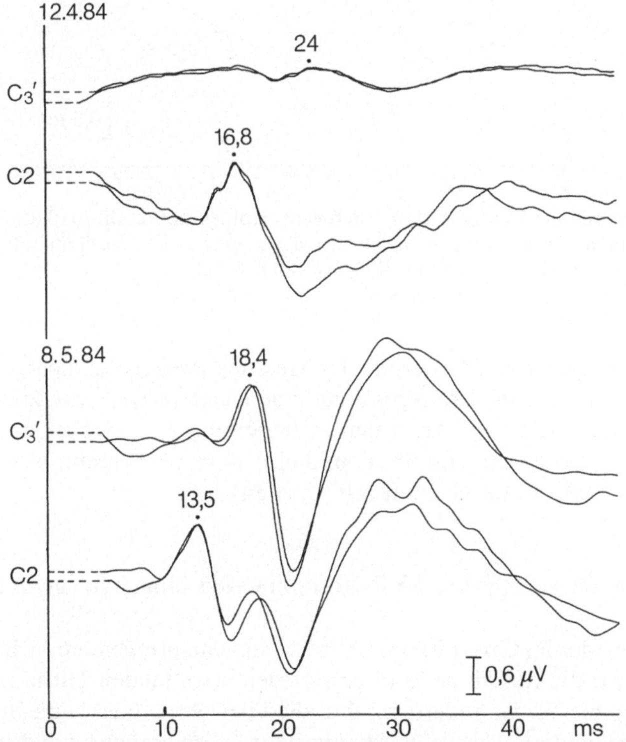

Abb. 7.29. Barbituratintoxikation. *Oben:* SEP-Befund einer 22jährigen Patientin mit erfüllten klinischen Hirntodkriterien, bei der sich nachträglich als Ursache des Zustandsbildes eine schwerste Barbituratintoxikation herausstellte. N13b (C2) ist normal. Der kortikale Primärkomplex ist erhalten, wenn auch stark erniedrigt, deformiert und etwas latenzverzögert. Zentrale Überleitungszeit mindestens 7,2 ms. *Unten:* Bei der Kontrollableitung vier Wochen später hat sich die kortikale Reizantwort normalisiert, zentrale Überleitungszeit 4,9 ms. Außer der schweren Barbituratintoxikation dürfte eine leichte Hypothermie von 36,2 °C und ein wenige Stunden zuvor durchgemachter Kreislaufkollaps mit hierbei eingetretener leichter hypoxischer Hirnschädigung am Ausmaß der initialen Veränderung der kortikalen SEP-Komponenten mitbeteiligt sein

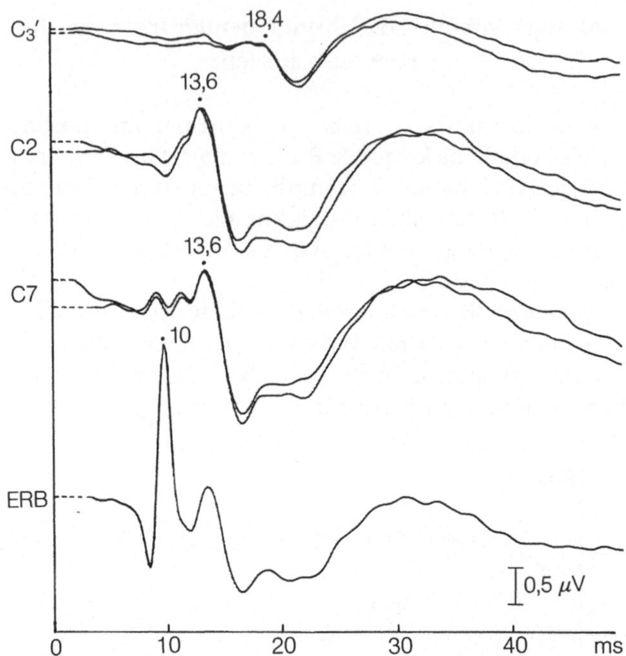

Abb. 7.30. Kohlenmonoxidintoxikation. Schwere Kohlenmonoxidintoxikation mit Erniedrigung jedoch keinem Verlust des kortikalen Primärkomplexes. Die Verlaufsuntersuchung 3 Tage später erbrachte eine Normalisierung der kortikalen Reizantwort

nik und 2- bis 3maliger Wiederholung der Messung zweifelsfrei identifizierbar sein. In solchen Fällen besteht in der Regel auch eine leichtere Latenzverzögerung mit entsprechender Zunahme der zentralen Überleitungszeit (wobei im Beispiel der Abb. 7.29 die Hypothermie um 36 °C und eine passagere zerebrale Ischämie infolge Kreislaufschock hieran mitbeteiligt sein dürften).

7.4.4 Ausfall der zerebralen SEP-Komponenten ohne Vorliegen des Hirntodes

Die Entstehung der im Großhirn und Hirnstamm entspringenden SEP-Komponenten ist nicht nur an die funktionelle Integrität der betreffenden Hirnanteile gebunden. Voraussetzung hierfür ist außerdem, daß die über Nerv, Nervenplexus und Rückenmark aufsteigende Impulswelle überhaupt das Gehirn erreicht, um dort somatosensible Reizantworten zu evozieren. Ein bilateraler Verlust der zerebralen SEP-Komponenten ist daher nicht nur im Hirntod, sondern auch bei peripheren oder spinalen Leitungsunterbrechungen zu erwarten. Dabei führen Impulsleitungsstörungen im peripheren Nervensystem – z. B. bei traumatischen Nerven- und Plexusläsionen oder Polyneuropathien – bereits zu einem Ausfall des EP-Potentials, das im Armplexus generiert wird. Traumatische, vaskuläre, tumoröse, entzündliche und sonstige Zervikalmarkläsionen bedingen je nach Niveau und Ausdehnung bereits einen Verlust der im unteren Zervikalmark entspringenden Welle N13a (Abb. 7.31) oder erst der im

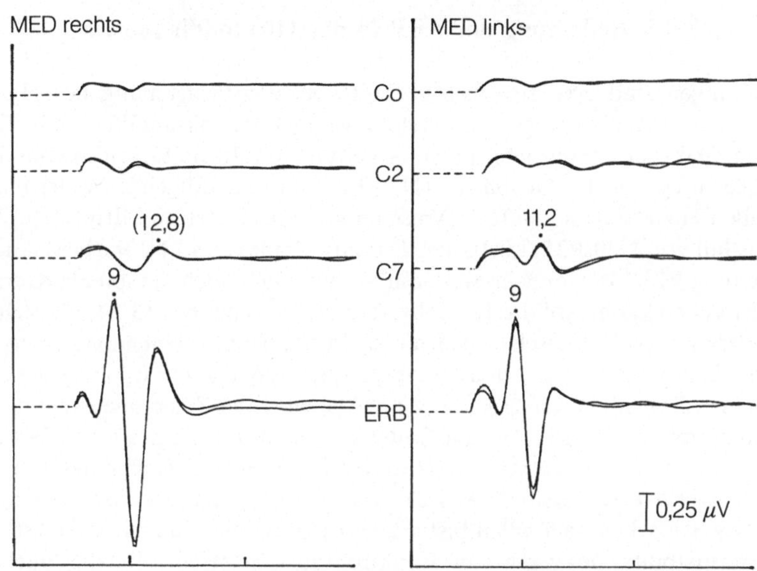

Abb. 7.31. Primärer Ausfall der spinalen und kortikalen Reizantworten bei Kombination von schwerem Schädel-Hirn-Trauma und begleitender traumatischer Halsmarkläsion

zervikomedullären Übergang generierten Welle N13b. Eine genaue Exploration, klinische und ggf. apparative Untersuchung erlaubt praktisch immer eine Abgrenzung solcher Befundkonstellationen bei Rückenmarksprozessen gegenüber denen im Hirntod, bei dem sich entsprechende SEP-Veränderungen erst sekundär ausbilden.

Eine bilaterale Unterbrechung der spezifischen somatosensiblen Leitungsbahn im rostralen Hirnstamm oder Thalamus führt lediglich zu einem bilateralen Verlust der kortikalen Reizantworten, während N13b hierbei erhalten bleibt und sowohl das Eintreffen der Impulswelle am zervikomedullären Übergang als auch dessen funktionelle Integrität dokumentiert. Primäre Hirnstammläsionen, die mit einer Schädigung der kaudalen Medulla oblongata einhergehen, bewirken dagegen auch pathologische Veränderungen der Komponente N13b, so daß das Ausfallsmuster ununterscheidbar sein kann von dem im Hirntod. Jedoch entwickelt sich hierbei kein konsekutiver Wellenverlust im Verlauf, sondern N13b ist bereits primär in Mitleidenschaft gezogen.

Keinerlei differentialdiagnostische Schwierigkeiten dürfte ein bei Hypothermien um 20 °C möglicher reversibler Funktionsausfall der kortikalen SEP-Komponenten bereiten (Dubois et al. 1981; Hume u. Durkin 1986), zumal solche Temperaturen außerhalb operativer Eingriffe kaum jemals vorkommen dürften. Allerdings muß bei vorgeschädigtem Gehirn bereits bei weniger stark erniedrigter Körpertemperatur mit einem SEP-Verlust gerechnet werden, ebenso bei einer Kombination mit schweren metabolischen Entgleisungen und Kreislaufschock. Alle diese Faktoren müssen daher ausgeschlossen bzw. korrigiert werden, bevor aus einem SEP-Verlust diagnostische Konsequenzen gezogen werden.

7.4.5 Bedeutung der SEP in der Hirntoddiagnostik

SEP-Ableitungen sind eine zuverlässige Hilfe bei der Feststellung des Hirntodes, außerdem nicht zeitaufwendiger und zudem weniger artefaktanfällig als EEG-Registrierungen. Darüber hinaus liefern SEP-Ableitungen Informationen sowohl über die funktionelle Integrität des Großhirns (N20/P25 und nachfolgende Wellen) als auch des kaudalen Hirnstamms (N13b). Typischerweise resultiert im Hirntod ein kombinierter Ausfall von N20/P25 (kortikaler Primärkomplex) und N13b (bei Hand-Referenz-Ableitung P13/14), wobei im weiteren Verlauf auch noch die spinale Komponente N13a erlöschen kann. Auf die Tatsache, daß N13b (seltener P13/14) oft nicht völlig fehlt, sondern nur pathologisch erniedrigt ist, wurde bereits oben hingewiesen und als Erklärung eine die oberen Zervikalsegmente noch erreichende Impulswelle mit Abbruch am zervikomedullären Übergang angegeben. Eine Zusammenstellung der im Hirntod anzutreffenden SEP-Befunde findet sich in Abb. 7.32. Besonders beweiskräftig ist dabei der im Krankheitsverlauf eintretende von rostral nach kaudal fortschreitende Wellenverlust, wie er in Abb. 7.22 und 7.23 dargestellt wurde, da ein solches schrittweises Erlöschen nach allen bisherigen Erfahrungen unumkehrbar ist und damit die Irreversibilität des zerebralen Funktionsausfalls belegt. Wie dies auch für die klinische Hirntodbestimmung gilt, müssen Intoxikationen, Hypothermien, Kreislaufschock und schwere metabolische Entgleisungen ausgeschlossen sein, da hierunter reversible SEP-Veränderungen möglich sind (obwohl der Einfluß dieser Faktoren auf die SEP geringer ist als auf das EEG). Außerdem müssen periphere und spinale Leitungsunterbrechungen beachtet werden, was unter Berücksichtigung der o. g. Kriterien selten Schwierigkeiten bereitet.

7.5 Doppler-Sonographie und transkranielle Doppler-Sonographie (TCD)

Eine Untersuchung des intrakraniellen Blutflusses sagt wenig aus über die Hirnfunktion. So kann z. B. nach akuten hypoxisch-ischämischen Hirnschäden infolge Herzstillstand, Strangulation oder Erstickung eine irreversible Unterschreitung des Strukturstoffwechsels der Hirnparenchymzellen eingetreten sein, ohne daß eine begleitende Änderung der Hirndurchblutung vorliegt. Entgegen einer weitverbreiteten Meinung tritt der Hirntod in solchen Fällen, ebenso wie bei schweren prolongierten metabolischen Entgleisungen (z. B. Hypoglykämien), primär und nicht sekundär über den Mechanismus Hirnödem –intrakranielle Drucksteigerung – sistierende Hirndurchblutung ein. Der Ausfall der Hirnfunktion muß daher grundsätzlich durch klinische und neurophysiologische Funktionstests nachgewiesen werden. Umgekehrt erlaubt jedoch der Nachweis des zerebralen Zirkulationsstillstandes den Rückschluß auf die Irreversibilität des Ausfalls der Hirnfunktion, da das Gehirn auf eine ständige Sauerstoff- und Glukosezufuhr angewiesen ist und (bei Normothermie) spätestens 20 min nach Unterbrechung der Blutversorgung eine Unterschreitung des Strukturstoffwechsels mit nachfolgender Nekrose eintritt. In analoger Weise kann gefolgert werden, daß ein über 1 h persistierender Anstieg des intrakraniellen Drucks über den mittleren systoli-

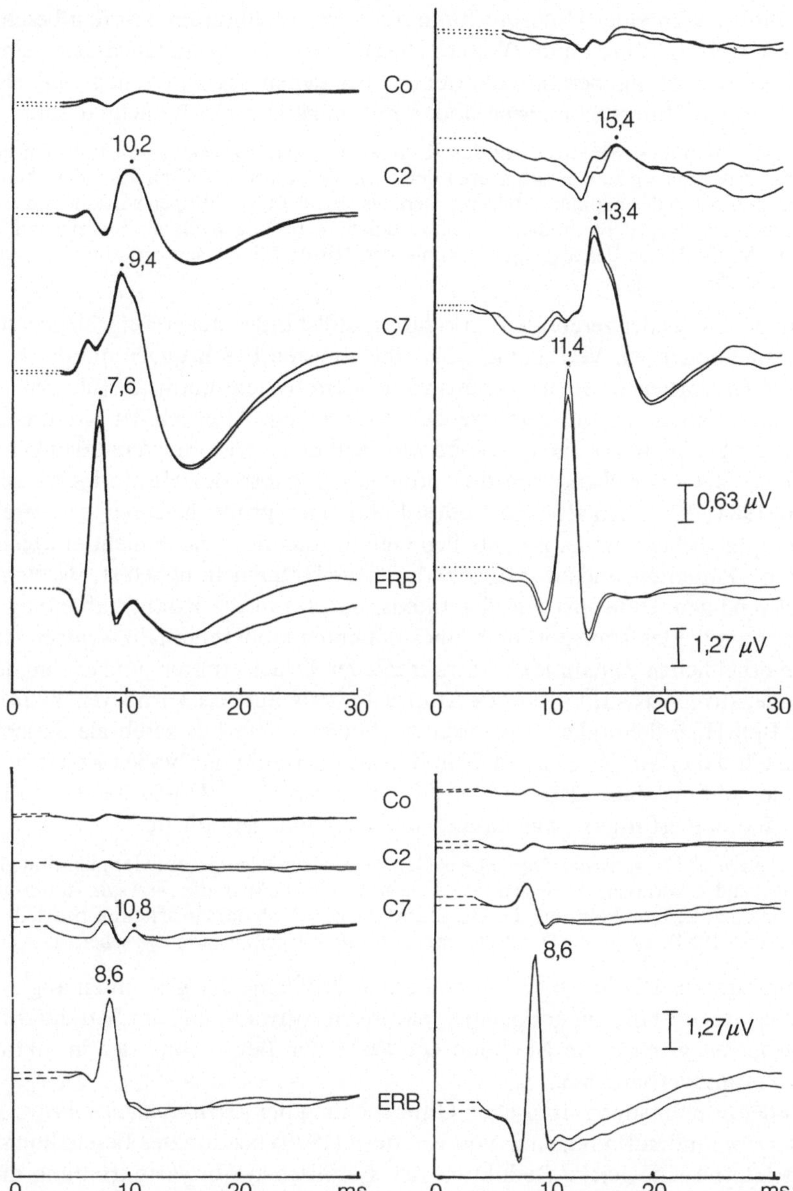

Abb. 7.32. Zusammenstellung der im Hirntod anzutreffenden SEP-Befunde (wobei der bilaterale Verlust der kortikalen Reizantworten obligat ist). *Links oben:* Erniedrigung und Deformierung von N13b. *Rechts oben:* Verlust von N13b (mit nur noch rudimentärer Negativität über C2). *Links unten:* Zusätzlicher Verlust der im kaudalen Halsmark generierten Komponente N13a. *Rechts unten:* Verlust sämtlicher spinaler und kortikaler Reizantworten. (Die über C7 sichtbare Negativität entspricht elektrischer Aktivität vom Armplexus, Komponente N9)

schen Blutdruck zu einer Unterbrechung der Hirndurchblutung mit den beschriebenen Konsequenzen führen muß (Walker 1985). Diese Aussagemöglichkeiten sind von besonderer Bedeutung bei Intoxikationen, bei denen die klinischen und elektrophysiologischen Untersuchungsmethoden nur eingeschränkt brauchbar sind.

Vergleicht man diese Situation mit den Kompartmentsyndromen, sollte bereits ein deutlich geringerer Druckanstieg zu einem Sistieren der Hirndurchblutung führen, da hierzu bereits die völlige Kompression des kapillär-venösen Schenkels ausreicht. Im übrigen wird die intrakranielle Druckmessung wegen methodischer Schwierigkeiten bislang nicht als hinreichend sichere apparative Methode zur Bestätigung der klinischen Hirntoddiagnose anerkannt (Kriterien des Hirntodes 1986).

Zum Nachweis des zerebralen Zirkulationsstillstandes stehen verschiedene Untersuchungsmethoden zur Verfügung, wobei die längsten Erfahrungen mit der *4-Gefäß-Angiographie* vorliegen. Sofern bei ausreichendem Systemblutdruck (über 80 mmHg systolisch) an allen vier hirnversorgenden Arterien ein Abbruch der Kontrastmittelsäule an der Schädelbasis nachgewiesen wird, gilt dies – zusammen mit den klinischen Befunden – als ausreichend, um die sofortige Diagnose des Hirntodes zu erlauben (Korein 1984; Kriterien des Hirntodes 1986). Der große Nachteil der zerebralen Angiographie besteht in der potentiellen Gefährdung des – noch nicht mit Sicherheit hirntoten – Patienten, und zwar sowohl durch die Untersuchung selbst, als auch durch den notwendigen Transport von der Intensivstation in die Röntgenabteilung. Jedes Umlagern und jedes Transportieren eines Patienten kann innerhalb weniger Minuten zu einer erheblichen Zunahme des intrakraniellen Drucks führen, und es sind darüber hinaus negative Auswirkungen des Kontrastmittels auf das Hirnparenchym bei gestörter Blut-Hirn-Schranke zu befürchten (Ferszt 1989). Die zerebrale Serienangiographie gilt daher aus juristischen Gründen als unerlaubt zur bloßen Feststellung des Hirntodes und nur dann als vertretbar, wenn diagnostische Unklarheiten den Einsatz dieser Methode erfordern, was kaum jemals der Fall sein dürfte.

Die *digitale Subtraktionsangiographie* nach intravenöser Kontrastmittelapplikation gilt nicht als hinreichend zuverlässig (Kriterien des Hirntodes, 1986). Auch die *zerebrale Isotopen-Angiographie*, mit der die Durchblutung des Großhirns, nicht jedoch des Hirnstamms beurteilt werden kann (Korein 1984), ist in der Hirntoddiagnostik mit Zurückhaltung zuz sehen.

Aufgrund der juristischen bzw. methodischen Probleme der genannten angiographischen Verfahren ist die mit geringem apparativen Aufwand und am Bett durchführbare *Dopplersonographie* die Methode der Wahl zur Beurteilung der intrakraniellen Durchblutungsverhältnisse.

Bei der dopplersonographischen Untersuchung der *extrakraniellen hirnversorgenden Arterien* fanden Büdingen u. von Reuttern (1979) bei direkter Beschallung der A. carotis interna eine starke Reduktion der systolischen Vorwärtsströmung und eine kurze frühdiastolische Rückstromphase ohne weitere deutliche Nachschwankungen in orthograder Richtung als typischen Befund im Hirntod. Bei diesen Veränderungen der Strompulskurven wurde eine bis nach intrazerebral offene arterielle Strombahn angenommen, in der die stehende Blutsäule mit jeder Herzaktion ohne Abflußmöglichkeit hin und her bewegt wird. Nachteilig ist bei dieser Methode, daß nur bei ausreichender Erfahrung hinreichend zuverlässige Ergebnisse erhoben werden können.

Aussagekräftiger ist die Beschallung der großen basalen Hirnarterien mittels der *transkraniellen Doppler-Sonographie (TCD)*, zumal hier nicht – wie am Hals – eine

Verwechslung mit nicht-hirnversorgenden Arterien vorkommen kann. Der aus der Differenz zwischen systolischem Blutdruck und intrakraniellem Druck resultierende zerebrale Perfusionsdruck geht bei progredienter Hirndrucksteigerung mit charakteristischen Strömungsprofilen einher, die sich mittels TCD verfolgen lassen. Hiermit ist nämlich bei standardisierter Beschallungstechnik und Signalverarbeitung mit Hilfe der Spektralanalyse eine quantifizierbare Beurteilung der Strömungsgeschwindigkeit, Strömungsrichtung und Pulsatilität möglich.

Hassler u. Steinmetz (1989) verglichen an 30 Patienten mit progredienter intrakranieller Drucksteigerung Änderungen der TCD-Strompulskurven mit dem zerebralen Perfusionsdruck. Mit Anstieg des intrakraniellen Drucks in den Bereich des diastolischen Systemblutdrucks kam es zunächst zum Verlust des diastolischen Strömungsanteiles und Zunahme der Pulsatilität. Pendelfluß (oszillierender Fluß) mit systolisch hirnwärts und diastolisch herzwärts gerichteter Strömung entwickelte sich, wenn der diastolisch gemessene intrakranielle Druck den diastolischen Systemblutdruck überschritt (Abb. 7.33). Teilweise findet man in diesem Stadium nur noch niederamplitudige hirnwärts gerichtete Signale in der Systole („systolic spikes"). Die intrakraniellen Signale verschwinden völlig (Nullfluß), wenn der diastolisch gemessene Hirndruck über dem systolischen Blutdruck liegt, beispielsweise bei beginnendem Kreislaufversagen mit Abfall des Systemblutdrucks (Abb. 7.34).

Der Vergleich angiographischer Befunde im Hirntod mit den intrakraniell an den Aa. carotis und basilaris gemessenen Strompulskurven (Hassler et al. 1989) ließ einen engen Zusammenhang zwischen fehlendem Dopplersignal in den genannten Arterien und dem Stop der Kontrastmittelsäule unterhalb der Schädelbasis erkennen. Gering-

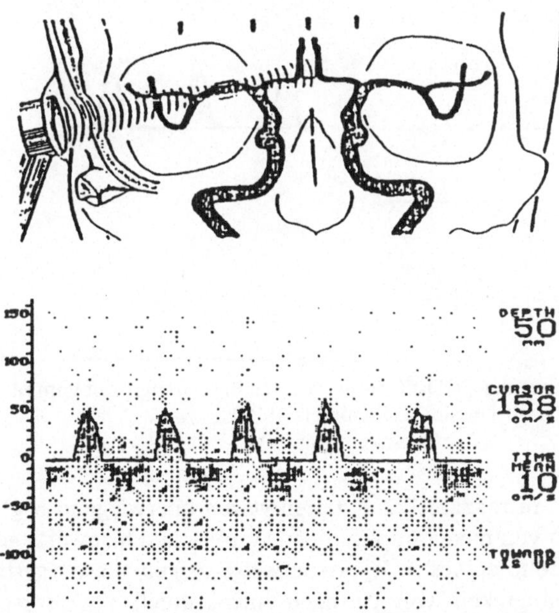

Abb. 7.33. Beschallung der A. cerebri media rechts in einer Tiefe von 5 cm. Systolisch findet sich ein hirnwärts gerichteter Fluß mit frühdiastolischem Rückfluß und nachfolgendem Strömungsstop (Pendelfluß)

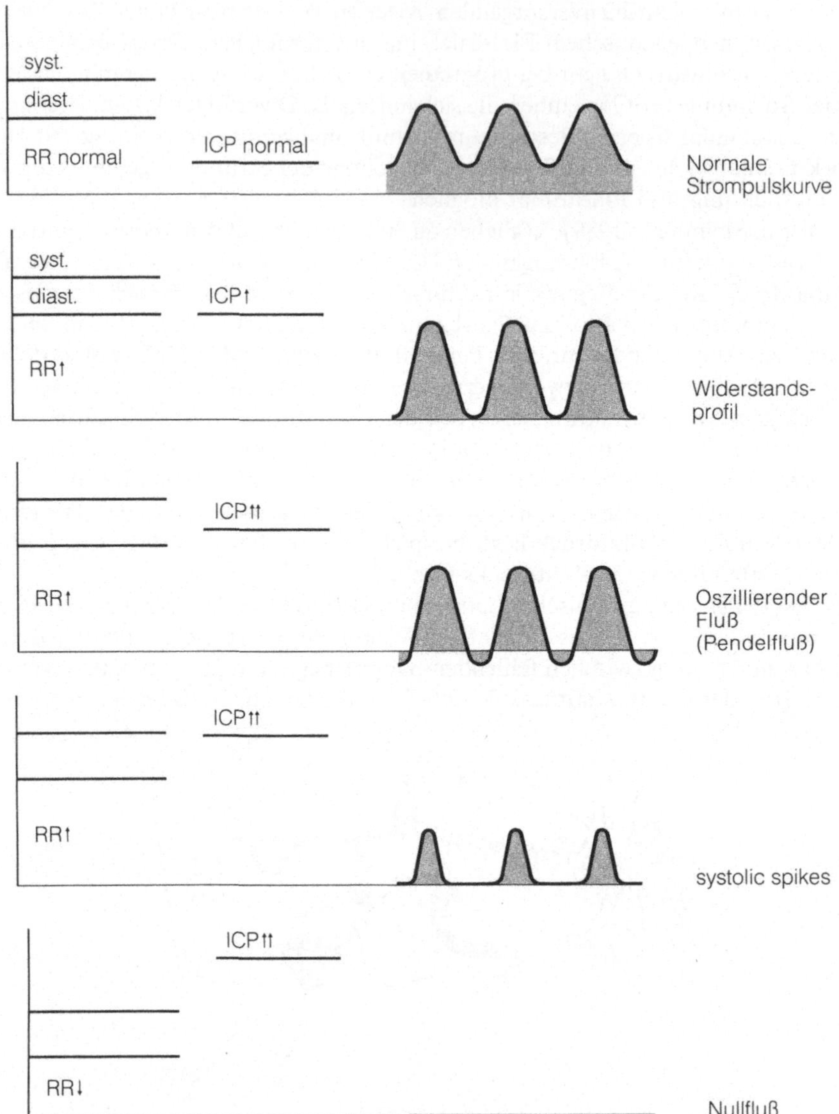

Abb. 7.34. Änderungen der TCD-Strompulskurven in Abhängigkeit vom zerebralen Perfusions-druck. (Modifiziert nach Hassler u. Steinmetz 1989)

gradige Füllungen intrakranieller Arterien waren überwiegend begleitet von Pendel-fluß, seltener auch von niederamplitudigen systolischen hirnwärts gerichteten Strom-pulskurven („systolic spikes"). Typischerweise zeigen diese „systolic spikes" eine ausgeprägte Abhängigkeit von geringen intrakraniellen Druckschwankungen im Rahmen des Atemzyklus (Abb. 7.35).

Die Verlaufsbeobachtung mit Nachweis typischer Strompulskurven an den Aa. carotis interna, basilaris und cerebri media wie Pendelfluß und „systolic spikes" mit

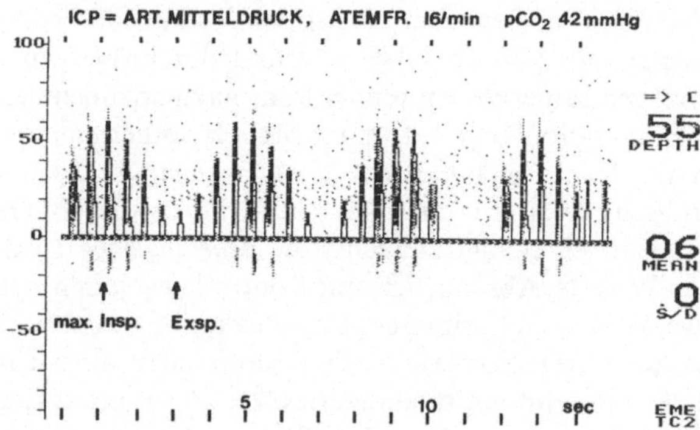

Abb. 7.35. Deutliche Schwankung des systolischen Vorwärts- und diastolischen Rückwärts-Flusses in Abhängigkeit von der Atemtätigkeit bei gleichem arteriellen Mitteldruck und intrakraniellem Druck. Ableitung von der A. cerebri media in einer Tiefe von 5,5 cm

deutlicher Abhängigkeit vom Atemzyklus sowie das Erlöschen vorher eindeutig nachweisbarer intrakranieller Doppler-Signale erlauben einem geübten Untersucher die präzise Beurteilung der zerebralen Perfusion und die frühzeitige Erkennung eines Sistierens der Hirndurchblutung. Allerdings dürfen fehlende intrakranielle Strömungssignale nur im Zusammenhang mit vorher nachgewiesenen Signalen als Hinweis für einen Zirkulationsstillstand gewertet werden, da intrakranielle Doppler-Signale bei unzureichender Schalltransmission durch den Knochen, intrakraniellen Luftansammlungen und massiver Gefäßverlagerung gelegentlich bereits trotz noch erhaltener Hirndurchblutung fehlen. Berücksichtigt man diese Voraussetzungen, kann die transkranielle Doppler-Sonographie die zerebrale Angiographie zum Nachweis des zerebralen Zirkulationsstillstandes ersetzen.

7.6 Rationeller Einsatz neurophysiologischer Untersuchungsmethoden bei der Feststellung des Hirntodes

Entwickelt ein Patient mit bekannter primärer oder sekundärer Hirnschädigung ein reaktionsloses Koma mit Hirnstammareflexie, muß zunächst überprüft werden, ob

Tabelle 7.4. Diagnostik des Hirntodes

1. Ausschluß reversibler Faktoren (Pharmaka, Toxine, Hypothermie, Kreislaufschock, schwere metabolische Entgleisungen)
2. Klinische Hirntoddiagnostik (reaktionsloses Koma, Hirnstammareflexie)
3. EEG (Nullinie)
4. FAEP (Ausfall der im Hirnstamm entspringenden Komponenten III–V)
5. Fakultativ Medianus-SEP (Ausfall der kortikalen und der Hirnstammkomponenten)
6. Fakultativ Doppler-Sonographie (Pendel- oder Nullfluß)
7. Apnoetest (fehlender Atemantrieb bei pCO_2 zwischen 50 und 60 mmHg)

prinzipiell *reversible Faktoren* den zerebralen Funktionsausfall bedingen oder hieran zumindest mitbeteiligt sein könnten: Ist aufgrund der bisherigen Medikation ein signifikanter Einfluß zentralnervös wirkender Pharmaka anzunehmen, muß zunächst eine ausreichende Elimination abgewartet werden. Hypothermien ($<34\,°C$), Hyperthermien ($>42\,°C$), schwere metabolische Entgleisungen und ein Blutdruckabfall (<80 mmHg systolisch) erfordern eine Korrektur, bevor die Untersuchung fortgeführt werden darf. Danach erfolgt zunächst die *neurologische Untersuchung* in der oben beschriebenen Weise (s. Abschn. 7.1) mit Kontrolle nach mindestens 12stündiger Wartezeit (bei Erwachsenen und primärer Hirnschädigung). Sind bei beiden Untersuchungen die klinischen Hirntodkriterien erfüllt, kann dieser als nachgewiesen gelten.

In der eigenen Klinik wird ein modifiziertes Verfahren praktiziert, um einerseits eine Beschleunigung bei der Feststellung des Hirntodes zu erreichen, und andererseits die Sicherheit der Diagnose zu optimieren. Nach der klinischen Untersuchung (ohne Apnoetest) wird zunächst ein *EEG* unter den in Abschn. 7.2 dargelegten methodischen Besonderheiten abgeleitet. Bei isolektrischem Hirnstrombild folgt die Ableitung der FAEP, wobei mindestens alle im Hirnstamm entspringenden Komponenten (Wellen III–V) ausgefallen sein müssen, um die Diagnose des Hirntodes zu stützen. Besonders beweiskräftig ist ein solcher Befund, wenn bei Vorableitungen noch einzelne oder mehrere Hirnstammkomponenten nachweisbar waren; ein solches schrittweises Erlöschen der Hirnstammkomponenten der FAEP ist nämlich ein wichtiges Indiz für die Irreversibilität des Funktionsausfalls des Hirnstamms (Stöhr et al. 1986). Treten bei der EEG- und/oder FAEP-Diagnostik ableitetechnische oder interpretatorische Schwierigkeiten auf, ober besteht ein primärer Ausfall aller FAEP-Komponenten, sehen wir hierin eine Indikation für eine zusätzliche Registrierung des *Medianus-SEP*, das eine Funktionsprüfung des Hirnstamms und des Großhirns gestattet.

Den *Apnoetest* führen wir als letzte Maßnahme durch, wenn bereits alle vorangegangenen Untersuchungen den Hirntod belegen, da dieser Test den noch nicht hirntoten Patienten potentiell gefährdet. Bei noch unvollständiger Vasoparalyse bewirkt nämlich die hierbei induzierte Hyperkapnie eine Vasodilatation mit Zunahme des intrakraniellen Drucks und damit u. U. eine Herbeiführung oder Beschleunigung des Eintritts des Hirntodes (Curio u. Marx 1987).

Ist aufgrund der klinischen und neurophysiologischen Diagnostik zweifelsfrei der Funktionsausfall aller Anteile des Gehirns nachgewiesen und sind prinzipiell reversible Faktoren am Zustandekommen des Zustandes ausgeschlossen, erfolgt die Feststellung des Hirntodes ohne weiteres Zuwarten, wie dies nach den Richtlinien der Bundesärztekammer bereits beim alleinigen Ausfall der FAEP- *oder* EEG-Aktivität erlaubt ist (Kriterien des Hirntodes 1986). Können pharmakogene Einflüsse nicht mit letzter Sicherheit ausgeschlossen werden, ergänzen wir die diagnostischen Maßnahmen durch eine *transkranielle Doppler-Sonographie*; ein hierbei sichtbarer Pendel- oder Null-Fluß weist auf den eingetretenen zerebralen Zirkulationsstillstand hin und erscheint uns geeignet, letzte Zweifel an der Irreversibilität des zerebralen Funktionsausfalls zu beseitigen.

Die *Vier-Gefäß-Angiographie* ist nach unserer Einschätzung im Rahmen der Hirntoddiagnostik obsolet. Es ist ethisch und juristisch nicht vertretbar, einen Patienten einer mit Risiken behafteten Untersuchungsmethode zu unterziehen, ohne daß dieser auch nur einen potentiellen Nutzen davon hat. Ist er bereits sicher hirntot, erfährt er durch die Angiographie zwar keinen Schaden, jedoch ist diese dann auch überflüssig.

Besteht nur der geringste Zweifel am Vorliegen des Hirntodes – und ohne einen solchen Zweifel bräuchte man nicht die angiographische Bestätigung – ist eine Angiographie wegen der negativen Risiko-Nutzen-Relation für den Patienten abzulehnen.

Literatur

Allison T, Wood CC, McCarthy GM, Hume AL, Goff WR (1982) Short-latency somatosensory evoked potentials in man, monkey, cat and rat: comparative latency analysis. In: Maugière F, Revol M (eds) Clinical applications of evoked potentials in neurology. Raven Press, New York, pp 303–311

American Electroencephalographic Society (1980) Guidelines in EEG: 4. Minimum technical standards for EEG: minimum technical standards for EEG recording in suspected cerebral death, p 19

Ashwal S, Schneider S (1979) Failure of electroencephalography to diagnose brain death in comatose children. Ann Neurol 6:512

Aziska BJ, Cracco RQ (1980) Short latency somatosensory evoked potentials in brain dead patients. Arch Neurol 37:222–225

Bennett DR, Nord NM, Roberts TS, Mavor H (1971) Prolonged „survival" with flat EEG following cardiac arrest. Electroencephalogr Clin Neurophysiol 30:94

Bennett DR, Hughes JR, Korein J (1976) Atlas of electroencephalography in coma and cerebral death: EEG at the bedside or in the intensive care unit. Raven Press, New York

Bental E, Leibowitz U (1961) Flat electroencephalograms during 28 days in a case of „encephalitis". Electroencephalogr Clin Neurophysiol 13:457

Bird TD, Plum F (1968) Recovery from barbiturate overdose coma with a prolonged isoelectric electroencephalogram. Neurology 18:456

Bricolo A, Benati A, Mazza C, Bricolo AP (1971) Prolonged isoelectric EEG in a case of post-traumatic coma. Electroencephalogr Clin Neurophysiol 31:174

Brunko E, Delecluse F, Herbaut AG, Levivier M, Zegers De Beyl D (1985) Unusual pattern of somatosensory and brain-stem auditory evoked potentials after cardio-respiratory arrest. Electroencephalogr Clin Neurophysiol 62:338–342

Büdingen HJ, Reutern GM von (1979) Atraumatische Vorfelddiagnostik des Hirntodes mit der Doppler-Sonographie. Dtsch Med Wochenschr 38:1347–1351

Bushart W, Rittmeyer P (1969) Kriterien der irreversiblen Hirnschädigung bei Intensivbehandlung. Elektroencephalographische und klinische Verlaufsüberwachung. Med Klin 64:184

Cabral R, Prior PF, Scott DF, Brierley JB (1977) Reversible profound depression of cerebral electrical activity in hyperthermia. Electroencephalogr Clin Neurophysiol 42:697

Chatrian GE (1986) Electrophysiologic evaluation of brain-death: A critical appraisal. In: Aminoff MJ (ed) Electrodiagnosis in clinical neurology. Churchill Livingstone, Edinburgh, pp 669–736

Chatrian GE, White LE jr, Shaw CM (1964) EEG pattern resembling wakefulness in unresponsive decerebrate state following traumatic brainstem infarct. Electroencephalogr Clin Neurophysiol 16:285

Curio G, Marx P (1987) Kriterien des Hirntodes – Stellungnahme. Dtsch Ärztebl 84:41–42

Desmedt JE, Chéron G (1981) Prevertebral (oesophageal) recording of subcortical somatosensory evoked potentials in man: the spinal P13 component and the dual nature of the spinal generators. Electroencephalogr Clin Neurophysiol 52:257–275

Donselaar CA, van Meerwaldt JD, Gijn J van (1986) Apnoea testing to confirm brain death in clinical practice. J Neurol Neurosurg Psychiatry 49:1071–1073

Dubois M, Coppola R, Buchsbaum MS, Lees D (1981) Somatosensory evoked potentials during whole body hyperthermia in humans. Electroencephalogr Clin Neurophysiol 52:157–162

Ferszt R (1989) Kreislaufstörungen des Nervensystems. In: Cervós-Navarro J, Ferszt R (Hrsg) Klinische Neuropathologie. Thieme, Stuttgart, S 87–149

Fischgold H, Mathis P (1959) Obnubilations, comas et stupeurs. Electroencephalogr Clin Neurophysiol 11:125

Gerstenbrand F (1967) Das traumatische apallische Syndrom. Springer, Berlin Heidelberg New York

Guidelines for the determination of death (1981) Report of the medical consultants on the diagnosis of death to the President's commission for the study of ethical problems in medicine and biomedical and behavioral research. Special communication. JAMA 246:2184–2186

Haider I, Oswald I (1970) Electroencephalographic investigations in acute drug poisoning. Electroencephalogr Clin Neurophysiol 29:105

Hassler W, Steinmetz H (1989) Hemodynamics of cerebral circulatory arrest: Correlation between perfusion pressure and blood flow velocity. Adv Neurosurg 17:304–309

Hassler W, Pirschel J, Gawlowski J, Grote E (1989) Comparison of transcranial doppler sonography and cerebral angiography for the diagnosis of cerebral circulatory arrest. Adv Neurosurg 17:310–315

Hirose G, Kitagawa Y, Chujo T (1986) Acute effects of phenytoin on brainstem auditory evoked potentials: Clinical and experimental study. Neurology 36:1521–1524

Hirsch H, Kubicki S, Kugler J, Penin H (1970) Empfehlungen der Deutschen EEG-Gesellschaft zur Bestimmung der Todeszeit. EEG – EMG 1:53

Hockaday JR, Potts F, Epstein E (1965) Electroencephalographic changes in acute cerebral anoxia from cardiac or respiratory arrest. Electroencephalogr Clin Neurophysiol 18:575

Hughes JR (1978) Limitations of the EEG in coma and brain death. Ann NY Acad Sci 315:121

Hume AL, Durkin MA (1986) Central and spinal somatosensory conduction times during hypothermic cardiopulmonary bypass and some observations on the effects of fentanyl and isoflurane anesthesia. Electroencephalogr Clin Neurophysiol 65:46–58

Ingvar DH (1971) EEG and cerebral circulation in the apallic syndrome and akinetic mutism. Electroencephalogr Clin Neurophysiol 30:272

Jørgensen EO (1974) EEG without detectable cortical activity and cranial nerve areflexia as parameters of brain death. Electroencephalogr Clin Neurophysiol 36:70

Jøorgensen EO, Malchow-Møller A (1978) Cerebral prognostic signs during cardiopulmonary resuscitation. Resuscitation 6:217

Jørgensen EO, Malchow-Møller A (1981) Natural history of global and critical brain ischaemia: 1. EEG and neurological signs during the first year after cardiopulmonary resuscitation in patients subsequently regaining consciousness. Resuscitation 9:133

Jørgensen PB, Jørgensen EO, Rosenklint A (1973) Brain death pathogenesis and diagnosis. Acta Neurol Scand 49:355

Kaji R, Tanaka R, Kawaguchi S, McCormick F, Kameyama M (1986) Origin of short-latency somatosensory evoked potentials to median nerve stimulation in cat. Brain 109:443–468

Klug N, Laun A, Csécsei G, Christophis P (1989) Is the loss of evoked potentials and brainstem reflexes as investigated electrophysiologically proof of brain death? In: Frowein RA, Brock M, Klinger M (eds) Head injuries. Springer, Berlin Heidelberg New York Tokyo, pp 270–274

Korein J (1984) The diagnosis of brain death. Sem Neurol 4:52–72

Kriterien des Hirntodes (1986) Entscheidungshilfen zur Feststellung des Hirntodes. Dtsch Ärztebl 43:2940–2946

Kubicki S, Rieger H, Bharckow D (1970) EEG in fatal and near fatal poisoning with soporific drugs: II. Clinical significance. Clin Electroencephalogr 1:14

Kugler J, Angstwurm H, Finsterer U, Osterprowitz B, Ross A (1973) In: Krösl W, Scherzer E (Hrsg) Die Bestimmung des Todeszeitpunktes. Maudrich, Wien, S 93–102

Lesser RP, Lueders H, Hahn J, Klem G (1981) Early somatosensory potentials evoked by median nerve stimulation: intraoperative monitoring. Neurology 31:1519–1523

Loeb C, Rosadini G, Poggio GF (1959) Electroencephalograms during coma: normal and borderline records in 5 patients. Neurology 9:219

Lücking CH (1968) Diskussionsbemerkung. In: Penin H, Käufer CH (Hrsg) Der Hirntod. Thieme, Stuttgart, S 95–96

Markand ON, Lee BJ, Warren C, Stoelting RK, King RD, Brown JW, Mahamed Y (1987) Effects of hypothermia on brainstem auditory evoked potentials in humans. Ann Neurol 22:507–513

Mohandas A, Chou SN (1971) Brain death: a clinical and pathological study. J Neurosurg 35:211

Møller AR, Jannetta P, Bennett M, Møller MB (1981) Intracranially recorded responses from the human auditory nerve: New insights into the origin of brain stem evoked potentials (BAEPs). Electroencephalogr Clin Neurophysiol 52:18–22

Møller AR, Jannetta PJ, Burgess JE (1986) Neural generators of the somatosensory evoked potentials: recording from the cuneate nucleus in man and monkeys. Electroencephalogr Clin Neurophysiol 65:241–248

Møller AR, Jannetta PJ, Sekhar LN (1988) Contribution from the auditory nerve to the brainstem auditory evoked potentials (BAEPs): results of intracranial recording in man. Electroencephalogr Clin Neurophysiol 71:198–211

Moseley JI, Molinari GF, Walker AE (1976) Respirator brain: report of a survey and review of current concepts. Arch Pathol Lab Med 100:61

Niedermeyer E, Lopes da Silva F (1987) Electroencephalography. Basic principles, clinical applications and related fields, 2nd edn. Urban & Schwarzenberg München

Pallis C (1982) ABC of brainstem death. Br Med J 285:1558, 1641 u. 1720

Pampiglione G, Harden A (1968) Resuscitation after cardiocirculatory arrest: prognostic evaluation of early electroencephalographic findings. Lancet I:1261

Pampiglione G, Chaloner J, Harden A (1980) Early prediction of quality of survival after resuscitation. Electroencephalogr Clin Neurophysiol 49:96

Penin H, Käufer CH (1969) Der Hirntod. Thieme, Stuttgart

Prange HW, Klingelhöfer J, Nau R, Rittmeyer K (1989) Vergleichende Untersuchung über die Wertigkeit verschiedener apparativer Verfahren zur Hirntoddiagnostik. In: Bogdahn U, Mertens HG (Hrsg) Prognostik in der Intensivtherapie des Zentralnervensystems. Springer, Berlin Heidelberg New York Tokyo, S 279–284

Riffel B (1989) Evozierte Potential in der Intensivmedizin. In: Stöhr M, Dichgans J, Diener HC, Buettner UW (Hrsg) Evozierte Potentiale, 2. Aufl. Springer, Berlin Heidelberg New York Tokyo

Rosoff SD, Schwab RS (1968) The EEG in establishing brain-death. A 10 year report with criteria and legal safeguards in the 50 states. Electroencephalogr Clin Neurophysiol 24:283

Scherg M, Cramon D (1985) A new interpretation of the generators of BAEP waves I–V: results of a spatio-temporal dipole model. Electroencephalogr Clin Neurophysiol 62:290–299

Silverman D, Saunders MG, Schwab RS, Masland RL (1969) Cerebral death and the electroencephalogram: report of the Ad Hoc Committee of the American Electroencephalographic Society on EEG Criteria for Determination of Cerebral Death. JAMA 209:1505

Sohmer H, Gafni M, Havatselet G (1984) Persistence of auditory nerve response and absence of brain-stem response in severe cerebral ischaemia. Electroencephalogr Clin Neurophysiol 58:65–72

Starr A (1976) Auditory brain-stem responses in brain death. Brain 99:543–554

Starr A (1977) Clinical relevance of brainstem auditory evoked potentials in brainstem disorders in man. Progr Clin Neurophysiol 2:1

Stockard JJ, Rossiter VS (1977) Clinical and pathologic correlates of brainstem auditory response abnormalities. Neurology 27:316

Stockard JJ, Stockard JE, Sharbrough FW (1980) Brainstem auditory evoked potentials in neurology: methodology, interpretation, clinical application. In: Aminoff MJ (ed) Electrodiagnosis in clinical neurology. Churchill Livingstone, Edinburgh

Stöhr M, Riffel B (1982) Short-latency somatosensory evoked potentials to median nerve stimulation: component N13–P13, N14–P14, P15, P16 and P18 with different recording methods. N Neurol 228:39–47

Stöhr M, Trost E, Ullrich A, Riffel B, Wengert P (1986) Bedeutung der frühen akustisch evozierten Potentiale bei der Feststellung des Hirntodes. Dtsch Med Wochenschr 40:1515–1519

Stöhr M, Riffel B, Trost E, Baumgärtner H (1987a) Akustisch und somatosensibel evozierte Potentiale im Hirntod. Nervenarzt 58:658–664

Stöhr M, Riffel B, Trost E, Ullrich A (1987b) Short-latency somatosensory evoked potentials in brain death. J Neurol 234:211–214

Stöhr M, Dichgans J, Diener HC, Buetnner UW (1989a) Evozierte Potentiale, 2. Aufl. Springer, Berlin Heidelberg New York Tokyo

Stöhr M, Pfadenhauer K, Riffel B, Sommer-Edlinger B, Kroiss H (1989b) Hirntod. In: Elger CE, Dengler R (Hrsg) Jahrbuch der Neurologie 1988. Biermann, Zülpich, S 43–54

The International Federation of Societies for Electroencephalography and Clinical Neurophysiology (1983) Recommendations for the Practice of Clinical Neurophysiology. Appendix 1 E: Standards of Clinical Practice of EEG in Cases of Suspected „Cerebral Death". Elsevier, Amsterdam

Trojaborg W, Jørgensen EO (1973) Evoked cortical potentials in patients with „isoelectric" EEGs. Electroencephalogr Clin Neurophysiol 35:301–309

Tysor PN (1974) Simulation of cerebral death by succinylcholine sensitivity. Arch Neurol 30:409

Uziel A, Benezech J (1978) Auditory brainstem responses in comatose patients: relationship with brainstem reflexes and levels of coma. Electroencephalogr Clin Neurophysiol 45:515

Visser SL (1969) Two cases of isoelectric EEG: („Apparent exceptions proving the rule"). Electroencephalogr Clin Neurophysiol 27:215

Wagner W (1989) Nasopharyngeal recording of subcortical somatosensory evoked potentials in brain death. In: Frowein RA, Brock M, Kliner M (eds) Head injuries. Springer, Berlin Heidelberg New York Tokyo, pp 264, 269

Walker AE (1985) Cerebral death. Urban & Schwarzenberg, 3rd edn. München

Walker AE, Diamond-EL, Moseley JI (1975) The neuropathological findings in irreversible coma: a critique of the „respirator brain". J Neuropathol Exp Neurol 34:295

Kapitel 8
Elektromyographie und Neurographie

M. Stöhr und D. Heuss

8.1 Einleitung

Elektromyographische und neurographische Untersuchungen sind in erster Linie bei akuten, intensivpflichtigen neuromuskulären Erkrankungen von Bedeutung. Sie erlauben dabei diagnostische und prognostische Aussagen und können darüber hinaus – z. B. bei der myasthenen Krise – therapeutische Hinweise geben. Da die apparative Diagnostik auf der Intensivstation möglichst ohne großen technischen Aufwand und ohne wesentliche Belastung des Patienten erfolgen sollte, werden in diesem Kapitel nicht alle verfügbaren Untersuchungsmethoden besprochen; vielmehr erfolgt eine Beschränkung auf einfache und rasch durchführbare Verfahren, die in der Regel ausreichen, um eine klare Diagnosenstellung zu ermöglichen. Die wichtigsten Indikationen zu elektromyographischen und neurographischen Untersuchungen in der Intensivmedizin sind in Tabelle 8.1 zusammengefaßt.

8.2 Untersuchungsmethoden

In dem Abschnitt über Untersuchungsmethoden erfolgt eine kurze Darstellung der intensivmedizinisch wichtigsten elektromyographischen und neurographischen Techniken, während die hiermit zu erhebenden Befunde im Zusammenhang mit der Darstellung der einzelnen Krankheitsbilder (s. 8.3–8.9) besprochen werden.

8.2.1 Elektromyographie (EMG)

Zur Untersuchung der elektrischen Aktivität eines Skelettmuskels wird eine konzentrische Nadelelektrode in den entspannten Muskel eingestochen (Abb. 8.1). Dabei wird zunächst auf das etwaige Auftreten von Spontanaktivität geachtet, wie sie einerseits als Reizerscheinung (z. B. Mehrfachentladungen bei Tetanie), andererseits bei einer Denervierung des Muskels (in Form von Fibrillationen und positiven Wellen) auftritt. In einem zweiten Untersuchungsschritt werden die bei leichter Muskelanspannung zu registrierenden Muskelaktionspotentiale (MAP) aufgezeichnet und ausgewertet (Potentialanalyse). Zuletzt erfolgt eine Aufzeichnung des Aktivitätsmusters bei maximaler Anspannung des untersuchten Muskels (Maximalinnervation), wobei

Tabelle 8.1. Indikationen zu elektromyographischen und neurographischen Untersuchungen in der Intensivmedizin

Klinische Verdachtsdiagnose	Indizierte Untersuchungsverfahren	Typische Befunde
Guillain-Barré-Syndrom	Motorische und sensible Neurographie, F-Antworten (EMG, Reizstromdiagnostik)	Herabsetzung der NLG, verlängerte F-Wellen-Latenzen (evtl. Denervierungszeichen)
Myasthenia gravis	3/s-Serienstimulation eines motorischen oder gemischten Nerven	Dekrement > 8%
Lambert-Eaton-Syndrom und Botulismus	30/s-Serienstimulation	Inkrement (beim Lambert-Eaton-Syndrom meist > 100%)
Dyskaliämische Lähmungen	Elektrische Nerven- bzw. Muskelstimulation	Im Anfall fortschreitende Unerregbarkeit der Skelettmuskulatur
Tetanie	Nadel-EMG (evtl. in Kombination mit Ischämietest)	Spontane Einzel-, Doppel- und Mehrfachentladungen
Tetanus	Kieferöffnungsreflex	Ausfall der reflektorischen Hemmung des M. masseter nach elektrischer Lippenreizung
Hirnstammprozeß	Orbicularis-oculi-Reflex	Latenzverzögerung oder Ausfall der frühen – (pontinen) oder späten – (medullären) Reflexkomponente

dieses parallel zum Ausmaß einer Muskellähmung eine zunehmende Lichtung erfährt. Beim nichtkooperativen Patienten muß man sich auf die Registrierung der Ruheaktivität und etwaiger, durch Schmerzreize provozierter, Willküraktivitäten beschränken.

Bezüglich Einzelheiten der Untersuchungstechnik darf auf ausführlichere Darstellungen der klinischen Elektromyographie verwiesen werden (Stöhr u. Bluthardt 1987; Ludin 1988).

8.2.2 Motorische Neurographie

Die motorische Neurographie beinhaltet die Messung der motorischen Nervenleitgeschwindigkeit (NLG) und die Aufzeichnung und Analyse der motorischen Antwortpotentiale. Hierzu wird ein motorischer oder gemischter Nerv nacheinander an mindestens zwei Stellen elektrisch gereizt und das vom zugehörigen Muskel ableitbare Antwortpotential mittels Oberflächenelektroden registriert (Abb. 8.2). Erscheint z. B. das Antwortpotential nach distaler Nervenreizung mit einer Latenz von 4 ms, nach proximaler Nervenreizung mit einer solchen von 10 ms und beträgt die Distanz zwischen beiden Stimulationsorten 30 cm, so errechnet sich hieraus eine motorische NLG von 50 m/s.

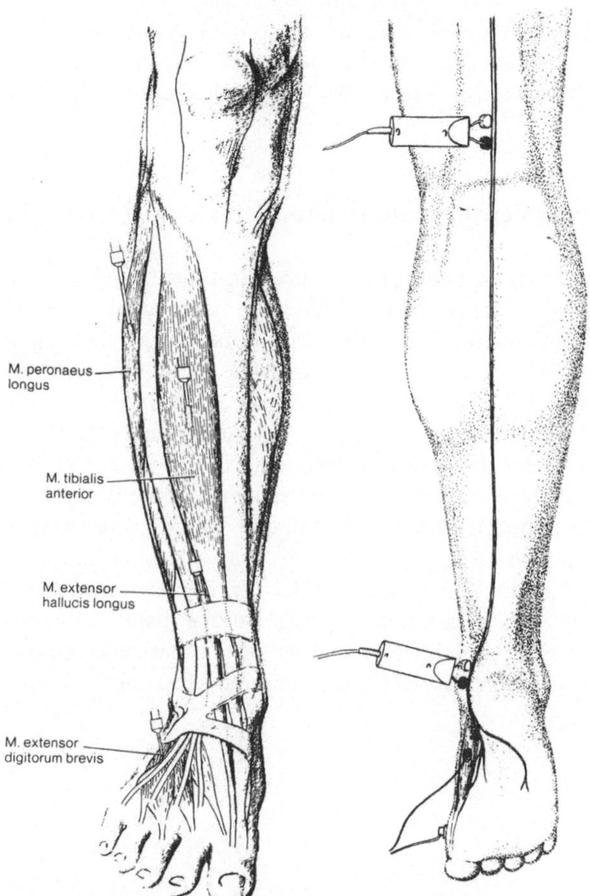

Abb. 8.1   **Abb. 8.2**

Abb. 8.1. Nadel-Elektromyographie. Technik der EMG-Ableitung aus einzelnen Streckmuskeln des Unterschenkels. (Aus Stöhr u. Bluthardt 1987)

Abb. 8.2. Motorische Neurographie. Technik der Messung der motorischen Nervenleitgeschwindigkeit am Beispiel des N. tibialis. Die distale Nervenstimulation erfolgt hinter dem Innenknöchel, die proximale Nervenstimulation in Höhe der Kniekehle. Ableitung des motorischen Antwortpotentials mittels Oberflächenelektroden vom M. abductor hallucis. (Aus Stöhr u. Bluthardt 1987)

8.2.3 Sensible Neurographie

Die Messung der sensiblen Nervenleitgeschwindigkeit erfolgt auf der Intensivstation am einfachsten mittels Oberflächenelektroden, die über den Verlauf des zu untersuchenden sensiblen Nerven plaziert werden. Die elektrische Nervenstimulation kann je nach Nerv distal der Ableitestelle (orthodrome Messung) oder proximal davon (antidrome Messung) vorgenommen werden. Das dadurch ausgelöste sensible Nervenaktionspotential wird registriert und bezüglich Latenz und Amplitude ausgemessen. Die

Berechnung der sensiblen NLG erfolgt nach der Formel c = s/t aus der Latenzzeit und der Distanz zwischen Reiz- und Ableitelektrode (Ludin u. Tackmann 1979; Stöhr u. Bluthardt 1987).

8.2.4 Prüfung der neuromuskulären Überleitung (Myasthenie-Test)

Eine Funktionsprüfung der neuromuskulären Impulsübertragung ist am häufigsten bei Verdacht auf Myasthenia gravis, selten auch beim Lambert-Eaton-Syndrom und beim Botulismus angezeigt. Die Messung erfolgt bei der Myasthenia gravis am besten am N. accessorius (Abb. 8.3), da die diagnostische Ausbeute hier deutlich höher ist als bei Heranziehung z. B. des N. ulnaris (Schumm u. Stöhr 1984). Beim Lambert-Eaton-Syndrom kann jeder beliebige motorische oder gemischte Nerv zur Prüfung herangezogen werden, während beim Botulismus eine leicht bis mäßig betroffene Region ausgewählt wird. Nachdem durch Einzelreize der optimale Reizort und eine supramaximale Reizstärke ermittelt wurden, werden eine Reizserie von vier oder fünf Stimuli mit einer Frequenz von 3/s appliziert und die Antwortpotentiale aufgezeichnet (Desmedt 1973). Beträgt die Amplitudenminderung des vierten gegenüber dem ersten Potential mehr als 8%, (Dekrement > 8%), ist eine krankhafte Störung der neuromuskulären Impulsübertragung anzunehmen. Typischerweise nimmt diese beim Vorliegen einer Myasthenia gravis weiter zu, wenn die Messung 2–3 min im Anschluß an

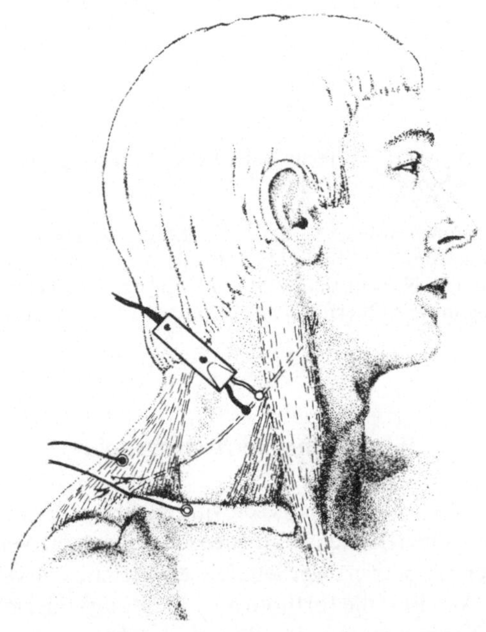

Abb. 8.3. Myasthenie-Test. Prüfung der neuromuskulären Impulsübertragung durch repetitive Stimulation des N. accessorius im seitlichen Halsdreieck und Ableitung der motorischen Antwortpotentiale vom Halsteil des M. trapezius

eine über 30 s andauernde maximale Muskelanspannung wiederholt wird; d. h. in der Phase der sog. posttetanischen Erschöpfung vergrößert sich das Dekrement gegenüber Ruhebedingungen (z. B. von 12 auf 19 %). Umgekehrt verkleinert sich das Dekrement nach i. v. Injektion von 5–10 mg Tensilon innerhalb von 30–60 s (positiver Tensilon-Test).

Beim Lambert-Eaton-Syndrom und beim Botulismus kann ein ähnliches Dekrement wie bei der Myasthenia gravis sowie ein positiver Tensilon-Test auftreten, wobei beide Veränderungen meist geringer ausgeprägt sind. Typischer für diese präsynaptischen Störungen der neuromuskulären Impulsübertragung ist allerdings ein unter Ruhebedingungen erniedrigtes Antwortpotential, das unmittelbar nach einer 10- bis 30sekündigen maximalen Anspannung des untersuchten Muskels stark – d. h. auf mindestens das Doppelte – zunimmt (= posttetanische Fazilitation). Zum Nachweis präsynaptischer Überleitungsstörungen genügen somit Einzelreize mit zwischengeschalteter, aktiver Muskelkontraktion. Bei ungenügender Kooperation kann man als Alternative hierzu eine hochfrequente (z. B. 30/s) Reizserie applizieren. Dabei ist das erste Antwortpotential erniedrigt, während die nachfolgenden Potentiale einen rasch zunehmenden Amplitudenanstieg (Inkrement > 100 %) aufweisen (s. Abb. 8.13).

Die Amplitudenmessung erfolgt teilweise von der Grundlinie zum negativen Gipfel des Antwortpotentials („base-to-peak"), teilweise „peak-to-peak". Die neueren EMG-Geräte erlauben die Berechnung des Flächenintegrals, so daß das Dekrement bzw. Inkrement sowohl hinsichtlich der Amplitude als auch der Fläche angegeben werden kann (s. Abb. 8.12).

8.2.5 F-Antworten

F-Antworten stellen rückläufige Entladungen von Alpha-Motoneuronen dar. Bei elektrischer Reizung eines Nerven verläuft nicht nur eine Impulswelle in orthodromer Richtung zum innervierten Muskel, sondern auch antidrom zur motorischen Vorderhornzelle (Abb. 8.4). Ein Teil der dort eintreffenden Aktionspotentiale führt zur rückläufigen Erregung motorischer Vorderhornzellen mit einer konsekutiven Impulsaussendung über die entsprechenden Axone zum Muskel (Shahani u. Young 1980). Bei distaler Armnervenstimulation (Abb. 8.4) wird die gesamte periphere Nervenstrecke zwischen Reizort und Vorderhorn zweimal passiert, so daß die F-Antwort erst nach einer Latenzzeit von 25–30 ms in der Handmuskulatur eintrifft. Bei distaler Beinnervenstimulation sind die F-Antworten entsprechend der größeren Länge der unteren Extremitäten erst mit einer Latenz um 50 ms zu erwarten.

Da die F-Wellen auch die proximalen Nervenabschnitte und Nervenwurzeln durchlaufen, sind sie besonders zur Erfassung dort lokalisierter Impulsstörungen geeignet, so z. B. bei einer Polyradikulitis (s. Abschn. 8.3) (Conrad et al. 1975).

8.2.6 Reflexmessungen

Unter den neurophysiologisch prüfbaren Reflexen sind unter intensivmedizinischen Aspekten besonders der Orbicularis-oculi-Reflex und der Kieferöffnungsreflex von Bedeutung.

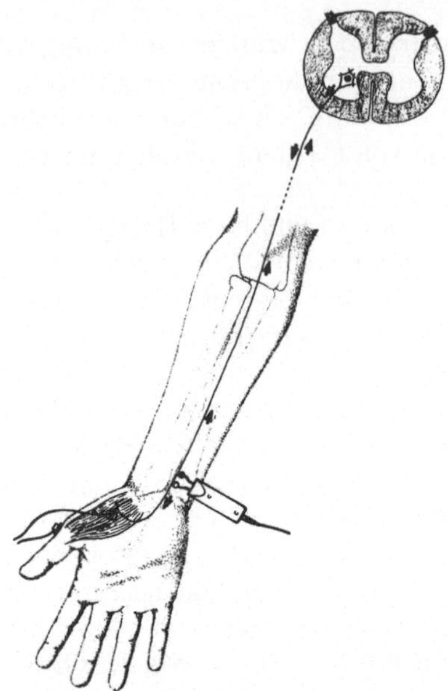

Abb. 8.4. F-Antworten. Bei distaler Stimulation eines Nerven (z. B. des N. medianus am Handgelenk) verläuft eine Impulswelle – antidrom – zum motorischen Vorderhorn und führt zu einer
rückläufigen Erregung einzelner motorischer Vorderhornzellen. Deren Aktionspotentiale verlaufen über die gesamte periphere Nervenstrecke zu dem betreffenden Muskel, wo sie als sog.
F-Antworten registriert werden können

Der Orbicularis-oculi-Reflex (OoR) oder Blinkreflex stellt einen, dem Schutz des
Auges dienenden, trigemino-fazialen Reflex dar, den man durch elektrische Stimulation des N. supraorbitalis auslösen kann. Die Ableitung der Reflexantwort erfolgt
mittels Oberflächenelektroden vom M. orbicularis oculi (Abb. 8.5). Die Reflexantwort besteht aus einer frühen Komponente, deren Reflexbahn über den Pons, und
einer späten Komponente, deren Reflexbahn über die laterale Medulla oblongata
verläuft. Damit lassen sich mittels dieser Reflexprüfung Leitungsstörungen in den Nn.
trigeminus (V_1) und facialis sowie in Brücke und Medulla oblongata erfassen (Kimura
1973; Shahani u. Young 1980; Dengler u. Struppler 1981; Malin 1982; Stöhr u.
Bluthardt 1987).

Der Kieferöffnungsreflex (KÖR) oder Zungen-Kiefer-Reflex stellt keinen positiven, sondern einen negativen Reflex dar und besteht in einer reflektorischen Hemmung der kontrahierten Kiefermuskulatur nach elektrischer Lippen- oder Zungenrei-
zung. Diese reflektorische Hemmung ist beim Tetanus schon frühzeitig ausgefallen, so
daß hiermit eine Frühdiagnose dieser Erkrankung gelingt (Struppler et al. 1963). Die
Prüfung des KÖR erfolgt am besten durch repetitive Lippenstimulation unter
gleichzeitiger bilateraler Ableitung der EMG-Aktivität aus dem leicht kontrahierten
M. masseter (Abb. 8.6) (Stöhr u. Bluthardt 1987).

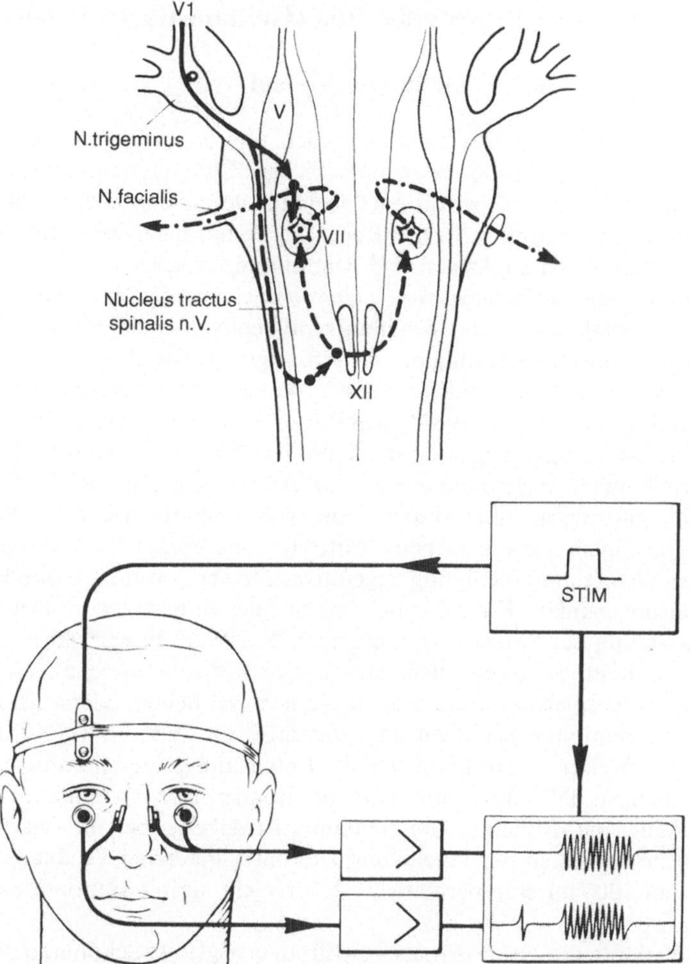

Abb. 8.5. Orbicularis-oculi-Reflex. *Oben:* Der afferente Anteil der Reflexbahn verläuft einerseits oligosynaptisch über den Trigeminushauptkern zum Fazialiskern, andererseits polysynaptisch über die laterale Medulla oblongata zu beiden Fazialiskernen.
Unten: Bei einseitiger Stimulation des N. supraorbitalis läßt sich entsprechend der beiden unterschiedlichen Reflexbahnen im gleichseitigen M. orbicularis oculi eine frühe und eine späte Reflexantwort (mit Latenzen um 10 bzw. 30 ms) ableiten, während im kontralateralen M. orbicularis oculi lediglich die späte Reflexantwort registiert wird

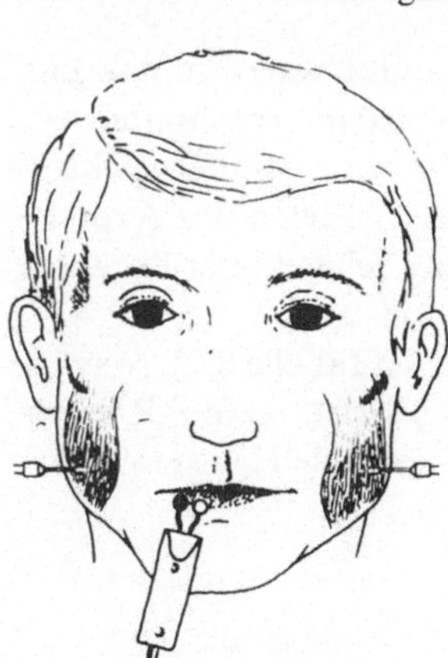

Abb. 8.6. Kiefer-Öffnungs-Reflex. Nach elektrischer Unterlippenstimulation resultiert im – leicht kontrahierten – M. masseter normalerweise eine reflektorische Innervationshemmung, die beim Tetanus frühzeitig ausfällt

8.3 Akute Polyneuroradikulitis (Guillain-Barré-Syndrom)

8.3.1 Klinik und Verlauf

Die akute Polyneuroradikulitis entwickelt sich typischerweise subakut, und zwar entweder spontan, postinfektiös oder im zeitlichen Zusammenhang mit einer besonderen Belastung (z. B. einer Operation) (Leneman 1966; Neundörfer et al. 1987). Die initialen Lähmungen betreffen in der Regel die Beine; nach wenigen Tagen folgen Lähmungserscheinungen an Armen und Rumpf und bei schweren Verläufen schließlich solche im Hirnnervenbereich, wobei eine weitgehende Symmetrie gefunden wird. Der Hirnnervenbefall beschränkt sich häufig auf den N. facialis; bei schweren Verläufen können in absteigender Häufigkeit die Nn. vagus, glossopharyngeus und trigeminus, selten auch der N. hypoglossus sowie die Augenmuskelnerven befallen sein (Gerstenbrandt u. Weingarten 1963; Neundörfer et al. 1987). Meist sind Lähmungen von Sensibilitätsstörungen begleitet, die dann die typische strumpf- und handschuhförmige Verteilung aufweisen; in etwa 10 % aller Fälle fehlen diese allerdings, was die Differentialdiagnose gegenüber akuten Funktionsmyopathien und zur Poliomyelitis erschwert. Die Eigenreflexe sind beim Auftreten ausgeprägterer Lähmungen regelmäßig ausgefallen. Eine Beteiligung vegetativer Nervenfasern ist besonders im Hinblick auf kardiovaskuläre Komplikationsmöglichkeiten bedeutsam. Der Höhepunkt in der Entwicklung der Paresen ist meist nach 2–3 Wochen erreicht.

Von diesem häufigsten Verlaufsmuster gibt es diverse Abweichungen. So können die Lähmungen beispielsweise simultan an Armen und Beinen oder auch zunächst an den oberen Extremitäten beginnen und dort auch im weiteren Verlauf die stärkste Ausprägung aufweisen. Auch kann sich die Entwicklung der Lähmungen besonders rasch vollziehen, so daß schon innerhalb von Stunden eine Ateminsuffizienz eintritt. Hinweisend auf eine drohende Atemlähmung ist dabei neben Blutgasanalysen das kontinuierliche Absinken der regelmäßig zu kontrollierenden Vitalkapazität, wobei ab Werten um 1000 ml eine permanente Überwachung mit Intubationsbereitschaft erforderlich ist.

Bei der Variante des *Fisher-Syndroms* (Elizan et al. 1971; Schumm u. Geysel 1975) dominieren Lähmungen der Augenmuskeln sowie eine zerebelläre Ataxie, während die sensomotorischen Ausfallserscheinungen an den Extremitäten ganz zurücktreten. Seltener dominieren Lähmungen der mimischen- und der Zungen-Schlund-Muskulatur. Verlauf und Liquorbefunde entsprechen dem akuten Guillain-Barré-Syndrom. Die frühere Annahme, daß dem Fisher-Syndrom eine Hirnstammenzephalitis zugrundeliegen könnte, ließ sich auch mittels NMR-Untersuchungen nicht bestätigen (Ropper, 1988).

Morphologisch liegt dem Guillain-Barré-Syndrom eine multifokale Entmarkung zugrunde, welche schwerpunktmäßig in distalen oder proximalen Abschnitten des peripheren Motoneurons lokalisiert sein kann (Abb. 8.7), was bei der elektrophysiologischen Diagnostik zu beachten ist. In schweren Fällen gesellen sich Axondegenerationen eines Teils der Faserpopulation mit entsprechend schlechterer Prognose hinzu.

Differentialdiagnostisch sind außer Funktonsmyopathien (Tabelle 8.2) sonstige akute Polyneuropathien (exotoxisch, diphtherisch, porphyrisch), akute Rückenmarkserkrankungen im Stadium des spinalen Schocks sowie ventrale Hirnstammpro-

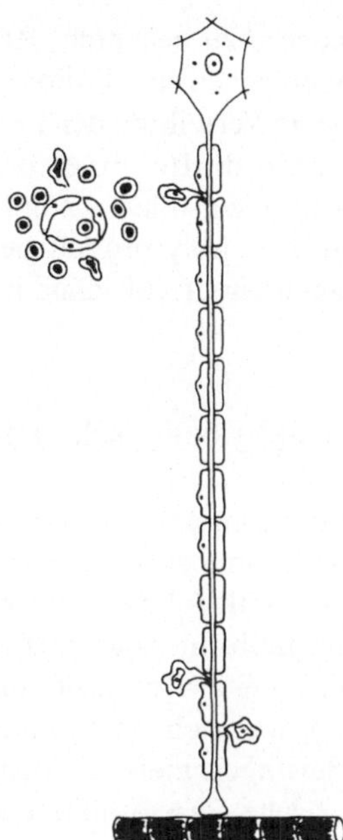

Abb. 8.7. Segmentale Demyelinisation bei akuter Polyneuritis (Guillain-Barré-Syndrom). Multifokale Zerstörung der Myelinscheide nach Invasion von Makrophagen

Tabelle 8.2. Differentialdiagnose der akuten generalisierten neuromuskulären Lähmungen. (Aus Stöhr et al. 1990)

	Polyneuroradikulitis	Myasthenia gravis (generalisierte Form)	Periodische Lähmungen
Lokalisation der Paresen	Symmetrisch an Beinen, Armen und evtl. im Hirnnervenbereich	Äußere Augenmuskeln, faziopharyngeale Muskulatur, Rumpf- u. proximale Extremitätenmuskulatur	Symmetrisch an Rumpf und Extremitäten
Entwicklung der Paresen	Höhepunkt meist nach 2–3 Wochen	Variable Ausprägung in Abhängigkeit von der Belastung	Höhepunkt innerhalb von Minuten bis einigen Stunden mit proximalem Beginn
Sensibilität	Meist symmetrisch und distalbetont herabgesetzt, machmal normal	Ungestört	Ungestört
Spezifische Tests	Nachweis der Demyelinisierung mittels Neurographie bzw. SEP	Tensilon-Test Repetitive Nervenstimulation	Serum-Kalium EKG-Veränderungen Progrediente elektrische Unerregbarkeit der Muskulatur

zesse bis hin zum Locked-in-Syndrom zu beachten. Rein motorische Polyneuritiden müssen bei nichtgeimpften Personen gegen eine Poliomyelitis abgegrenzt werden, was durch die dabei meist asymmetrische Verteilung der Lähmungen und die Liquordiagnostik keine Schwierigkeiten bereiten dürfte. Eine „critical illness polyneuropathy" mit distal betonten motorischen und sensiblen Axondegenerationen entwickelt sich ausschließlich bei multimorbiden bzw. polytraumatisierten Patienten (oft mit Sepsis und/oder multiplem Organversagen) im Lauf einer intensivmedizinischen Behandlung.

8.3.2 Elektrophysiologische Diagnostik

Elektrophysiologische Untersuchungsmethoden sind beim akuten Guillain-Barré-Syndrom von diagnostischer und prognostischer Bedeutung. Die diagnostische Bedeutung besteht im Nachweis des multifokalen demyelinisierenden Prozesses. Eine segmentale Demyelinisierung innerhalb eines peripheren Nerven führt nämlich entweder zu einem Leitungsblock oder zu einer Impulsleitungsverzögerung (bzw. zu einer Kombination beider Phänomene), was sich durch neurographische Untersuchungen nachweisen läßt. Da die Veränderungen meist an den unteren Extremitäten akzentuiert sind und bevorzugt motorische Faseranteile betreffen, empfehlen sich in der Regel Messungen der motorischen Nervenleitgeschwindigkeit eines Beinnerven, z. B. des N. tibialis (s. Abb. 8.2). Hierbei zeigt sich eine Verlängerung der distalen motorischen Latenz, sofern der Nervenabschnitt zwischen distalem Reizort (medial des Innenknöchels) und Ableitstelle (M. abductor hallucis) betroffen ist. Betrifft die segmentale Entmarkung den Unterschenkelabschnitt, tritt eine Herabsetzung der motorischen NLG zwischen distalem (Innenknöchel) und proximalem Reizort (Kniekehle) ein (Abb. 8.8a). Da die vom proximalen Reizort den Unterschenkel hinablaufende Impulswelle in schwer betroffenen Nervenfasern blockiert wird, ist außerdem das Antwortpotential nach proximaler Stimulation erniedrigt. Schließlich ist der Grad der Leitungsverzögerung in den noch leitfähigen Fasern variabel, so daß die Impulswelle den Muskel desynchronisiert erreicht und eine Aufsplitterung und Verlängerung des Antwortpotentials zur Folge hat (Abb. 8.8a). Sofern ein Teil der schnelleitenden Fasern ausgespart ist, bleibt die motorische NLG sogar innerhalb des Normbereichs, und die einzige Veränderung besteht in der Aufsplitterung des Antwortpotentials infolge der beschriebenen Desynchronisation der Impulswelle (temporale Dispersion).

Betrifft der demyelinisierende Prozeß den Nervenabschnitt rostral der üblichen Meßstrecke (z. B. den Wurzelbereich wie in Abb. 8.8b), bleiben die distale Latenz und die motorische NLG im Unterschenkelabschnitt normal. In diesen Fällen ist eine Ableitung der F-Antwort, die auch über proximale Nervenabschnitte verläuft, geeignet, den Entmarkungsprozeß nachzuweisen. Der typische Befund besteht in der Verlängerung der minimalen F-Wellen-Latenz (meist in Kombination mit einer erhöhten Streubreite der üblicherweise gemessenen 10 Einzelwerte) (Abb. 8.8b).

Eine Akzentuierung des Entmarkungsprozesses in proximalen Anteilen des peripheren Motoneurons – bis hin zur reinen Polyradikulitis – bedeutet selbstverständlich nicht, daß auch die Lähmungen proximal betont sind. Eine Läsion der, der Innervation distaler Muskeln dienenden Motoneurone hat distal angeordnete Lähmungen zur Folge, unabhängig davon, ob die Nervenfasern in der Nähe ihrer Ursprungszelle oder im periphersten Abschnitt geschädigt wurden.

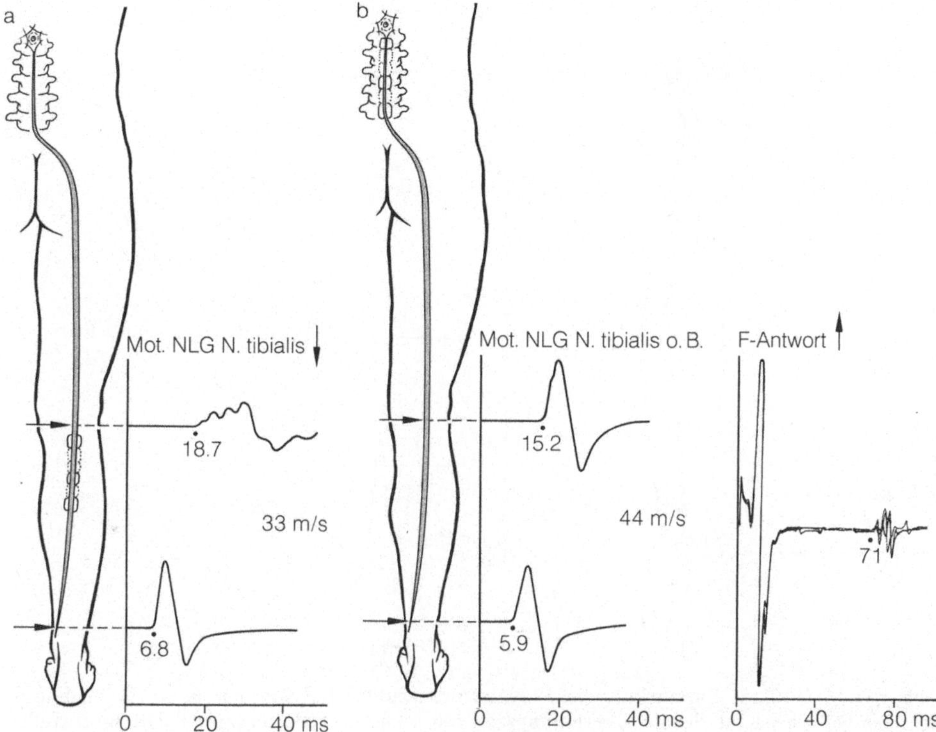

Abb. 8.8 a, b. Neurographische Befunde beim Guillain-Barré-Syndrom. **a** Eine segmentale Entmarkung im Unterschenkelabschnitt des N. tibialis führt zu einer Verminderung der motorischen Nervenleitgeschwindigkeit (33 m/s) sowie zu einer Erniedrigung und Aufsplitterung des Antwortpotentials nach proximaler Nervenstimulation (s. oberes Antwortpotential). **b** Bei ausschließlicher segmentaler Entmarkung im Wurzelbereich ist die Geschwindigkeit der Impulsleitung im peripheren Nervenabschnitt normal. Hier erlauben proximale Nervenabschnitte einbeziehende neurographische Messungen (z. B. die Untersuchung der F-Antworten) den Nachweis des demyelinisierenden Prozesses. Im vorliegenden Beispiel ist die motorische NLG des N. tibialis im Unterschenkelabschnitt mit 44 m/s normal, während die F-Wellen-Latenz mit 71 ms erheblich verlängert ist

Häufiger als die aus didaktischen Gründen beschriebenen selektiven Impulsleitungsverzögerungen in umschriebenen Abschnitten des peripheren Motoneurons finden sich entsprechend der multifokalen Ausbreitung des Prozesses solche in mehreren Abschnitten, so daß z. B. eine Kombination von distaler Latenzverlängerung, herabgesetzter motorischer Nervenleitgeschwindigkeit und verlängerter F-Wellen-Latenz besteht (Abb. 8.9).

Ähnliche Informationen wie die Registrierung der F-Antworten liefert die des H-Reflexes, bei dem es sich um einen elektrisch ausgelösten Triceps-surae-Reflex handelt. Noch genauere Schädigungslokalisationen sind mit Hilfe der – allerdings aufwendigeren – Methoden der Ableitung somatosensibel evozierter Potentiale nach Tibialisstimulation (Stöhr u. Bluthardt 1987; Stöhr et al. 1989) sowie der Ableitung motorisch evozierter Potentiale nach Magnetstimulation (s. Kap. 6) möglich.

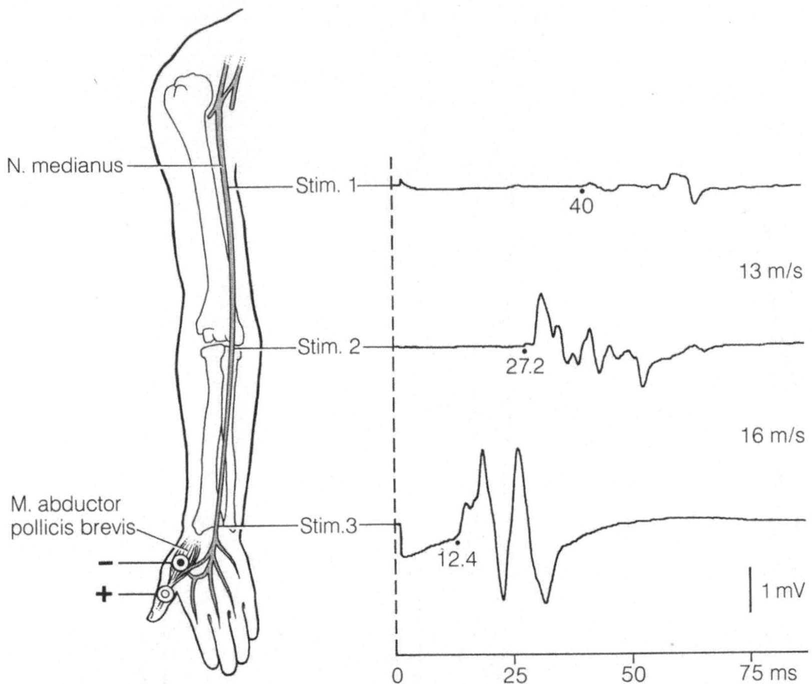

Abb. 8.9. Multifokale Entmarkung bei Polyneuroradikulitis. Bei Stimulation des N. medianus am Handgelenk ist die distale Überleitungszeit mit 12,4 ms stark verlängert. Die motorische Nervenleitgeschwindigkeit ist sowohl im Bereich des Unterarms (16 m/s) als auch im Bereich des Oberarms (13 m/s) stark herabgesetzt. Somit betrifft die segmentale Entmarkung den gesamten Verlauf des N. medianus. Die bei proximaler Nervenstimulation zusätzlich sichtbare Erniedrigung des Antwortpotentials weist auf einen zusätzlichen Leitungsblock in einem Teil der Faserpopulation hin

Die Messung der motorischen NLG von Beinnerven ist in der Regel am aussagekräftigsten. Bei der seltenen Armbetonung der Paresen kann jedoch die motorische Neurographie eines Armnerven – z. B. des N. medianus – frühzeitigere Veränderungen der motorischen NLG und/oder der F-Antworten aufweisen. Die Messung an Armnerven ist auch dann angezeigt, wenn die Beinnerven bereits so schwer betroffen sind, daß dort keine motorischen Antwortpotentiale mehr zu erhalten sind. Beim Ausfall der motorischen Antwortpotentiale auch an den Handmuskeln empfehlen sich Ableitungen von der Unterschenkel- bzw. Unterarmmuskulatur nach proximaler Bein- bzw. Armnervenstimulation. Außerdem ist in solchen Fällen die Messung sensibler Nervenleitgeschwindigkeiten von Bein- und Armnerven (z. B. Nn. suralis und medianus) zweckmäßig, da die sensiblen Faseranteile meist deutlich geringer betroffen sind.

EMG-Ableitungen sind diagnostisch von untergeordneter Bedeutung und lediglich bei der prognostischen Beurteilung von einem gewissen Wert (s. 8.3.3).

Beim *Fisher-Syndrom* zeigt ein Teil der Patienten neurographische Hinweise auf eine demyelinisierende Polyneuropathie (Guiloff 1977; Albers u. Kelly 1989). Bei der Variante mit Einbeziehung kaudaler motorischer Hirnnerven läßt sich die periphere

Lokalisation und der demyelinisierende Charakter des Prozesses in der Neurographie des N. facialis (mit elektrischer- und/oder Magnetstimulation) und der Ableitung des Orbicularis-oculi-Reflexes nachweisen (Abb. 8.10).

Bezüglich des *zeitlichen Verlaufs der elektrophysiologischen Veränderungen* gilt, daß die Nervenleitgeschwindigkeitsänderungen meist ihren Höhepunkt nach 3–4 Wochen erreicht haben und noch zunehmen können, wenn die klinische Symptomatik bereits ein Plateau erreicht hat. Das Ausmaß der Denervierungsaktivität im EMG soll nach Albers u. Kelly (1989) erst nach 2–3 Monaten ein Maximum erreichen.

Atypische neurographische Befunde beim Guillain-Barré Syndrom ergeben sich bei den relativ seltenen Fällen mit reiner Axondegeneration, wie sie von Feasby et al. (1986) bei 6 Patienten beschrieben und bei einem Fall autoptisch bestätigt wurden. In der Serie von Albers u. Kelly (1989) ergaben sich bei 3 % aller Patienten keinerlei Hinweise auf eine segmentale Demyelinisierung, sondern ausschließlich erniedrigte motorische Antwortpotentiale als Ausdruck einer Axondegeneration.

Gelegentlich zeigen Patienten mit leichtem oder beginnendem Guillain-Barré-Syndrom ausschließliche oder bevorzugte Impulsleitungsverzögerungen an physiologi-

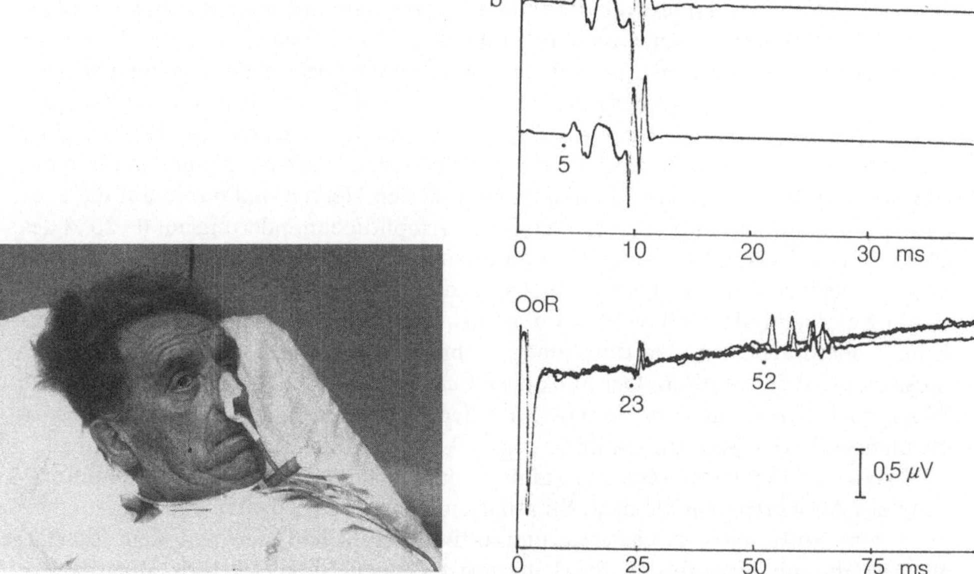

Abb. 8.10 a, b. Fisher-Syndrom **a** Variante des Fisher-Syndroms mit Einbeziehung der kaudalen mimischen Muskulatur sowie der Zungen-Schlund-Muskulatur. **b** Nach Stimulation des N. facialis und Ableitung des Antwortpotentials vom M. orbicularis oris mittels Nadelelektrode weist eine mit 5 ms verlängerte distale Latenz ebenso wie die Aufsplitterung des Antwortpotentials auf die Demyelinisierung des distalen Abschnittes des N. facialis hin. Die ausgeprägte Latenzverlängerung des Orbicularis-oculi-Frühreflexes (23 ms) und Spätreflexes (52 ms) weisen – bei ungestörter Gesichtssensibilität – auf eine ausgeprägte zusätzliche Entmarkung in den intrakraniellen Abschnitten des N. facialis hin

schen Engpässen oder vulnerablen Nervenabschnitten (wie dem N. ulnaris am Ellenbogen bzw. dem N. peronaeus am Fibulaköpfchen). Diesem Phänomen könnte eine vorbestehende Schädigung der Blut-Nerven-Schranke zugrundeliegen, welche diesen Abschnitt als Angriffspunkt immunologischer Mechanismen disponiert.

8.3.3 Prognostische Aussagemöglichkeiten

Die klinische Symptomatik erlaubt keine zuverlässige Einschätzung der Prognose des Guillain-Barré Syndroms. Lediglich bei perakutem Verlauf mit rasch einsetzender Ateminsuffizienz und bei einem langen Intervall bis zum Beginn erster Besserungszeichen ist eine ungünstige Prognose zu unterstellen (Loeffel et al. 1977; Miller et al. 1988). Die elektrophysiologische Ermittlung der Prognose ist dagegen recht zuverlässig und basiert auf folgenden Gegebenheiten: Eine Lähmung kann auf einem Leitungsblock, einer Axondegeneration oder einer Kombination beider Mechanismen beruhen, was klinisch ununterscheidbar ist. Eine Unterscheidung ist jedoch zur Ermittlung der Prognose wichtig. Liegen den Lähmungen ausschließlich Veränderungen im Bereich der Markscheiden zugrunde, kann mit einer völligen Restitution innerhalb Wochen bis Monaten gerechnet werden, während bei eingetretener Degeneration zahlreicher Axone langwierige Verläufe und Defektheilungen resultieren. Der Anteil der Axondegeneration an der Ausprägung der Lähmungen läßt sich nun zuverlässig durch muskelnahe Nervenstimulation mit Ableitung des motorischen Antwortpotentials erfassen. Sind nämlich zahlreiche motorische Axone degeneriert, resultiert eine entsprechende – partielle oder komplette – Denervierung des angeschlossenen Skelettmuskels, und demgemäß ist das dort nach Nervenstimulation registrierte Antwortpotential erniedrigt oder ausgefallen (Abb. 8.11 rechts). Das Ausmaß der Erniedrigung des motorischen Antwortpotentials erlaubt somit einen Rückschluß auf den Grad der eingetretenen Axondegeneration in dem stimulierten Nerven und damit auf die Prognose. Cornblath et al. (1988) ermittelten eine Amplitudenminderung auf 0–20% des unteren Grenzwertes der normalen Spannbreite als Indikator für eine schlechte Prognose, wobei die Nn. peronaeus, tibialis, medianus und ulnaris einbezogen wurden. Wichtig erscheint uns, daß nicht nur die Antwortpotentiale von Hand- und Fußmuskeln, sondern auch von den funktionell wichtigeren Unterarm- und Unterschenkelmuskeln registriert werden. Der günstigste Zeitpunkt für die Messung liegt bei 8–10 Tagen nach Erreichung des Höhepunktes der Symptomatik (sofern man keine wöchentlichen Verlaufskontrollen an je einem Arm- und Beinmuskel vorzieht).

In einem denervierten Muskel kommt es nun nicht nur zu einer Amplitudenminderung des Antwortpotentials nach Stimulation des zu versorgenden Nerven, sondern auch zum Auftreten sog. Denervierungsaktivität (Fibrillationen und steile positive Wellen), die mit einer in den Muskel eingestochenen Nadelelektrode ableitbar ist. Damit kann auch die EMG-Ableitung aus Arm-, Bein- und paraspinalen Muskeln Hinweise zur Prognose geben, die allerdings weniger zuverlässig sind als die der o. g. Methode. Jedoch gilt, daß i. a. das Ausmaß der Denervierungsaktivität mit dem der Axondegeneration korreliert, so daß z. B. fehlende oder gering ausgeprägte Denervierungszeichen einen prognostisch günstigen Faktor darstellen (Abb. 8.11, links).

Bei der prognostischen Einschätzung eines Guillain-Barré-Syndroms mittels Ableitung der motorischen Antwortpotentiale (EMAP) nach muskelnaher Nervenstimu-

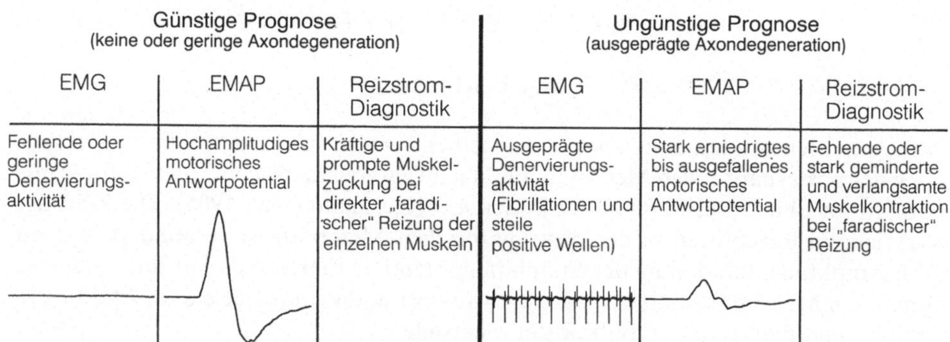

Abb. 8.11. Prognostische Beurteilung des Guillain-Barré-Syndroms aufgrund neurophysiologischer Befunde. Fehlende oder geringe Denervierungsaktivität in der Nadel-Elektromyographie, normale motorische Antwortpotentiale nach Nervenstimulation und eine ungestörte direkte faradische Erregbarkeit der Skelettmuskulatur stellen prognostisch günstige Faktoren dar, auch wenn bei der klinischen Untersuchung ausgeprägte Lähmungserscheinungen vorliegen. Prognostisch ungünstige Faktoren sind lebhafte Denervierungsaktivität bei der EMG-Ableitung, stark erniedrigte oder ausgefallene motorische Antwortpotentiale bei der motorischen Neurographie und eine fehlende oder stark abgeschwächte Muskelkontraktion bei direkter elektrischer Stimulation der Skelettmuskulatur

lation ist eine Fehlermöglichkeit zu beachten, und zwar, wenn die Nervenstrecke zwischen Reiz- und Ableiteort in die segmentale Demyelinisierung einbezogen ist, da dann zumindest ein Teil der Amplitudenminderung des EMAP auf einen Leitungsblock zurückzuführen ist. Eine zusätzliche Einschränkung der Brauchbarkeit dieser Methode besteht darin, daß die versorgenden Nerven mancher funktionell wichtiger Muskeln (z. B. des M. quadriceps femoris) sehr tief liegen und daher nur durch starke und entsprechend schmerzhafte elektrische Reize erregt werden können. Aus diesen beiden Gründen empfiehlt es sich eine schon nahezu in Vergessenheit geratene dritte Untersuchungsmethode, nämlich die Prüfung der direkten faradischen Erregbarkeit der Skelettmuskulatur, anzuschließen: Ein mit kurzen Rechteckimpulsen am motorischen Punkt stimulierter Muskel reagiert normalerweise mit einer kurzdauernden, kräftigen Kontraktion. Je stärker ein bestimmter Muskel denerviert ist, um so schwächer und verzögerter erfolgt die Kontraktion bis hin zum Verlust der faradischen Erregbarkeit. Da die Reizung direkt am motorischen Punkt (entsprechend der Endplattenregion) erfolgt, sind Verfälschungen der Resultate durch Leitungsblockaden in distalen Nervenabschnitten nicht zu erwarten. Mit dieser Methode kann man sich mittels eines einfachen elektrischen Reizgerätes innerhalb weniger Minuten einen Überblick über das Ausmaß der eingetretenen Denervierung in den wichtigsten Muskelgruppen verschaffen und eine recht zuverlässige Prognose abgeben.

Die Abb. 8.11 faßt die prognostische Bedeutung der drei genannten elektrophysiologischen Untersuchungsmethoden zusammen, wobei die kombinierte Anwendung von Reizstromdiagnostik und muskelnaher Nervenstimulation mit Ableitung der motorischen Antwortpotentiale (EMAP) die zuverlässigsten Aussagen liefert, so daß auf die (schmerzhafte) Nadel-Elektromyographie häufig verzichtet werden kann.

8.4 Myasthenia gravis

8.4.1 Klinik

Pathogenetisch handelt es sich bei der Myasthenia gravis um eine Autoimmunerkrankung der postsynaptischen Membran mit Nachweis von Azetylcholin-Rezeptor-Antikörpern im Blut bei etwa 80% der Patienten (Herrmann et al. 1985). Die Zahl der Azetylcholin-Rezeptoren in der postsynaptischen Membran ist vermindert, was zu einer Amplitudenminderung der Endplattenpotentiale führt, so daß in einem Teil der aktivierten Muskelfasern nur eine lokale Antwort und kein fortgeleitetes Aktionspotential – und damit keine Kontraktion – entsteht.

Klinisch besteht das Charakteristikum der myasthenen Paresen in der abnormen Ermüdbarkeit der Willkürmuskulatur mit Zunahme von Lähmungen bei Belastung und partieller Rückbildung unter Ruhebedingungen. Von intensivmedizinischer Bedeutung sind einerseits Erstmanifestationen, andererseits krisenhafte Verschlechterungen einer bereits bekannten Myasthenia gravis im Sinne der myasthenen oder cholinergen Krise. Häufige Auslösungs- bzw. Verschlimmerungsfaktoren sind dabei Fieber, psychische Belastungen sowie die Einnahme von Medikamenten mit negativem Einfluß auf die neuromuskuläre Überleitung.

Myasthene Lähmungen weisen außer ihrer Variabilität als weiteres Kennzeichen einen bestimmten Verteilungstyp auf; sie sind entweder generalisiert und dann oft asymmetrisch und proximal betont oder sie sind lokalisiert und betreffen dann bevorzugt die äußeren Augenmuskeln und Lidheber (okuläre Form) bzw. die mimische und Zungen-Schlund-Muskulatur (faziopharyngeale Form). Intensivmedizinisch sind die generalisierte und die faziopharyngeale Form von besonderer Bedeutung.

Der faziopharyngeale Typ ist durch schlaffe Gesichtszüge, Verarmung der Mimik, asymmetrisch beeinträchtigten Lidschluß und rasche Ermüdbarkeit des Mundschlusses gekennzeichnet. Die Sprache ist schlecht artikuliert und wird durch Beeinträchtigung der Phonation manchmal schon nach wenigen Sätzen immer tonloser. Durch die rasche Ermüdbarkeit der Kau-, Zungen- und Schlundmuskulatur können öfters nur wenige Bissen geschluckt werden, oder es ist nur noch die Bewältigung von breiiger oder flüssiger Kost möglich. Auch besteht dabei eine erhöhte Aspirationsgefahr. In schweren Fällen kann der Unterkiefer nicht mehr gegen die Schwerkraft gehalten und muß durch eine Hand unterstützt werden.

Bei der generalisierten Form sind außer der okulären und faziopharyngealen Muskulatur meist der Kopfhalteapparat und die proximale Schultergürtelmuskulatur stark betroffen. Beim Kopfhaltetest im Liegen kommt es zu einem raschen Absinken des Kopfes auf die Unterlage (Schumm 1990).

Eine Atemlähmung ist besonders bei der generalisierten Manifestationsform nicht selten. Sie äußert sich in einer zunehmenden Verflachung und Frequenzzunahme der Atmung mit Einsatz der Atemhilfsmuskulatur. Kommt es beim faziopharyngealen Typ zur Atemnot, muß außer an eine Schwäche der Atemmuskeln auch an eine aspirationsbedingte Verlegung der Atemwege gedacht werden. Schließlich gehen cholinerge Krisen oft mit einer insuffizienten Atmung einher (s. unten).

Krisenhaften Verschlechterungen der myasthenen Lähmungen bei mit Cholinesterasehemmern behandelten Myastheniepatienten können drei Ursachen zugrundeliegen:

1. Die myasthene Überleitungsstörung weist eine Zunahme auf, z. B. infolge Verschlechterung der Grundkrankheit, interkurrentem Infekt oder Einnahme eines Medikaments mit negativem Einfluß auf die neuromuskuläre Impulsüberleitung (*myasthene Krise*).
2. Es liegt eine Überdosierung der Cholinesterasehemmer vor, die zum Depolarisationsblock an der motorischen Endplatte und damit zur Zunahme der Lähmungen führt (*cholinerge Krise*). Hinweisend hierauf sind – neben hohen Dosen von Cholinesterasehemmern (z. B. Mestinon) – starkes Schwitzen, Durchfall, Faszikulieren sowie vermehrte Sekretion von Speichel und Bronchialschleim mit hierdurch bedingter (zusätzlicher) Beeinträchtigung der Atemfunktion.
3. Es ist eine mehr oder minder ausgeprägte Unempfindlichkeit gegenüber den zuvor wirksamen Cholinesterasehemmern eingetreten (*insensitive Krise*).
   Zur Differentialdiagnose der Krisen sind die Serienstimulation (s. unten) und der Tensilon-Test geeignet. Bei der myasthenen Krise folgt der langsamen Injektion von 5–10 mg Tensilon i. v. innerhalb von 30–60 s eine oft eindrucksvolle Besserung der myasthenen Lähmungen. Ist dies nicht der Fall – oder verschlechtert sich der Zustand des Patienten sogar – liegt eine cholinerge oder insensitive Krise zugrunde (Schumm 1990).

8.4.2 Neurophysiologische Diagnostik

Zur objektiven Funktionsprüfung der neuromuskulären Impulsübertragung an der motorischen Endplatte eignet sich die repetitive elektrische Stimulation eines motorischen (oder gemischten) Nerven mit Ableitung der motorischen Antwortpotentiale von dem zugeordneten Skelettmuskel (s. 8.2.3). Im Gefolge der repetitiven Nervenstimulation erfolgt jeweils eine Depolarisierung der motorischen Endaufzweigungen mit von Reiz zu Reiz geringerer Freisetzung von Azetylcholinquanten, und zwar besonders während der ersten vier bis fünf Impulse und bei Reizintervallen von 250–1000 ms (entsprechend einer Reizfrequenz von 1–4 Hz) (Keesey 1989). Dieser normalerweise durch den hohen Sicherheitsfaktor der Impulsübertragung kompensierte Mechanismus bewirkt bei der Myasthenia gravis – mit dem hierbei erniedrigten Sicherheitsfaktor der Erregungsübertragung – eine von Impuls zu Impuls zunehmende Unerregbarkeit von immer mehr Muskelfasern, so daß bei repetitiver elektrischer Stimulation eine progrediente Amplitudenabnahme des Antwortpotentials erfolgt. Dieses Dekrement ist am ausgeprägtesten bei niederfrequenter Stimulation und nach dem vierten bis fünften Reiz, so daß zur Prüfung eine Reizserie von vier bis fünf Impulsen mit einer Frequenz von z. B. 3 Hz optimal ist. Im ausgeruhten Muskel ist das Antwortpotential auf den ersten Reiz normal oder nur leicht erniedrigt, während die nachfolgenden Potentiale ein zunehmendes Dekrement aufweisen, und zwar sowohl wenn die Amplitude als auch die Fläche zur Messung herangezogen werden (Abb. 8.12).
Unmittelbar nach einer 30sekündigen kräftigen Anspannung des untersuchten Muskels zeigt eine erneute Reizserie ein leichtes Inkrement des ersten Antwortpotentials gegenüber dem unter Ruhebedingungen gemessenen sowie ein weniger deutliches Dekrement der folgenden Potentiale. Dieses vor allem beim Lambert-Eaton-Syndrom und Botulismus (s. Abschn. 8.5) wichtige Phänomen wird als posttetanische Fazilita-

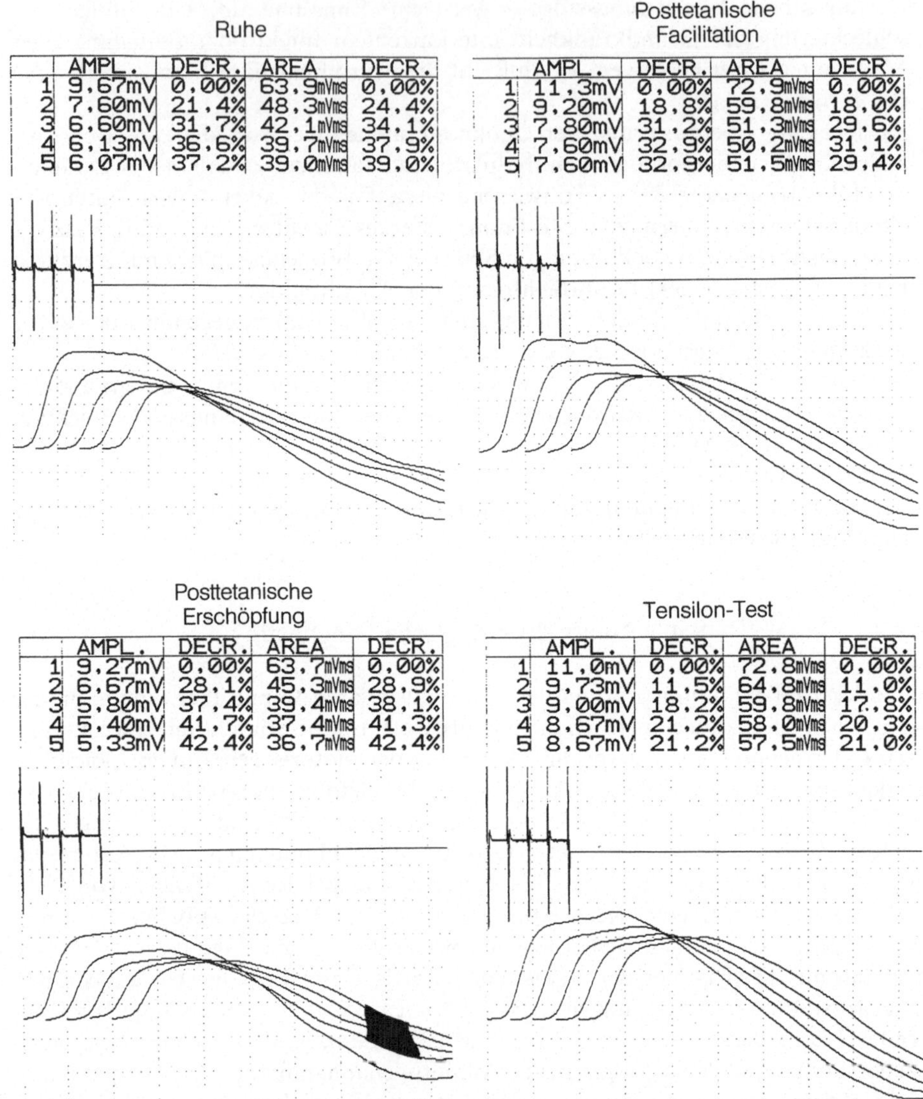

Ruhe

	AMPL.	DECR.	AREA	DECR.
1	9,67mV	0,00%	63,9mVms	0,00%
2	7,60mV	21,4%	48,3mVms	24,4%
3	6,60mV	31,7%	42,1mVms	34,1%
4	6,13mV	36,6%	39,7mVms	37,9%
5	6,07mV	37,2%	39,0mVms	39,0%

Posttetanische Facilitation

	AMPL.	DECR.	AREA	DECR.
1	11,3mV	0,00%	72,9mVms	0,00%
2	9,20mV	18,8%	59,8mVms	18,0%
3	7,80mV	31,2%	51,3mVms	29,6%
4	7,60mV	32,9%	50,2mVms	31,1%
5	7,60mV	32,9%	51,5mVms	29,4%

Posttetanische Erschöpfung

	AMPL.	DECR.	AREA	DECR.
1	9,27mV	0,00%	63,7mVms	0,00%
2	6,67mV	28,1%	45,3mVms	28,9%
3	5,80mV	37,4%	39,4mVms	38,1%
4	5,40mV	41,7%	37,4mVms	41,3%
5	5,33mV	42,4%	36,7mVms	42,4%

Tensilon-Test

	AMPL.	DECR.	AREA	DECR.
1	11,0mV	0,00%	72,8mVms	0,00%
2	9,73mV	11,5%	64,8mVms	11,0%
3	9,00mV	18,2%	59,8mVms	17,8%
4	8,67mV	21,2%	58,0mVms	20,3%
5	8,67mV	21,2%	57,5mVms	21,0%

Abb. 8.12. Neurophysiologische Diagnostik bei Myasthenia gravis. Bei Applikation einer Reizserie von 4–5 Impulsen mit einer Reizfrequenz von 3/s resultiert im ruhenden Muskel ein progredientes Dekrement sowohl im Hinblick auf die Amplitude des Antwortpotentials als auch auf dessen Fläche. Im unmittelbaren Anschluß an eine 30sekündige maximale Muskelanspannung wird die Amplitude des ersten Antwortpotentials etwas höher und das Dekrement D_5 geringer (posttetanische Fazilitation). Drei Minuten später ist die Amplitude des ersten Antwortpotentials niedriger als unter Ruhebedingungen, während das Ausmaß des Dekrements D_5 zunimmt (posttetanische Erschöpfung). Eine Minute nach i. v. Injektion von 5 mg Tensilon hat die Amplitude des ersten Antwortpotentials etwas zugenommen, das Ausmaß des Dekrements D5 deutlich abgenommen (positiver Tensilon-Test).

tion (oder „postactivation potentiation") bezeichnet und beruht vermutlich darauf, daß jedem in den Nervenendigungen einlaufendem Impuls ein erhöhter Ca^{++}-Einstrom folgt, der seinerseits über 100–200 ms die Transmitterfreisetzung begünstigt. Eine repetitive Nervenreizung mit Intervallen unter 100–20 ms (10–50 Hz) oder eine dieser entsprechende willkürliche Muskelanspannung führt deshalb zu einer kumulativen Fazilitierung der Transmitterfreisetzung und damit der neuromuskulären Impulsüberleitung, so daß die myasthene Überleitungsstörung kurzfristig verbessert wird (Keesey 1989).

Der etwa 10–20 s dauernden Phase der posttetanischen Fazilitation folgt die posttetanische Erschöpfung („postactivation exhaustion"), die in der Regel innerhalb von 3–4 min ein Maximum erreicht hat. Hierbei ist bereits das erste Antwortpotential einer kurzen Reizserie verkleinert (bezüglich Amplitude und Fläche), und auch das Dekrement D_5 ist ausgeprägter als unter Ruhebedingungen.

Auch bei einem eindeutigen Dekrement unter Ruhebedingungen oder in der Phase der posttetanischen Erschöpfung folgt als letzter diagnostischer Schritt der Tensilon-Test. Beim Vorliegen einer Myasthenia gravis führen 5–10 mg Tensilon i. v. innerhalb von 30–60 s zu einer Besserung der neuromuskulären Überleitung, d. h. das erste Antwortpotential vergrößert sich und das Dekrement D_5 wird geringer (Abb. 8.12).

Für die Diagnose einer Myasthenia gravis ist ein Dekrement von über 8 % bei niederfrequenter Nervenstimulation mit Zunahme in der Phase der posttetanischen Erschöpfung zwar nicht pathognomonisch, aber doch weitgehend spezifisch, besonders wenn der nachfolgende Tensilon-Test eindeutig positiv ausfällt. Die meist nur geringe posttetanische Fazilitation ist diagnostisch ohne große Bedeutung, aber von differentialdiagnostischer Wichtigkeit bei der Abgrenzung gegenüber präsynaptischen Überleitungsstörungen (s. Abschn. 8.5).

Die bei leichten und lokalisierten Myasthenia-gravis-Fällen manchmal hilfreiche *Einzelfaser-Elektromyographie* ist bei intensivpflichtigen schweren Erkrankungen entbehrlich und bleibt deshalb aus der Darstellung ausgespart.

Die Prüfung der neuromuskulären Überleitung durch repetitive Nervenstimulation ist nicht nur bei der Diagnose einer bisher unbekannten Myasthenia gravis von Bedeutung, sondern auch bei der Differentialdiagnose der Krisen bei bekannter Diagnose. Findet sich hierbei ein hohes Dekrement, so spricht dies für das Vorliegen einer myasthenen Krise mit der Konsequenz einer Erhöhung der Cholinesterasehemmer-Dosis. Bei fehlendem oder nur geringem Dekrement ist eine cholinerge (oder insensitive) Krise anzunehmen, ein sofortiges Absetzen der Cholinesterasehemmer und eine Gabe von Atropin indiziert (Schumm 1990). Die hierdurch eintretende Rückbildung des pharmakogenen Depolarisationsblocks zeigt sich bei Verlaufsuntersuchungen in einer Amplitudenzunahme bereits des ersten Antwortpotentials.

Eine Zusammenfassung der neurophysiologischen Befunde bei Myasthenia gravis im Vergleich zu Normalpersonen einerseits, zum Lambert-Eaton-Syndrom andererseits, findet sich in Abb. 8.13.

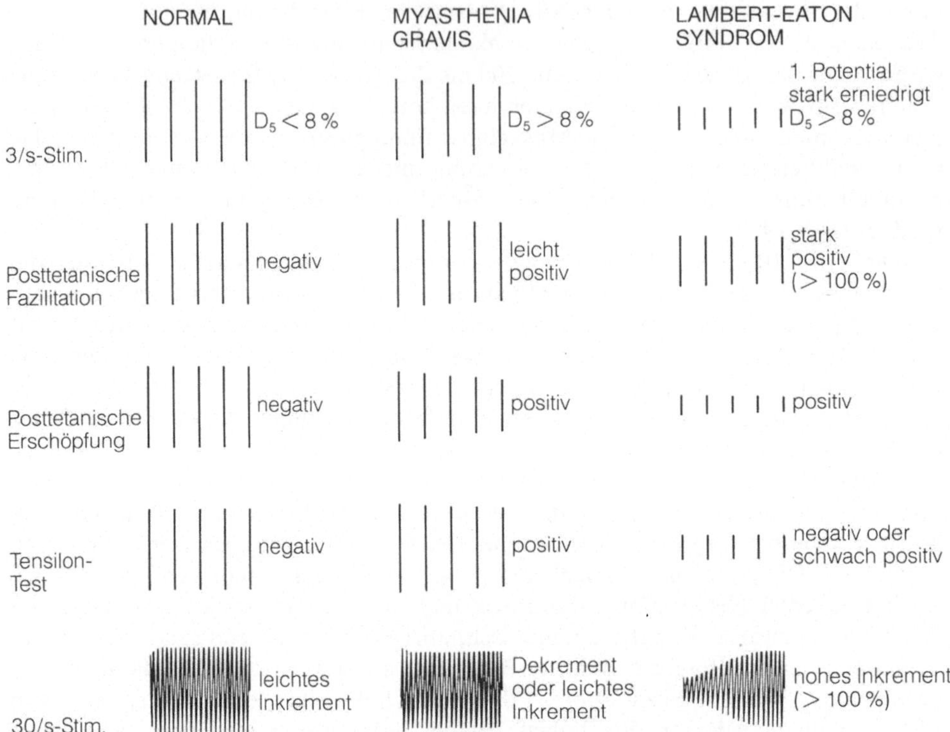

Abb. 8.13. Zusammenfassende Darstellung der neurophysiologischen Befunde bei Myasthenia gravis und Lambert-Eaton-Syndrom (Einzelheiten s. Text)

8.5 Präsynaptische Störungen der neuromuskulären Impulsübertragung (Lambert-Eaton-Syndrom und Botulismus)

8.5.1 Lambert-Eaton-Syndrom

Das Lambert-Eaton-Syndrom stellt meist ein paraneoplastisches Syndrom – in 70% assoziiert mit einem kleinzelligen Bronchialkarzinom – dar und geht auf eine Autoimmunerkrankung der präsynaptischen Nervenendigungen mit verminderter Ausschüttung von Azetylcholinquanten zurück. Dies bewirkt eine Erniedrigung der Endplattenpotentiale, so daß in einer variablen Zahl von Muskelfasern kein fortgeleitetes Muskelaktionspotential – und damit keine Kontraktion – entsteht. Diagnostisch führend sind proximal- und beinbetonte Paresen, die – im Gegensatz zur Myasthenia gravis – initial am ausgeprägtesten sind und sich unter Muskelarbeit bessern. Die äußeren Augenmuskeln und die Zungen-Schlund-Muskulatur bleiben zumindest relativ ausgespart, und es finden sich an Begleitsymptomen eine Hyporeflexie und Mundtrockenheit.

Die neurophysiologische Diagnostik des Lambert-Eaton-Syndroms entspricht weitgehend der bei der Myasthenia gravis, jedoch läßt sich die neuromuskuläre Überleitungsstörung bei dieser Erkrankung nicht nur in klinisch betroffenen, sondern in allen Skelettmuskeln nachweisen. Bei Stimulation z. B. des N. medianus und Ableitung des motorischen Antwortpotentials vom M. abductor pollicis brevis ist dessen Amplitude stark erniedrigt, da die verminderte Freisetzung von Azetylcholinquanten eine ausbleibende fortgeleitete Erregung in zahlreichen Muskelfasern bedingt. Bei repetitiver 3/s-Stimulation kann ein weiterer Amplitudenabfall (Dekrement) auftreten. Unmittelbar nach einer 10–30 s dauernden maximalen Muskelanspannung folgt eine ausgeprägte Amplitudenerhöhung des ersten Antwortpotentials auf mindestens das Doppelte des Ruhewertes, und das Dekrement bei repetitiver 3/s-Stimulation wird geringer (Lambert u. Rooke 1965). Diese nur einige Sekunden andauernde massive posttetanische Fazilitation – deren Mechanismus bereits bei der Diagnostik der Myasthenia gravis beschrieben wurde – ist allerdings nicht pathognomonisch für das Lambert-Eaton-Syndrom, sondern kann in ähnlicher Ausprägung auch bei anderen präsynaptischen Überleitungsstörungen (vor allem beim Botulismus) auftreten, selten auch bei Hypermagnesiämie und Hypokalzämie (Keesey 1989); sie kann gelegentlich auch fehlen (Oh 1979) (s. Abb. 8.13).

Bei Patienten mit ungenügender Kooperation oder fehlender posttetanischer Fazilitation läßt sich die aktivitätsabhängige Verbesserung der Impulsüberleitung auch durch eine supramaximale 30–50/s-Stimulation objektivieren, bei der ein erniedrigtes Ausgangspotential mit raschem und ausgeprägtem Amplitudenanstieg der nachfolgenden Potentiale (Inkrement > 100%) sichtbar wird. In der Regel erfolgt eine signifikante Amplitudenerhöhung innerhalb 1 s; in schweren Fällen kann diese zunächst ausbleiben (oder gar in eine Dekrementantwort umschlagen) und erst während einer über 5 s gehenden Reizserie nachweisbar werden (Oh 1989).

8.5.2 Botulismus

Beim Botulismus handelt es sich um eine toxische Störung der neuromuskulären Impulsübertragung. Das Gift von Clostridium botulinum wird entweder über Nahrungsmittel aufgenommen oder entsteht unter anaeroben Bedingungen im Gastrointestinaltrakt oder in infizierten Wunden. Es bewirkt eine irreversible Blockierung der Azetylcholinfreisetzung (Simpson 1986), so daß die Zahl der durch einen einlaufenden Nervenimpuls in den Synapsenspalt ausgeschütteten Azetylcholinquanten in Abhängigkeit vom Schweregrad der Intoxikation herabgesetzt ist und eine entsprechende Muskelschwäche bedingt. Bevorzugt von den Paresen betroffen sind die Muskeln im Bereich des Kopfes (vor allem die Augenmuskeln), gefolgt von der Muskulatur von Nacken, Rumpf und schließlich Extremitäten.

Die elektrophysiologischen Befunde beim Botulismus entsprechen denen beim Lambert-Eaton-Syndrom, sind jedoch meist weniger ausgeprägt und nur in klinisch betroffenen Muskeln nachweisbar. Betreffen die Lähmungen nur die Muskulatur im Bereich des Kopfes, empfiehlt sich eine repetitive Stimulation des N. facialis mit Ableitung der motorischen Antwortpotentiale aus dem M. orbicularis oculi. Bei Applikation von Einzelreizen ist das Antwortpotential signifikant erniedrigt; im unmittelbaren Anschluß an einen 10–30 s dauernden aktiven Augenschluß zeigt sich ein signifikanter Amplitudenanstieg (Inkrement) (s. Abb. 8.13). Auch bei Applikation einer Reizserie mit einer Stimulationsfrequenz von 30/s tritt ein progredienter Amplitudenanstieg ein. In schweren Fällen kann allerdings die posttetanische Fazilitation fehlen, offenbar weil der Mechanismus der Transmitterfreisetzung dabei irreversibel beeinträchtigt ist, so daß sich eine Funktionsprüfung in leicht bis mittelschwer betroffenen Regionen empfiehlt (Oh 1977; Pickett 1988). Auch bei nur leichten bis mäßigen Paresen ist das Ausmaß der posttetanischen Fazilitation meist geringer als beim Lambert-Eaton-Syndrom, hält dafür aber nicht nur einige Sekunden, sondern einige Minuten an (Fakadej u. Gutmann 1982).

8.6 Dyskaliämische periodische Lähmungen

8.6.1 Klinik

Dyskaliämische periodische Lähmungen sind charakterisiert durch voll reversible Lähmungsattacken mit symmetrischen, proximal betonten Paresen bis hin zur Tetraplegie, Herabsetzung des Muskeltonus und Abschwächung oder Ausfall der Muskeleigenreflexe (Buruma u. Schipperheyn 1979; Engel 1986).

Die bulbäre und Atemmuskulatur sind nur ausnahmsweise mitbetroffen. Bewußtsein, Sprache sowie Blasen-Mastdarm-Funktionen sind nahezu immer ungestört. Die Lähmungen entwickeln sich im Lauf von Minuten bis Stunden, wobei die Paresen meist proximal beginnen. Bei der differentialdiagnostischen Abgrenzung gegenüber Tetraplegien anderer Genese ist daneben die erhaltene Oberflächen- und Tiefensensibilität von großer Bedeutung (Stöhr 1990).

Entsprechend der Veränderung des Serumkaliums können die episodischen Lähmungen in *hypokaliämische* und *hyperkaliämische Lähmungen* unterteilt werden. Die häufigeren familiären Formen manifestieren sich in Kindheit oder Jugend. Lähmungsattacken bei älteren Patienten sind in der Regel auf eine symptomatische Hypo- oder Hyperkaliämie (z. B. infolge renaler oder gastrointestinaler Kaliumverluste bzw. Crush-Syndrom oder chronischer Niereninsuffizienz) zu beziehen. Bezüglich des Serum-Kalium-Spiegels ist zu bedenken, daß gegen Ende einer Lähmungsattacke eine überschießende Gegenreaktion auftreten kann, so z. B. eine leichte Hypokaliämie bei Rückbildung einer hyperkaliämischen Lähmungsattacke. In unklaren Fällen sollte der Serum-Kalium-Spiegel deshalb mehrmals während einer, durch körperliche Belastung oder medikamentös ausgelösten Lähmungsattacke, bestimmt werden. Die Dauer der episodischen Lähmungen schwankt zwischen Minuten und Tagen. In Abhängigkeit vom Ausmaß der Dyskaliämie können EKG-Veränderungen und Herzarrhythmien hinzutreten.

Patienten mit bekannter familiärer Belastung und Lähmungsattacken in der Vorgeschichte stellen kaum ein diagnostisches Problem dar. Dagegen können die ersten Attacken zur intensivmedizinischen Aufnahme Anlaß geben, insbesondere wenn die familiäre Belastung unbekannt geblieben ist sowie bei den symptomatischen Formen. Hier stellt die während der Episode zunehmende elektrische Unerregbarkeit der betroffenen Muskulatur eine diagnostische Hilfe dar.

8.6.2 Elektrophysiologische Diagnostik

Die während der Lähmungsattacke fortschreitende Abnahme der elektrischen Erregbarkeit der betroffenen Skelettmuskeln läßt sich am einfachsten mittels der *faradischen Erregbarkeitsprüfung* nachweisen, wie sie mit einfachen elektrischen Reizgeräten möglich ist. Normalerweise reagiert ein am motorischen Punkt mit kurzen elektrischen Impulsen gereizter Muskel mit einer blitzartigen kräftigen Zuckung. Während einer episodischen Lähmung nimmt die Zuckungsstärke mit zunehmender Lähmung ab und kann schließlich erlöschen. Dabei sind proximale Muskeln frühzeitiger und stärker betroffen als distale.

Etwas genauer läßt sich die progrediente Erregbarkeitsminderung der Muskulatur mittels der *motorischen Neurographie* (s. Abschn. 8.2) verfolgen. Während im lähmungsfreien Intervall nach Stimulation eines motorischen oder gemischten Nerven ein normales motorisches Antwortpotential vom jeweiligen Zielmuskel ableitbar ist, resultiert während der Ausbildung der Lähmungen eine zunehmende Amplitudenabnahme bis hin zum Verlust des Antwortpotentials (Buchthal u. Rosenfalck 1963; Heuser et al. 1974). Bei leichteren, überwiegend proximalen Paresen, können die Antwortpotentiale nach Stimulation der üblicherweise getesteten Nerven an Unterarm bzw. Unterschenkel allerdings normal sein, so daß hier eine rumpfnahe Nervenstimulation mit Ableitung des motorischen Antwortpotentials von proximalen Muskeln notwendig wird.

Weniger aussagekräftig als Reizstromdiagnostik und motorische Neurographie ist die *Nadel-Elektromyographie.* Zwar resultiert parallel zur fortschreitenden Lähmung eine progrediente Lichtung des Aktivitätsmusters bei Maximalinnervation (Shy et al. 1961; Ludin 1988), jedoch ist man hierbei auf die Mitarbeit des Untersuchten angewiesen, so daß sich bei psychogenen Lähmungen ähnliche Befunde ergeben können. Die bei einem Teil der Patienten registrierbare pathologische Spontanaktivität in Form von Fibrillationen und positiven Wellen (Buchthal et al. 1958; Creutzfeld 1961; Gamstorp 1962) geht ebenso wie ein etwaiges Myopathiemuster auf begleitende strukturelle Muskelfaseränderungen zurück, wie sie von Engel u. Banker (1986) beschrieben wurden.

8.7 Tetanie

8.7.1 Klinik

Der tetanische Anfall ist durch meist symmetrische Parästhesien und Muskelverkrampfungen gekennzeichnet, die eine Betonung an Händen, Füßen und im Gesicht aufweisen. Diesen Symptomen liegt eine spontane Impulsentstehung in sensiblen und motorischen Nervenfasern zugrunde, die auf eine erhöhte Membranerregbarkeit zurückgeht. Diese kann durch einen Konzentrationsabfall von freien Kalzium- oder Magnesiumionen im Extrazellulärraum bedingt sein (z. B. bei Hypoparathyreoidismus, Malabsorption, Vitamin-D-Mangel usw.), ist aber häufiger durch eine metabolische und besonders eine respiratorische Alkalose infolge Hyperventilation ausgelöst (Lehmann-Horn u. Spieß-Kiefer 1990). Die Hyperventilationstetanie entsteht auf der

Grundlage einer (Herz-)Phobie und ist meist in eine komplexere Symptomatik eingebettet („sympathikotoner Anfall", „Panikattacke").

8.7.2 Elektromyographische Befunde

Im voll entwickelten tetanischen Anfall zeigt die EMG-Ableitung aus einem betroffenen Muskel ein Muster wie bei Willkürinnervation. Bei nur leichter Verkrampfung – die eine Unterscheidung einzelner Potentiale ermöglicht – zeigen sich neben regulären Muskelaktionspotentialen auch Doppel-, Dreifach- und Mehrfachentladungen (Abb. 8.14). Diese spontan auftretenden Doublets, Triplets und Multiplets sind weitgehend charakteristisch für die Tetanie, können aber auch bei Gesunden unter forcierter Hyperventilation und/oder experimenteller Ischämie auftreten (Stöhr u. Bluthardt 1987).

Im freien Intervall lassen sich die genannten Entladungen durch bestimmte Provokationsmaßnahmen hervorrufen, wobei die Provokation nicht so stark sein darf, daß hiermit auch bei Gesunden solche Potentiale aktiviert werden. Ludin (1988) empfiehlt deshalb eine nur 4minütige Unterbrechung der Blutzufuhr zu einem Arm durch

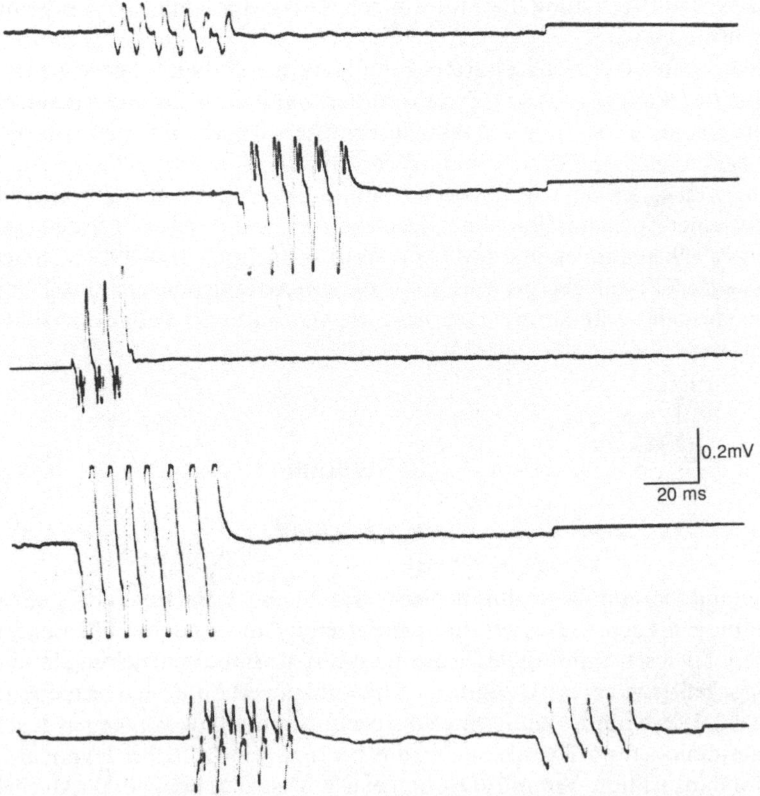

Abb. 8.14. Spontanentladungen bei Tetanie (Registrierung aus dem M. abductor pollicis brevis im Anschluß an einen Ischämietest)

Abbinden mit einer Blutdruckmanschette unter gleichzeitiger EMG-Ableitung aus zwei bis drei Handmuskeln. Unter diesen Bedingungen kommt es bei latenter Tetanie 1–3 min nach Beendigung der Ischämie zu Doppel- und Mehrfachentladungen, die mindestens 1 min persistieren sollten, um diagnostisch relevant zu sein. Deecke et al. (1983) verlängern die Ischämie auf 10 min, verwerten aber als Hinweis auf eine latente Tetanie nur Multiplets, die gruppiert und mit Rhythmisierungstendenz auftreten und mindestens 2 min andauern.

8.8 Tetanus

8.8.1 Klinik

Das Toxin von Clostridium tetani führt zur Enthemmung von Alpha- und Gamma-Motoneuronen und damit – je nach Angriffsort – zu lokalisierten oder generalisierten Muskelkrämpfen. Durch Blockierung der neuromuskulären Überleitung können außerdem Muskellähmungen entstehen. Initialerscheinungen sind Kopf- und Kieferschmerzen, motorische Unruhe, Schluckstörungen, Nackensteifigkeit, Tachykardie, Fieber und Schweißneigung, so daß die Annahme einer Meningitis naheliegt (Lehmann-Horn u. Spieß-Kiefer 1990). Auf den Tetanus hinweisendes Symptom ist in der Regel der Trismus – mit entsprechender Einschränkung der Mundöffnung. Die Anspannung der mimischen Muskulatur führt zum Ausdruck des „Risus sardonicus".

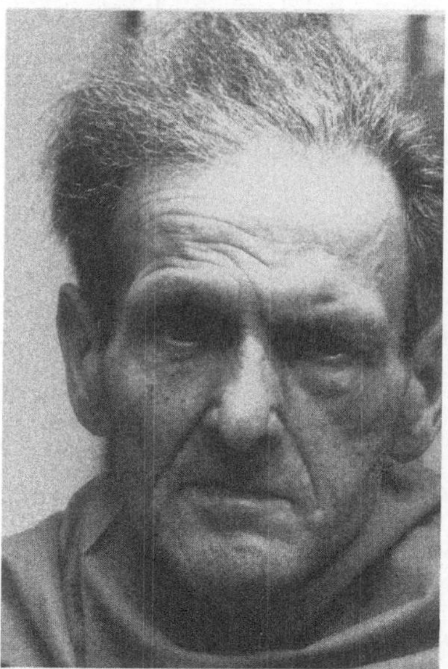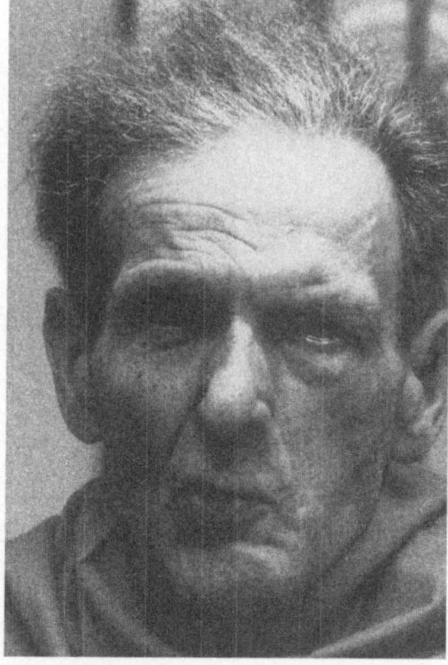

Abb. 8.15. Nahezu komplette Lähmung der mimischen Muskulatur im Stirn- und Augenbereich links bei normaler Tonisierung der mimischen Muskulatur im Mundbereich (*linke Seite*). Beim Sprechen erfolgt eine deutliche tonische Verkrampfung der perioralen mimischen Muskulatur auf der betroffenen Seite (*rechte Seite*)

Innerhalb weniger Tage breiten sich die Muskelkrämpfe auf die gesamte Skelett-(einschließlich Atem- und Kehlkopf-)Muskulatur aus, wobei jeder äußere Reiz und jede Willkürinnervation eine anfallsweise Zunahme der Muskelverkrampfungen nach sich ziehen.

Unter den lokalisierten Tetanusformen besitzt der Kopftetanus, der mit einer einseitigen peripheren Fazialislähmung einhergeht, die größte praktische Bedeutung. Dabei sind typischerweise einzelne mimische Muskeln schlaff gelähmt, während weniger stark betroffene Muskeln eine Daueranspannung oder intermittierende Spasmen aufweisen (Abb. 8.15).

8.8.2 Neurophysiologische Befunde

Neurophysiologische Untersuchungen sind besonders zur Erkennung früher bzw. leichter Tetanuserkrankungen sowie zum Nachweis lokaler Tetanusformen hilfreich.

Die EMG-Ableitung demonstriert eine Daueraktivität motorischer Einheiten, die in Ruhe ab- und nach taktilen oder akustischen Reizen zunimmt. Die supramaximale

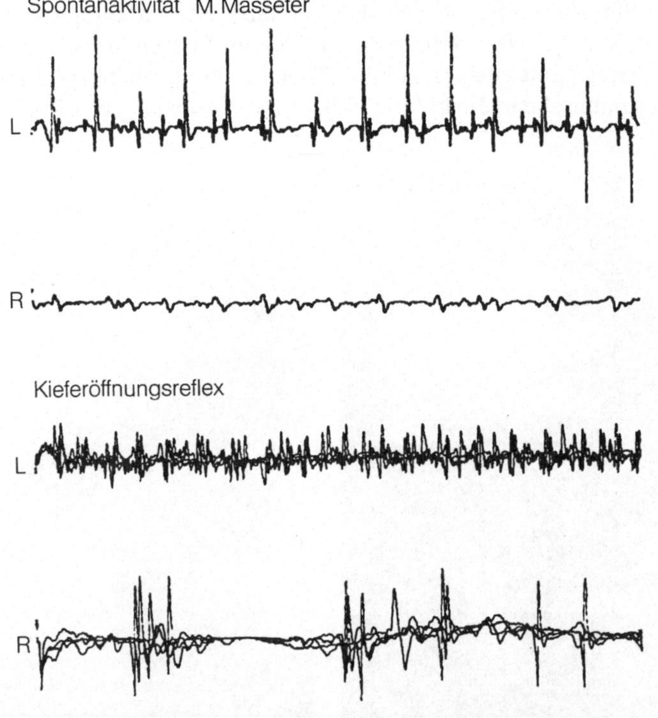

Abb. 8.16. Elektrophysiologische Befunde beim Kopftetanus (Patient von Abb. 8.15). *Oben:* Unter einer laufenden Clonazepam-Medikation findet sich im M. masseter der betroffenen Seite nur eine spontane Entladung einzelner motorischer Einheiten. *Unten:* Bei viermaliger elektrischer Unterlippenstimulation zeigt sich nur im rechten M. masseter eine passagere reflektorische Innervationsstille, während im linken M. masseter keine Aktivitätshemmung sichtbar ist (Ausfall des Kieferöffnungsreflexes)

Reizung des zugehörigen Nerven (oder die Auslösung eines Eigenreflexes) ist dabei von einem Persistieren dieser Aktivität gefolgt, während normalerweise eine passagere Innervationsstille („silent period") eintritt, welche auf eine rekurrente Renshaw-Hemmung zurückgeführt wird. Die Prüfung auf Ruheaktivität und „silent period" erfolgt am besten im M. masseter, da dieser besonders frühzeitig betroffen zu sein pflegt.

Bei elektrischer Stimulation von Unterlippe (oder Zunge) erfolgt normalerweise eine nach etwa 30 ms beginnende reflektorische Hemmung des kontrahierten M. masseter. Dieser Kieferöffnungsreflex ist beim Tetanus frühzeitig ausgefallen (Struppler 1974), und zwar beim generalisierten Tetanus bilateral, beim Kopftetanus nur auf der betroffenen Seite (Abb. 8.16).

Außer dem Verlust inhibitorischer Reflexmechanismen wie „silent period" und Kieferöffnungsreflex findet sich beim Tetanus eine Enthemmung physiologischer Reflexe wie z. B. des Orbicularis-oculi-Reflexes mit Herabsetzung der Reflexschwelle, Vergrößerung des rezeptiven Feldes, Verlust der Habituation und pathologischer Ausbreitung der Reizantwort u. a. auf die gesamte mimische Muskulatur (Stöhr u. Nerke 1976).

8.9 Akute Hirnstammläsionen

8.9.1 Klinik

Akute Hirnstammerkrankungen können sich unter einer Vielzahl klinischer Erscheinungsbilder manifestieren, wobei schwere und ausgebreitete Läsionen durch eine Kombination von Bewußtseinsstörung, Tetraparese und Hirnnervenausfällen charakterisiert sind. Die Lokalisation eines akuten zentralnervösen Prozesses in den Hirnstamm gelingt dabei am besten durch Beachtung der Hirnnervenlähmungen (Pfadenhauer 1990). Dabei sprechen eine Zungen-Schlund-Lähmung mit Ausfall des Würg- und Hustenreflexes (Hirnnerven IX–XII) für die Einbeziehung der Medulla oblongata, eine Lähmung der mimischen Muskulatur (VII), ein Spontannystagmus (VIII), ein Ausfall des Kornealreflexes (V) sowie eine Abduzensparese (VI) für ein pontines Schädigungsniveau und eine Okulomotoriusparese (III) für einen Mittelhirnprozeß. Blickparesen kommen bei Hirnstammprozessen in unterschiedlicher Form vor. Dabei sind vertikale Blickparesen typisch für eine mesenzephale Schädigungslokalisation. Horizontale Blicklähmungen zur Seite der Schädigung finden sich bei pontinen Läsionen, aber auch bei kontralateralen frontalen Prozessen, so daß eine isolierte horizontale Blicklähmung kein verläßliches Hirnstammsymptom darstellt. Gleichartige lokalisatorische Rückschlüsse ergeben sich bei den häufigen sekundären Hirnstammläsionen im Rahmen von Einklemmungssyndromen, bei denen daneben Atemtyp und Körperhaltung in Abhängigkeit vom Schädigungsniveau charakteristische Änderungen aufweisen (Kroiss u. Stöhr 1990).

Neben klinisch eindeutig klassifizierbaren Hirnstammläsionen gibt es solche, bei denen die neurologische Untersuchung keine sichere Zuordnung der Krankheitssymptome zum Hirnstamm erlaubt. In diesen Fällen können neurophysiologische Funktionstests weiterhelfen, wobei die frühen akustisch evozierten Potentiale (FAEP, s. Kap. 3) und der Orbicularis-oculi-Reflex (OoR) die größte praktische Bedeutung besitzen.

8.9.2 Elektrophysiologische Diagnostik

Der *Orbicularis-oculi-Reflex (OoR)* vermittelt einen, dem Schutz des Auge dienenden reflektorischen Lidschluß bei optischen oder taktilen Reizen, wobei der N. supraorbitalis (V_1) den afferenten, der N. facialis den efferenten Schenkel des Reflexbogens darstellen (Stöhr u. Bluthardt 1987). Die zentralen Reflexbahnen sind aus Abb. 8.5 ersichtlich. Zur Durchführung der Reflexmessung und den normalerweise auftretenden Reflexantworten wird auf das Methodikkapitel (s. 8.2.6) verwiesen.

Die Kenntnis der Reflexbahnen erlaubt eine klare lokalisatorische Zuordnung pathologischer Reflexantworten (Dengler u. Struppler 1981; Kimura 1973). So fehlt bei einer einseitigen Trigeminusläsion die Reflexantwort an beiden Augen (M. orbicularis oculi), wenn die elektrische Stimulation auf der betroffenen Seite vorgenommen wird, da unter diesen Umständen die afferente Impulswelle den Hirnstamm nicht erreicht. Bei Stimulation auf der Gegenseite finden sich demgegenüber beiderseits normale Reflexantworten. Bei einer einseitigen Fazialisparese fehlt die Reflexantwort

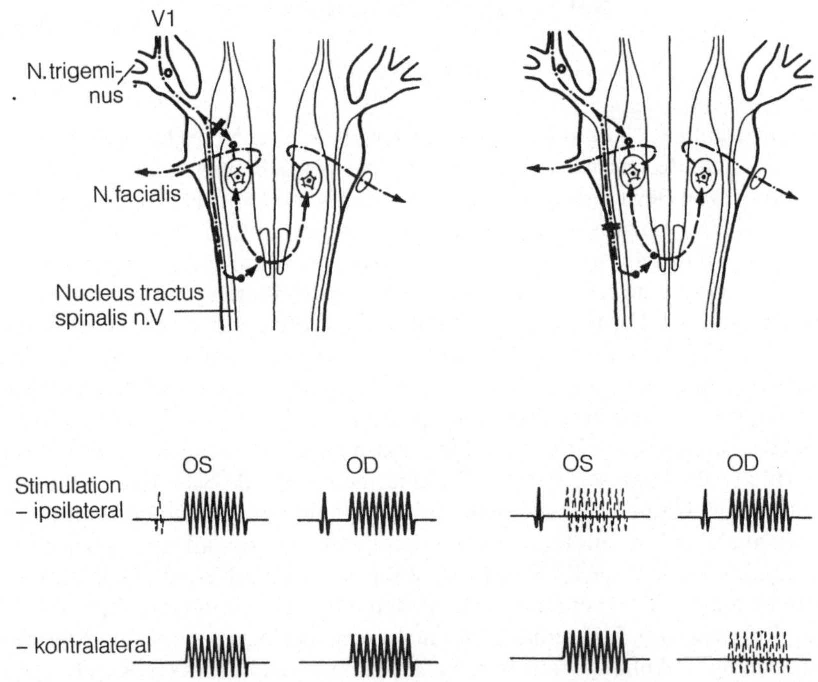

Abb. 8.17. Ausfallsmuster des Orbicularis-oculi-Reflexes (OoR) bei pontinen und medullären Prozessen. *Links:* Die Unterbrechung des oligosynaptischen Reflexweges in der Brücke bedingt einen Ausfall des – nur ipsilateral registrierbaren – Frühreflexes (*gestrichelt*). *Rechts:* Bei Unterbrechung der polysynaptischen Reflexbahn in der lateralen Medulla oblongata fällt die – bilateral ableitbare – späte Reflexkomponente nach Stimulation auf der betroffenen Seite aus. Außer einem Ausfall einzelner Reflexkomponenten kommen bei leichteren Funktionsstörungen eine bloße Amplitudenminderung und Latenzzunahme vor, welche die gleichen lokalisatorischen Rückschlüsse erlauben (s. Text)

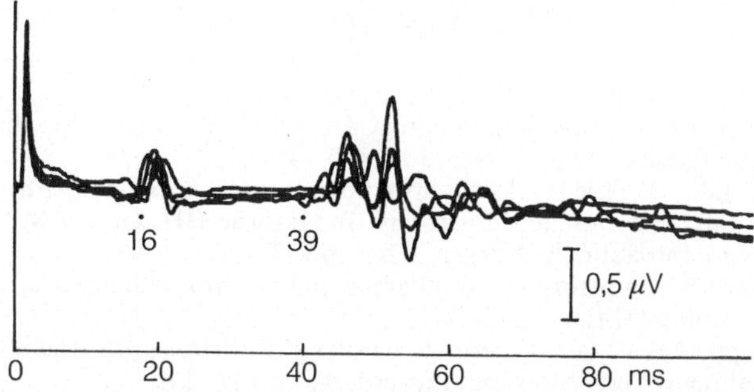

Abb. 8.18. Orbicularis-oculi-Reflex bei Ramsay-Hunt-Syndrom. Bei Stimulation des linken N. supraorbitalis und Ableitung vom rechten M. orbicularis oculi zeigt sich eine normalerweise nicht vorkommende kontralaterale frühe Reflexkomponente (R1) als Hinweis auf eine Reflexenthemmung

im ipsilateralen M. orbicularis oculi, und zwar unabhängig davon, auf welcher Seite die Trigeminusstimulation erfolgt.

Bei Hirnstammläsionen hängen die Reflexbefunde davon ab, welcher Anteil der bulbopontinen Reflexbahnen involviert ist. So bedingt die einseitige Unterbrechung der oligosynaptischen Reflexbahn in der Brücke einen isolierten Ausfall der hierüber verlaufenden (ipsilateralen) frühen Reflexantwort (R1-Komponente) (Abb. 8.17, links). Falls nur eine partielle Unterbrechung oder eine Leitungsverzögerung erfolgen, resultieren hieraus eine Amplitudenerniedrigung ($> 40\%$) bzw. eine Latenzverlängerung (> 14 ms) des Frühreflexes, die gleiche lokalisatorische Rückschlüsse wie ein Reflexausfall erlauben. Eine einseitige Schädigung der in der lateralen Medulla oblongata deszendierenden polysynaptischen Reflexbahn – über welche die bilateral auftretende späte Reflexantwort (R2) geleitet wird – hat demgemäß einen bilateralen R2-Ausfall zur Folge (Abb. 8.17, rechts). Außer dem Spätreflexausfall ist dessen reproduzierbare Amplitudenerniedrigung ($> 40\%$) und Verzögerung (> 40 ms bzw. Seitendifferenz > 5 ms) als pathologischer Befund zu werten. Andere, seltener vorkommende Ausfallsmuster, lassen sich aus den in Abb. 8.17 schematisch dargestellten Reflexbahnen ableiten und erlauben meist recht genaue lokalisatorische Zuordnungen der jeweiligen Schädigung.

Außer einer Latenzverzögerung und einem Reflexausfall können in seltenen Fällen auch pathologische Enthemmungsphänomene des OoR von diagnostischer Bedeutung sein. So kommt z. B. beim Ramsay-Hunt-Syndrom und beim Tetanus eine bilaterale R1-Antwort vor (Abb. 8.18), außerdem eine pathologische Verlängerung und Aufsplitterung der R2-Komponente mit Verlust der Habituation und Ausbreitung auf weitere mimische Muskeln als den M. orbicularis oculi (Stöhr u. Bluthardt 1987).

Neben den diagnostischen Möglichkeiten des OoR erlaubt dieser auch prognostische Aussagen. Bei akuter hypoxischer Hirnschädigung weisen OoR-Anomalien auf die Mitbeteiligung des Hirnstammes hin und gehen mit einer ungünstigen Prognose einher (Rumpl et al. 1988). Bei Neugeborenen mit Erkrankungen des ZNS erlauben normale OoR-Befunde oder rasch reversible Veränderungen die Voraussage einer günstigeren Entwicklung, während länger als 3 Monate persistierende Veränderungen eine schlechte Prognose beinhalten (Tanaka et al. 1989).

Literatur

Albers JW, Kelly J (1989) Acquired inflammatory demyelinating polyneuropathies: Clinical and electrodiagnostic features. Muscle Nerve 12:435–451

Buchthal F, Rosenfalck P (1963) Electrophysiological aspects of myopathy with particular reference to progressive muscular dystrophy. In: Bourne GH, Golarz MN (eds) Muscular dystrophy in man and animals. Karger, Basel, p 193

Buchthal F, Engbaeck L, Gamstorp I (1958) Paresis and hyperexcitability in adynamia episodica hereditaria. Neurology (Minneap) 8:347

Buruma OJS, Schipperheyn J (1979) Periodic paralysis. In: Vinken PJ, Bruyn GW (eds) Handbook of clinical neurology. Elsevier, Amsterdam, pp 147–173

Conrad B, Aschoff JC, Fischler M (1975) Der diagnostische Wert der F-Wellen-Latenz. J Neurol 210:151

Cornblath DR, Mellits ED, Griffin JW, McKhann GM, Albers JW, Miller RG, Feasby TE, Quaskey SA (1988) The Guillain-Barré-Syndrome Study Group. Motor conduction studies in Guillain-Barré syndrome: description and prognostic value. Ann Neurol 23:354–359

Creutzfeld OD (1961) Die episodische Adynamie (Adynamia episodica hereditaria Gamstorp), eine familiäre hyperkaliämische Lähmung. Fortschr Neurol Psychiat 29:529

Deecke L, Müller B, Conrad B (1983) Zur Standardisierung des elektromyographischen Tetanietests in der Diagnostik der normokalzämischen Tetanie: 10minütiger Trousseau bei Patienten und Gesunden. Arch Psychiatr Nervenkr 233:23

Dengler R, Struppler A (1981) Beurteilung der Lokalisation und Ausdehnung von Hirnstammaffektionen mit Hilfe des Orbicularis-oculi-Reflexes. Z EEG EMG 12:50

Desmedt JE (1973) The neuromuscular disorder in myasthenia gravis. 1: Electrical and mechanical response to nerve stimulation in hand muscles. In: Desmedt JE (ed) New developments in electromyography and clinical neurophysiology, Vol. 1. Karger, Basel, pp 241–304

Elizan TS, Spire JP, Andiman RM, Baughman FA Jr, Lloyd-Smith JD (1971) Syndrome of acute idiopathic ophthalmoplegia with ataxia and areflexia. Neurology (Minneap) 21:281–292

Engel AG (1986) Periodic paralysis. In: Engel AG, Banker BQ (eds) Myology. Mc Graw-Hill, New York, pp 1843–1870

Fakadej AV, Gutmann L (1982) Prolongation of post-tetanic facilitation in infant botulism. Muscle Nerve 5:727–728

Feasby TE, Gilbert JJ, Brown WF, Bolton CF, Hahn AF, Koopman WF, Zochodne DW (1986) An acute axonal form of Guillain-Barré polyneuropathy. Brain 109:1115–1126

Gamstorp I (1962) A study of transient muscular weakness. Acta Neurol Scand 38:3

Gerstenbrandt F, Weingarten K (1963) Prognostische Bedeutung der Reihenfolge einer Hirnnervenbeteiligung bei Guillain-Barré-Syndrom. Wien Klin Wochenschr 75:47–50

Guiloff RJ (1977) Peripheral nerve conduction in Miller-Fisher syndrome. J Neurol Neurosurg Psychiatry 40:801–807

Herrmann C jr, Lindstrom JM, Keesey JC, Mulder DG (1985) Myasthenia gravis – Current concepts. West J Med 142:797–809

Heuser M, Pongratz D, Struppler A, Mittelbach F (1974) Familiäre hyperkaliämische periodische Lähmung. Eine pathophysiologische Deutung. Z EEG EMG 5:150

Keesey JC (1989) AAEE Minimonograph '33: Electrodiagnostic approach to defects of neuromuscular transmission. Muscle Nerve 12:613–626

Kimura J (1973) The blink reflex as a test for brainstem and higher central nervous system function. In: Desmedt JE (ed) New developments in electromyography and clinical neurophysiology, Vol 3. Karger, Basel, pp 682–691

Kroiss H, Stöhr M (1990) Einklemmungssyndrome In: Stöhr M, Brandt T, Einhäupl KM (Hrsg.) Neurologische Syndrome in der Intensivmedizin. Kohlhammer, Stuttgart

Lambert EH, Rooke ED (1965) Myasthenic state and lung cancer. In: Brain WR, Norris FH (eds) The Remote effects of cancer on the nervous system. New York, Grund & Stratton, pp 67–80

Lehmann-Horn F, Spieß-Kiefer C (1990) Krankheitsbilder mit dem Leitsymptom der generalisierten Muskeltonussteigerung. In: Stöhr, Brand TK, Einhäupl KM (Hrsg.) Neurologische Syndrome in der Intensivmedizin. Kohlhammer, Stuttgart

Leneman F (1966) The Guillain-Barré-syndrome. Definition, etiology and review of 1.100 cases. Arch Intern Med 118:139–144

Löffel NB, Rossi LN, Mumenthaler M, Leutsch J, Ludin HP (1977) The Landry-Guillain-Barré syndrome. Complications, prognosis and natural history in 123 cases. J Neurol Sci 33:71–79

Ludin HP (1988) Praktische Elektromyographie. Enke, Stuttgart

Ludin HP, Tackmann W (1979) Sensible Neurographie. Thieme, Stuttgart

Malin JP (1982) The human orbicularis oculi reflex. Electromyogr Clin Neurophys 22:45

Miller RG, Peterson GW, Daube JR, Albers JW (1988) Prognostic value of electrodiagnosis in Guillain-Barré syndrome. Muscle Nerve 11:769–774

Neundörfer B (1987) Polyneuritiden und Polyneuropathien. In: Neundörfer B, Schimrigk K, Soyka D (Hrsg) Praktische Neurologie. Edition Medizin VCH, Weinheim

Oh SJ (1977) Botulism: electrophysiological studies. Ann Neurol 1:481–485

Oh SJ (1989) Diverse electrophysiological spectrum of the Lambert-Eaton myasthenic syndrome. Muscle Nerve 12:464–469

Pickett JB (1988) AAEE case report '16: Botulism. Muscle Nerve 11:1201–1205

Pfadenhauer K (1990) Primäre Hirnstammerkrankungen. In: Stöhr M, Brandt T, Einhäupl KM (Hrsg) Neurologische Syndrome in der Intensivmedizin. Kohlhammer, Stuttgart

Ropper AH (1988) Three patients with Fisher's syndrome and normal MRI. Neurology 38:1630–1631

Rumpl E, Prugger M, Badry F, Gerstenbrand F (1988) Blink- und Masseterreflex bei hypoxisch bedingten Hirnstammschäden. In: Bogdahn U, Mertens HG (Hrsg) Prognostik in der Intensivtherapie des Zentralnervensystems. Springer, Berlin Heidelberg New York Tokyo

Schumm F (1990) Therapie der myasthenen, cholinergen und insensitiven Krise. In: Stöhr M, Brandt T, Einhäupl KM (Hrsg) Neurologische Syndrome in der Intensivmedizin. Kohlhammer, Stuttgart

Schumm F, Geysel A (1975) Das Fisher-Syndrom, eine Sonderform des Landry-Guillain-Barré-Syndroms. Nervenarzt 46:678–687

Schumm F, Stöhr M (1984) Accessory nerve stimulation in the assessment of myasthenia gravis. Muscle Nerve 7:147–151

Shahani BT, Young RR (1980) Studies of reflex activity from a clinical viewpoint. In: Aminoff MJ (ed) Electrodiagnosis in clinical neurology. Churchill Livingstone, Edinburgh, pp 290–304

Shy GM, Wanko T, Rowley PT, Engel AG (1961) Studies in familial periodic paralysis. Exp Neurol 3:53

Simpson LL (1986) Molecular pharmacology of botulinum toxin and tetanus toxin. Ann Rev Pharmacol Toxicol 26:427–453

Stöhr M (1990) Lähmungen. In: Stöhr M, Brandt T, Einhäupl KM (Hrsg) Neurologische Syndrome in der Intensivmedizin. Kohlhammer, Stuttgart

Stöhr M, Bluthardt M (1987) Atlas der klinischen Elektromyographie und Neurographie. Kohlhammer, Stuttgart

Stöhr M, Nerke O (1976) Rezidivierender Tetanus. Dsch Med Wschr 118:35

Stöhr M, Dichgans J, Diener HC, Büttner UW (1989) Evozierte Potentiale: SEP-VEP-AEP-EKP-MEP. Springer, Berlin Heidelberg New York Tokyo

Stöhr M, Brand T, Einhäupl KM (1990) Neurologische Syndrome in der Intensivmedizin Kohlhammer, Stuttgart

Struppler A (1974) Reflexuntersuchungen. In: Hopf HC, Struppler A (Hrsg) Elektromyographie. Thieme, Stuttgart, S 166–200

Struppler A, Struppler E, Adams RD (1963) Local tetanus in man. Arch Neurol (Chic) 8:162

Tanaka J, Mimaki T, Yalmucchi H (1989) Prognostic value of electrically elicited blink reflex in neonates. Arch Neurol 46:189

Sachverzeichnis